心臓疾患の CTとMRI

第2版

編集	佐久間 肇	三重大学医学部附属病院 放射線科・教授
	陣崎 雅弘	慶應義塾大学医学部 放射線科学（診断）・教授
編集協力	北川 覚也	三重大学 みえの未来図共創機構・教授
	石田 正樹	三重大学大学院医学系研究科 放射線医学・准教授

医学書院

心臓疾患の CT と MRI

発　　　行	2005 年 9 月 15 日　第 1 版第 1 刷
	2013 年 10 月 15 日　第 1 版第 6 刷
	2024 年 10 月 15 日　第 2 版第 1 刷Ⓒ
編　　　集	佐久間肇・陣崎雅弘
編集協力	北川覚也・石田正樹
発 行 者	株式会社　医学書院
	代表取締役　金原　俊
	〒113-8719　東京都文京区本郷 1-28-23
	電話　03-3817-5600(社内案内)
印刷・製本	三美印刷

本書の複製権・翻訳権・上映権・譲渡権・貸与権・公衆送信権(送信可能化権
を含む)は株式会社医学書院が保有します.

ISBN978-4-260-04985-6

本書を無断で複製する行為(複写, スキャン, デジタルデータ化など)は, 「私
的使用のための複製」など著作権法上の限られた例外を除き禁じられています.
大学, 病院, 診療所, 企業などにおいて, 業務上使用する目的(診療, 研究活
動を含む)で上記の行為を行うことは, その使用範囲が内部的であっても, 私的
使用には該当せず, 違法です. また私的使用に該当する場合であっても, 代行
業者等の第三者に依頼して上記の行為を行うことは違法となります.

JCOPY 〈出版者著作権管理機構　委託出版物〉
本書の無断複製は著作権法上での例外を除き禁じられています.
複製される場合は, そのつど事前に, 出版者著作権管理機構
(電話 03-5244-5088, FAX 03-5244-5089, info@jcopy.or.jp)の
許諾を得てください.

執筆者一覧 (執筆順)

山田　稔………慶應義塾大学医学部放射線科学(診断)・特任准教授

奥田茂男………国立病院機構東京医療センター放射線診断科・科長

山田祥岳………慶應義塾大学医学部放射線科学(診断)・准教授

小川元之………北里大学医学部解剖学・教授

陣崎雅弘………慶應義塾大学医学部放射線科学(診断)・教授

中原健裕………慶應義塾大学医学部放射線科学(診断)・特任講師

岩渕　雄………慶應義塾大学医学部放射線科学(診断)・講師

鈴木達也………慶應義塾大学医学部放射線科学(診断)・助教

檜垣　徹………広島大学大学院先進理工系科学研究科ビジュアル情報学・准教授

粟井和夫………広島大学大学院医系科学研究科放射線診断学・教授

永澤直樹………鈴鹿医療科学大学保健衛生学部放射線技術科学科・准教授

北川覚也………三重大学みえの未来図共創機構・教授

髙藤雅史………三重大学医学部附属病院臨床研究開発センター・助教

尾田済太郎……熊本大学病院画像診断・治療科・准教授

鎌田裕基………東北大学病院放射線診断科・助教

高木英誠………東北大学先進医用画像開発共同研究講座・助教

大田英揮………東北大学病院メディカルITセンター・教授

細川貴晶………愛媛大学大学院医学系研究科放射線医学・助教

城戸輝仁………愛媛大学放射線科・教授

河内孝範………愛媛大学医学部附属病院放射線科・助教

髙瀬伸一………三重大学医学部附属病院放射線部・副診療放射線技師長

小川　遼………愛媛大学放射線科・助教

石田正樹………三重大学大学院医学系研究科放射線医学・准教授

堂前謙介………三重大学医学部附属病院放射線科

長尾充展………東京女子医科大学画像診断学・核医学・准教授

川口裕子………順天堂大学大学院医学研究科循環器内科・助教

藤本進一郎……順天堂大学大学院医学研究科循環器内科・准教授

横山健一………杏林大学医学部放射線医学・教授

横井宏佳………福岡山王病院・病院長

真鍋徳子………自治医科大学附属さいたま医療センター放射線科・教授

真鍋　治………自治医科大学附属さいたま医療センター放射線科・准教授

宇都宮大輔……横浜市立大学大学院放射線診断学・教授

中村哲士………三重大学大学院先進画像診断学・准教授

河合秀樹………藤田医科大学循環器内科・准教授

元山貞子………さだこ心臓内科クリニック・院長

町田治彦………東京女子医科大学附属足立医療センター放射線科・教授

西川真木子……東京女子医科大学附属足立医療センター放射線科・講師

田中　功………東京女子医科大学病院中央放射線部・代表技師長

西宮健介………東北大学大学院循環器内科学・病院助教

安田　聡………東北大学大学院循環器内科学・教授

三浦弘之………国立循環器病研究センター心臓血管内科冠疾患科

野口暉夫………国立循環器病研究センター・副院長

折居　誠………岩手医科大学放射線医学・講師

吉岡邦浩………岩手医科大学放射線医学・主任教授

粉川嵩規………三重大学医学部附属病院放射線科

佐久間肇………三重大学医学部附属病院放射線科・教授

香坂　俊………慶應義塾大学病院循環器内科・准教授

三好　亨………岡山大学病院循環器内科・講師

川﨑友裕………新古賀病院・病院長

市川泰崇………三重大学医学部附属病院放射線科・准教授

伊藤　絵………三重大学医学部附属病院放射線科

田畑範明………熊本大学病院循環器内科・助教

髙潮征爾………たかしお内科ハートクリニック・院長

辻田賢一………熊本大学大学院生命科学研究部循環器内科学・教授

加藤真吾………横浜市立大学大学院放射線診断学・准教授

天野康雄………日本大学病院放射線科・教授

大森裕子………日本大学病院放射線科／成田赤十字病院放射線科

鈴木康之………日本大学病院循環器内科・助教

松本直也………日本大学病院・病院長

渡邉絵里………元 東京女子医科大学循環器内科・准講師

中森史朗 三重大学大学院循環器・腎臓内科学・講師

谷口泰代 兵庫県立はりま姫路総合医療センター・副院長

國本 聡 川口市立医療センター・病院事業管理者

穴場比奈野 東北大学病院放射線診断科

太田靖利 国立循環器病研究センター放射線部・医長

橋本直起 三重大学医学部附属病院放射線科

城戸倫之 愛媛大学大学院放射線医学・准教授

井口信雄 榊原記念病院・副院長

今枝昇平 慶應義塾大学病院循環器内科・助教

林田健太郎 慶應義塾大学病院循環器内科・准教授／心臓カテーテル室・主任

中島 真 行田総合病院循環器内科・医長

渡邊雄介 帝京大学医学部附属病院循環器内科・教授

朴澤麻衣子 岩手医科大学内科学講座循環器内科分野・助教

伊藤 浩 川崎医科大学総合内科学3・特任教授

西井達矢 国立循環器病研究センター放射線部・医長

荻原義人 三重大学大学院循環器腎臓内科学・助教

土肥 薫 三重大学大学院循環器腎臓内科学・教授

山崎誘三 九州大学大学院医学研究院臨床放射線科学・助教

阿部弘太郎 九州大学大学院医学研究院循環器内科学・教授

田村 全 慶應義塾大学医学部放射線科学（診断）・講師

猪飼秋夫 静岡県立総合病院リサーチサポートセンター臨床研究部肺循環動態研究部長

樋口 慧 東北大学病院放射線診断科／Amsterdam UMC, Department of Pulmonary Medicine

前田恵理子 元 東京大学医学部附属病院22世紀医療センター・特任助教

椎名由美 聖路加国際病院循環器内科・医長

田波 穣 埼玉県立小児医療センター放射線科・科長

三谷義英 三重大学医学部附属病院周産母子センター・准教授

田所導子 近森病院放射線科・科長

加藤誠也 福岡県済生会福岡総合病院病理診断科・主任部長

苅安俊哉 東京女子医科大学附属足立医療センター放射線科・准教授

髙岡浩之 千葉大学医学部附属病院循環器内科・診療准教授

横田 元 千葉大学大学院医学研究院画像診断・放射線腫瘍学・講師

第 2 版の序

『心臓血管疾患の MDCT と MRI』が 2005 年に刊行されてからすでに 19 年が経過した．2005年はちょうど 64 列 CT という革新的な技術が登場し，冠動脈内腔の狭窄や冠動脈壁のプラークの評価という，心臓の非侵襲的画像診断の夢が実現した時期であり，その後日本では欧米と比較しても急速に心臓 CT が普及した．また，心臓 MRI の分野では，シネ MRI や black blood T2 強調画像などは 2000 年以前から利用可能であったが，遅延造影 MRI，負荷心筋パーフュージョン MRI，whole heart coronary MRA などはこの時期に臨床利用が可能となった撮影法である．振り返ってみると，2005 年には冠動脈 CT が今とほぼ同じように行われていたし，現在三重大学で実施されている心臓 MRI 検査プロトコールは，T1 マッピングを除いて2005 年当時と実はあまり変わっていないことに気づく．

もちろん，その後も心臓の非侵襲的画像診断法は著しく進歩し，心臓 CT では area detector CT や 2 管球 CT が開発され，撮影速度や画質が大きく向上し放射線被曝も低減した．また，心筋遅延造影 CT や心筋パーフュージョン CT，FFR-CT などの技術開発によって，虚血を含む機能や組織性状の評価が可能になった．また，MRI については T1，T2 マッピングによる定量的評価や 4D-flow などの新しい撮影が可能になり，compressed sensing や deep learning による撮影高速化と高画質化が進んだ．

こうした心臓の非侵襲的画像診断法の技術的進歩は大きな臨床的インパクトを与えたわけであるが，それよりも過去 19 年間の変化として最も注目すべきは，数多くの多施設研究やメタ解析によって心臓 CT や MRI 検査の有効性に関するエビデンスの蓄積が進み，さまざまな心疾患のガイドラインにおいて，心臓 CT や MRI の役割が飛躍的に高まったことである．慢性冠動脈疾患の冠動脈 CT は，検査前確率が 5〜85％ と非常に幅広い患者において第一選択の検査法となった．また，T1，T2 マッピングを含む心臓 MRI 検査は，心アミロイドーシスや心筋炎など，数多くの心疾患の診断に不可欠の診断法となっている．このように，心臓 CT やMRI は，大学病院やハートセンターなどで必要となるやや特殊な画像診断検査から，一般病院であればどこでも必要に応じて実施すべき画像診断検査へと，その役割が大きく変化している．しかし，多くの医療機関において，特に心臓 MRI は必要に応じて気軽に放射線科に検査依頼できる画像診断検査とはなっておらず，循環器医療のニーズに応えられていないのが現状である．

本書では，心臓血管領域における CT と MRI の検査に必要な解剖と撮影断面，撮影法の基礎と実践，画像解析と表示法，画像診断の適応となる疾患の基礎と読影のポイント，ガイドラインにおける役割等について，放射線科と循環器診療科のエキスパートに詳細に解説していた

だいた．本書が循環器医，放射線科医，放射線技師をはじめとする皆さんに活用され，日本における心臓CTとMRIの利用の拡大と診療の質の向上につながればと願っている．

2024年8月

佐久間　肇

初版の序

　心臓血管疾患の診療において，画像診断法は重要な役割を担っている．画像診断法には種々のものがあるが，従来ではカテーテル挿入による血管造影法が gold standard とされてきた．血管造影法は，空間および時間分解能に優れた方法であるが，単に血管内腔の造影剤の影を見ている方法であることから得られる情報にはおのずと限界があり，また侵襲的方法であるという欠点もあった．

　一方，近年における非侵襲的画像診断法の進歩は著しく，血管内腔のみでなく血管壁に関する情報を含めて，心臓血管領域において今までにはない新しくかつ臨床的に有用な情報を提供する診断法として，大きな注目を集めている．特に近年における MDCT（multidetector-row CT：マルチスライス CT とも呼称する）と MRI の進歩には目覚しいものがある．MDCT は 1998年に 4 列の検出器列を有する機器として開発されたが，その後数年の間に検出器の多列化が 4列から 16 列，64 列へと進み，ガントリの回転速度の高速化（0.35〜0.5 秒）と空間分解能の向上（0.5〜0.7 mm）と相まって，より高速，広範囲の撮影が可能となり，また精度の高い種々の三次元画像が得られるようになった．大動脈疾患，末梢動脈疾患における有用性は確立されつつあり，従来の血管造影を凌駕する情報も得られるようになってきている．冠動脈領域においても，心電図同期を用いた時間分解能の向上と 1 mm 以下の等方性ボクセルの達成による空間分解能の向上で，短時間の撮像で高画質の画像が得られるようになり，実臨床での有用性が発揮されている．動脈硬化による冠動脈狭窄や冠動脈の変異，冠動脈バイパスなどの解剖学的な形態診断はもとより，冠動脈プラークの量や分布，さらに CT 値を用いたプラークの性状診断など従来の血管造影では得られなかった情報の取得まで可能となってきている．また近年では，心筋灌流，心筋バイアビリティなどの心筋性状診断，心機能や局所壁運動などの機能評価まで，その応用は広がりをみせている．

　1982 年にヒト心臓の MRI がはじめて撮影されてすでに 23 年が経過したが，心大血管疾患の診療における心臓 MRI の利用はまだ限られている．最近 5 年間の MR 撮影装置の進歩と新しい撮影シーケンスの開発によって，心筋灌流や心筋バイアビリティなどの機能的診断における心臓 MRI の有用性が飛躍的に高まり，心内膜下虚血や心内膜下梗塞の診断などの分野では心臓核医学を上回る診断能が得られている．冠動脈領域においても，whole heart coronary MRA などの開発によって高解像度の三次元 MR 画像が得られるようになり，心臓大血管領域の MRI への関心が再び高まっている．MRI は冠血流計測による冠血流予備能の評価など CT にはない特長を有しており，冠動脈の不安定プラークの非侵襲的診断を目指して組織特異性 MR 造影剤の開発なども進められている．

本書では，心臓，冠動脈，大動脈，肺動脈，末梢動脈（頸動脈，下肢動脈）など心臓血管領域におけるMDCTおよびMRIの基礎から実際の撮影法，画像表示法，各疾患における臨床まで，現時点におけるup to dateな情報を網羅している．本書が心臓血管疾患の臨床に携わる全ての医師，放射線技師，生理機能検査技師にとって，必ずや役立つものと確信している．

2005年8月

栗林　幸夫，佐久間　肇

目次

心臓の解剖

1 心臓の cross sectional anatomy

山田　稔，奥田茂男，山田祥岳，小川元之，陣崎雅弘　2

Ⓐ 横断像 2
1 肺動脈弁レベル 2
2 左冠動脈起始部レベル 2
3 右冠動脈入口部レベル 3
4 大動脈弁レベル 4
5 左室流出路レベル 4
6 房室弁（三尖弁，僧帽弁）レベル 5
7 冠状静脈洞レベル 6
8 左心室下壁レベル 6
9 後室間溝レベル 7

Ⓑ 冠状断像（coronal 像） 8

Ⓒ 矢状断像（sagittal 像） 9

Ⓓ 左室短軸断面 10

Ⓔ 左室長軸断面 12

Ⓕ 四腔断面 13

Ⓖ 三腔断面 13

2 冠動脈・心筋のセグメント分類

山田　稔，中原健裕，山田祥岳，岩渕　雄，陣崎雅弘　15

Ⓐ 冠動脈 15
1 冠動脈のセグメント分類（AHA 分類） 15

Ⓑ 心筋 17
1 心筋のセグメント分類 17

Ⓒ 冠動脈の心筋への支配領域 18

3 心臓弁 ——————————————— 山田　稔，小川元之，山田祥岳，奥田茂男，陣崎雅弘　19

A 房室弁（三尖弁，僧帽弁）————————————————————————— 19
　1 三尖弁 ———————————————————————————————————— 19
　2 僧帽弁 ———————————————————————————————————— 20

B 動脈弁（大動脈弁，肺動脈弁）——————————————————————— 20
　1 大動脈弁 ——————————————————————————————————— 21
　2 肺動脈弁 ——————————————————————————————————— 21

撮 影 編

1 CT —————————————————————————————————————— 24

A 撮影法と画像再構成法 ———————————————————————————— 24
　1 冠動脈 CT ——————————————— 山田　稔，山田祥岳，中原健裕，鈴木達也，陣崎雅弘　24
　2 検査法の最近の進歩 ———————————————————————— 檜垣　徹，粟井和夫　38
　3 心筋パーフュージョン CT ———————————————————— 永澤直樹，北川覚也　48
　4 遅延造影 CT ——————————————————————————— 髙藤雅史，北川覚也　52
　　コラム dual-energy CT による心筋評価 ————————————————— 尾田済太郎　56

B ポストプロセッシング ——————————————————————————— 56
　1 冠動脈評価 ————————————————————— 中原健裕，山田　稔，陣崎雅弘　56
　2 FFR-CT ——————————————————————— 鎌田裕基，高木英誠，大田英揮　67
　3 心筋評価（心筋パーフュージョン CT，遅延造影 CT）——————— 細川貴晶，城戸輝仁　71
　4 心機能と局所壁運動異常の評価 ——————————————— 城戸輝仁，河内孝範　75

2 MRI ———————————————————————————————————— 79

A 撮影法とポストプロセッシング ——————————————————————— 79
　1 ベーシックパルスシーケンス ———————————————————— 髙瀬伸一　79
　2 シネ MRI ——————————————————————————————— 奥田茂男　87
　3 T2 強調画像 ————————————————————————————— 奥田茂男　92
　4 心筋パーフュージョン MRI ———————————————————— 髙瀬伸一　96
　5 遅延造影 MRI ——————————————————————— 小川　遼，城戸輝仁　101
　6 マッピング（T1，ECV，T2，T2*）———————— 髙藤雅史，髙瀬伸一，石田正樹　105
　7 血流計測（2D 位相コントラスト MRI を中心に）——————————— 大田英揮　110
　8 冠動脈 MRA ——————————————————————— 堂前謙介，石田正樹　114
　9 心筋ストレインイメージング ———————————————————— 長尾充展　121

B 撮影法の最近の進歩 ——————————————————————————— 129
　1 心臓領域の高速イメージング ——————————————— 小川　遼，城戸輝仁　129

2 4D flow MRI ·· 大田英揮　133

3 検査の安全性 ·· 139

Ⓐ 検査に用いられる薬剤 ······································· 川口裕子，藤本進一郎　139
1 CT 造影剤 ··· 139
2 MRI 造影剤 ··· 140
3 その他 ··· 142

Ⓑ 心臓 CT における放射線被曝 ································· 粟井和夫，檜垣　徹　145
1 CT における放射線量の評価法 ··· 145
2 心臓 CT における CTDI および DLP ··· 147
3 心臓 CT の被曝による人体影響 ·· 148
4 心臓 CT における被曝対策 ·· 148

Ⓒ MRI の安全性 ·· 横山健一　151
1 MRI の安全性に関する考え方 ·· 152
2 MRI 検査における適応の判断 ··· 153
3 体内金属やデバイスに関する留意点 ··· 153
4 条件付き MR 対応 CIEDs 植込み患者への対応 ·· 154

疾 患 編

1 慢性虚血性心疾患 ··· 158

Ⓐ 概念と治療法の変遷 ·· 横井宏佳　158
1 治療の目標 ··· 158
2 生命予後改善のための最適な診断・治療 ··· 158
3 症状改善のための最適な診断・治療 ··· 162
　コラム ACS と CCS ··· 横井宏佳　163

Ⓑ CT，MRI の適応とプロトコール ··················· 真鍋徳子，真鍋　治　164

Ⓒ 冠動脈 ··· 168
1 狭窄評価 ·· 168
　❶ CT ·· 宇都宮大輔　168
　コラム ブリッジ ··· 宇都宮大輔　173
　❷ MRI ·· 中村哲士，石田正樹　174
2 冠動脈プラークの評価 ·· 178
　❶ CT ·· 河合秀樹，元山貞子　178
　コラム dual-energy CT による plaque characterization ········· 町田治彦，西川真木子，田中　功　184
　コラム advancement in perivascular fat attenuation ················ 西宮健介，安田　聡　185
　❷ MRI ·· 三浦弘之，野口暉夫　186
3 PCI 後の評価 ·· 折居　誠，吉岡邦浩　189

4 冠動脈バイパスグラフト後の評価 ━━━━━━━━━━ 宇都宮大輔 193
5 石灰化スコアの意義 ━━━━━━━━━━━━━━━━ 中村哲士 199

D 虚血と心筋バイアビリティの評価 ━━━━━━━━━━━━━━━━━ 202
1 虚血評価の意義，予後予測 ━━━━━━━━━ 粉川嵩規，佐久間 肇 202
　コラム ISCHEMIA 試験をどうとらえるか ━━━━━━━━ 香坂 俊 205
　❶CT ━━━━━━━━━━━━━━━━━━━━━━ 北川覚也 207
　❷FFR-CT ━━━━━━━━━━━━━━━━━━━━ 三好 亨 210
　コラム HeartFlow® Planner ━━━━━━━━━━━━━ 川﨑友裕 213
　コラム workstation based computational fluid dynamics ━━ 川口裕子，藤本進一郎 214
　❸MRI ━━━━━━━━━━━━━━━━ 髙藤雅史，石田正樹 214
　コラム STICH トライアルと心筋バイアビリティ ━━━ 髙藤雅史，石田正樹 219
　❹局所壁運動 ━━━━━━━━━━━━━━━━━━ 市川泰崇 220

E グローバル MPR と心筋血流定量計測の重要性 ━━ 伊藤 絵，石田正樹 224
1 心筋血流予備能と冠血流予備能 ━━━━━━━━━━━━━━━ 224
2 グローバル MPR を評価する意義 ━━━━━━━━━━━━━━ 225
3 位相コントラストシネ MRI によるグローバル CFR の計測 ━━━━ 225
4 心筋血流定量計測の重要性 ━━━━━━━━━━━━━━━━ 226
　コラム INOCA ━━━━━━━━━━━━━━━━━━ 佐久間 肇 227

2 急性虚血性心疾患 ━━━━━━━━━━━━━━━━━━━━━━ 229

A 概念と治療法の変遷 ━━━━━━━━━━━━━━━━ 田畑範明 229

B 適応とプロトコール ━━━━━━━━━━━━━━━━ 石田正樹 233

C PCI 後評価としての MRI ━━━━━━━━━━━ 粉川嵩規，石田正樹 235
1 心臓 MRI による急性心筋梗塞の評価 ━━━━━━━━━━━━ 235
2 心筋浮腫，"area at risk"，心筋 salvage の評価 ━━━━━━━━ 236
3 梗塞サイズと心筋バイアビリティの評価 ━━━━━━━━━━━ 238
4 microvascular obstruction と心筋内出血 ━━━━━━━━━━━ 238
5 T1/T2 マッピングによる組織性状評価 ━━━━━━━━━━━ 241

D MINOCA の評価 ━━━━━━━━━━━━━━━━ 尾田済太郎 243

3 心筋疾患 ━━━━━━━━━━━━━━━━━━━━━━━━━━ 247

A 概念と治療法の変遷 ━━━━━━━━━━━━━ 髙潮征爾，辻田賢一 247

B 適応とプロトコール ━━━━━━━━━━━━ 加藤真吾，宇都宮大輔 254

C 拡張型心筋症 ━━━━━━ 天野康雄，大森裕子，鈴木康之，松本直也 259
　コラム LVNC は疾患か？ ━━━━━━━━━━━━━━ 天野康雄 264

D 肥大型心筋症 ━━━━━━━━━━━━━━━━━━ 渡邊絵里 265

xii ● 目次

E たこつぼ心筋症 ———————————————————————— 中森史朗　273

F 不整脈原性右室心筋症〔ARVC(ARVD)〕 ————————— 谷口泰代　276

　　コラム NDLVC ———————————————————————— 佐久間　肇　285

G 心筋炎 ———————————————————————————————— 國本　聡　286

　　コラム COVID-19 と心筋炎 —————————————————— 國本　聡　293

H 心臓サルコイドーシス ———————————————— 真鍋　治, 真鍋徳子　294

I 心アミロイドーシス ——————————————————————— 尾田済太郎　302

　1 疾患概念 —————————————————————————————————— 302
　2 画像診断 —————————————————————————————————— 304

J Fabry 病 ——————————————————————— 穴場比奈野, 大田英揮　308

K 筋ジストロフィー ——————————————————————————— 太田靖利　311

　1 概念 ——————————————————————————————————————— 311
　2 各論 ——————————————————————————————————————— 311

L 全身疾患の心臓 involvement ————————————— 中村哲士, 橋本直起　316

　1 全身疾患と心臓障害 ————————————————————————————— 316
　2 心臓障害が生じ得る代表的な全身疾患 ——————————————————— 316

M onco-cardiology ————————————————————————— 中森史朗　322

4　心膜疾患 ———————————————————————————————— 327

A 適応とプロトコール ——————————————————————————— 城戸倫之　327

B 心膜疾患 ———————————————————————————————— 城戸倫之　328

5　構造的心疾患 ————————————————————————————— 335

A 概念と治療法の変遷 ——————————————————————————— 井口信雄　335

B 経カテーテル大動脈弁留置術(TAVI) ————————— 今枝昇平, 林田健太郎　340

C 経カテーテル僧帽弁置換術(TMVR) ————————— 中島　真, 渡邊雄介　346

D 経皮的左心耳閉鎖術(LAAO) ———————————————————— 朴澤麻衣子　352

6　心不全 ———————————————————————————————————— 360

A 概念と治療法の変遷 ——————————————————————————— 伊藤　浩　360

B MRI の役割(HFrEF, HFpEF) ——————————————————— 中森史朗　363

C CT の役割 ·· 西井達矢　368

7 右心系・肺循環 ·· 375

A 概念と治療法の変遷 ···································· 荻原義人，土肥　薫　375

B 右室負荷と右室不全の評価 ····················· 山崎誘三，阿部弘太郎　382

C 慢性血栓塞栓性肺高血圧症(CTEPH) ······· 山田祥岳，田村　全，陣崎雅弘　388

D 右心系の血流動態評価 ···································· 長尾充展　393

8 先天性心疾患 ·· 399

A 概念と治療法の変遷 ···································· 猪飼秋夫　399

B 適応とプロトコール ···································· 樋口　慧　403

C 小児先天性心疾患 ·· 前田恵理子　409

D 成人先天性心疾患 ·· 椎名由美　414

E 冠動脈奇形 ·· 田波　穣　420

9 川崎病冠動脈病変 ·· 426

A 概念と治療法の変遷 ···································· 三谷義英　426

B 適応とプロトコール ···································· 三谷義英　431

C 川崎病 ·· 田所導子　433

　コラム 冠動脈周囲炎 ···································· 田所導子　438

10 心臓腫瘍 ·· 440

A 頻度と分類 ·· 加藤誠也　440

B 適応とプロトコール ···································· 天野康雄，大森裕子　443

C 心臓腫瘍 ·· 446

　1 心腔内血栓 ··· 天野康雄，大森裕子　446
　2 心膜嚢腫 ·· 447
　3 悪性リンパ腫 ·· 448
　4 未分化肉腫 ··· 450
　5 粘液腫 ·· 町田治彦，苅安俊哉，井口信雄　450

6 脂肪腫 451
7 線維腫 452
8 乳頭状線維弾性腫 452
9 血管腫 453
10 血管肉腫 454
11 転移性腫瘍 457

11 心外病変 459

A 心臓 CT，MRI で遭遇する偶発所見 高岡浩之，横田 元 459

1 大動脈疾患 459
2 肺病変 461
3 縦隔病変 465
4 乳腺疾患 467
5 胃・食道病変 467
6 肝臓・胆嚢・膵臓病変 467
7 心外病変評価のための費用対効果 469

索引 473

デザイン：Malpu Design

心臓の解剖

1 心臓の cross sectional anatomy

　機器の特性としてCTでは横断像(axial像)が，MRIでは横断像，冠状断像(coronal像)，矢状断像(sagittal像)が基本の断面(cross section)となる．ところが循環器領域では超音波装置などが広く活用されているため，また心筋や心臓弁などの解剖構造の軸にあわせた評価が必要なため，そうした断面の理解も必須となる．左室心筋の評価には，左室の短軸像と長軸像，四腔像が基本的に用いられる．心臓弁の評価では，それらに加え，弁に沿った，あるいは直交した断面が用いられる．したがって，ここではCT，MRIならびに心臓評価の基本断面である「横断像」，「冠状断像」，「矢状断像」，「左室短軸像」，「左室二腔長軸像」，「四腔長軸像」，「三腔長軸像」で描出される解剖を示す(図1)[1~4]．横断像で，冠動脈，心筋，心臓弁を中心に若干解説を加える．

A 横断像

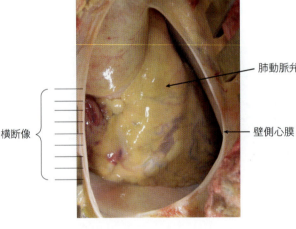

図1　壁側心膜を切開し心臓をみる
線維性心膜と漿膜性心膜から成る壁側心膜を切開すると，漿膜性の臓側心膜に覆われた心臓がみえる．漿膜性の臓側心膜は，大動脈-肺動脈(幹)，左右肺静脈-上大静脈-下大静脈をそれぞれ共通に包みながら折り返し，壁側心膜の内面へ移行する．

1 肺動脈弁レベル(図2)

　肺動脈弁の腹側には右室自由壁心筋がみられ，それは弁輪部でも同様にみられる．このあたりを肺動脈円錐部といい，右冠動脈から円錐枝(conus branch；CB)が分岐する．肺動脈弁の右側には上行大動脈があり，右心耳がその腹側まで張り出している．肺動脈弁の背側には左心耳がある．左右心耳は櫛状筋で形成され，血液がうっ滞しやすい構造になっている．

2 左冠動脈起始部レベル(図3)

　左冠動脈は左冠動脈洞(左Valsalva洞)上縁から起始する．左冠動脈は左主幹部を経て，左前下行枝と左回旋枝に分岐するが，図のように高位側壁枝(high lateral branch)が分岐することもある．左前下行枝は右室流出路の背側を走行し，前室間溝に沿って心尖部へ向かう．左回旋枝

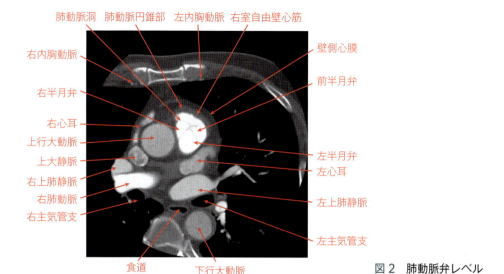

図2 肺動脈弁レベル

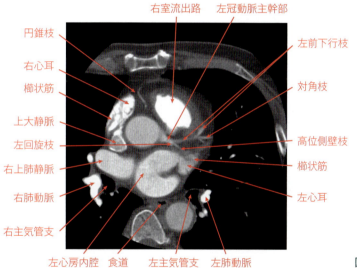

図3 左冠動脈起始部レベル

は左心耳の尾側をくぐり抜け，左房室間溝に沿って心臓の下面へ向かう．上大静脈はこのレベルで右心房に流入し，その基部には洞房結節がある．洞房結節を灌流する洞房結節枝(sinus node branch；SN)は右冠動脈もしくは左回旋枝から分岐する．

3 右冠動脈入口部レベル(図4)

　右冠動脈は右冠動脈洞(右Valsalva洞)上縁から起始する．右冠動脈は，右房室間溝を心臓の下面に向かって走行し，その末梢では左房室間溝を走行する左回旋枝と灌流域が拮抗する．このレベルの左室自由壁が鈍縁部である．鈍縁枝は左回旋枝から分岐し，同部位を灌流する．左前下行枝から左室自由壁への分枝は対角枝といわれる．

4 大動脈弁レベル(図5)

　大動脈弁は3つの冠尖(coronary cusp)と冠動脈洞(Valsalva洞)から構成される．無冠尖は左心房の腹側に，右冠尖は無冠尖の腹側かつやや頭側に，左冠尖は右冠尖の左側かつ頭側に位置する．無冠尖は左室心筋には付着せず，心房中隔，左右の房室弁，右線維三角，房室中隔，心室中隔膜性部と隣接する．このレベルで左前下行枝から分岐した中隔枝(septal branch)が心室中隔に複数灌流しているのが観察できる．

5 左室流出路レベル(図6)

　左室流出路は，左室へ血液が流入する僧帽弁と急峻な角度をとり，右室のそれとは異なる．

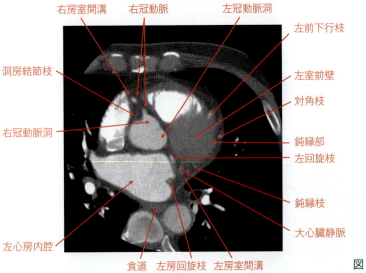

図4　右冠動脈入口部レベル

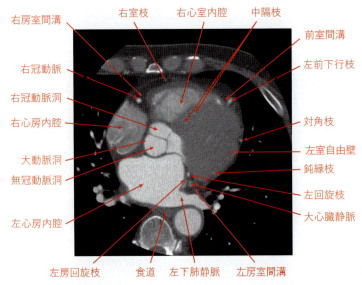

図5　大動脈弁レベル

僧帽弁前尖と大動脈弁右冠尖および無冠尖は，膜様構造で接し，その左右に線維輪（左右線維三角）が存在するが，左心室は1つの口に僧帽弁と大動脈弁が連結する構造を呈する．このレベルの右室自由壁には右室枝（right ventricular branch；RV）がみられる．

6 房室弁（三尖弁，僧帽弁）レベル（図7）

　三尖弁の心室中隔への付着部位は，僧帽弁の付着部位よりも心尖側となる．左室自由壁側は左室基部から心尖部方向に後壁，側壁へと移行する．左房回旋枝（atrial circumflex branch；AC）が，このレベルで左回旋枝から分岐し，左心房後壁側に分布する場合がある．

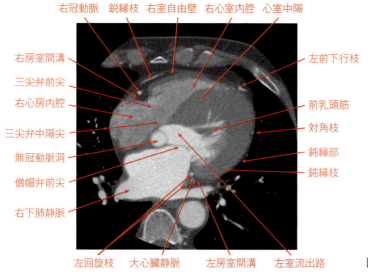

図6　左室流出路レベル

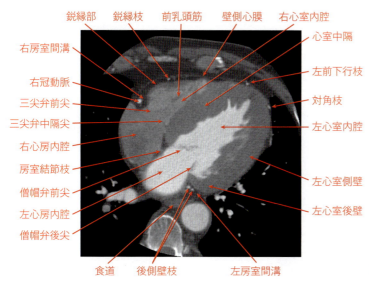

図7　房室弁（三尖弁，僧帽弁）レベル

7 冠状静脈洞レベル(図8)

冠状静脈洞が右心房に開口する．房室結節枝(atrioventricular node branch；AV node branch)が，冠状静脈開口部と両心室の間で，垂直方向に上行する．房室結節(田原結節)は心房中隔の冠状静脈開口部の直前に位置し，右冠動脈から分岐した AV node branch が灌流する．

8 左心室下壁レベル(図9)

左心室下壁心筋には，多くの場合右冠動脈が支配域をもち，左回旋枝が一部その側壁寄りを支配している．下大静脈が右心房に開口する．このあたりの右室自由壁側を鋭縁部といい，心表面は横隔膜面に近い位置で屈曲する．鋭縁枝(acute marginal branch；AM)が右冠動脈から分

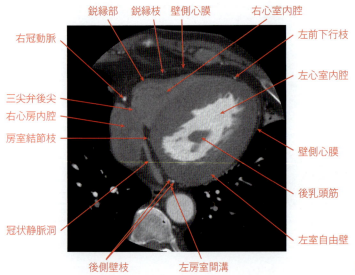

図8　冠状静脈洞レベル

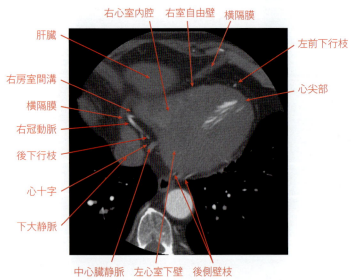

図9　左心室下壁レベル

岐し，鋭縁部を灌流する．

9 後室間溝レベル（図10）

　後室間溝は右心室と左心室の間の冠状溝である．右冠動脈の分枝が心十字(crux)を経て後室間溝を走行すれば右冠動脈優位，左回旋枝の分枝が走行すれば左冠動脈優位と表現されるが，バランス型もある．後室間溝には中心臓静脈も走行し，冠状静脈洞に合流する．ちなみに，大心臓静脈は左房室間溝を走行し，左心房斜静脈(Marshall vein)を境界に冠状静脈洞と解剖名を変える．小心臓静脈は右房室間溝を走行して右心房への開口部付近で冠状静脈洞に合流するが，低形成のことが多い．

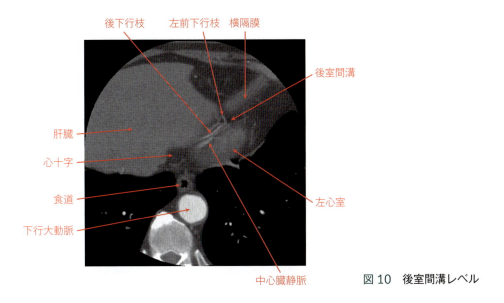

図10　後室間溝レベル

B 冠状断像（coronal 像）（図 11）

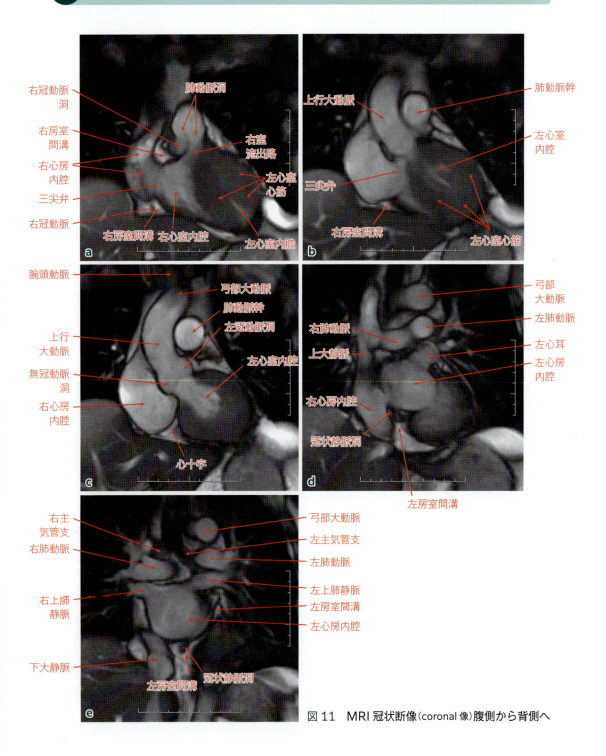

図 11　MRI 冠状断像（coronal 像）腹側から背側へ

C 矢状断像（sagittal 像）（図12）

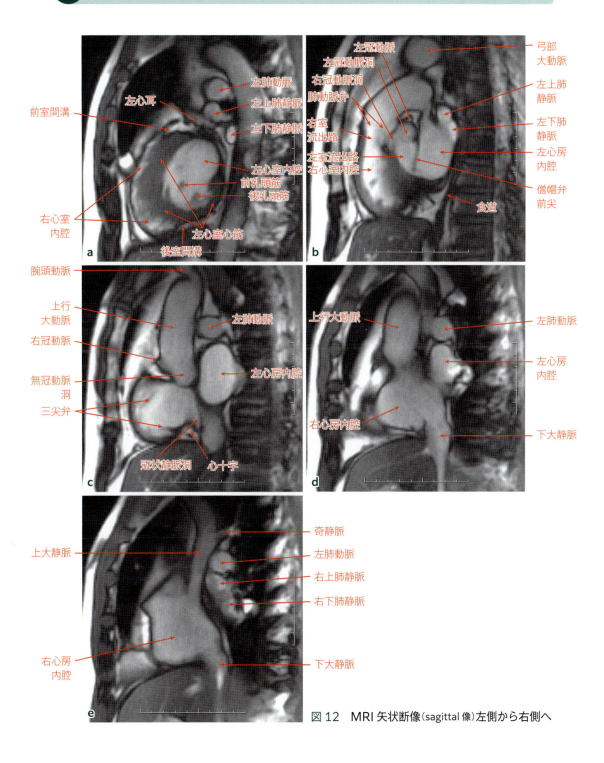

図12　MRI 矢状断像（sagittal 像）左側から右側へ

D 左室短軸断面（図13）

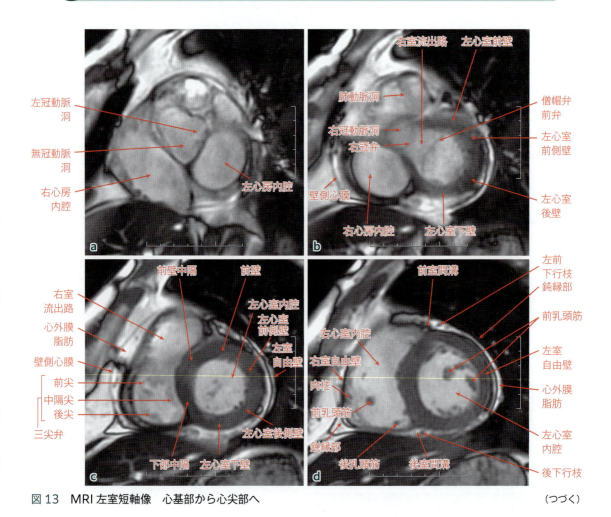

図13　MRI 左室短軸像　心基部から心尖部へ　　　　　　　　　　（つづく）

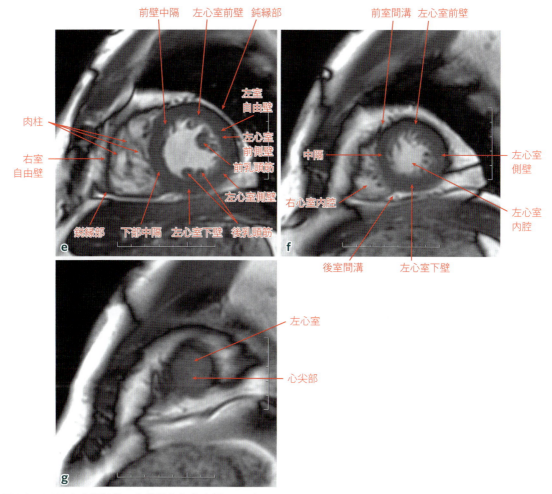

図13 MRI 左室短軸像 心基部から心尖部へ（つづき）

D 左室短軸断面

E 左室長軸断面（図14）

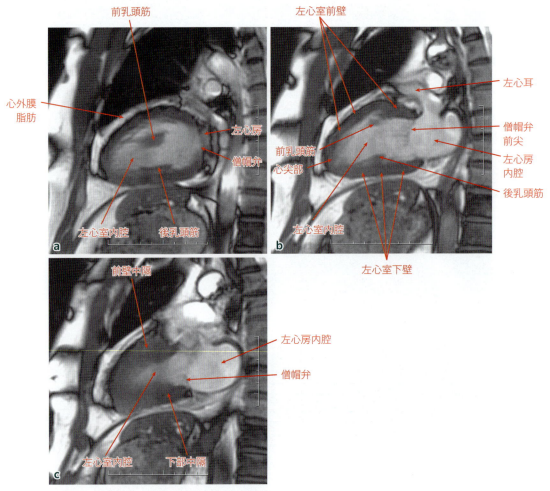

図14 MRI 左室二腔長軸像　左心室側壁側から中隔側へ

F 四腔断面（図15）

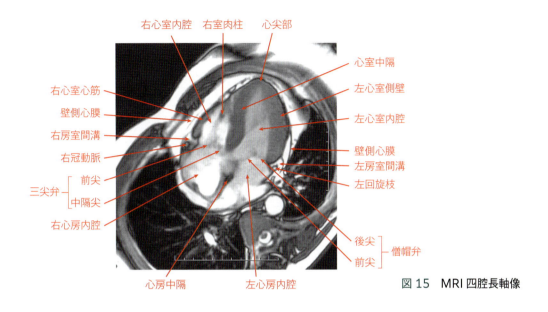

図15　MRI 四腔長軸像

G 三腔断面（図16）

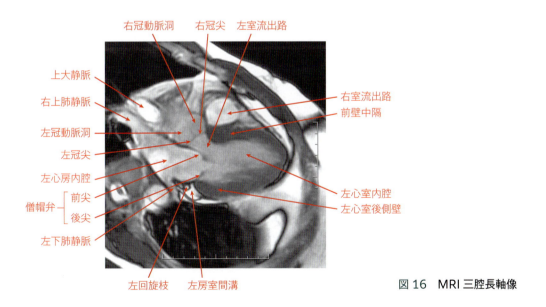

図16　MRI 三腔長軸像

（山田　稔，奥田茂男，山田祥岳，小川元之，陣崎雅弘）

文 献

1) 栗林幸夫, 佐久間肇：心臓血管疾患の MDCT と MRI. pp46-51, 275-286, 2005

2) 船戸和弥のホームページ. https://funatoya.com/funatoka/

3) Kramer CM, et al：Standardized cardiovascular magnetic resonance imaging（CMR）protocols：2020 update. J Cardiovasc Magn Reson 22：17, 2020

4) 末次文祥：心臓外科医が描いた正しい心臓解剖図. メディカ出版, 2014

2 冠動脈・心筋のセグメント分類

A 冠動脈

　心臓にくまなく分布し，心臓自身に酸素や栄養を送る機能的終動脈を冠(状)動脈という．冠動脈へは，心臓の拡張期に大動脈から動脈血が流れ込む．大動脈の起始部には大動脈弁があり，右半月弁，左半月弁，後半月弁からなる．右半月弁からは右冠動脈(right coronary artery；RCA)が，左半月弁からは左冠動脈(left coronary artery；LCA)が分岐し，LCA は左冠動脈主幹部(left main trunk；LMT)を共通幹とし左前下行枝(left anterior descending artery；LAD)と左回旋枝(left circumflex artery；LCx)に分かれる．RCA, LAD, LCx はそれぞれ右房室間溝～後室間溝，前室間溝，左房室間溝～後室間溝を走行し，冠動脈主要3本枝と呼ばれる．この主要3本枝から細かい分枝が派生し，心臓を全周性に取り囲む．

1 冠動脈のセグメント分類(AHA 分類)(図1)

　冠動脈のセグメント分類は冠動脈を各部位に分けて番号付けしたものであるが，本邦では，American Heart Association(AHA)から出された分類(AHA 分類)が一般的に用いられている[1, 2]．米国では，近位(Proximal；Prox.)，中位(Middle；Mid.)，遠位(Distal；Dis.)と表現されることが多い．例えば下記のセグメント2は「Mid. RCA」，セグメント6は「Prox. LAD」と表現される．

❶ RCA

セグメント1：右冠動脈入口部から鋭縁部までを2等分した近位側
セグメント2：右冠動脈入口部から鋭縁部までを2等分した遠位側
セグメント3：鋭縁部から後下行枝(posterior descending artery；PD)と房室枝(atrio ventricular artery；AV)の分岐まで
セグメント4：PD(4PD と定義)，AV(4AV と定義)

❷ LMT

セグメント5：左冠動脈入口部から左回旋枝分岐後まで

❸ LAD

セグメント6：左回旋枝分岐後から第一主中隔枝(first major septal branch)分岐後まで
セグメント7：first major septal branch 分岐後から心尖部までを2等分した近位側
セグメント8：first major septal branch 分岐後から心尖部までを2等分した遠位側
セグメント9：第一対角枝(first diagonal branch)
セグメント10：第二対角枝(second diagonal branch)

A 冠動脈 ● 15

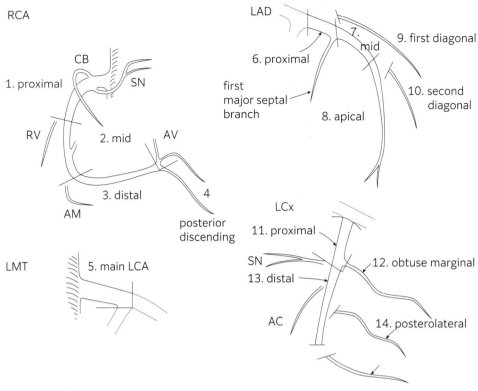

図1 AHA 分類
CB：conus branch　　　AM：acute marginal branch
SN：sinus node branch　AV：A-V node branch
RV：right ventricular branch　AC：atrial circumflex

(Austen WG, et al：A reporting system on patients evaluated for coronary artery disease. Report of the Ad Hoc Committee for Grading of Coronary Artery Disease, Council on Cardiovascular Surgery, American Heart Association：Circulation 51：5-40, 1975 より)

❹ LCx

セグメント 11：左回旋枝の鈍縁枝(obtuse marginal branch；OM)分岐部まで
セグメント 12：OM
セグメント 13：OM 分岐以降
セグメント 14：後側壁枝(postero lateral branch；PL)
セグメント 15：後室間溝を走行する後下行枝(15PD と定義)

　通常，LMT からは LAD と LCx の 2 本が分岐するが，3 分岐していることがある．この 3 本目の枝を高位側壁枝(high lateral branch または RAMUS)と呼ぶ．LAD に寄って派生している時はセグメント 9，LCx に寄って派生している場合はセグメント 12 と判別される．

B 心筋

　全身からの血液を集め，肺でガス交換を行った後，再び血液を全身へ送り出す心臓には，肺に血液を送る右心室と，全身の臓器に血液を送る左心室がある．このうち左心室を構成する心筋は，全身の臓器に血液を送るがゆえ，より多くのエネルギーを消費する．事実，左室心筋は右室心筋に比べて約3倍の厚みがあり，冠動脈からそれだけ多くの血流支配を受ける．

1 心筋のセグメント分類(図2)

　左心室を全周性に取り囲む心筋を前壁(anterior)，中隔(septal)，下壁(inferior)，側壁(lateral)に分け，その短軸断面(short-axis)の心基部(basal)，中央部(mid-cavity)，心尖部(apical)を心基部方向に見て前壁から反時計回りに16か所割り振り，かつ垂直長軸断面と水平長軸断面(long-axis)で心尖部(apex)を足した17セグメント分類がAHAから推奨され，一般的に用いられている．極座標表示(polar map)の17セグメント分類も併用される[2]．

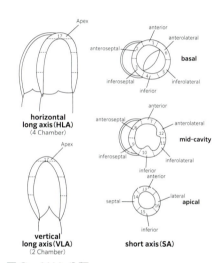
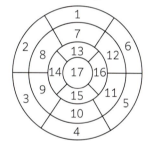

図2　AHA分類

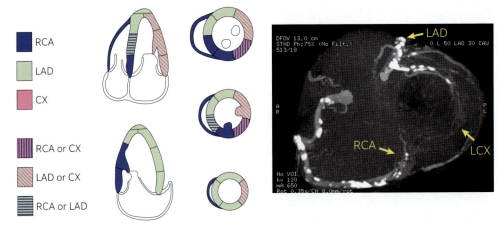

図3 冠動脈の心筋への支配領域

C 冠動脈の心筋への支配領域

RCA：右心房・右心室・左心室の下壁・左心室の後壁・心室中隔下 1/3・刺激伝導系
LAD：左心室の前壁・左心室の側壁の一部・心室中隔上 2/3
LCx：左心房・左心室側壁・左心室後壁の一部・左心室下壁の一部

　このように心筋には冠動脈がくまなく分布しているが，冠動脈にはバリエーションがあり，上記のようにきれいに灌流しているわけではない．実際には，RCA と LCx が左心室の下壁から側壁におよぶ部位で拮抗し，どちらかあるいは両方に支配されていることが多い（図3）[3-5]．

　ちなみに，冠動脈造影のいわゆる spider view（左前斜位 50°尾頭方向 30°）は，心尖部から心基部をみた冠動脈造影像で，左室短軸と方向がほぼ一致する．

（山田　稔，中原健裕，山田祥岳，岩渕　雄，陣崎雅弘）

文献

1) 栗林幸夫，佐久間肇：心臓血管疾患の MDCT と MRI, pp.99-105, 2005
2) Austen WG, et al：A reporting system on patients evaluated for coronary artery disease. Report of the Ad Hoc Committee for Grading of Coronary Artery Disease, Council on Cardiovascular Surgery, American Heart Association. Circulation 51：5-40, 1975
3) Cerqueira MD, et al：American Heart Association Writing Group on Myocardial Segmentation and Registration for Cardiac Imaging. Standardized myocardial segmentation and nomenclature for tomographic imaging of the heart. A statement for healthcare professionals from the Cardiac Imaging Committee of the Council on Clinical Cardiology of the American Heart Association. Circulation 105：539-542, 2002
4) Lang RM, et al：Recommendations for cardiac chamber quantification by echocardiography in adults：an update from the American Society of Echocardiography and the European Association of Cardiovascular Imaging. J Am Soc Echocardiogr 28：1-39, 2015
5) Jinzaki M, et al：Novel method of displaying coronary CT angiography：Angiographic view. Circ J 70：1661-1662, 2006

3 心臓弁

　心臓は，全身から血液を右心系で集め，肺でガス交換を行った後，再び血液を左心系で集めて全身へ送り出す．心臓弁があることによって，すなわち右心房と右心室の間に三尖弁が，右心室と肺動脈の間に肺動脈弁が，左心房と左心室の間に僧帽弁が，左心室と大動脈の間に大動脈弁があることによって，心臓は血流を一方向へ送り，効率的な血液循環が行えている．心臓弁の解剖構造を考える場合，それらを房室弁（三尖弁，僧帽弁）と動脈弁（肺動脈弁，大動脈弁）に分けて考えると理解しやすい（図1）[1]．

A 房室弁（三尖弁，僧帽弁）

　房室弁は基本的に，弁輪，弁尖，腱索，乳頭筋の4つの構造体により構成される．このうち腱索と乳頭筋は弁下組織と呼ばれる．

1 三尖弁（図2左）[1-3]

　右心房と右心室の間の房室弁として三尖弁がある．
　三尖弁の弁輪は，輪状の線維性結合組織からなり，その外側は右室自由壁基部の心筋と線維性骨格に連続している．
　弁尖は弁輪に付着し，右室自由壁基部心筋側に前尖と後尖が，膜性中隔側に中隔尖があり，3つの構造物として捉えられ，弁尖が互いに接する部分の交連を形成する．各弁尖の大きさは前尖，中隔尖，後尖の順で大きい．
　弁下組織として弁尖を保持する腱索は，その多くが右心室内の前乳頭筋，後乳頭筋，中隔乳頭筋より起始する．前乳頭筋から起始した腱索は前尖と後尖に付着し，後乳頭筋から起始した腱索は後尖と中隔尖に付着し，中隔乳頭筋から起始した腱索は前尖と中隔尖に付着する．中隔

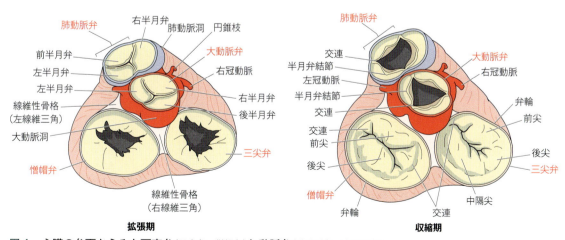

図1　心臓の弁面からみた房室弁（三尖弁，僧帽弁）と動脈弁（肺動脈弁，大動脈弁）
左図：拡張期，右図：収縮期．

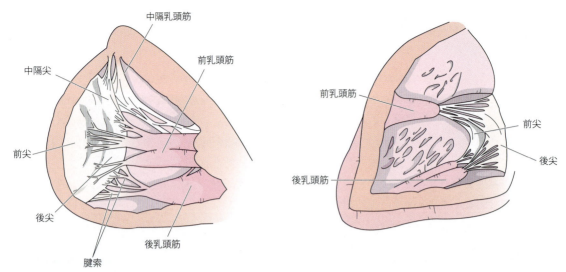

図2 房室弁（三尖弁，僧帽弁）の弁下組織
左図：三尖弁（腹側側からみる），右図：僧帽弁（背側側からみる）．

縁柱の後脚から起始し，前尖と中隔尖の交連部を支持する乳頭筋を特に内側乳頭筋という．心室が収縮すると乳頭筋も収縮し，伸び縮みしない腱索が引っ張られて三尖弁は閉ざされるとともに，心室から心房への血液の逆流は阻止される．三尖弁は拡張期に開き，収縮期に閉じる．

2 僧帽弁（図2右）[1-3]

左心房と左心室の間の房室弁として僧帽弁がある．

僧帽弁の弁輪は，強靭な輪状の線維性結合組織からなり，その外側は左室自由壁基部心筋と線維性骨格に連続している．

弁尖は弁輪に付着し，線維性骨格側に前尖が，左室自由壁基部心筋側に後尖があり，2つの構造物として捉えられ，弁尖が互いに接する部分が交連である．弁尖の大きさは，前尖のほうが後尖よりも大きい．

弁下組織として弁尖を保持する腱索は，その多くが左心室内の前乳頭筋と後乳頭筋より起始する．前乳頭筋より起始する腱索は前尖と後尖の左半分を，後乳頭筋より起始する腱索は後尖の右半分を保持する．心室が収縮すると乳頭筋も収縮し，伸び縮みしない腱索が引っ張られて僧帽弁は閉ざされるとともに，心室から心房への血液の逆流は阻止される．僧帽弁は拡張期に開き，収縮期に閉じる．

なお，三尖弁の心房中隔・心室中隔への付着部位は，僧帽弁の付着部位よりも心尖側になり，房室弁は一平面上にはなっていない（図3）[4,5]．

B 動脈弁（大動脈弁，肺動脈弁）

動脈弁は，発生学的に4つの隆起（前後左右）をもった1本の動脈幹が大動脈弁と肺動脈弁に分割して形成され，それらは各隆起の半月弁と弁輪から構成される（図4上）．動脈弁は心臓外へ血液を送り出す流出路に存在するため，弁構造とともに大血管（大動脈，肺動脈）基部との関

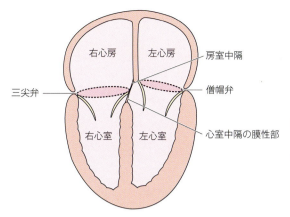

図3 心臓の中隔の構成
発生の過程で心臓が右心系と左心系に分かれる際，心房中隔は下降して心室中隔は上昇するが，軸が異なる．そのため，膜性の房室中隔と心室中隔が生じ，また中隔への三尖弁と僧帽弁の付着部がずれる．

係も重要となる（図4下）．

1 大動脈弁[1-3]

　左心室と大動脈の間の動脈弁として大動脈弁がある．大動脈弁は，3つの左半月弁，右半月弁，後半月弁からなり，それぞれ大動脈洞（Valsalva洞）と弁尖から構成されるが，冠動脈が開口する左Valsalva洞および左弁尖は左冠動脈洞および左冠尖，右Valsalva洞および右弁尖は右冠動脈洞および右冠尖とそれぞれ呼ばれることもある．冠動脈が開口しない後半月弁はそれにあわせて無冠動脈洞および無冠尖と呼ぶ．弁尖が互いに接する部分を交連と呼び，交連は弁の最上位部のみで，交連部以外に隣り合う半月弁に連続性はない．交連の最上位部を結んだ箇所が大動脈洞-上行大動脈接合部（sinotubular junction；ST junction）である．

　各半月弁の自由縁の中央部には小さな結節状の肥厚がある．この肥厚を半月弁結節といい，弁が閉じたときに密接する．大動脈弁は拡張期に閉じ，収縮期に開く．

　各冠尖の最下点（hinge point）を結んだ仮想弁輪（virtual basal ring；VBR）といい，そこには左室流出路の心筋がみられる．解剖学的左心室-大動脈接合部（anatomic ventriculo-arterial junction）とは位置が若干異なる[6]．

2 肺動脈弁[1-3]

　右心室と肺動脈との間の動脈弁として肺動脈弁がある．肺動脈弁は3つの左半月弁，右半月弁，前半月弁からなり，肺動脈洞と弁尖から構成される．弁尖が互いに接する部分は交連と呼ばれ，交連は弁の最上位部のみで交連部以外に隣り合う半月弁に連続性はない．交連の最上位部を結んだ箇所が肺動脈洞-肺動脈接合部（sinotubular junction；ST junction）である．各半月弁の自由縁の中央部には小さな結節状の肥厚がある．この肥厚を半月弁結節といい，弁が閉じたときに密接する．肺動脈弁は拡張期に閉じ，収縮期に開く．

　各冠尖の最下点（hinge point）を結んだ仮想弁輪（virtual basal ring；VBR）といい，そこには右室流出路の心筋がみられる．肺動脈弁の構造は大動脈弁と似ているが，肺動脈弁の腹側は自由壁となる．解剖学的右心室-肺動脈接合部（anatomic ventriculo-arterial junction）とは位置が若干異なる[6]．

〔山田　稔，小川元之，山田祥岳，奥田茂男，陣崎雅弘〕

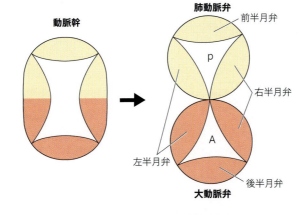

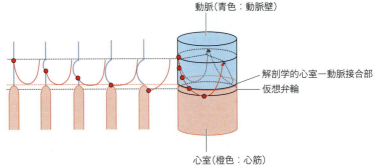

図 4　動脈弁（肺動脈弁，大動脈弁）の発生過程（上）と，動脈弁弁尖付着部の解剖構造（下）
上：1本の動脈幹が発生の過程で分割し，肺動脈弁と大動脈弁は形成される．
下：心筋は，解剖学的心室−動脈接合部にはみられないが，仮想的弁輪にはみられる．

文献

1) 平田幸男：解剖学アトラスⅡ内臓　第6版．pp10-43，文光堂，2011
2) 井川修：臨床心臓構造学．pp48-59，医学書院，2011
3) 鈴木章司：房室弁の解剖：小児循環器疾患の診断と治療のための基礎知識．J Pediatr Cardiol Surg 33：135-139, 2017
4) 寺田春水，藤田恒夫：解剖実習の手引き第8版．pp130-140，南山堂，1984
5) 前田恵理子：解剖実習室へようこそ．pp64-81，医学書院，2005
6) Piazza N, et al：Anatomy of the aortic valvar complex and its implications for transcatheter implantation of the aortic valve. Circ Cardiovasc Interv 1：74-81, 2008

撮影編

1 CT

A 撮影法と画像再構成法

1 冠動脈 CT[1-3)]

❶撮影法

周期的に収縮・拡張を繰り返す心臓・冠動脈をその動きに合わせて画像化するには，心臓・冠動脈の動きを反映する心電図をモニタリングしながら，その情報に同期させて撮影することが必要である．

a● 心電図同期撮影法

CT での心電図同期撮影には，次の 2 種類の方法がある（図 1）．1 つは prospective gating といわれる方法で，必要とする心位相に対してのみ選択的に axial scan を行う方法である．step & shoot 撮影とも呼ばれる．もう 1 つは retrospective gating といわれる方法で，すべての心位相に対して連続的に helical scan を行い，後から必要とする心位相の画像を再構成する方法である．retrospective ECG gating 法には，X 線被曝の低減のために，指定した心位相範囲のみ高出力照射を行って，それ以外は低出力照射を行う ECG mA モジュレーション機能が備

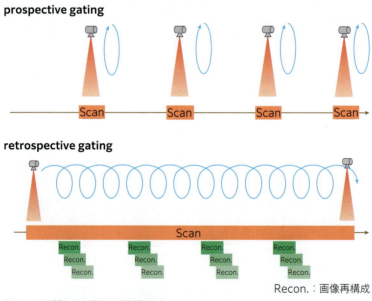

図1　2 種類の心電図同期撮影法
prospective gating では，必要な心位相に対してのみ axial scan を行う．
retrospective gating では，すべての心位相に対して連続的に helical scan を行い，後から必要な心位相を画像再構成する．

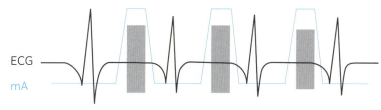

図2 ECG mAモジュレーション機能
指定した心位相に対してのみ大電流で撮影する.

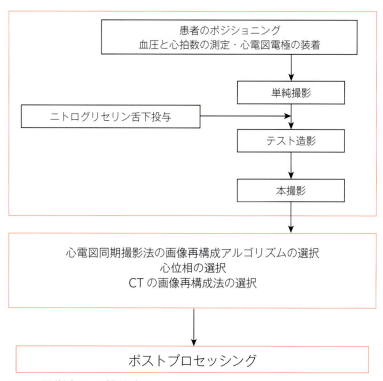

図3 冠動脈CTの撮影手順

わっていることが多い(図2).

心電図同期撮影法は心臓の調律や心拍数によって選択される. 心拍数が70 bpm以下で洞調律であれば, ある心位相(通常は拡張中期)に対してのみaxial scanを行うprospective ECG gating法が用いられる. 心拍数が75 bpm以上, または不整脈がみられる症例では, すべての心位相に対してhelical scanを行い, 後から任意の心位相で画像を再構成するretrospective ECG gating法が用いられる.

ちなみにretrospective ECG gating法は, 頭尾方向160 mmを一度に撮影できるarea detector CT(0.5 mm×320列, 0.625 mm×256列)を用いれば心臓全体が一度でカバーされるため, axial scanとなる.

b● 撮影プロトコールと手技

冠動脈CTの撮影手順を図3に示す. 冠動脈CTではヨード造影剤を用いて動脈相での撮影

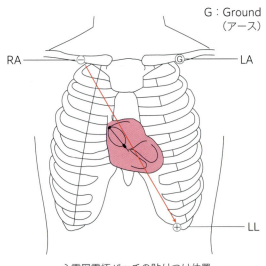

心電図電極パッチの貼りつけ位置　　　　　　望ましい心電図波形

図4　心電図電極を付ける位置
刺激伝導の電気ベクトルを明瞭に記録できる第Ⅱ誘導に相当する位置につけるとよい．

を行うため，あらかじめ患者への説明・同意および腎機能の確認が必要である．

血圧と心拍数の測定
　CT装置の寝台に仰臥位で寝てもらう．血圧と心拍数を測定し，ニトログリセリンの投与が問題ないかを判断する．ニトログリセリンの投与によって冠動脈を拡張させておくと，後の画像解析（ポストプロセッシング）と読影が行いやすくなる．また，心拍数が高い場合には，β遮断薬[4]を使用して心拍数を低くしたほうがよいかを判定する*（→30頁）．

心電図電極の装着
　心電図電極パッチを胸部に貼る．両腕を挙上してもらい，皮膚面にしっかり密着させる．心電図の電極は，心臓における刺激伝導の電気ベクトルを明瞭に記録でき，心臓に近い位置で電気信号が得られる第Ⅱ誘導に相当する位置につけるのが一般的である（図4）．心電図の波形にノイズが混入していないことを確認する．

単純撮影
　心電図同期下で単純撮影を行う．これは石灰化スコアの計測（図5）や微小石灰化の存在の把握および心筋CT値の把握（図6），息止め撮影時の心拍数の把握，そして本撮影での撮影範囲を正確に把握するために実施される．撮影範囲は気管分岐部から横隔膜下を目安に心臓全体が十分に含まれる範囲にする（図7）．

ニトログリセリンの舌下投与
　血圧に問題がなければニトログリセリン1 puff（0.3 mg）を舌下噴霧投与する．ニトログリセリンを投与すると，一過性に心拍が上昇するが，通常5分過ぎには元の心拍に戻るので，本撮影の5分程前に投与しておくことが望ましい．

テスト造影
　本撮影の撮影開始時間を決める目的でテスト造影を行う．その準備として留置針18〜20 Gを用いて右肘静脈に血管を確保する（図8）．右肘静脈からの造影ルートの確保は，左腕頭静脈での造影剤の鬱滞や頸静脈への造影剤逆流を避けるためである．また，右肘静脈からの造影

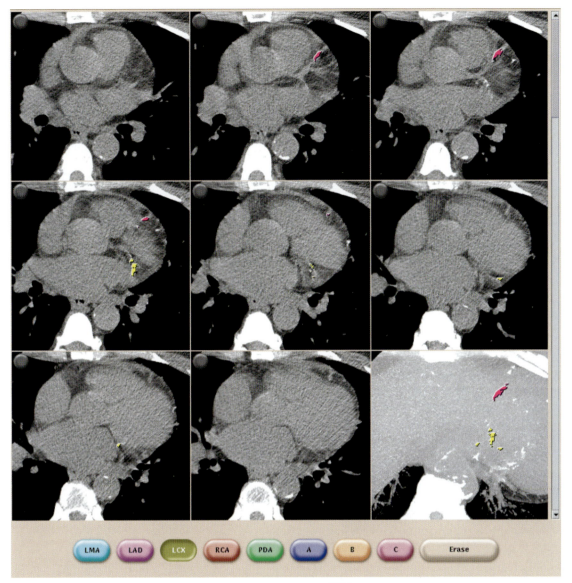

図5 石灰化スコア(coronary artery calcification score；CACS)の計測
CACSは専用のソフトウェアで計測できる．本例では冠動脈石灰化のLAD領域を赤色に，LCX領域を黄色に色付けしている．

ルートの確保は，右肘静脈から上大静脈までの距離が左肘静脈から上大静脈までの距離に比べて短いため，造影に寄与しない領域(デッドスペース)を少なくできる利点もある．デッドスペースの造影剤は生理食塩水で後押しし，残留しないようにする．

高濃度造影剤(350～370 mgI/mL) 10 mLと後押しで生理食塩水20 mLを，本撮影と同じ注入レート(本撮影参照)で注入する．息止めをした際のValsalva効果による心拍変動も観察する(図9)．関心領域(region of interest；ROI)を上行大動脈の冠動脈起始部レベルに設定し，CT値を経時的にモニタリングした時間-濃度曲線を描き，CT値がピークに到達する時間をみる(図10)．造影剤量の増加に伴い，CT値のピーク時間は後ろにずれる．したがって本撮影の開始

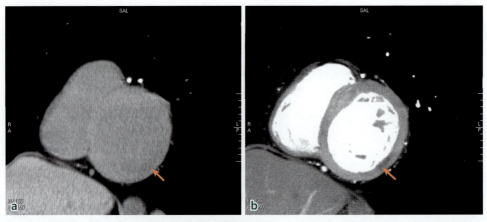

図6 単純CTと動脈相造影CTの左室短軸断面画像
単純CT(**a**)では明らかなCT値の低い領域はみられない(矢印)が,動脈相造影CT(**b**)で左室側壁に造影されない領域(矢印)がある.

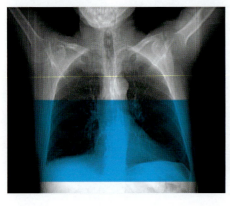

図7 単純撮影(心電図同期撮影)
スカウト画像上で撮影範囲を気管分岐部から横隔膜下までに設定する.

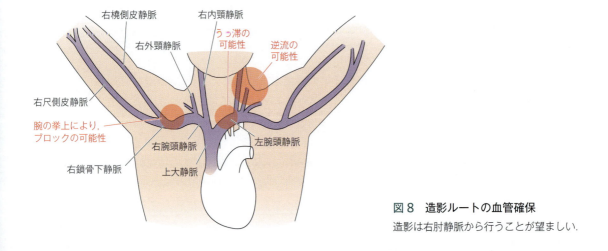

図8 造影ルートの血管確保
造影は右肘静脈から行うことが望ましい.

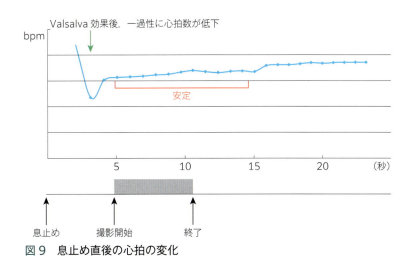

図9 息止め直後の心拍の変化

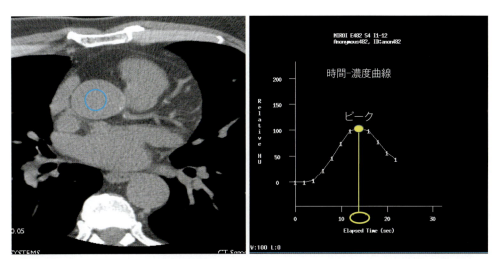

図10 テスト造影と時間濃度曲線の作成
上行大動脈にROI(青色)を置き，時間—濃度曲線を描いて，CT値が最も高くなる時間(黄色)をみる．

時間は，テスト造影のピーク時間プラス2〜3秒後にする(図11)．

なお，造影剤投与から撮影開始までのタイミングを決める方法には，本撮影時にCT値をモニタリングし，指定するCT値(閾値)に到達した時点で撮影を開始するボーラストラッキング法という方法もある．ボーラストラッキング法は手軽だが，閾値に達した時点で息止めの合図をすることになり，その時間だけ撮影に寄与しない造影剤を注入し続ける必要がある．この造影剤量はテスト造影に使う造影剤量(10 mL)よりも通常多くなる．造影剤減量を考慮するのであれば，テスト造影を行ったほうがよい．

本撮影

ニトログリセリンの投与から5分経過したのを確認し，本撮影を行う．撮影範囲は左冠動脈の15 mm上方から心底部の5 mm下方までとし，頭尾方向に撮影する．この際，心電図同期撮影法，管電圧，管電流，ガントリ回転速度，ヘリカルピッチなどのパラメータを適切に選択

A 撮影法と画像再構成法 ● 29

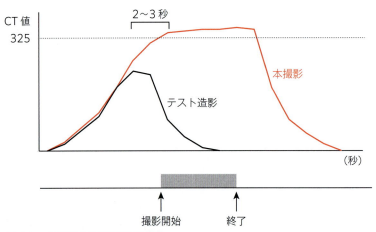

図 11　本撮影の開始時間の設定
本撮影では造影剤量が増えるため，テスト造影のピーク時間＋2～3 秒後を本撮影の開始時間とする．

する．例えば 64 列 CT では，100～120 kV，500～800 mA，0.35 sec/rotation，(helical scan の場合) pitch：0.18～0.22 が用いられる (差し当たっては CT 装置メーカ推奨の設定でよい)．造影剤は，高濃度ヨード造影剤を体重×0.7 倍量注入することで冠状動脈末梢まで十分な造影効果が期待できる[5]．注入時間は，撮影時間よりも若干長めに設定しておくことが望ましい．

造影剤量は，例えば体重 60 kg の場合，60 kg×0.7 で 42 mL，10 秒注入の場合の注入レートは 42 mL÷10 sec で 4.2 mL/sec となる．一般的に，注入速度は 4～6 mL/sec，造影剤量は 64 列 CT で 50 mL 程度となる．テスト造影と同様，後押しで生理食塩水 20 mL を注入する．

撮影後，血圧など患者の状態に問題がないことを確認して検査を終了する．その後，画像解析 (ポストプロセッシング) と読影が行われる．

＊：β 遮断薬の使用について[4]

一般的に心拍数は低いほうが画質はよくなる．したがって高心拍の場合は β 遮断薬の使用が考慮される．しかし，β 遮断薬を使用することの欠点は，即効性の β 遮断薬を除き，1～2 時間前に服用させることが必要で，患者が検査にかかわる時間が長くなることである．また，その使用により，ヨード造影剤の副作用が重篤化したり，発生頻度が増加するともいわれている．万一 β 遮断薬でアナフィラキシー反応が起きてしまった場合には，グルカゴンを投与して対処する．

筆者らの施設では，冠動脈 CT 検査をできるだけ簡略に行うという観点から，また安全性の観点から，高心拍の患者に対して β 遮断薬の積極的な使用は行っていない．下記の心電図同期撮影の画像再構成アルゴリズムの選択で対応している．

❷ 画像再構成法

冠動脈を評価するには，できるだけ静止状態の，極力モーションアーチファクトの少ない画像で評価することが重要であり，画像再構成アルゴリズムと心位相の選択には注意を払う必要がある．

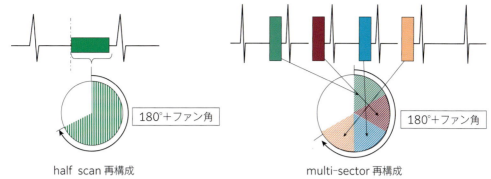

図12　2種類の画像再構成アルゴリズム
CT画像を作成するのに必要な180°＋ファン角のデータを，half scan 再構成では1心拍から収集する．multi-sector 再構成では2〜4の隣り合う心拍から収集する（図は4心拍からのデータ収集を示している）．

a● 心電図同期撮影の画像再構成アルゴリズム

　冠動脈を画像化するには，他のどの領域よりも高い時間分解能が要求される．そこでCTではX線管球-検出器の回転速度の高速化によって時間分解能を向上させるだけでなく，CT画像を再構成するアルゴリズムから，時間分解能の向上をはかるというアプローチもとっている．CT画像を再構成するためのアルゴリズムには，次の2種類がある（図12）．1つはhalf scan 再構成というアルゴリズムで，180°＋X線ビーム角（ファン角）分のデータから画像を再構成する方法である．これによりX線管球-検出器の回転速度が0.35秒の64列CTでは約0.23秒の時間分解能が得られる．もう1つはmulti-sector 再構成というアルゴリズムで，連続する心拍の同じ位相データを組み合わせることによって，画像を再構成する方法である．これによりX線管球-検出器の回転速度が0.35秒の64列CTでは条件が揃えば約0.06秒の時間分解能が実現できる．

　half scan 再構成は70 bpm 以下で，multi-sector 再構成は75 bpm 以上で用いられることが多い．ただしmulti-sector 再構成は，複数の心拍を組み合わせて画像再構成を行うことによる空間分解能の劣化や，心拍数とX線管球-検出器の回転速度との関係に起因した時間分解能の変化を伴うため，心拍数によって使い分ける必要がある．

b● 心位相

　心電図同期撮影したデータから，必要な心位相を選択してCT画像は作成されることになる．一般に記録した心電図のR波を基準にして設定されるが，その方法には大きく分けて次の2つがある（図13, 14）．1つはあるR-R間隔の相対的な位置で心位相を捉える方法（相対法）で，R-R間隔を100％とした配分により設定する．もう1つはR波からの絶対時間で心位相を捉える方法（絶対法）で，R波を基点に絶対時間を設定する．R波の後ろに時間を設定する方法を絶対遅延法，前に設定する方法を絶対後戻り法という．

　冠動脈は収縮末期と拡張中期で動きが少なくなることが知られている．また，冠動脈の右冠動脈起始部，鋭縁枝分岐部，鈍縁枝分岐部は，激しい動きを呈する部位であることが知られている（図15）[6]．一般的には低〜中心拍では拡張中期（R-R 75％前後）で，高心拍になるにつれて収縮末期（R-R 45％前後）で最も静止した画像が得られる（図16）．

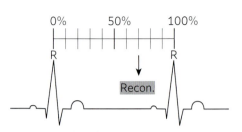

図13 心位相の決め方―相対法

相対法はR-R間隔を100%とした配分で心位相を決める方法で,一般的に使われる方法である(Recon.:画像再構成).
例:R-R 75%.

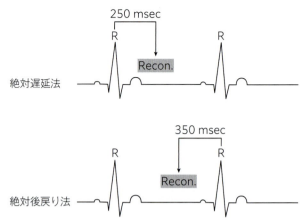

図14 心位相の決め方―絶対法

絶対法はR波からの時間で心位相を捉える方法で,R波の後ろに時間を設定する方法(絶対遅延法)とR波の前に時間を設定する方法(絶対後戻り法)の2種類がある(Recon.:画像再構成).

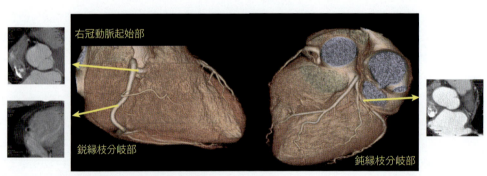

図15 心拍動で大きく動く冠動脈の部位

c・CTの画像再構成

　CTの画像再構成は,フィルタ補正逆投影法(filtered back projection;FBP)が長らく主流であった.しかし,画像ノイズの低減もしくは空間分解能の向上,あるいはその両方を実現する逐次近似画像再構成(iterative reconstruction;IR)が2010年代から登場し始めた.現在は従来のFBP単独はそれほど使用されなくなり,FBPとIRのハイブリッド画像再構成やIR単独で冠動脈CTの画像再構成が行われている.画像再構成の際の関数(reconstruction kernel)は,軟部組織用の標準的なreconstruction kernelが通常は用いられる.

❸アーチファクト[7]

　心臓は,呼吸の影響を大きく受ける位置にある.また心臓は,正常では洞調律で拍動している.したがって実際のCT撮影では,呼吸を止めてもらい,心電図で心臓の動きを記録しながら動きの極力ない同一心位相で心臓全体の画像化を行っている.もし息止めが不良であったり,不整脈があったり,心拍変動があったり,高心拍であったりすると,モーションアーチファクトやいわゆる階段状アーチファクト(バンディングアーチファクト)が生じる.

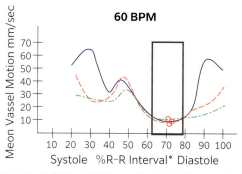
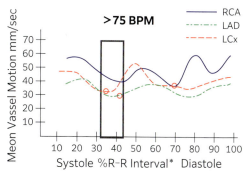

図16 心拍数の高低による冠動脈画像化の至適心位相の変化
低〜中心拍は拡張中期（R-R 75%前後），高心拍になるにつれて収縮末期（R-R 45%前後）で冠動脈の静止した画像が得られる．高心拍では，右冠動脈と左冠動脈で至適心位相が異なる場合もあり得る．

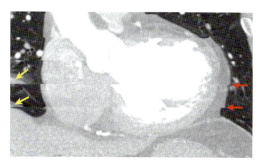

図17 息止め不良例
右横隔膜が2か所で描出され（黄色矢印），バンディングアーチファクトも生じている（赤色矢印）．しっかりと息止めをしてもらうことが大切である．

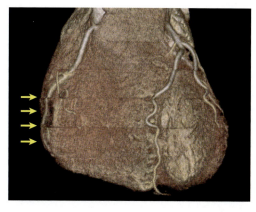

図18 撮影中に不整脈（期外収縮）が発生した例
右冠動脈鋭縁枝付近でモーションアーチファクトとバンディングアーチファクトがみられる（矢印）．

　また，X線量不足による画像ノイズの増加や，造影剤の注入速度不足や撮影タイミングのずれによる造影効果不良で，種々のアーチファクトが生ずることもある．

息止め不良（図17）
不整脈，心拍変動，高心拍（図18〜20）
X線量不足による画像ノイズの増加（図21）
造影剤の注入速度不足やタイミングのずれによる造影効果不良（図22）

　冠動脈CTでの撮影タイミングは，造影剤が冠動脈，心房心室に存在しているタイミングとなる．

A 撮影法と画像再構成法 • 33

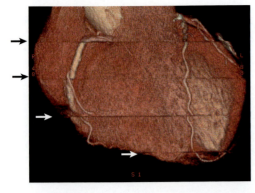

図19 心拍変動があった例
撮影中の心拍数は 53 → 59 → 60 → 55 → 52 bpm で，冠動脈は静止しているものの，バンディングアーチファクトが強くみられる（矢印）．

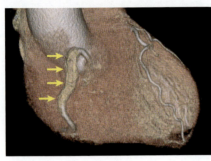

R-R 75%　　　　　　　　　　R-R 45%

図20 高心拍の例
撮影中の心拍数は 90〜92 bpm であった．右冠動脈は，拡張中期（R-R 75%）でモーションアーチファクトがみられたが（矢印），収縮末期（R-R 45%）で静止した画像が得られた（矢印）．

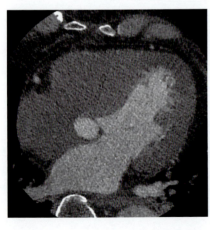

図21 画像ノイズが多い例
X線量不足により画像ノイズが目立ち，心臓・冠動脈の境界が不明瞭になっている．

線質硬化（ビームハードニング）（図23, 24）

撮影範囲内に比較的大きな高いCT値の領域があったり，高いX線吸収物質があったりすると，通過するX線の線質が硬化（ビームハードニング）し，その近傍のCT値が本来の値を示さなくなってしまうことがある．

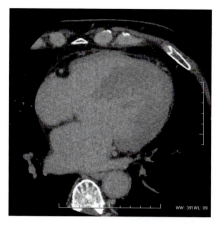

図 22 造影効果が悪い例
造影剤の CT 値が低く，冠動脈の狭窄やプラークの評価には適さない．

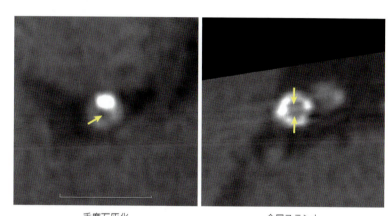

重度石灰化 　　　　　　　　　　　　　金属ステント

図 23 重度石灰化や金属製ステント周辺のビームハードニングによるアーチファクト
重度石灰化や金属製ステントの周囲がアンダーシュートしている（矢印）．

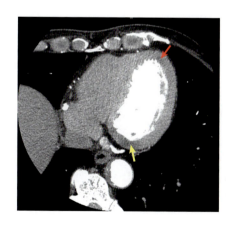

図 24 左室心筋のビームハードニングによるアーチファクト
胸部大動脈と左室内腔の造影剤に挟まれた左室後壁の心筋 CT 値が低くなっている（黄色矢印）．また，心尖部の心筋 CT 値も低くなっている（赤色矢印）．

A 撮影法と画像再構成法 ● 35

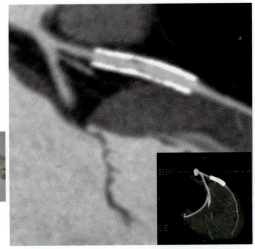

図 25 ブルーミングアーチファクトの例
LAD に留置されている Driver ステントのストラット厚は 0.10 mm で，コバルトクロム合金からできているが，CT 値が高く，実際よりも厚く描出されている．

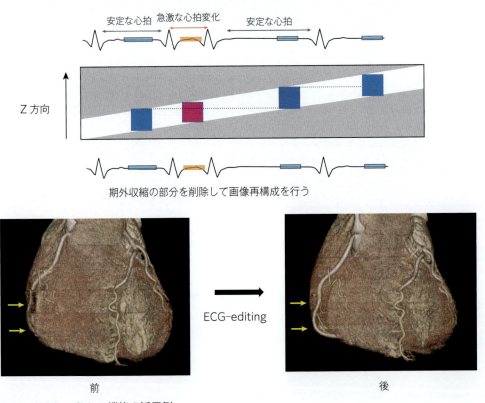

図 26 ECG-editing 機能の活用例
撮影中に発生した期外収縮の部分を外して画像再構成を行ったことで，静止した画像が得られた（黄色矢印）．

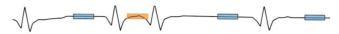

期外収縮の部分を削除することで，同期外れが発生することがある

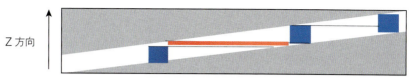

図27　CTデータの欠損
ヘリカルピッチが大きいと，CTデータに欠損が生じることがある．

例えば，冠動脈に重度石灰化や金属製ステントがある場合，その周囲が黒くなることがある（図23）．また，左室心筋の特に後壁～下壁において心筋のCT値が低くなることがある（図24）．

ブルーミングアーチファクト（図25）

冠動脈の重度石灰化や金属製ステントはCT値が高く，そうした物質は部分容積効果の影響を大きく受け，実際よりも大きく描出されるという現象が生ずる．これをブルーミングアーチファクトといい，重度石灰化が存在したり，金属ステントが留置された部位（図25）では，冠動脈内腔の正確な評価が行いにくくなる．

❹不整脈への対応

心電図同期撮影中に同じタイミングで拍動を繰り返す洞調律であれば，各心拍の同一心位相のデータを用いることにより冠動脈の静止したCT画像が得られるが，不整脈が存在すると，そのまま画像再構成したのでは良好なCT画像が得られない．心電図同期撮影が可能なCT装置には，画像再構成に用いる心拍のうち，ある心拍を外したり，再構成ウィンドウを移動し，不整脈による影響を最小限に設定できる機能（ECG-editing機能）が備わっている．それを活用し，例えば拡張中期が存在しない心拍のデータを除外し，拡張中期の心位相で画像再構成を行うと，期外収縮などの不整脈に対応できることがある（図26）．ただし，その場合は，データが欠損しないよう，あらかじめヘリカルピッチを小さくしておく必要がある（図27）．

また心房細動は，主に拡張期の時間に差ができ，収縮期の時間については心拍ごとの変動は少ないことが知られている．そこで収縮末期を絶対値法で設定し画像再構成することで，特に心房細動において比較的静止した画像が得ることが可能であるとの報告がある[8]．

〈山田　稔，山田祥岳，中原健裕，鈴木達也，陣崎雅弘〉

文　献

1) 栗林幸夫，佐久間肇：心臓血管疾患のMDCTとMRI．医学書院，2005
2) 栗林幸夫：循環器研修ビジュアルシリーズ　VOL.7　循環器病の画像診断—心臓CT，MRI．医学映像教育センター，2006
3) 栗林幸夫，山田稔：MDCT（Multidetector-row CT）による冠状動脈の描出「最新・画像診断ビデオシリー

ズ」．BANYU VIDEO LIBRARY, 2005

4) Mahabadi AA, et al：Working group "Cardiac CT" of the German Cardiac Society. Safety, efficacy, and indications of beta-adrenergic receptor blockade to reduce heart rate prior to coronary CT angiography. Radiology 257：614-623, 2010

5) Isogai T, et al：Body weight-tailored contrast material injection protocol for 64-detector row computed tomography coronary angiography. Jpn J Radiol 29：33-38, 2011

6) Vembar M, et al：Adynamic approach to identifying desired physiological phases for cardiac imaging using multislice spiral CT. Med Phys 30：1683-1693, 2003

7) Kalisz K, et al：Artifacts at Cardiac CT：Physics and Solutions. Radiographics 36：2064-2083, 2016

8) Oda S, et al：256-Slice coronary computed tomographic angiography in patients with atrial fibrillation：optimal reconstruction phase and image quality. Eur Radiol 26：55-63, 2016

2 検査法の最近の進歩

心臓は常に拍動を続ける臓器であり，ブレのない画像を得るためには高い時間分解能が求められる．また，冠動脈や石灰化病変のように細かな構造物を正確に描出するためには，高い空間分解能が必要となる．これに加え，心電図同期撮影を行う心臓CTでは，1心拍のうちに心臓全体を撮影できることが望ましい．昨今の計算機能能力や製造技術の向上に伴いCT装置の性能は年々向上を続けており，心臓CT検査で重要となる時間分解能，空間分解能，撮影範囲なども例外なく進化している．また，新たに開発された画像再構成法は，ノイズの低減や空間分解能の向上など画質の改善が期待される．

本項ではCT装置のハードウェアおよび画像再構成法について，心臓CT検査にフォーカスしながら最新の技術を解説する．

❶ CT装置の進歩

CT装置の進歩のなかでも，特にX線検出器の発達が著しい．図28に示すように，X線検出器はCT装置のガントリ内でX線管と対向するように設置されており，X線管とともに回転しながら撮影対象の全周の透視像を得る．X線検出器は検出素子が二次元状の配列となっており，体軸方向を列，回転方向をチャンネルとよぶ．ここでは，X線検出器の列方向のサイズを大型化したことで広範囲を1回転で撮影可能となった面検出器CT，X線検出器の素子密度を高めたことで空間分解能を向上させた高精細CT，およびX線管とX線検出器を2組実装した2管球CTについて解説する．

a●面検出器 CT

面検出器CTは，列方向の撮影範囲が160 mmであり，1回転で広範囲を撮影可能なCT装置である．面検出器CTとしては，キヤノンメディカルシステムズ社のAquilion OneシリーズおよびGE Healthcare社のRevolution CTがある．従来の多列検出器CT（multidetector CT；MDCT）の体軸方向の撮影範囲は1回転あたり32～40 mm程度のものが一般的であり，心臓全体をとらえるためにはヘリカルもしくはstep & shoot撮影が必要である．心電図同期step & shoot撮影を行う場合，撮影ごとに造影剤の濃度変化や心臓の形態のわずかなずれによってバンディングアーチファクト（図29aの矢頭部）が生じ，画像の連続性が損なわれる可能

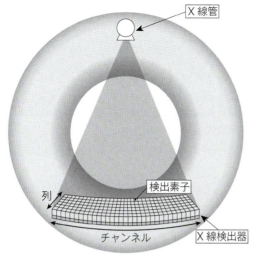

図28　CT装置の内部構造の概略

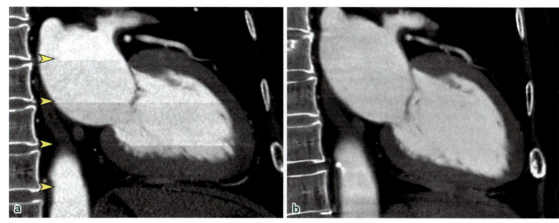

図29　撮影した装置ごとの冠動脈造影CT画像(矢状断)の比較
a. 40 mm検出器CTで撮影．**b.** 面検出器CTで撮影．

性がある．160 mmの撮影範囲を有する面検出器CTは1度の撮影で心臓全体をとらえることが可能であり，1心拍のうちに撮影を終えることができる[1]．このことから，バンディングアーチファクトを生じない連続的な画像を得ることができる（図29b）．また，1心拍で撮影可能であることから，撮影時間の短縮や使用する造影剤の減量など，被検者の負担を低減することもできる．

b ● 高精細CT

　検出器の列方向を大型化した面検出器CTに対し，高精細CTは検出素子が微細化され，高い空間分解能で対象を撮影することができるCT装置である．さらに，X線管の焦点サイズの縮小や寝台の振動抑制など，高空間分解能イメージングのために細部に至るまで緻密な設計が行われている．執筆時点（2022年4月）の高精細CTとしてはキヤノンメディカルシステムズ社のAquilion Precision®が発売されており，同スキャナの回転中心での検出器素子の幅は

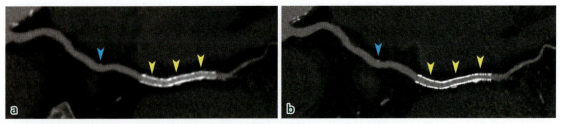

図30 撮影した装置ごとの冠動脈造影 CT 画像(CPR)の比較
a. 通常分解能 CT で撮影．**b.** 高精細 CT で撮影．a と比較して，b はステントのメッシュまで詳細に描出できており(黄矢頭)，小さな石灰化病変も明瞭に描出されている(青矢頭)．

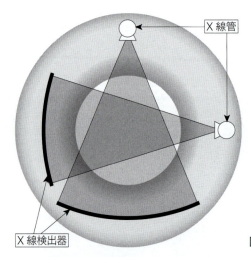

図31 2管球 CT の内部構造の概略

0.25 mm である．狭窄病変の診断に高精細 CT を用いることで，CT 検査でありながら侵襲的な血管造影検査と同等の診断能が得られたことが報告されている[2]．ステントグラフトの挿入された冠動脈造影 CT 画像(curved planar reconstruction；CPR)における通常分解能 CT と高精細 CT の比較を図30に示す．

c● 2管球 CT

2管球 CT は，図31に示すように1つのガントリ内に2組の X 線管と検出器を 90°ずらして実装した装置である．2つのシステムを活用した dual-energy CT(DECT)の撮影が可能であるなど独自の特徴を有する装置であるが，心臓 CT 検査においては高ピッチヘリカルスキャンが活用されている．2管球 CT としては，SIEMENS Healthineers 社の SOMATOM® Definition Flash などがある．通常の MDCT のヘリカル撮影のピッチファクタは最大でも 1.5 程度が限界であり，心臓全体を1心拍のうちにヘリカル撮影することは不可能である．一方で2管球 CT の場合，90°ずれた軌跡で同時に2回分の撮影データが得られるため，3.0 を超えるピッチファクタでも選択できる．このことから，ヘリカル撮影でありながら1心拍の拡張中期で心臓全体を撮影することが可能である[3]．また，ハーフ再構成のさらに半分のデータから画像を再構成できるため，100 msec 以下という高い時間分解能で画像を得られる．

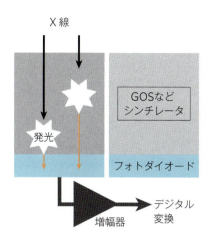
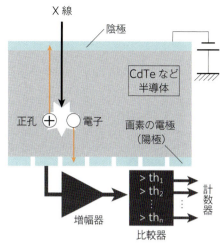

a. エネルギー積分型検出器　　**b.** フォトンカウンティング検出器

図32　X線検出器の比較

d ● フォトンカウンティング検出器 CT

　フォトンカウンティング検出器 CT (photon counting detector CT：PCD-CT) は，次世代型のX線検出器を有する CT 装置として長年にわたり研究開発が進められてきた．2021年にシーメンス社から初めての臨床用装置が発売されたことで，PCD-CT の臨床応用は急拡大し[4]，にわかに注目度を高めている．本節では，新たな CT 装置である PCD-CT について，技術的特徴と臨床応用への可能性について解説する．

フォトンカウンティング検出器

　PCD-CT の最大の特徴はX線検出器にある．図32に，従来型のX線検出器であるエネルギー積分型検出器 (energy integrating detector：EID) と PCD の比較を示す．

　EID は間接変換型検出器とも呼ばれる通り，図32a に示すように検出器に入射したX線をまずシンチレータによって光に変換し，続いてフォトダイオードによってX線強度を光の強さとして計測する．シンチレータの応答速度が十分に速くないことから，一定期間内に入射したX線により生じた光を総和したものが1つのサンプル値として記録される．また検出素子の境界には光が漏れないよう遮蔽物を置く必要があり，加工の観点から検出素子の密度を高めることは難しい．

　これに対し PCD は，図32b に示すように CdTe などを主成分とする一塊の半導体上に形成され，背面に配置された陽極が検出器素子の役割を担う．検出器素子の間に隔壁などを有さず，検出素子の密度を EID よりも高めることができる．半導体に入射したX線は電子と正孔 (電子と逆の極性を有する仮想的な粒子) の対を生じ，電界により誘導することで入射したX線に応じた電気信号を得ることができる．入射したX線フォトンを1個ずつ数えるように記録することができ，また個々のX線フォトンから得た信号強度はX線のエネルギーとして記録することができる．慣例的に，X線のエネルギーは比較器によってしきい値処理され，ある程度の幅を持ったエネルギービン (一般的に 4～5 bin 程度が用いられる[5]) ごとに分別されながら計測する．また離散値として X 線強度を計測するためアナログ回路特有の電気ノイズの影響を受けにくく，特に X 線強度の低い低線量撮影時にノイズが生じにくい．これらの特徴より，

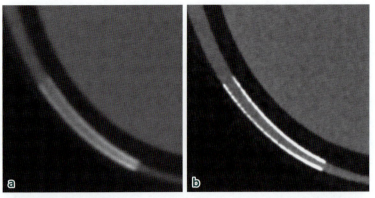

図33 冠動脈造影ファントムにおけるステントグラフトの描出能の比較
a. EID-CT. b. PCD-CT.

PCD-CTは次で挙げる「高分解能撮影」，「マルチエネルギー撮影」，および「低線量撮影」において臨床応用が期待されている．

高分解能撮影

検出器密度が高いというPCDの特徴から，PCD-CTは高分解能撮影が可能である．特に心臓CTにおいては，冠動脈や石灰化病変など観察対象が微細であることから，空間分解能は重要なファクターの1つである．PCD-CTによって冠動脈石灰化病変の体積定量が高精度となったという報告[6]や，低吸収プラークの診断確信度が向上したという報告[7]，冠動脈ステントグラフトの内腔が評価しやすくなったという報告[8]など，さまざまな臨床応用がみられる．

図33に，キヤノンメディカルシステムズ製PCD-CTで撮影した冠動脈造影ファントムにおける，ステントグラフトのCPR画像を示す．図33aに示すEID-CT画像と比較して図33bに示すPCD-CT画像は空間分解能が高く，ステントグラフトの内腔が明瞭に観察できることがわかる．

マルチエネルギー撮影

個々のX線フォトンをエネルギーごとに計測可能であるというPCDの特徴から，PCD-CTはマルチエネルギー撮影，すなわち従来のDECTのような撮影が可能である．DECTと比較して，エネルギー画像間の時間的・空間的差異がなくエネルギー弁別能が高いなど，より高い精度のイメージングが可能である．DECTのアプリケーションとして，仮想単色X線画像（virtual monochromatic X-ray image；VMI）の作成，ヨードマップの作成，仮想非造影（virtual non-contrast；VNC）画像の作成などさまざまなものが挙げられるが，いずれにおいても精度や画質の向上が期待される．PCD-CTから得たVMIはEID-CTと比較してノイズや空間分解能の点で優れるという報告[9]や，冠動脈造影CTから作成したVNC画像を用いることで石灰化スコアリングのための非造影撮影が不要となる可能性があるという報告[10]，冠動脈造影CTから仮想的に石灰化病変を除去することで正確な冠動脈内腔評価が可能となるという報告[11]など，さまざまな臨床応用がみられる．

低線量撮影

個々のX線フォトンを離散的に計測するためアナログ回路特有の電気ノイズの影響を受けにくいというPCDの特徴から，PCD-CTは特に電気ノイズが支配的となる低線量撮影時にノ

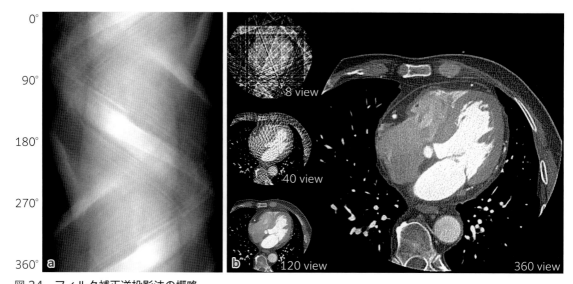

図34 フィルタ補正逆投影法の概略
a. サイノグラム，**b.** フィルタ補正逆投影法による再構成後の画像．

イズが増加しにくいという特徴を有する．心血管領域におけるPCD-CTによる被曝低減の報告はまだ少なくファントム検討が中心であるが[12, 13]，他の領域では胸部CT[14]や腹部CT[15]などに対する低線量撮影の試みが報告されている．

❷画像再構成法の進歩

　CT撮影で初めに得られるのは，撮影対象を360°方向から投影したサイノグラムとよばれるデータである（図34a）．サイノグラムから日常臨床で利用している断面画像に変換するためには，画像再構成とよばれる処理を適用する．最も古典的な画像再構成法は図34bに示すフィルタ補正逆投影法（filtered back projection；FBP）であり，サイノグラムを1ビューごとに逆投影することで断面画像を得る．FBPは使用が簡便であることから広く普及したが，昨今要望が高まっている放射線被曝低減撮影においては，画像ノイズが多く診断に支障をきたす可能性がある．この問題を解決するため，これまでに逐次近似応用再構成法やモデルベース逐次近似再構成法など，低被曝撮影時に増加する画像ノイズを低減可能な再構成法が開発されてきた．図35に示すように，それぞれの再構成法は異なる画質の特徴を有する．
　ここでは，それぞれの再構成法について，原理と画質の特徴について解説する．

a●逐次近似応用再構成法（hybrid iterative reconstruction；HIR）

　低被曝撮影した場合，サイノグラムには図36aに示すように多くのノイズが含まれる．このサイノグラムから直接FBP再構成すると，図36bのように多くのストリークアーチファクトやノイズを含む断面画像となる．画像ノイズを低減するため，HIRでは，初めに図36cに示すようにサイノグラムにノイズ低減フィルタを適用してノイズ除去する．その後，FBPによって断面画像を再構成し（図36d），さらに断面画像に対しノイズ除去フィルタを適用して画質を整えたものを最終画像とする（図36e）．
　FBPで再構成した画像（図35a）よりも，HIRで再構成した画像（図35b）はノイズが低減さ

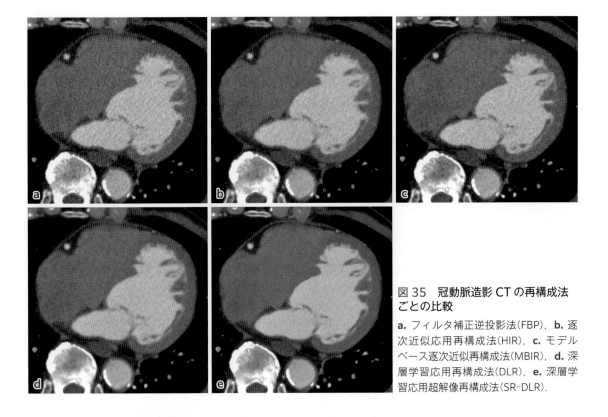

図35 冠動脈造影CTの再構成法ごとの比較
a. フィルタ補正逆投影法(FBP), **b.** 逐次近似応用再構成法(HIR), **c.** モデルベース逐次近似再構成法(MBIR), **d.** 深層学習応用再構成法(DLR), **e.** 深層学習応用超解像再構成法(SR-DLR).

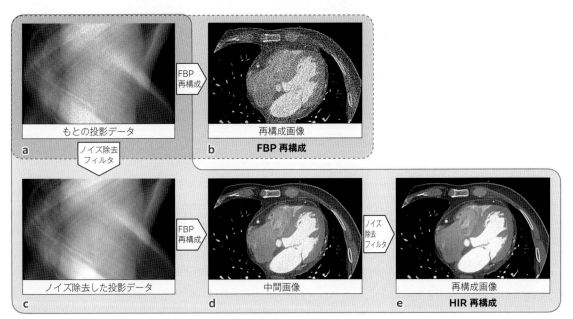

図36 逐次近似応用再構成法の概念図

れており,椎体から生じるシャワー状のストリークアーチファクトも抑制されている.このことから,ある程度の低線量撮影条件においても診断能が担保されることが報告されている[16].一方で,過度な線量低減はボケなどの画質低下を引き起こすことから,大幅な線量低減は推奨

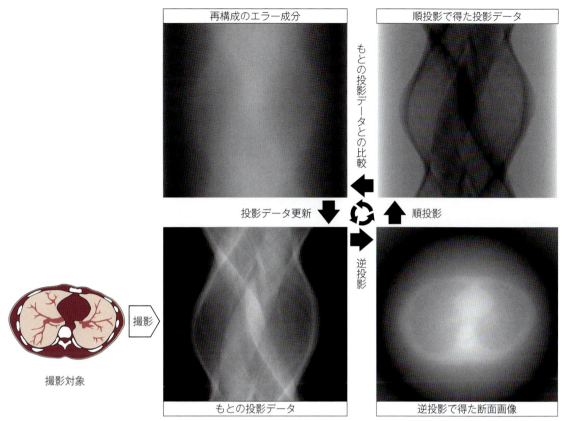

図37　モデルベース逐次近似再構成法の概念図

されない[17].

b ● モデルベース逐次近似再構成法(model-based iterative reconstruction；MBIR)

　MBIRのアルゴリズムは前述のFBPやHIRとは全く異なり，真の逐次近似法とよばれる再構成法である．図37に示すように，MBIRは繰り返し処理のなかで再構成画像のエラーをフィードバックし，より正確な再構成画像を得ることができる．反復が進むにつれて，左上のエラー成分は減少し，右下の断面画像は正確でシャープな画像となっていく．投影データ更新時に正則化処理を含めることで，低線量撮影に伴うノイズをある程度低減することができる．

　MBIRで再構成した画像（図35c）は，ストリークアーチファクトが低減されておりかつ構造境界が明瞭であるため，冠動脈造影CTのような高い空間分解能を要する検査に適している[18]．一方で，特に低線量撮影時にノイズのテクスチャが粗糙となることが報告されており，大幅な線量低減は推奨されない[17]．

c ● 深層学習応用画像再構成法(deep learning based reconstruction；DLR)

　DLRは，図38に示すように深層学習法の一種である深層畳み込みニューラルネットワーク（deep convolutional neural network；DCNN）を利用してCT画像の画質を改善する[19]．DCNNはノイズの少ない高品質な画像と低線量撮影した低品質の画像のペアを用いて事前に学習して

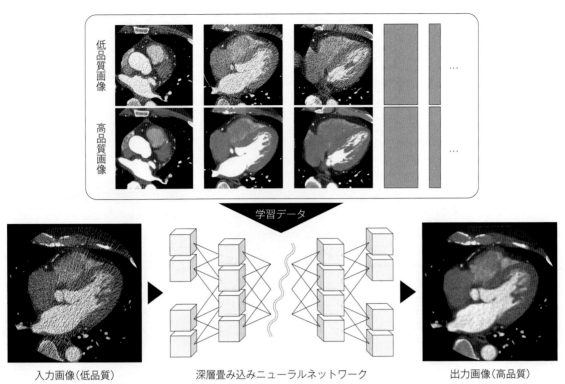
図38 深層学習応用画像再構成法(DLR)の概念図

おり，学習によって画像を低品質から高品質なものに変換する能力を獲得する．DLRは従来のHIRやMBIRよりも高いノイズ低減能を有しており，CT検査のさらなる被曝低減が期待される．

　DLRで再構成した画像(図35d)は，FBPやHIR，MBIRで再構成した画像(図35a～c)よりもノイズが低減できており，またその粒状性も細かく，構造の視認を妨げない高い画質が得られている[20]．一方で，空間分解能に関してはMBIRで再構成した画像(図35c)のほうが高く[21]，撮影条件や検査目的に応じて再構成法を使い分ける必要がある．

d● 深層学習応用超解像再構成法(super-resolution DLR；SR-DLR)

　超解像とは，もとの画像よりも高い分解能の画像を生成する技術であり，画像処理分野で先駆的に研究が行われている[22]．先述のDLRでは教師画像としてノイズの少ない高品質な画像を与えることで，入力画像のノイズを低減した．一方で，SR-DLRは，教師画像として空間分解能が高く，かつノイズの少ない画像を与えることで，入力画像のノイズを低減しながら空間分解能を向上させることができる．

　SR-DLRで再構成した画像(図35e)は，ほかのどの画像よりもノイズが少なくかつ構造の境界が明瞭であり，現時点では最も高い画質が得られる画像再構成法と考えられる．しかし，2021年10月発売と，発売されて間もない再構成法であり，臨床的な有用性やピットフォールなどは今後明らかとなっていくだろう．

〔檜垣　徹，粟井和夫〕

文 献

1) Rybicki FJ, et al：Initial evaluation of coronary images from 320-detector row computed tomography. Int J Cardiovasc Imaging 24：535-546, 2008

2) Takagi H, et al：Diagnostic performance of coronary CT angiography with ultra-high-resolution CT：Comparison with invasive coronary angiography. Eur J Radiol 101：30-37, 2018

3) Achenbach S, et al：High-pitch spiral acquisition：a new scan mode for coronary CT angiography. J Cardiovasc Comput Tomogr 3：117-121, 2009

4) Nakamura Y, et al：An introduction to photon-counting detector CT（PCD CT）for radiologists. Jpn J Radiol 41：266-282, 2023

5) Lell M, et al：Computed Tomography 2.0：New Detector Technology, AI, and Other Developments. Invest Radiol 58：587-601, 2023

6) van der Werf NR, et al：Improved coronary calcium detection and quantification with low-dose full field-of-view photon-counting CT：a phantom study. Eur Radiol 32：3447-3457, 2022

7) Rotzinger DC, et al：Performance of Spectral Photon-Counting Coronary CT Angiography and Comparison with Energy-Integrating-Detector CT：Objective Assessment with Model Observer. Diagnostics（Basel）11：2376, 2021

8) Mannil M, et al：Photon-Counting CT：High-Resolution Imaging of Coronary Stents. Invest Radiol 53：143-149, 2018

9) Greffier J, et al：Virtual monochromatic images for coronary artery imaging with a spectral photon-counting CT in comparison to dual-layer CT systems：a phantom and a preliminary human study. Eur Radiol 33：5476-5488, 2023

10) Sharma SP, et al：Coronary calcium scoring on virtual non-contrast and virtual non-iodine reconstructions compared to true non-contrast images using photon-counting computed tomography. Eur Radiol 34：3699-3707, 2024

11) Mergen V, et al：Virtual calcium removal in calcified coronary arteries with photon-counting detector CT-first in-vivo experience. Front Cardiovasc Med 11：1367463, 2024

12) Mergen V, et al：Tube voltage-independent coronary calcium scoring on a first-generation dual-source photon-counting CT-a proof-of-principle phantom study. Int J Cardiovasc Imaging 38：905-912, 2022

13) Wang M, et al：Quantification accuracy in photon-counting detector CT for coronary artery calcium score：a pilot study. Int J Cardiovasc Imaging, 2024. doi：10.1007/s10554-024-03209-5.

14) Symons R, et al：Low-dose lung cancer screening with photon-counting CT：a feasibility study. Phys Med Biol 62：202-213, 2017

15) Decker JA, et al：Low-dose CT of the abdomen：Initial experience on a novel photon-counting detector CT and comparison with energy-integrating detector CT. Eur J Radiol 148：110181, 2022

16) Heilbron BG, et al：Submillisievert coronary computed tomography angiography using adaptive statistical iterative reconstruction—a new reality. Can J Cardiol 26：35-36, 2010

17) Mileto A, et al：State of the Art in Abdominal CT：The Limits of Iterative Reconstruction Algorithms. Radiology 293：491-503, 2019

18) Tatsugami F, et al：Coronary Artery Stent Evaluation with Model-based Iterative Reconstruction at Coronary CT Angiography. Acad Radiol 24：975-981, 2017

19) Higaki T, et al：Improvement of image quality at CT and MRI using deep learning. Jpn J Radiol 37：73-80, 2019

20) Tatsugami F, et al：Deep learning-based image restoration algorithm for coronary CT angiography. Eur Radiol 29：5322-5329, 2019

21) Higaki T, et al：Deep Learning Reconstruction at CT：Phantom Study of the Image Characteristics. Acad Radiol 27：82-87, 2020

22) Dong C, et al：Learning a Deep Convolutional Network for Image Super-Resolution. Fleet D, et al（eds）：Computer Vision — ECCV 20, 14, pp184-199, Springer Nature, Switzerland, 2014

3 心筋パーフュージョンCT

　心筋パーフュージョンCTとは，一般的に心筋に薬剤負荷をかけた状態でヨード造影剤のファーストパスを撮影する検査である[1-5]．

　ファーストパスを狙う撮影としては通常の冠動脈CTと同様の撮影でタイミングを数秒遅らせて1相を撮影するスタティックCTP(CT perfusion)と，30秒程度(10~13フェーズ)の連続撮影を行うダイナミックCTPがある．スタティックCTPの場合は基本的にどの装置でも撮影可能であるが，正常心筋と虚血心筋に高い造影コントラストが生じる最適な撮影タイミングを捉えるのが難しい．ダイナミックCTPの場合はその撮影モードが搭載された装置に限られるが経時的データを得られるため，スタティックCTPのような定性的な画像のほか，定量的なさまざまな血流解析データも得ることができる(図39)．ダイナミックCTPは多時相撮影のため，被曝の増加が問題となるが，低管電圧の使用や逐次近似応用再構成法の使用で被曝の低減をはかっている．

　本項ではダイナミックCTPによる薬剤負荷心筋パーフュージョンCTの撮影法を中心に解説する．

❶ 薬剤負荷

　心筋パーフュージョンCTでは血管拡張薬を負荷することにより，正常領域と狭窄血管支配領域の間で心筋組織血液量に差を生じさせる必要がある．わが国では心筋負荷薬剤としてアデノシンやアデノシン三リン酸(adenosine triphosphate；ATP)が主に使用されている．注意点として，アデノシンやATPの心筋パーフュージョンCTでの使用は薬剤の添付文書上，目的外使用になるため施設の取り決めに従い使用する必要がある．医療機関内での承認を得るのみならず患者に十分な説明を行い，了承を得ておくことが望まれる．

　アデノシンやATPは細動脈の平滑筋を弛緩させ冠血流増加を促す．正常領域では3~5倍に血流が増加するのに対し，狭窄血管支配領域では血流維持のため，安静時でも血管内皮の自己調節機能により血管が拡張し，負荷をかけてもそれ以上血管が拡張することは難しい．このため，負荷中に造影剤ファーストパスを撮影することで虚血部位を画像化することができる(図40)．

　薬剤負荷の効果は心拍や血圧で判定するため，負荷直前に安静時の心拍数と血圧を測定しておく．ATPの場合，0.16 mg/kg/minで3分程度持続投与し薬剤負荷の反応をみる．負荷が適切にかかっている場合，10 bpm以上の心拍の上昇や10 mmHg以上の収縮期血圧の低下がみられるのでこれらを判断基準とする．3分を経過しても心拍の上昇や収縮期血圧の低下が弱い，または効果がみられないときはATPを1.2倍量に増量し引き続き2分間投与する．それでも効果がみられない場合は1.5倍量で2分間投与することを考慮してもよい[6]．

　アデノシンやATPの半減期は非常に短いため，持続投与が必要である．そのため静脈ルートは両腕(右腕：造影剤用，左腕：負荷薬剤用)に確保する必要がある(図41)(もし造影剤と負荷薬剤を三方活栓などで接続し1つのルートにすると，ルート内の負荷薬剤が造影剤で押し出されボーラス注入されてしまうため)．透析患者のシャントなどで両腕のルート確保が難しい場合は，負荷用ルートは足首などで確保する．

　また，カフェインは薬剤負荷の効果を阻害するため12時間以上(できれば24時間以上)の摂

48 ・ 1 CT

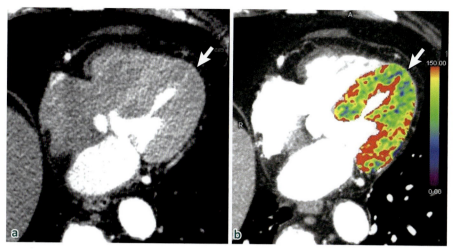

図 39 心筋パーフュージョン CT における同一患者のスタティック CTP とダイナミック CTP の比較

a. スタティック CTP．冠動脈撮影の最適タイミングより数秒遅らせたタイミングの画像（この画像はダイナミック CTP から 1 フェーズを抜き出したもの）．
b. ダイナミック CTP．30 秒間の 4D 撮影画像より血流解析によって得られた心筋血流（myocardial blood flow；MBF）画像．スタティック CTP では前壁部のコントラスト低下はわずかだが，ダイナミック CTP で得られた MBF 画像は前壁部の明瞭な血流低下を示している（矢印）．

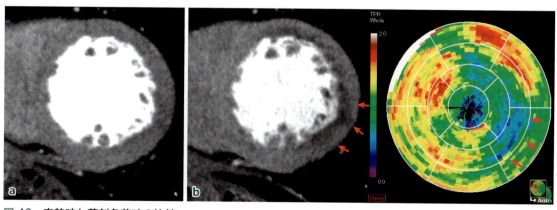

図 40 安静時と薬剤負荷時の比較

a. 安静時，**b.** 薬剤負荷時．安静時では冠動脈狭窄があっても血管内皮の自己調節機能により血流の低下は認められないが，薬剤負荷時は狭窄血管の支配領域の心筋の造影効果が正常領域と比べて低い（矢印）．polar map 表示でも同様の部位に血流低下がみられる．

取制限（前処置）が必要となる．そのほか，ニトログリセリンや β 遮断薬の使用は虚血を改善させる効果があるので直前の使用を避けることが望ましい[7]．

　なお薬剤負荷に加えて安静時パーフュージョン CT を撮影すると冠血流予備能（coronary flow reserve；CFR）を算出することができる[8]．

❷心筋パーフュージョン撮影

　薬剤負荷の効果が確認できたところで，負荷薬剤を持続投与したまま造影剤を急速注入し

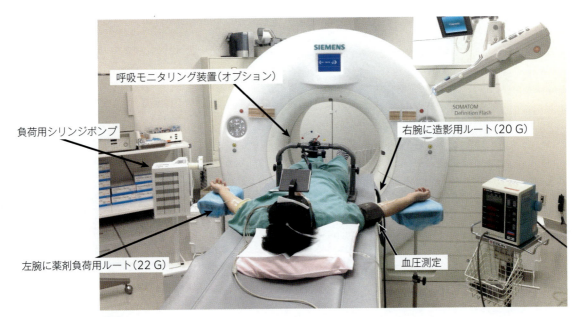

図41　検査前の準備
造影剤用の静脈ルートを右腕に，負荷薬剤用の静脈ルートを左腕に確保する．また薬剤負荷時の効果判定に用いるため，血圧測定用にカフを右腕に巻いておく．患者腹部および頭部に固定されているのは呼吸モニタリング装置（図43）．

（高濃度造影剤を注入速度5 mL/secで8秒間注入し，その後生理食塩水を後押し），心筋パーフュージョン撮影を行う．スタティックCTの場合，通常の冠動脈CTより2, 3秒遅いタイミングで1相撮影する．ダイナミックCTの場合，造影剤を注入開始の4秒後より30秒間撮影し，10〜13フェーズ程度のダイナミックデータを収集する．収縮期を狙うことで高心拍であってもモーションアーチファクトの少ない画像を得られる．また，Z軸方向の撮影幅を抑えられ被曝を低減できる．特に2管球CTによるダイナミックCTPの場合，検出器幅の関係で上下半分ずつ交互に撮影を行う（図42）が，機種によっては7 cm程度の撮影幅となるため左室心筋の上下に余白なく，収縮期撮影を行うことが必須である．この場合は本撮影前に装置の最低線量で1相だけテスト撮影しておき，位置合わせを行っておくとよい．

また，撮影位置はカルシウムスコア算出用の単純CTに基づき合わせるが，息止めを常に同じ位置にしてもらうことは難しいためズレが生じることがよくある．これを解決するために呼吸モニタリング装置を使用することで，検査中一定した位置で息止めを行ってもらう方法もある（図43）．

撮影管電圧は低管電圧（70, 80 kV）を使用する．撮影線量は1相あたりCTDI（CT dose index）volで2〜4 mGy程度が一般的に用いられる．低い管電圧では高いCT値が得られるので精度のよい血流解析画像が得られる．また被曝低減の効果も大きく，合計3〜5 mSv程度で撮影が可能となる[9]．

❸ 画像再構成

1相あたりの撮影線量が低いため，画像ノイズが目立つことがあるが，再構成スライス厚を3 mm程度に厚くすることでその影響を軽減できる．そして再構成間隔を1 mm程度にするこ

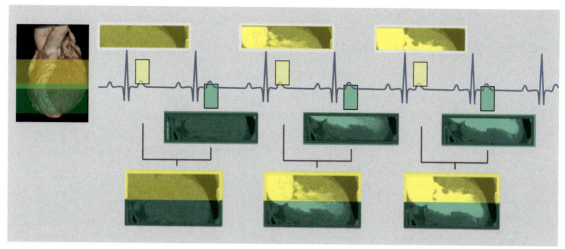

図42　2管球CTにおける心筋パーフュージョン撮影モード
検出器幅が左室すべてをカバーできないため，1心拍目で上半分，次の心拍で下半分を撮影し，1つのフェーズを作成する．高心拍の場合はベッド移動に1心拍使用される．

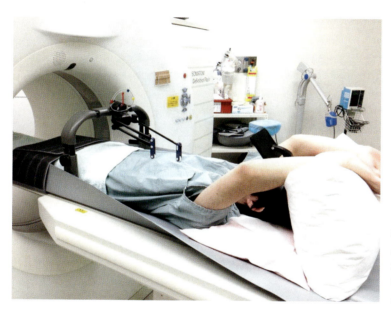

図43　呼吸モニタリング装置
写真はエイペックスメディカル社のAbches．呼吸をすると腹部に置かれた端子を通じメーターの針が動く．患者は頭部に固定された鏡でメーターを見て常に同じ位置で息止めを行う．

とで多断面再構成(multiplanar reconstruction；MPR)処理により短軸像を作成しても輪郭が滑らかな画像が得られる．再構成関数は標準的な軟部関数を用いる．

　得られた4Dデータをそのまま読影することも可能であるが，画像枚数が多くあまり現実的ではない．また，虚血領域と正常領域でのCT値差は必ずしも大きいものではなく，血流解析画像を作成しカラー化したもののほうが観察者間の一致率が高い．

　血流解析は得られた4Dデータを用いてワークステーション上で行う．全フェーズ同じ心位相のデータであるが，非剛体位置合わせ処理や時系列方向のノイズ低減処理などが，より精度のよい解析のために有用である．下行大動脈や上行大動脈にROI(region of interest)を置き，これを入力関数として血流解析を行い，MBF(myocardial blood flow)マップやMBV(myocardial blood volume)マップを作成する.

❹冠動脈 CT が先か，心筋パーフュージョン CT が先か

心筋パーフュージョン CT が単独で施行されることはほとんどなく，冠動脈 CT や遅延造影 CT と合わせて行われることが多い．冠動脈 CT と心筋パーフュージョン CT のどちらを先に行うのか，メリット/デメリットを理解して検査プロトコールを決定する．

冠動脈 CT を先に行う利点は冠動脈に有意狭窄がなければ心筋パーフュージョン CT をキャンセルできることである．しかし，心筋パーフュージョン CT に進む場合，冠動脈 CT 時に使用した造影剤やニトログリセリン，β遮断薬の効果が体内にまだ残っていると正確な心筋血流解析を行うことができないため，長い待機時間が必要となる.

心筋パーフュージョン CT を先に行う場合は，ニトログリセリン，β遮断薬が先に使用されないことや，体内に造影剤のない状態で検査を始められる利点がある．また，心筋負荷薬剤のATP は半減期が 10 秒未満と非常に短いため，5 分程度のインターバルで冠動脈 CT を施行できる．しかし，心拍コントロールが不十分になりがちで，画質低下や被曝増加のおそれがある.

（永澤直樹，北川覚也）

文献

1) Kitagawa K, et al：Dynamic CT Perfusion Imaging：State of the Art. Cardiovasc Imaging Asia 2：38-48, 2018

2) Varga-Szemes A, et al：CT myocardial perfusion imaging. AJR Am J Roentgenol 204：487-497, 2015

3) Rossi A, et al：Stress myocardial perfusion：imaging with multidetector CT. Radiology 270：25-46, 2014

4) Kurata A, et al：Myocardial perfusion imaging using adenosine triphosphate stress multi-slice spiral computed tomography：alternative to stress myocardial perfusion scintigraphy. Circ J 69：550-557, 2005

5) Blankstein R, et al：Adenosine-induced stress myocardial perfusion imaging using dual-source cardiac computed tomography. J Am Coll Cardiol 54：1072-1084, 2009

6) Karamitsos TD, et al：Feasibility and safety of high-dose adenosine perfusion cardiovascular magnetic resonance. J Cardiovasc Magn Reson 12：66, 2010

7) Techasith T, et al：Stress myocardial CT perfusion：an update and future perspective. JACC Cardiovasc Imaging 4：905-916, 2011

8) Kikuchi Y, et al：Quantification of myocardial blood flow using dynamic 320-row multi-detector CT as compared with ^{15}O-H$_2$O PET. Eur Radiol 24：1547-1556, 2014

9) Fujita M, et al：Dose reduction in dynamic CT stress myocardial perfusion imaging：comparison of 80-kV/370-mAs and 100-kV/300-mAs protocols. Eur Radiol 24：748-755, 2014

4 遅延造影 CT

冠動脈 CT や負荷心筋パーフュージョン CT の撮影後，遅延相の撮影を行うと，心筋梗塞や線維化を評価できる．CT で使用されるヨード造影剤は，MRI のガドリニウム造影剤と同様に細胞外液に非特異的に分布するが，この性質により細胞外液が増加する心筋梗塞や線維化領域では，平衡相において正常心筋より多くの造影剤が分布し，遅延造影効果が生じる．inversion recovery 法などにより造影効果を大幅に増強させることができる MRI と比べると遅延造影

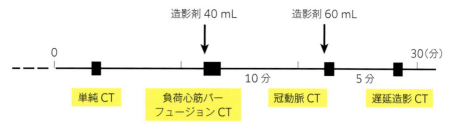

図44 包括的心臓CTプロトコールの一例
負荷心筋パーフュージョンCT,冠動脈CTの撮影から,5分後に遅延造影CTを撮影する.

CTのコントラストノイズ比(contrast to noise ratio；CNR)はかなり低いため,アーチファクトや画像ノイズを低減しながら,正常心筋と梗塞心筋のコントラストを明瞭にする工夫が必要である.

❶撮影プロトコール

一般に遅延造影CTはそれ単独ではなく,冠動脈CTや負荷心筋パーフュージョンCTと組み合わせて撮影される(図44).遅延造影CTの造影剤注入後の至適撮影タイミングを検討した報告では,造影剤注入から5分後と7分後の撮影は3分後の撮影に比べ,梗塞の視認性,CNR,画質において優れていた.5分後と7分後の撮影の遅延造影CT画像の画質に有意差はなく,造影剤注入から5分後の遅延造影CTの撮影が推奨される[1].またsingle energy撮影の場合,単純CTを遅延造影CTと同様のプロトコールで撮影しておくと,サブトラクション法を用いて細胞外容積分画(extracellular volume fraction；ECV)を算出できる[2].

遅延造影CTにおいて,良好な病変コントラストを得るのに最も重要なのは十分な造影剤量を用いることである.過去の報告では600 mgI/kg(60 kgの患者において370 mgIの造影剤で約100 mL)以上が望ましいと示されている[3].包括的心臓CTのなかで遅延造影CTを実施する場合には,冠動脈CTと負荷心筋パーフュージョンCTで使用される造影剤の総量は遅延造影CTに適したものとなり,良好な画質が期待でき読影も比較的容易となる.しかし,負荷心筋パーフュージョンCTを行わない一般的な冠動脈CT検査に遅延造影CTを組み入れる場合には,造影剤の不足を読影経験や撮影法の工夫,場合によっては造影剤を追加することで補うことになる.

❷撮影方法/画像再構成法

ハーフスキャン再構成は時間分解能の向上に有効であるが,フルスキャン再構成と比較して,空間分解能の低下,ノイズの増加,アーチファクトの発生が問題となる.特に横隔膜と肺の境界でストリークアーチファクトが発生した場合,左室下壁の遅延造影評価が困難となる.筆者らの施設ではハーフスキャン再構成とフルスキャン再構成のハイブリッド再構成法であるTSFF(targeted spatial frequency filtration)法を用いてアーチファクト低減に成功している.本法は2管球CT(dual source CT；DSCT)のシャトルモードによるダイナミック負荷心筋パーフュージョンCTでアーチファクトが少ないことから着想し,遅延造影CTへ応用したものであるが,ハーフスキャン再構成と比べて,画質向上,アーチファクト低減,梗塞サイズの検者間一致率向上を達成できることから[3],国内外の多くの施設で利用されている.管電圧として

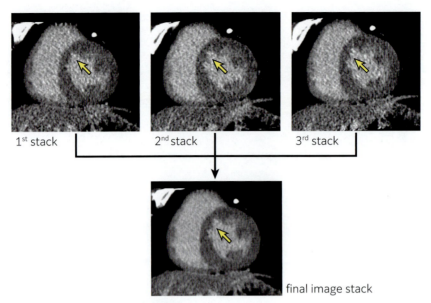

図 45　遅延造影 CT の画像取得法
呼吸停止中に 3 つの画像 stack を撮影し，最終的に 1 つの stack に平均化する．できあがった画像はそれぞれの画像 stack に比べて画像ノイズやアーチファクトが少なくなり，中隔内膜下の遅延造影の描出が向上している（矢印）．

は 80 kVp を使用し被曝低減と造影効果向上をはかっているが，低管電圧撮影に伴う画像ノイズの増大は 1 回の息止め間に 3〜4 回遅延造影 CT を撮影し，それらの画像を平均化すること（図 45）でキャンセルしている．フィルタ補正逆投影法（FBP）がベースの再構成法である TSFF には併用できないが，ノイズ低減には knowledge-based 逐次近似再構成（iterative model reconstruction；IMR）[4] の有用性が報告されており，近年，臨床利用が進む深層学習再構成法[5] も有効であろう．

　dual energy 撮影の遅延造影 CT への応用も報告されている[6]．仮想単色 X 線画像では理論上ビームハードニングアーチファクトを除去することができ，特に低 keV 画像では造影剤によるコントラストが増強するので，心筋遅延造影を良好に観察できる（図 46）．ヨードマップでは背景心筋の吸収値を抑えられるので，より遅延造影がわかりやすくなる[7]．また平衡相におけるヨード密度の情報とヘマトクリット値から ECV を算出することができ，びまん性の線維化の評価を併せて行うことができる[8]．dual energy CT（DECT）による ECV 計測には，造影前後のサブトラクションが不要であるため，位置ズレによる影響や単純 CT に伴う被曝を抑えるというメリットがある．しかし，dual energy 撮影の方式は装置によってさまざまであり，すべての方式が同様に遅延造影 CT に対する有用性を示すかは明らかではない．

　遅延造影 CT をただ撮影するのはどの装置でも可能であるが，良好な画質を担保するのは容易ではなく，撮影の工夫が必要である．遅延造影 CT に対しては DSCT におけるシャトルモード撮影，knowledge-based IMR，DECT などの有用性が報告されているが，画質向上への最適なアプローチは装置によって大きく異なると考えられる．遅延造影 CT を臨床や研究で使用する場合は，遅延造影 MRI との比較を行って装置や撮影法，得られる遅延造影画像の特性を

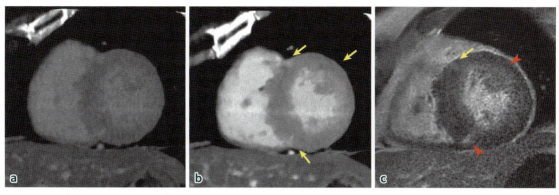

図46 63歳女性，肥大型心筋症の患者
single energy 撮影(120 kVp)による遅延造影画像(**a**)では遅延造影の検出は困難であるが，dual energy 撮影による 40 keV の仮想単色X線画像(**b**)では遅延造影MRI(**c**，矢頭)と同様に中隔および前壁の遅延造影(矢印)が明瞭に描出されている．
〔Nakaura, T, et al：Dual-Layer Computed Tomography in Cardiovascular Imaging. Cardiovasc Imaging Asia 2：49-57, 2018 より〕

よく把握するところから始めたい．

（髙藤雅史，北川覚也）

文献

1) Hamdy A, et al：Comparison of the different imaging time points in delayed phase cardiac CT for myocardial scar assessment and extracellular volume fraction estimation in patients with old myocardial infarction. Int J Cardiovasc Imaging 35：917-926, 2019

2) Kurita Y, et al：Estimation of myocardial extracellular volume fraction with cardiac CT in subjects without clinical coronary artery disease：A feasibility study. J Cardiovasc Comput Tomogr 10：237-241, 2016

3) Kurobe Y, et al：Myocardial delayed enhancement with dual-source CT：advantages of targeted spatial frequency filtration and image averaging over half-scan reconstruction. J Cardiovasc Comput Tomogr 8：289-298, 2014

4) Aikawa T, et al：Delayed contrast-enhanced computed tomography in patients with known or suspected cardiac sarcoidosis：A feasibility study. Eur Radiol 27：4054-4063, 2017

5) Tatsugami F, et al：Deep learning-based image restoration algorithm for coronary CT angiography. Eur Radiol 29：5322-5329, 2019

6) Chang S, et al：Utility of dual-energy CT-based monochromatic imaging in the assessment of myocardial delayed enhancement in patients with cardiomyopathy. Radiology 287：442-451, 2018

7) Ohta Y, et al：Myocardial delayed enhancement CT for the evaluation of heart failure：comparison to MRI. Radiology 288：682-691, 2018

8) Oda S, et al：Late iodine enhancement and myocardial extracellular volume quantification in cardiac amyloidosis by using dual-energy cardiac computed tomography performed on a dual-layer spectral detector scanner. Amyloid 25：137-138, 2018

| コラム | dual-energy CT による心筋評価 |

近年，心臓MRIの代替手段として，CTを用いた心筋評価が注目されている．平衡相（一般的に造影5〜7分以降）の心電図同期撮影画像を用いたヨード遅延造影(late iodine enhancement；LIE)と心筋細胞外容積分画(ECV)の評価が可能である．

dual-energy CTの仮想単色X線低エネルギー(40〜50 keV)画像を活用することでLIEのコントラストを強調することができる[1]．CT-ECVの算出法には，通常のsingle-energy CTで実施できる心筋の造影効果(Hounsfield unit；HU)に基づいたサブトラクション法[2]とdual-energy CTでのヨード密度値(mgI/dL)に基づいたヨード法[1]があり，いずれも心臓MRI-ECVと同等の定量値を得ることができるが，ヨード法のほうがより安定したECVの計測が可能であると報告されている[3]．心室中隔のECV値が最も精度が高く，安定しており計測に適している．CTでも心臓MRIと同等の心筋評価が可能になりつつあり，臨床的な実用性は非常に高い．一方，「手法の標準化」が現状の課題である．

文 献

1) Oda S, et al：Myocardial late iodine enhancement and extracellular volume quantification with dual-layer spectral detector dual-energy cardiac CT. Radiol Cardiothorac imaging 1：e180003, 2019

2) Emoto T, et al：Myocardial extracellular volume quantification in cardiac CT：comparison of the effects of two different iterative reconstruction algorithms with MRI as a reference standard. Eur Radiol 30：691-701, 2020

3) Emoto T, et al：Myocardial extracellular volume quantification using cardiac computed tomography：a comparison of the dual-energy iodine method and the standard subtraction method. Acad Radiol 28：e119-e126, 2021

（尾田済太郎）

Ⓑ ポストプロセッシング

1 冠動脈評価

冠動脈の評価としては，石灰化スコア，冠動脈の解剖として，優位や奇形，正常亜型，myocardial bridgeを述べたうえで，「狭窄の部位と程度」，「評価不能な病変」は必須であり，そのほかに「プラークの性状」，「プラークの広がり」，「日本心臓CT研究会(Society of Cardiovascular Computed Tomography；SCCT)分類における狭窄率」，「SCCT分類における解剖」も述べることが推奨されている．

本項では，これらの分類について①冠動脈石灰化スコア(coronary artery calcium score；CACS)，②冠動脈の優位や奇形，正常亜型，③狭窄の部位と程度，④プラークの性状，⑤ステント評価，⑥バイパス評価について述べる．

❶冠動脈石灰化スコア(coronary artery calcium score；CACS)

動脈硬化を基盤とした冠動脈の石灰化は，全体のプラーク量を反映し，その評価は将来の心血管イベントの予測に役立つことがわかっている．冠動脈石灰化の評価法の中で最も歴史があ

り一般的なのは，Agatston スコアを用いた定量評価法である．Agatston スコアは当初，電子ビーム CT（electron beam tomography；EBT）で評価されていたが，multidetector-row CT（MDCT）でも EBT に匹敵する精度で石灰化スコアを算出できることが明らかになっているため，EBT のデータベースやエビデンスをそのまま使うことができる．

Agatston スコアでは有意な石灰化を，CT 値が 130 HU 以上かつ面積が $1\,mm^2$ 以上のものと定義している．したがって，石灰化スコアを算出するには，field of view（FOV）が 25〜26 cm（512×512 matrix），スライス厚が 2.5〜3.0 mm の axial 画像を用い，石灰化の最も高い CT 値で重み付けをした値に石灰化面積を乗じ，冠動脈全範囲の総和を求めることになる（図47，→61 頁）．これには専用のソフトウェアが使われ，その解析はほぼ自動で行える．なお，CACS には，Agatston スコア以外に，Volume スコア（データベースが十分ではない）や mass スコア（専用のファントムと一緒に撮影を行う必要がある）もある．

❷冠動脈の優位や奇形，正常亜型

冠動脈は全周から心臓を灌流しているがバリエーションがあり，心十字を境界とした冠動脈の優位や正常亜型を把握すること，また冠動脈奇形の有無を把握することは，冠動脈を評価していくうえで重要である．それには三次元的な画像表示がわかりやすく有用であり，volume rendering（VR）画像と angiographic view が一般的に用いられる．

VR 画像は CT の画素情報を保持した三次元画像であり，冠動脈や心臓の解剖構造を立体的に把握するのに適している．VR 画像は，その設定パラメータとなる opacity（不透明度）や光源位置により画像が大きく変化するため，冠動脈の狭窄率評価には適さないが，冠動脈の走行や奇形，また冠動脈周囲の心筋などの解剖構造とともに冠動脈を俯瞰することができる．例えば，冠動脈瘻などの奇形や冠動脈バイパス術後のグラフトの走行は把握しやすい．VR 画像では上行大動脈と冠動脈だけをセグメンテーションして表示することも可能で，それは FFR-CT の解析後の表示に用いられている．

angiographic view は maximum intensity projection（MIP）法を基にした画像で，侵襲的冠動脈造影（invasive coronary angiography；ICA）画像に類似した表示法である．この表示法は，画像処理の過程で冠動脈に手を加えず心内腔と線維性心膜外の構造物を除去した表示法である．冠動脈の走行が ICA と同じように評価できる大きな特長がある．また，石灰化の分布が把握しやすいうえに，冠動脈狭窄が疑われる部位を効率的に高い精度で検出できることが実証されている[1]．

❸狭窄の部位と程度

ICA における冠動脈評価は 1975 年に提唱された[2]．定量的な評価方法としては定量的冠動脈造影（quantitative coronary arteriography；QCA）という方法がのちに提唱された[3]が，25％ごとの半定量的な分類も一般的に用いられている（表1）．

冠動脈 CT における狭窄率評価は ICA における分類に準じて行われていたが，2000 年代に 64 列 CT で行われた検討[4-6]では，冠動脈 CT における狭窄率評価は ICA による評価と高い相関を認めたものの，せいぜい±25％の誤差があるため，現時点では幅をもたせた表記が SCCT により推奨されている（表1）[7]．この表記で moderate 以上〔米国心臓協会（American Heart Association；AHA）分類75％〕が有意な異常として判断され，わが国のガイドライン[8]で

B ポストプロセッシング • 57

表1　AHA分類，SCCT分類における分類とそれぞれの定義

AHA分類		SCCT分類	
表記	定義	表記	定義
0%	Normal	Normal	0%
25%	1〜25%	Minimal	1〜24%
50%	26〜50%	Mild	25〜49%
75%	51〜75%	Moderate	50〜69%
90%	76〜90%	Severe	70〜99%
99%	>90%・血流あり		
100%	完全閉塞	Occluded	100%

表2　全体のプラーク量の分類

全体のプラーク量	石灰化スコア	セグメント数	視覚評価
P1 軽度	1〜100	≦2	1〜2枝に軽度のプラーク
P2 中等度	101〜300	3〜4	1〜2枝に中等度のプラーク，3枝に軽度のプラーク
P3 重症	301〜999	5〜7	3枝に中等度のプラーク，1枝に重度のプラーク
P4 広範囲	>1000	≧8	2〜3枝に重度のプラーク

は，次の段階としての心筋血流評価が推奨されている.

　近年，報告書の標準化が，特に乳腺領域で始まり[9]，それに続き，前立腺[10]・肝臓[11]・肺[12]でも提唱され，さらに冠動脈においても CAD-RADS(Coronary Artery Disease Reporting and Data System)とよばれる方式が提唱され[13]，2022年11月に第2版(CAD-RADS2)が発刊されている[14].狭窄の分類はSCCT分類とほぼ同様であり，狭窄率をscore 0〜4に分類しているが，高度狭窄のうち，左冠動脈主幹部(left main coronary trunk；LMT)病変および3枝病変は CAD-RADS 4Bとして区別されている(表1).また，CAD-RADS2では，プラーク量の評価(P1：軽度，P2：中等度，P3：重症，P4：広範囲にわたるプラーク量)を記載し(表2)，もしFFR-CTもしくは心筋CT灌流画像が行われている場合は，虚血のあり(I+)，なし(I−)もしくは境界(I+/−)を記載する.動脈硬化以外の原因による冠状動脈の異常に関しては，例外としてE(exception)と修飾子をつけることが追加となった(例：冠状動脈の乖離，冠動脈起始異常，冠状動脈瘤・仮性瘤，血管炎，冠状動脈瘻，外部からの冠状動脈の圧縮，動静脈奇形など).さらに，このCAD-RADSは狭窄率のみならず，安定胸痛(表3)，急性胸痛(表4)患者の検査後の検査・管理も推奨している.また，評価できない病変が含まれる場合は次の方針が決定できずCAD-RADS Nと表記することとなっているが，一部でも中等度狭窄を認める場合は心筋血流評価が推奨されるので，CAD-RADS 3/Nのように表記して区別することとなっている.ほかにもステント：S，グラフト：G，不安定プラーク(ハイリスクプラーク)：HRPといった修飾があり，/(スラッシュ)をつけ，N/HRP/I/S/G/Eの順番で追加していくことが決められている.

表3 安定胸痛における CAD-RADS score の解釈と推奨検査・管理

CAD-RADS score と解釈	推奨検査	管理
0：CAD なし	なし	動脈硬化以外の胸痛の原因を考慮
1：軽微な非閉塞性 CAD 　狭窄度 1〜24%	なし	動脈硬化以外の胸痛の原因を考慮 P1：冠危険因子の管理と予防的薬物療法を考慮する P2：冠危険因子の管理と予防的薬物療法を行う P3・P4：冠危険因子の管理と予防的薬物療法を積極的に行う
2：軽度非閉塞性 CAD 　狭窄度 25〜49%	なし	動脈硬化以外の胸痛の原因を考慮 P1・P2：冠危険因子の管理と予防的薬物療法を行う P3・P4：冠危険因子の管理と予防的薬物療法を積極的に行う
3：中等度狭窄 　狭窄度 50〜69%	機能評価	P1・P2・P3・P4：冠危険因子の管理と予防的薬物療法を積極的に行う ガイドラインに基づいた，抗狭心症薬を含めた他の治療を考慮する 修飾子が I+ の場合，ICA を考慮する（特にガイドラインに基づいた薬物療法を行っても，頻繁に症状が持続する場合）
4：高度狭窄 　A：狭窄度 70〜99%	ICA もしくは機能評価	P1・P2・P3・P4：冠危険因子の管理と予防的薬物療法を積極的に行う ガイドラインに基づいた，抗狭心症薬や血行再建術を含めた他の治療を考慮する
B：狭窄度左主幹部 　　50%以上 or 　　3 枝（70%以上）病変	ICA	
5：完全閉塞	ICA もしくは・かつ viability 評価	P1・P2・P3・P4：冠危険因子の管理と予防的薬物療法を積極的に行う ガイドラインに基づいた，抗狭心症薬や血行再建術を含めた他の治療を考慮する
N：評価困難．閉塞性 CAD の可能性は否定できず	他の評価が必要	

ICA：invasive coronary angiography．N：non diagnostic study.

　狭窄率の評価は，上述の angiographic view（AGV）[15]でおおよその見当をつけ，対象とする冠動脈の長軸像である曲面再構成法（curved planar reconstruction；CPR）像および短軸像の cross section 像の見た目〔VR 像は不適〕でも評価するが，定量的な方法としては，"正常な近位部"（近位参照径：dr α）と "正常な遠位部"（遠位参照径：dr ω）の平均径〔(dr α＋dr ω)/2＝dr av〕に対して，狭窄部位（dr min）がどの程度狭くなっているかを計測する．狭窄率は(1－dr min/dr av)×100% となる（図47）．

　CPR 像は対象とする冠動脈の近位から遠位で中心軸を設定し，一断面で捉えられるように曲面展開した画像で，冠動脈の長軸断面画像に相当する．CT 値や解像度は axial 画像や multiplanar reformation（MPR）画像と同様に保持されているため，狭窄率の評価が行える．実際には CPR で冠動脈を複数方向から観察し，狭窄部位を評価する．CPR を直線状に伸ばした stretched（straightened）CPR を用いれば，病変部の長さが正確に計測できる．

　cross section 像は長軸像の CPR に対して直交する短軸の断面画像（MPR 画像）である．病変

表 4　急性胸痛における CAD-RADS score の解釈と推奨検査・管理

CAD-RADS score の解釈	心臓の検査	管理
0：ACS はほぼ否定的	これ以上の ACS 評価は不要．もしトロポニンが陽性であれば，トロポニンが上昇する原因を考慮する	再評価
1：ACS は否定的 　　狭窄度 1〜24％	トロポニン値・心電図正常ならば，ACS 以外の病因評価を もしトロポニンが陽性であれば，トロポニンが上昇する原因を考慮する	P1・P2：外来で経過観察とし，冠危険因子の管理と予防的薬物療法を行う P3・P4：外来で経過観察とし，冠危険因子の管理と予防的薬物療法を積極的に行う
2：ACS の可能性は低い 　　狭窄度 25〜49％	トロポニン値・心電図正常ならば，ACS 以外の病因評価を 予防的加療と冠危険因子の管理をしながら外来で経過観察 もし臨床上 ACS が強く疑われるトロポニン陽性，もしくは high risk プラークを認めるならば，入院して循環器科コンサルトを考慮	P1・P2：外来で経過観察とし，冠危険因子の管理と予防的薬物療法を行う P3・P4：外来で経過観察とし，冠危険因子の管理と予防的薬物療法を積極的に行う
3：ACS の可能性あり 　　狭窄度 50〜69％	入院して循環器科コンサルト 機能評価検査を考慮する	P1・P2・P3・P4：積極的な薬物療法を含めた予防管理を行うガイドラインに基づいた，抗狭心症薬を含めた他の治療を考慮する 修飾子が I+の場合，ICA を考慮する
4：ACS の可能性が高い 　　A：狭窄度 70〜99％ 　　B：狭窄度左主幹部 　　　　50％以上 or 　　　　3 枝(70％以上)病変	入院して循環器科コンサルト A：ICA もしくは機能評価検査を考慮する B：ICA が推奨される	P1・P2・P3・P4：積極的な薬物療法を含めた予防管理を行うガイドラインに基づいた，抗狭心症薬や血行再建術を含めた他の治療を考慮する
5：ACS の可能性がきわめて高い	入院して循環器科コンサルト．もし急性閉塞が疑われる場合，緊急 ICA と血行再建術	P1・P2・P3・P4：積極的な薬物療法を含めた予防管理を行うガイドラインに基づいた，抗狭心症薬や血行再建術を含めた他の治療を考慮する
N：評価困難．ACS の可能性は否定できず	ACS に対する他の評価が必要	

部と正常部(近位と遠位)の cross section 画像を用いて，狭窄率を計測する．

　なお，ICA における狭窄率の程度の定量的評価法である QCA[3]では，血管径から三次元的な断面積を計測してから狭窄率がソフトウェア上で計測される．

❹ プラークの性状

　プラークの性状は石灰化の有無で calcified, predominant calcified, non-calcified, predominant non-calcified の 4 つに分類するように推奨されている[7]．プラークの性状評価は 4 列 CT の時代から検討がなされており，CT 上のプラークの性状を soft/fibrous/calcified plaque や non-calcified/mixed/calcified plaque と分けて，病理組織[16, 17]や血管内超音波(intravascular

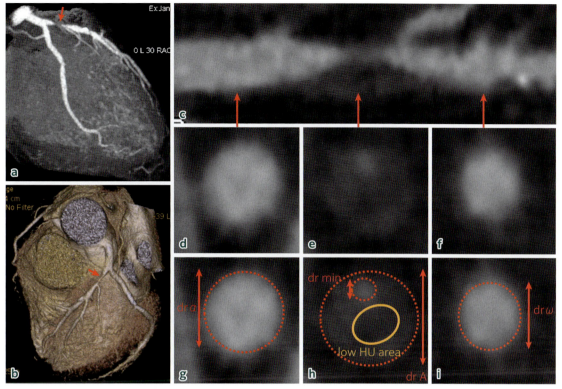

図47　non-calcified plaque による高度狭窄病変(CAD-RADS：4A/P2/HRP)
a. angiographic 像．MIP 画像を基礎に作成．矢印が狭窄部位．
b. VR 像．矢印が狭窄部位だが，狭窄の程度の評価には適さない．
c. stretched CPR 像．中央に石灰化を伴わないプラーク(non-calcified plaque)を認め，高度狭窄病変と考えられる．また遠位(右側)には一部に石灰化(spotty calcification)を伴うプラーク(predominant non-calcified plaque)による軽度狭窄病変を認める．CPR 像による評価は展開する平面の角度を切り替えながら評価する．
d~f. c におけるそれぞれの矢印の部位の cross section 像．病変部のなかで最も狭窄が強い部位 **e** に対して，プラークを認めない部分の"正常な近位部"が **d**，"正常な遠位部"が **f** である．
g~i. d~f のそれぞれの画像の解釈．近位径は **g** における dr α，遠位径は **i** における dr ω にあたり，"正常な近位部"(近位参照径：dr α)**g** と"正常な遠位部"(遠位参照径：dr ω)**i** の平均径((dr α+dr ω)/2=dr av)に対して，狭窄部位(dr min)**h** がどの程度狭くなっているかを計測する．狭窄率は(1-dr min/dr av)×100%となる．なお，**h** における血管径 dr A は，参照径に比べて 1.1 倍以上(dr A/dr av≧1.1)であるので positive remodeling と判断できる．また，一部 30 HU 以下の low HU area を認め，low attenuation plaque と判断できる．

ultrasound；IVUS)[18,19] との比較がなされており，その際に CT 値でこれらが区別できることを示唆していたが，プラークの CT 値は造影効果[20]や CT のスライス厚[21]にも影響があることが示された．これらの表記を統一するため，2011 年の SCCT ガイドライン[22]では calcific, non-calcific, partially noncalcified plaque と分類することが推奨され，2014 年のガイドラインでは前述の 4 つに分類することが推奨されている[7]．また，狭窄部位の長さや起始部，分岐が含まれているか，positive remodeling を呈しているか，屈曲の有無なども記載することが推奨されている[7]．

　CT 値による評価は空間分解能の観点[23]から限界があるものの，急性冠症候群(acute coronary syndrome；ACS)の発症部位となる不安定プラーク(ハイリスクプラーク)の評価には参考に用いられている．

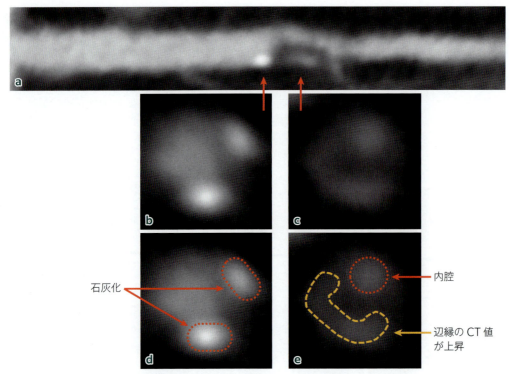

図 48 spotty calcification と napkin ring sign（CAD-RADS：3/P1/HRP）
a. stretched CPR 像．一部石灰化を伴ったプラーク（predominant non-calcified plaque）を認め，中等度狭窄病変と考えられる．
b, c. a におけるそれぞれの矢印の部位の cross section 像．spotty calcification（**b**）と napkin ring sign（**c**）を認める．
d, e. d は石灰化を伴っているが，3 mm 以下であり，spotty calcification と判断できる．**e** は内腔が狭小化し，中等度狭窄病変と考えられるが，辺縁の CT 値が上昇している．単純 CT では石灰化を認めず，napkin ring sign と判断できる．

　炎症が治まるとプラークは安定化するが，炎症が継続した場合，炎症細胞の浸潤・micro calcification の産生も継続する．micro calcification が集簇したものが，CT 上とらえられる spotty calcification と考えられる．こういったプラークはまだ破綻しやすい状態である[23]．すなわち脂質や necrotic core に富み，血管が remodeling を呈し，spotty calcification を認め，血管壁内血管に富むプラークが破綻しやすいプラークであり，これらの特徴は CT 上では low attenuation plaque（＜30 HU），positive remodeling, spotty calcification, napkin ring sign として認識できる[24, 25]．ちなみに microcalcification は，IVUS では音響陰影を引かない高エコー域（attenuation plaque）として描出され，CT では通常の石灰化が 900 HU 以上を示すのに対し，400 HU 程度の濃度として描出される[26]．

low attenuation plaque
　30 HU 以下のプラーク（図 47h）．low attenuation plaque は脂質に富んだプラークと考えられている．CT 値でプラーク性状評価は困難と前述したが，30 HU 以下の明らかに低い CT 値のプラークは low attenuation plaque とよばれ，high risk なプラークの特徴の 1 つとして共通認識が得られている．図 47h では黄色で囲んだ領域の CT 値が＜30 HU であり，low attenuation plaque に該当する．

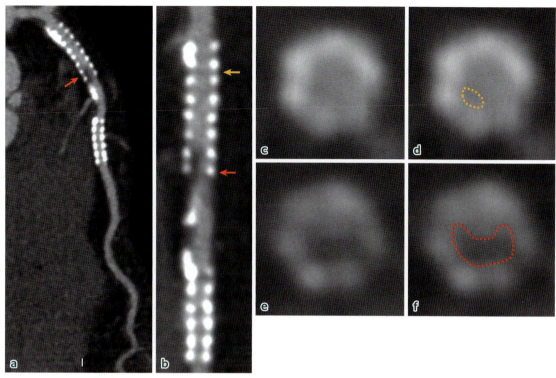

図49 ステント内狭窄（CAD-RADS：3/P2/S）

a, b. 血管全体（**a**）とステント部位を拡大した（**b**）stretched CPR像．ステント遠位部（赤矢印）では，内膜の肥厚が目立つ．近位のステント Cypher 3.5×18 mm，遠位は Cypher 3.0×15 mm（それぞれ径と長さ）である．なお，Cypherは世界初の薬剤溶出ステントで，316 Lステンレス製でstrutの厚さは140 μmである．

c, d. ステントの近位部（黄矢印）のcross section像（**c**）とその解釈（**d**）．内膜の肥厚（黄点線領域）はわずかである．

e, f. ステントの近位部（黄矢印）のcross section像（**e**）とその解釈（**f**）．内膜の肥厚（赤点線領域）が目立ち，中等度狭窄病変と判断できる．

positive remodeling

血管径が参照径に比して1.1倍以上拡大（図47h）．positive remodelingはプラークの沈着に対して，内腔を保つため血管径自体が拡大する現象である[27]．CTの空間分解能から1.1倍と定義されている[24]．図47hにおいては，dr A/dr avが1.1倍となっており，positive remodelingと考えられる．

spotty calcification

いずれの方向にも3 mm以下で，かつ長軸方向に血管径の1.5倍未満かつ垂直方向に血管径の2/3未満の石灰化（図48）．spotty calcificationはそもそもIVUSの検討[28]からそのリスクが指摘されていたが，心臓CTを用いた検討では，ACSを起こしたプラークで有意にlow attenuation plaque（<30 HU），positive remodelingに加え，spotty calcificationを呈していたことが報告され[24]，これらの因子がCTでも重要視されるようになっている．

napkin ring sign

辺縁が指輪のようにCT値が高くなった非石灰化プラーク（図48）．CTで指輪状にみられる所見であり，CTと光干渉断層法（optical coherence tomography；OCT）[29]や近赤外線分光法（near-infrared spectroscopy；NIRS）[30]との比較で報告されており，実際にはこのような形状の

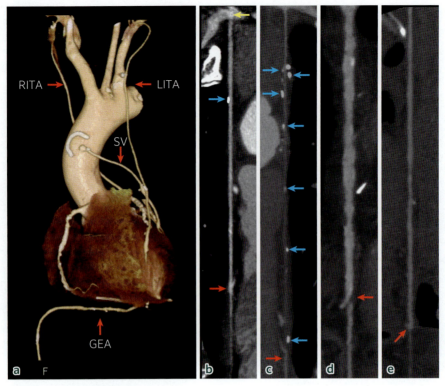

図50　バイパス評価（Modifier G）

a. バイパス術後の VR 像．バイパスとして LITA/RITA，SV グラフト（SVG），GEA が用いられている．
b. 開存している内胸動脈バイパスの stretched CPR 像．鎖骨下動脈（黄矢印）から分岐した内胸動脈が冠状動脈と吻合（赤矢印）されている．バイパスは開存しており，吻合部の狭窄も認めない．青矢印は手術時のマーカーである．
c. 閉塞した内胸動脈バイパスの stretched CPR 像（D）．鎖骨下動脈（黄矢印）から分岐した内胸動脈が冠状動脈と吻合（赤矢印）されているが，マーカー（青矢印）に沿って血管を追うと途中で造影効果が非常に乏しくなっており，バイパスの閉塞と判断できる．
d. SV を用いたバイパス術．大動脈に吻合された SVG は，冠状動脈と吻合されている．バイパスは開存しているが，吻合部に狭窄（赤矢印）を認める．
e. GEA を用いたバイパス術．GEA は，冠状動脈と吻合（赤矢印）されている．バイパスは開存しており，吻合部の狭窄も認めない．

necrotic core であろうと考えられている[31]．

❺ステント評価（図49）

　ステントにおいては，金属アーチファクト（metal artifact）の影響があるが，3 mm 以上の評価は妥当であるとされている．そもそも2010年の段階でステント評価における心臓CTの適応は，「LMT に留置した径 3 mm のステント評価のみ妥当」という欧米の考え方[32]によるものであり，むしろアジアでは ASCI（Asian Society of Cardiovascular Imaging）の，「ステント留置の既往のある胸痛患者は妥当な適応である」[33]とされ，心臓CTの適応が広い傾向にあった．その後，米国でも若干緩和された感があるが，expert consensus でも，「撮影時の心拍数は 60 bpm 以下にして，iterative reconstruction を行い，sharp kernel を用いた再構成を用いて

ステントの画像の最適化を行うこと」が推奨されている[34]．また，3.0 mm 以下の径に関しては評価能が落ちるが，しかしステント struts が 100 μm 未満で近位の非分岐部に留置されているものであれば，適切に評価できる可能性がある[34]．また，近年広まりつつある超高精細 CT を用いると 2.75 mm といったより細い径のステント評価も正確に評価できると報告されている[35-37]が，CT 装置のさらなる空間分解能の向上が望まれる．CAD-RADS でも同様に表記し，最後の/S という修飾をつける．

❻バイパス評価

バイパスの評価も行われており，吻合部狭窄を含めて閉塞の有無の評価に用いられている（図 50）．左右の内胸動脈（left or right intrathoracic artery；LITA or RITA）や，わが国で開発された胃大網動脈（gastroepiploic artery；GEA）および大伏在静脈〔(great)saphenous vein；(G)SV〕が用いられる．最も歴史が長い大伏在静脈は，10 年で 40〜50％の確率でグラフト不全が起きるという弱点があるが取り回しのよさから，80〜90％の症例で左前下行枝（left anterior descending artery；LAD）以外の領域に用いられている[38]．以前は吻合前に静脈の端から注射器を用いて生理食塩水を流す拡張の手順を踏んだが，内視鏡を用いた摘出術や no-touch technique などの血管内皮保護を目的とした手法により吻合前に静脈拡張の処理をしないことで開存率の向上が試みられており[39]，その場合は静脈の拡張手順はなく，静脈グラフトの明らかな拡張は認めないことが多い．

＊：冠動脈 CT レポートの標準化について

日本循環器学会と日本医学放射線学会の合同で，冠動脈 CT レポートの標準形式の策定を行っている．セグメントごとに狭窄度，石灰化の程度，positive remodeling，low attenuation，spotty calcification，napkin ring sign，瘤，ステント，グラフトの有無を記載するもので，2025 年春から公開予定である．

（中原健裕，山田　稔，陣崎雅弘）

文 献

1) Jinzaki, et al：Diagnostic accuracy of angiographic view image for the detection of coronary artery stenoses by 64-detector row CT：a pilot study comparison with conventional post-processing methods and axial images alone. Circ J 73：691-698, 2009

2) Austen WG, et al：A reporting system on patients evaluated for coronary artery disease. Report of the Ad Hoc Committee for Grading of Coronary Artery Disease, Council on Cardiovascular Surgery, American Heart Association. Circulation 51：5-40, 1975

3) Brown BG, et al：Quantitative coronary arteriography：estimation of dimensions, hemodynamic resistance, and atheroma mass of coronary artery lesions using the arteriogram and digital computation. Circulation 55：329-337, 1977

4) Raff GL, et al：Diagnostic accuracy of noninvasive coronary angiography using 64-slice spiral computed tomography. J Am Coll Cardiol 46：552-557, 2005

5) Budoff MJ, et al：Diagnostic performance of 64-multidetector row coronary computed tomographic angiography for evaluation of coronary artery stenosis in individuals without known coronary artery disease：results from the prospective multicenter ACCURACY(Assessment by Coronary Computed Tomographic Angiography of Individuals Undergoing Invasive Coronary Angiography)trial. J Am Coll Cardiol 52：1724-1732, 2008

6) Miller JM, et al : Diagnostic performance of coronary angiography by 64-row CT. N Engl J Med 359 : 2324-2336, 2008

7) Leipsic J, et al : SCCT guidelines for the interpretation and reporting of coronary CT angiography : a report of the Society of Cardiovascular Computed Tomography Guidelines Committee. J Cardiovasc Comput Tomogr 8 : 342-358, 2014

8) Yamagishi M, et al : JCS 2018 Guideline on Diagnosis of Chronic Coronary Heart Diseases. Circ J 85 : 402-572, 2021

9) Kopans DB : Standardized mammography reporting. Radiol Clin North Am 30 : 257-264, 1992

10) Rosenkrantz AB, et al : Prostate cancer localization using multiparametric MR imaging : comparison of Prostate Imaging Reporting and Data System (PI-RADS) and Likert scales. Radiology 269 : 482-492, 2013

11) Mitchell DG, et al : LI-RADS (Liver Imaging Reporting and Data System) : summary, discussion, and consensus of the LI-RADS Management Working Group and future directions. Hepatology 61 : 1056-1065, 2015

12) Kazerooni EA, et al : ACR CT accreditation program and the lung cancer screening program designation. J Am Coll Radiol 12 : 38-42, 2015

13) Cury RC, et al : Coronary Artery Disease-Reporting and Data System (CAD-RADS) : An Expert Consensus Document of SCCT, ACR and NASCI : Endorsed by the ACC. JACC Cardiovasc Imaging 9 : 1099-1113, 2016

14) Cury RC et al : CAD-RADS™ 2.0-2022 Coronary Artery Disease-Reporting and Data System : An Expert Consensus Document of the Society of Cardiovascular Computed Tomography (SCCT), the American College of Cardiology (ACC), the American College of Radiology (ACR), and the North America Society of Cardiovascular Imaging (NASCI). JACC Cardiovasc Imaging 15 : 1974-2001, 2022

15) Jinzaki M, et al : Novel method of displaying coronary CT angiography : Angiographic view. Circ J 70 : 1661-1662, 2006

16) Stary HC, et al : A definition of advanced types of atherosclerotic lesions and a histological classification of atherosclerosis. A report from the Committee on Vascular Lesions of the Council on Arteriosclerosis, American Heart Association. Circulation 92 : 1355-1374, 1995

17) Becker CR, et al : Ex vivo coronary atherosclerotic plaque characterization with multi-detector-row CT. Eur Radiol 13 : 2094-2098, 2003

18) Schroeder S, et al : Noninvasive detection and evaluation of atherosclerotic coronary plaques with multislice computed tomography. J Am Coll Cardiol 37 : 1430-1435, 2001

19) Leber AW, et al : Accuracy of multidetector spiral computed tomography in identifying and differentiating the composition of coronary atherosclerotic plaques : a comparative study with intracoronary ultrasound. J Am Coll Cardiol 43 : 1241-1247, 2004

20) Cademartiri F, et al : Influence of intracoronary attenuation on coronary plaque measurements using multislice computed tomography : observations in an ex vivo model of coronary computed tomography angiography. Eur Radiol 15 : 1426-1431, 2005

21) Motoyama S, et al : Atherosclerotic plaque characterization by 0.5-mm-slice multislice computed tomographic imaging. Circ J 71 : 363-366, 2007

22) Weigold WG, et al : Standardized medical terminology for cardiac computed tomography : a report of the Society of Cardiovascular Computed Tomography. J Cardiovasc Comput Tomogr 5 : 136-144, 2011

23) Nakahara T, et al : Coronary Artery Calcification : From Mechanism to Molecular Imaging. JACC Cardiovasc Imaging 10 : 582-593, 2017

24) Motoyama S, et al : Multislice computed tomographic characteristics of coronary lesions in acute coronary syndromes. J Am Coll Cardiol 50 : 319-326, 2007

25) Puchner SB, et al : High-risk plaque detected on coronary CT angiography predicts acute coronary syndromes independent of significant stenosis in acute chest pain : results from the ROMICAT-II trial. J Am Coll Cardiol 64 : 684-692, 2014

26) Jinzaki M, et al : Detection of attenuated plaque in stable angina with 64-multidetector computed tomog-

raphy：a comparison with intravascular ultrasound. Circ J 76：1182-1189, 2012

27) Naghavi M, et al：From vulnerable plaque to vulnerable patient：a call for new definitions and risk assessment strategies；PartⅠ. Circulation 108：1664-1672, 2003

28) Ehara S, et al：Spotty calcification typifies the culprit plaque in patients with acute myocardial infarction：an intravascular ultrasound study. Circulation 110：3424-3429, 2004

29) Kashiwagi M, et al：Feasibility of noninvasive assessment of thin-cap fibroatheroma by multidetector computed tomography. JACC Cardiovasc Imaging 2：1412-1419, 2009

30) Goldstein JA, et al：Coronary embolization following balloon dilation of lipid-core plaques. JACC Cardiovasc Imaging 2：1420-1424, 2009

31) Narula J, et al：Napkin-ring necrotic cores：defining circumferential extent of necrotic cores in unstable plaques. JACC Cardiovasc Imaging 2：1436-1438, 2009

32) Taylor AJ, et al：ACCF/SCCT/ACR/AHA/ASE/ASNC/NASCI/SCAI/SCMR 2010 appropriate use criteria for cardiac computed tomography. A report of the American College of Cardiology Foundation Appropriate Use Criteria Task Force, the Society of Cardiovascular Computed Tomography, the American College of Radiology, the American Heart Association, the American Society of Echocardiography, the American Society of Nuclear Cardiology, the North American Society for Cardiovascular Imaging, the Society for Cardiovascular Angiography and Interventions, and the Society for Cardiovascular Magnetic Resonance. J Am Coll Cardiol 56：1864-1894, 2010

33) Tsai IC, et al：ASCI 2010 appropriateness criteria for cardiac computed tomography：a report of the Asian Society of Cardiovascular Imaging Cardiac Computed Tomography and Cardiac Magnetic Resonance Imaging Guideline Working Group. Int J Cardiovasc Imaging 26 Suppl 1：1-15, 2010

34) Narula J, et al：SCCT 2021 Expert Consensus Document on Coronary Computed Tomographic Angiography：A Report of the Society of Cardiovascular Computed Tomography. J Cardiovasc Comput Tomogr 15：192-217, 2021

35) Motoyama S, et al：Ultra-High-Resolution Computed Tomography Angiography for Assessment of Coronary Artery Stenosis. Circ J 82：1844-1851, 2018

36) Yamada M, et al：Accuracy of ultra-high-resolution computed tomography with a 0.3-mm detector for quantitative assessment of coronary artery stenosis grading in comparison with conventional computed tomography：A phantom study. J Cardiovasc Comput Tomogr 16：239-244, 2022

37) Jinzaki M, et al. Evaluation of in-stent restenosis by high spatial resolution CT. Curr Cardiovasc Imaging Rep 4：431-436, 2011

38) Caliskan E, et al：Saphenous vein grafts in contemporary coronary artery bypass graft surgery. Nat Rev Cardiol 17：155-169, 2020

39) Deb S, et al：SUPERIOR SVG：no touch saphenous harvesting to improve patency following coronary bypass grafting（a multi-Centre randomized control trial, NCT01047449）. J Cardiothorac Surg 14：85, 2019

2 FFR-CT

　冠血流予備量比（fractional flow reserve；FFR）は，冠動脈の狭窄の存在により低下した冠動脈血流量が，その血管が正常であった場合と比べてどの程度低下しているかを表現する指標である．これにより，冠動脈内の狭窄による血流阻害の程度を機能的に評価することが可能であり，FFR ガイド下の経皮的冠動脈形成術（percutaneous coronary intervention；PCI）は，冠動脈造影ガイド下の PCI と比べて主要心血管イベントを減少させる．FFR が陽性の場合には，薬物療法単独よりも薬物療法に加え PCI を行うことでイベントを減らすことが可能である[1]．こうした背景から，FFR は安定型冠動脈疾患の患者管理における冠動脈血行再建の適応判断の

指標になっている[2, 3].

　一方で, FFR はカテーテル手技や最大充血を惹起させるための薬剤投与を要する侵襲的な指標である. 近年, 冠動脈 CT から抽出した患者固有の血管解剖モデルに数値流体力学(computational fluid dynamics；CFD)を適用することにより, FFR を非侵襲的に計算する FFR-CT (computed tomography derived fractional flow reserve)が開発された[4]. 2010 年代に実施された国際多施設研究により, FFR-CT と侵襲的 FFR の強い相関関係が報告され, 冠動脈 CT 血管造影(coronary computed tomography angiography；冠動脈 CTA)と比較して, FFR-CT の高い虚血診断精度を示すエビデンスが示された[5]. わが国では, 2018 年 12 月より HeartFlow 社の FFR-CT が保険収載された.

　本項では, FFR-CT の解析手順やその根拠となる生理学的原理などについて概説する.

❶ FFR-CT の解析手順と原理

　図 51 に HeartFlow 社の FFR-CT の解析手順を示す[6]. まず, 冠動脈 CTA データに基づき患者固有の冠動脈の解剖学的モデルを作成し, CFD に必要な患者固有のパラメータである総冠血流量や心筋の微小血管抵抗, 最大充血時の冠動脈の血管抵抗を生理学的モデルに基づいて評価する. そのうえで, 最大充血時を想定した冠動脈の血流解析を行い, 得られた圧力場からFFR-CT 値(=狭窄遠位の冠動脈圧と大動脈圧の比)を算出する. この際の生理学的モデル化は, ①安静時の冠血流量は左室心筋量に比例する, ②微小血管抵抗は栄養血管サイズに反比例する, ③最大充血時の微小血管抵抗の低下は予測可能である, という原理に基づいている.

a ● 冠動脈 CTA に基づく患者固有の冠動脈の血管形状モデルの作成(図 51a)

　冠動脈の圧力損失は, 狭窄病変や冠動脈の血管解剖, 冠動脈口から遠位測定点までの血流量によって定まる. 冠動脈病変の長さや分布(連続病変/びまん性病変), 病変の下流側の灌流域は, 血流や圧力損失に影響を及ぼす因子である. したがって, FFR-CT における患者固有の解剖学的モデルの作成では, 主冠動脈および枝の内腔計測を忠実に行う必要がある. 冠動脈CTA データからさまざまな画像処理法を用いて血管形状を抽出するため, その根幹となる冠動脈 CTA の撮影は SCCT ガイドラインの推奨プロトコールに基づき, 良質な画像データを得ることが重要である[7].

　FFR-CT は石灰化スコアにかかわらず虚血診断能には統計学的に違いがないことが報告されているが, サンプル数の少ない小規模の研究しか行われていない[8]. 石灰化ブルーミングとモーションアーチファクトが同時に存在すると, 血管内腔の正確な識別が困難になることがあるため, 高度石灰化症例では, モーションアーチファクトを低減するために, β 遮断薬を用いた心拍数コントロール(60 bpm 未満)が重要と考えられる.

　FFR-CT で用いる冠動脈 CTA 撮影時には, 侵襲的 FFR 測定時と同様の血管サイズを再現するために, ニトログリセリンの投与が推奨されている. ニトログリセリンにより冠動脈の直径は, 太い心外膜動脈は 15％程度, 細い血管は 30％程度まで拡大すると知られており[9], こうした血管径の変化は, 圧力損失に影響を及ぼすと考えられる. また, ニトログリセリンの投与量によって血管拡張の程度に差があることが知られ[10], FFR-CT の解析結果に影響を及ぼす可能性がある. SCCT ガイドラインでは, 冠動脈 CT 撮影 5 分前に舌下錠または舌下スプレーで 0.4～0.8 mg の投与を定めているが, 特にスプレーによる 0.8 mg 投与が望ましいとしている.

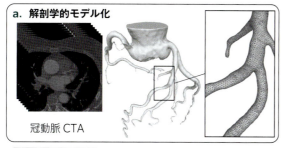

図51 FFR-CT の解析手順と根拠となる生理学的原理

b ● 総冠血流量の評価（図 51b-①）

　冠動脈 CTA データから左室心筋量を抽出し，安静時の総冠血流量を計算する．これは，「①安静時の冠血流量は左室心筋量に比例し，相対成長率の法則（$Q_{cor} \propto M_{myo}^{\beta}$）に従う」という生理学的原理に基づいている．この原理は，PET を用いた心筋体積に対する安静時心筋血流量の計測で実験的に証明されており[11, 12]，Choy ら[13]はブタモデルにおいてマイクロスフィアを使用した実験により心筋血流量と灌流心筋量の関係を調査し，両者のスケーリング関係を明らかにしている．

c ● 心筋の微小血管抵抗の評価（図 51b-②）

　血管径は血流量の増加に反応して連続性に変化する[14, 15]．この適応メカニズムは，冠動脈の動脈硬化性疾患が進行し，代償性リモデリングの閾値を超え，血管収縮性の非代償性リモデリングが起こるまで維持される[16]．ここに，「②微小血管抵抗は栄養血管サイズに反比例する」という原理を適用すると，冠動脈 CTA で抽出した患者固有の血管径から微小血管抵抗を推定することが可能になる．すなわち，前述の b で求めた総冠血流量を各枝の血管内腔サイズに応じて分配し，血圧（P）と血流量（Q），血管抵抗（R）の関係（P＝Q×R）により，各枝の血流量や患者血圧から安静時の血管抵抗値を推定することができる．

d ● 最大充血時の冠動脈の血管抵抗の評価（図 51b-③）

　「③最大充血時の微小血管抵抗の低下は予測可能である」という生理学的原理により，アデノ

シン投与による負荷時の血管抵抗を評価する．この原理は，Wilson らの実験結果に基づいており，アデノシン投与量と冠動脈血管抵抗との関係を評価し，冠動脈血管抵抗は一定の割合で収束することが明らかになっている[17]．この最大低下幅を，前述の **c** までに算出した安静時の各冠動脈枝の血管抵抗に適用することで，最大充血時における血管抵抗を推定する．

e ● 冠動脈の血流解析（図 51c, d）

CFD では，血液を連続体とみなし，血流を支配方程式である連続の式（質量保存則）および Navier-Stokes 方程式（運動方程式）で表現する．これまでの手順で求めた冠血流量や血管抵抗から境界条件を設定する．血管形状を格子で離散化し，各格子における支配方程式を立て，計算機を用いて全格子数のぶんだけ連立して解くことで，冠動脈血流の圧力や速度を得る．さらに，得られた圧力場から FFR-CT 値（＝狭窄遠位の冠動脈圧と大動脈圧の比）を算出する．

（鎌田裕基，高木英誠，大田英揮）

文献

1) Xaplanteris P, et al：Five-year outcomes with PCI guided by fractional flow reserve. N Engl J Med 379：250-259, 2018

2) Neumann FJ, et al：2018 ESC/EACTS Guidelines on myocardial revascularization. Eur Heart J 40：87-165, 2019

3) Fihn SD, et al：2012 ACCF/AHA/ACP/AATS/PCNA/SCAI/STS guideline for the diagnosis and management of patients with stable ischemic heart disease：a report of the American College of Cardiology Foundation/American Heart Association task force on practice guidelines, and the American College of Physicians, American Association for Thoracic Surgery, Preventive Cardiovascular Nurses Association, Society for Cardiovascular Angiography and Interventions, and Society of Thoracic Surgeons. Circulation 126：e354-471, 2012

4) Taylor CA, et al：Computational fluid dynamics applied to cardiac computed tomography for noninvasive quantification of fractional flow reserve：scientific basis. J Am Coll Cardiol 61：2233-2241, 2013

5) Nørgaard BL, et al：Diagnostic performance of noninvasive fractional flow reserve derived from coronary computed tomography angiography in suspected coronary artery disease：the NXT trial(Analysis of Coronary Blood Flow Using CT Angiography：Next Steps). J Am Coll Cardiol 63：1145-1155, 2014

6) Min JK, et al：Noninvasive fractional flow reserve derived from coronary CT angiography：clinical data and scientific principles. JACC Cardiovasc Imaging 8：1209-1222, 2015

7) Abbara S, et al：SCCT guidelines for the performance and acquisition of coronary computed tomographic angiography：A report of the society of Cardiovascular Computed Tomography Guidelines Committee：Endorsed by the North American Society for Cardiovascular Imaging(NASCI). J Cardiovasc Comput Tomogr 10：435-449, 2016

8) Nørgaard BL, et al：Influence of coronary calcification on the diagnostic performance of CT angiography derived FFR in coronary artery disease：a substudy of the NXT trial. JACC Cardiovasc Imaging 8：1045-1055, 2015

9) Feldman RL, et al：Magnitude of dilatation of large and small coronary arteries of nitroglycerin. Circulation 64：324-333, 1981

10) Holmes KR, et al：Impact of sublingual nitroglycerin dosage on FFR_{CT} assessment and coronary luminal volume-to-myocardial mass ratio. Eur Radiol 29：6829-6836, 2019

11) Berman DS, et al：Phase II safety and clinical comparison with single-photon emission computed tomography myocardial perfusion imaging for detection of coronary artery disease：flurpiridaz F 18 positron emission tomography. J Am Coll Cardiol 61：469-477, 2013

12) Gould KL, et al：Anatomic versus physiologic assessment of coronary artery disease. Role of coronary

flow reserve, fractional flow reserve, and positron emission tomography imaging in revascularization decision-making. J Am Coll Cardiol 62：1639-1653, 2013

13) Choy JS, et al：Scaling of myocardial mass to flow and morphometry of coronary arteries. J Appl Physiol （1985）104：1281-1286, 2008

14) Kamiya A, et al：Adaptive regulation of wall shear stress to flow change in the canine carotid artery. Am J Physiol 239：H14-H21, 1980

15) Zarins CK, et al：Shear stress regulation of artery lumen diameter in experimental atherogenesis. J Vasc Surg 5：413-420, 1987

16) Glagov S, et al：Compensatory enlargement of human atherosclerotic coronary arteries. N Engl J Med 316：1371-1375, 1987

17) Wilson RF, et al：Effects of adenosine on human coronary arterial circulation. Circulation 82：1595-1606, 1990

3　心筋評価（心筋パーフュージョンCT，遅延造影CT）

　本項では，心筋パーフュージョンCT（CT perfusion：CTP）および遅延造影CTの評価を行うために必要な知識として，定性評価画像の作成方法や定量評価法の概略について紹介する.

❶心筋パーフュージョンCT

a●定性評価のためのポストプロセッシング

　CTP画像の定性評価は，左室短軸像，垂直長軸像，水平長軸像の3断面での評価が推奨されており[1]，ワークステーションを用いて作成する（図52a〜c）. CTP画像における正常心筋と虚血心筋のCT値の差は小さく，虚血心筋の検出に適した階調設定とスライス厚が重要である. 具体的にはウィンドウ幅（window width：WW）200〜300 Hounsfield unit（HU），ウィンドウレベル（window level：WL）100〜150 HU，スライス厚5〜8 mm，最小値投影法または平均値投影法での表示が一般的であるが，患者条件や撮像条件などに合わせて個々に最適化する必要がある[1]. CTP撮影には，特定の1心拍を狙って撮影するスタティックCTPと複数の心拍で撮影するダイナミックCTPがある. スタティックCTPで1心拍分のデータ収集を行った場合には左室壁運動評価も可能となるため，各断面でのシネ画像も併せて作成する. ダイナミックCTPでは，息止め不良による心筋の位置ずれや低線量撮影によるノイズ増加がみられることがあるため，非剛体位置合わせやノイズ低減フィルタを併用することも推奨される（図53a, b）[2]. 心筋の経時的染まり（造影効果）を定性的に観察するため，左室短軸像（心尖部・心中部・心基部），垂直長軸像，水平長軸像におけるダイナミックパーフュージョン画像（4D画像）を作成する（図53c）.

b●定量評価のためのポストプロセッシング

　スタティックCTPにおける定量評価として，ROIを置いて心筋CT値を解析する方法が簡便であるが，心筋CT値は虚血の重症度以外に，個々の患者背景の違い（年齢，性別，体格，心機能など）によりばらつきがあることが知られている[3]. このばらつきを補正するために，心内膜側と心外膜側の心筋CT値の比をとって算出したtransmural perfusion ratio（TPR）という定量指標が心筋虚血の評価に高い診断能があると報告されており[4]，TPRマップを併せて作成

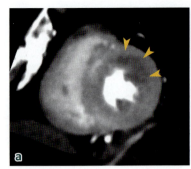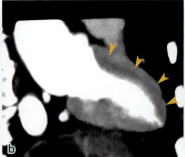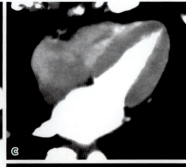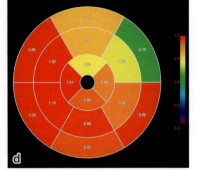

図 52 スタティック CTP のポストプロセッシング
a. 左室短軸像，**b.** 左室垂直長軸像，**c.** 左室水平長軸像，**d.** TPR マップ．
定性評価のため左室短軸像(**a**)，左室垂直長軸像(**b**)，左室水平長軸像(**c**)の作成が推奨されている．心基部から心尖部の前壁および側壁に灌流低下あり(矢頭)．TPR マップ(**d**)を作成することで半定量評価できる．

することで診断精度の向上が期待される(図 52d)．また，dual energy CT で撮影した場合には，通常の CT 画像に加えてヨード密度強調画像を作成することが可能で，局所心筋における造影剤濃度そのものを直接評価できることから診断の一助になる．

ダイナミック CTP では複数時相の画像データから心筋および大動脈における造影効果の経時的変化を示した time attenuation curve(TAC)を作成・解析することにより，スタティック CTP では難しい心筋灌流を直接定量評価することが可能になる．実臨床では myocardial blood flow(MBF)が一般的に用いられており，左室短軸像，垂直長軸像，水平長軸像の 3 断面の MBF マップのほかに，ブルズアイマップも全体像を把握するために作成する(図 54b, c)．また，安静時ダイナミック CTP 撮影も行われている場合，冠血流予備能(CFR)を算出することも可能である[5]．

c ● 冠動脈 CT と心筋パーフュージョン CT 画像のフュージョン画像

冠動脈の走行はさまざまなバリエーションが存在しており，個々の症例により血管支配領域は異なる．心筋 SPECT では一般的にセグメントモデルを用いて血管支配領域を推察しているが，実際の冠動脈支配領域とは乖離がみられることも多い．冠動脈 CT を撮影していれば，CTP とフュージョン画像を作成することで個々の冠動脈支配領域に応じた正確な心筋灌流評価が可能となる[6](図 54d)．また，視覚的にも責任血管と心筋虚血の関係性がわかりやすく，術前評価や患者説明にも有用である．

❷ 遅延造影 CT

a ● 定性評価のためのポストプロセッシング

遅延造影 CT ではヨード造影剤が細胞外間隙へ集積することを利用し，細胞外間隙の増加

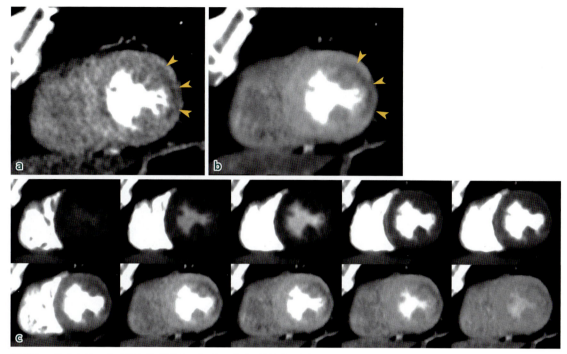

図53 ダイナミックCTPのポストプロセッシング(定性評価)
a. 元画像,**b.** ノイズ低減フィルタ＋非剛体位置合わせあり,**c.** ダイナミックパーフュージョン画像.
ノイズ低減フィルタ,非剛体位置合わせを使用することで画質の改善がみられ(**a**,**b** 矢頭),定性評価がしやすい画像となっている.ダイナミックパーフュージョン画像では経時的な心筋の染まりを観察できるため,スタティックCTPではしばしば難しいアーチファクトと虚血の鑑別も容易である.

(線維化や浮腫など)を造影効果として評価することができる[7].心筋梗塞や心筋症は心筋の線維化を生じ,細胞外間隙が増加することから遅延造影として描出される.遅延造影CTはCT装置,撮影技術,画像再構成法の発展に伴い臨床応用が可能になってきたが,撮影方法や解析/評価法に関するコンセンサスやガイドラインはいまだ定まっていない.筆者らの施設では,左室短軸像,垂直長軸像,水平長軸像の3断面の画像を,WW 220 HU,WL 140 HUを目安に,スライス厚5 mmで作成している(図55).また,dual energy CTで撮影した場合には,任意の電圧の仮想単色X線画像およびヨード密度強調画像を作成することも可能になる.遅延造影CTはMRIと比較するとコントラスト分解能が低く感度が劣るとされていたが,仮想単色X線画像を低電圧条件に設定することで造影効果が強調され,遅延造影の検出感度が向上する[7].一方でノイズやアーチファクトの影響も強調されるため,これらのバランスを考慮して適切な画像を作成する必要がある(図55a~c).ヨード密度強調画像も造影剤の分布を直接評価でき診断の一助となるため,上述した画像と同一断面の画像を作成している(図55d).

b・extracellular volume 解析

定性評価では細胞外間隙の増加を造影効果として視覚的に評価しているが,左室心筋の線維化が軽微な症例やびまん性に広がる病変など定性評価が難しい場合があり,定量評価指標として細胞外容積分画(extracellular volume；ECV)が用いられるようになってきた.ECVは病理学的な心筋線維化の程度を反映するとされ,今後の臨床応用が期待される[8].ECVは撮像法に

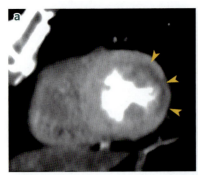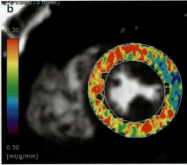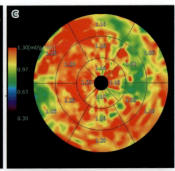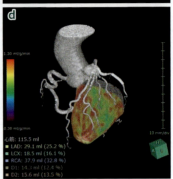

図54 ダイナミックCTPのポストプロセッシング(定量評価)
a. 定性画像, **b.** MBFマップ, **c.** MBFブルズアイマップ, **d.** 冠動脈CTとCTPのフュージョン画像.
定量評価では心筋虚血をMBFの低下として評価することが可能であり, MBFマップやブルズアイマップは虚血領域の把握に有用である(**b, c**). 本症例では心中部側壁を主体に灌流低下が疑われる(**a**矢頭). 側壁領域は左回旋枝(left circumflex artery；LCx)領域であることが多いが, 冠動脈CTとのフュージョン画像(**d**)を作成することで実際は対角枝により灌流されていることがわかる.

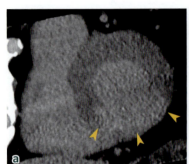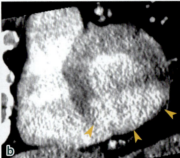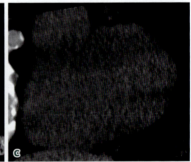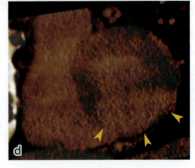

図55 遅延造影CTのポストプロセッシング
a. 仮想単色X線画像(70 keV), **b.** 仮想単色X線画像(40 keV), **c.** 仮想単色X線画像(140 keV), **d.** ヨード密度強調画像.
dual energy CTで撮影することで仮想単色X線画像やヨード密度強調画像を作成することができる. 仮想単色X線画像は電圧設定を低くするほど造影効果が増強するが, ノイズやアーチファクトも増加する点に注意が必要である(**a~c**). ヨード密度強調画像(**d**)でも遅延造影域を確認することができる(矢頭).

より解析手法が異なり, 造影前画像と遅延造影画像が撮影されている場合, 非剛体位置合わせを用いて造影前後のサブトラクション画像を作成後, 心筋および左室内腔にROIを置き, それぞれの造影効果およびヘマトクリット値(Hct)からECVを算出する〔ECV = (1 − Hct) × 心筋CT値変化量/左室内腔CT値変化量〕[9]. dual energy CTで撮影されている場合, ヨード密度強

調画像を作成し，上記同様の ROI を置きヨード密度値から ECV を算出することも可能となる〔ECV＝（1－Hct）×心筋ヨード密度値/左室内腔ヨード密度値〕[10]．

（細川貴晶，城戸輝仁）

文 献

1) Patel AR, et al：Society of cardiovascular computed tomography expert consensus document on myocardial computed tomography perfusion imaging. J Cardiovasc Comput Tomogr 14：87-100, 2020

2) Kouchi T, et al：Clinical application of four-dimensional noise reduction filtering with a similarity algorithm in dynamic myocardial computed tomography perfusion imaging. Int J Cardiovasc Imaging 36：1781-1789, 2020

3) Tanabe Y, et al：Peak enhancement ratio of myocardium to aorta for identification of myocardial ischemia using dynamic myocardial computed tomography perfusion imaging. J Cardiol 70：565-570, 2017

4) George RT, et al：Adenosine stress 64-and 256-row detector computed tomography angiography and perfusion imaging：a pilot study evaluating the transmural extent of perfusion abnormalities to predict atherosclerosis causing myocardial ischemia. Circ Cardiovasc Imaging 2：174-182, 2009

5) Kikuchi Y, et al：Quantification of myocardial blood flow using dynamic 320-row multi-detector CT as compared with ^{15}O-H$_2$O PET. Eur Radiol 24：1547-1556, 2014

6) Tanabe Y, et al：Combined assessment of subtended myocardial volume and myocardial blood flow for diagnosis of obstructive coronary artery disease using cardiac computed tomography：A feasibility study. J Cardiol 76：259-265, 2020

7) Ohta Y, et al：Myocardial delayed enhancement CT for the evaluation of heart failure：comparison to MRI. Radiology 288：682-691, 2018

8) Bandula S, et al：Measurement of myocardial extracellular volume fraction by using equilibrium contrast-enhanced CT：validation against histologic findings. Radiology 269：396-403, 2013

9) Hamdy A, et al：Comparison of the different imaging time points in delayed phase cardiac CT for myocardial scar assessment and extracellular volume fraction estimation in patients with old myocardial infarction. Int J Cardiovasc Imaging 35：917-926, 2019

10) Abadia AF, et al：Myocardial extracellular volume fraction to differentiate healthy from cardiomyopathic myocardium using dual-source dual-energy CT. J Cardiovasc Comput Tomogr 14：162-167, 2020

4 心機能と局所壁運動異常の評価

　左室容積や左室駆出率（left ventricular ejection fraction；LVEF）といった左室機能は，心疾患患者の病態や予後の重要な指標となる．最近の CT 機器の技術向上により，心臓の四次元データを取得することで CT でも高い精度で左室機能評価が可能となった．近年，冠動脈疾患の既往のない症例で心臓 CT が施行された症例の予後を前向きに調査した CONFIRM 研究によると，平均 2.2 年の追跡期間中の全死亡率は LVEF が低下するほど高く，LVEF≧55％の群で全死亡率が 1.8％であったのに対し，LVEF＜35％群では 12.8％であった．LVEF 悪化に伴う全死亡率の上昇は冠動脈に 50％以上の有意狭窄を認める群においてだけではなく，有意狭窄を認めない群においても同様に認められた[1]．左室機能を正確かつ確実に測定・定量化することは，心疾患患者の病態把握や治療方針の決定にきわめて重要になる．

❶左室全体の機能評価

　左室機能評価を行うためにはレトロスペクティブ心電図同期撮像法を用いた helical 撮影に

より心周期全体の画像データを収集することが必須になる．近年では ECG mA modulation を併用することで，冠動脈評価に必要な心時相のみ最適な線量を当て，それ以外の心時相では線量を下げて撮影することで被曝低減が可能となっている[2]．R-R 間隔の 5 %（20 frame）もしくは 10 %（10 frame）刻みの各心時相の画像を 1.5〜8 mm 厚で再構成した画像を用い，ワークステーション上で左室の機能解析を行う．左室容量測定ではマニュアル解析と全自動・半自動ソフトウェアを用いた解析がある．マニュアル解析では Simpson 法を用いて計測することが一般的である．Simpson 法では，左室を薄い切片に分割し，その切片の面積に切片の厚さを乗じることで左室容積の近似値となる．心臓 CT，心臓 MRI ともに Simpson 法で左室機能解析を行った比較研究では，両者に良好な相関が認められている[3-6]．拡張末期と収縮末期の左室短軸像を用いて，左室心筋の内膜縁と外膜縁を心基部から心尖部までトレースすることで，左室拡張末期容積（left ventricular end-diastolic volume；LVEDV），左室収縮末期容積（left ventricular end-systolic volume；LVESV），LVEF，左室心筋重量，1 回拍出量，心拍出量が算出される．

　一方で全自動・半自動ソフトウェアを用いた解析では，閾値として設定した CT 値と組織の形態から自動的に心臓の区分化を行い，各区分の三次元立体に含まれるボクセル数をカウントして組織容積を算出する．最大の利点はマニュアル解析と異なり短時間で心機能解析を行える点であり，時間容積曲線を作成することでより詳細な左室機能解析が可能である（図 56）．問題点としては，乳頭筋-肉柱の間は吸収値が閾値を超えず左室容積から除外されるため，左室容積を過小評価してしまうことである．閾値法は Simpson 法と比べ LVEDV，LVESV を過小評価，LVEF を過大評価し，ばらつきも大きい[7]．したがって全自動・半自動ソフトウェアでも，目視での確認・補正を行う必要がある．解析における注意点を以下に述べる．

最適時相の設定

　心臓の収縮持続時間は約 30 msec であるため，現在の CT の時間分解能では真の収縮末期をとらえることは難しい．マニュアル解析の際は僧帽弁の閉鎖，開放を参考として目視で容積が最大，最小となる時相を同定するが，単一断面だけではなく多断面で観察し最適時相を決定することが重要である．全自動・半自動ソフトウェアを用いた解析では，時間容積曲線から拡張末期と収縮末期の時相を自動的に決定することができる．また，より多くの心時相の画像を作成することは最適時相の選択に有用ではあるが，もともとの CT 画像の時間分解能に留意してframe 数を決定する必要がある．

心基部レベルの設定

　Simpson 法では最も基部寄りの容積が左室容積の 10〜15 %に相当するため，心基部断面のレベルを正しく設定することは重要である．僧帽弁より心尖部寄りで，左室心筋が最低でも50 %（180°）以上描出されている断面を最基部とすることが一般的である[8]．全自動・半自動ソフトウェアを用いた解析では，僧帽弁の空間的位置が心周期を通して変化するため，収縮末期と拡張末期のセグメンテーションを補正する必要がある．

左室乳頭筋の設定

　左室乳頭筋は厳密には心筋組織であるため心筋に含むべきではあるが，Simpson 法では乳頭筋をマニュアルで内腔から除外すると解析者間での誤差が生じるため，左室内腔に含めることが一般的である[8]．乳頭筋を心筋から除外するか否かで左室容積は 5.6〜30.1 %，LVEF は 4.3〜6.0 %の差が生じる[9]．そのため，全自動・半自動ソフトウェアによる解析の場合は使用するソフトウェアのアルゴリズムが乳頭筋を含むか含まないかを確認する必要がある．

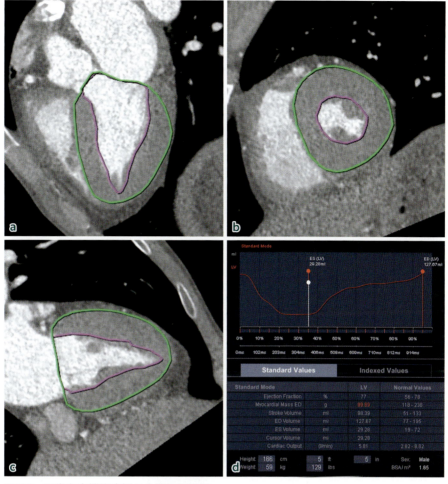

図 56 正常左室機能症例の心機能解析例
a. 左室長軸像，**b.** 左室短軸像，**c.** 左室二腔像，**d.** 左室全体の時間容積曲線．Siemens 社の syngo. via を使用し Simpson 法で解析．
ED（end-diastolic）volume：拡張末期容積，ES（end-systolic）volume：収縮末期容積．

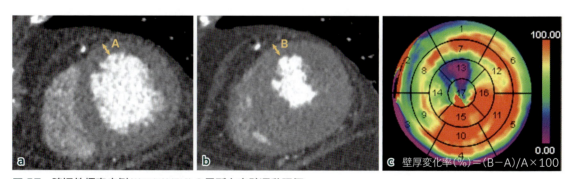

図 57 陳旧性梗塞症例（前下行枝領域）の局所左室壁運動評価
定性評価で左室前壁の菲薄化と局所壁運動異常を認める（**a.** 拡張末期相の左室短軸像，**b.** 収縮末期相の左室短軸像）．定量評価では壁厚変化率は 10% 以下で akinesis と判定できる（**c.** AHA17 セグメントごとの壁厚変化率）．

❷局所左室壁運動評価

　局所左室壁運動に関しては，まずは定性評価が行われる．評価方法として，心エコーの評価に則って，正常収縮（normokinesis），低収縮（hypokinesis），無収縮（akinesis），奇異性収縮（dyskinesis）の4段階で評価する．しかし，定性評価では観察者の経験や感覚に左右されるため，客観的な定量評価も行われている．その1例として，米国心臓協会（AHA）17セグメントモデルに則って，各セグメントにおける壁厚変化や変化率を定量化する方法がある[10]．一般に正常の壁厚変化率は40％以上とされており，30％以下であればhypokinesis，10％以下であればakinesisと判定する（図57）．ただし，この解析で評価しているのは左室の複雑な動きのうち，短軸方向の局所壁運動のみであることに留意する必要がある．

（城戸輝仁，河内孝範）

文　献

1) Arsanjani R, et al：Left ventricular function and volume with coronary CT angiography improves risk stratification and identification of patients at risk for incident mortality：results from 7758 patients in the prospective multinational CONFIRM observational cohort study. Radiology 273：70-77, 2014

2) Hirshfeld JW Jr, et al：2018 ACC/HRS/NASCI/SCAI/SCCT Expert Consensus Document on Optimal Use of Ionizing Radiation in Cardiovascular Imaging：Best Practices for Safety and Effectiveness：A Report of the American College of Cardiology Task Force on Expert Consensus Decision Pathways. J Am Coll Cardiol 71：e283-e351, 2018

3) Halliburton SS, et al：Evaluation of left ventricular dysfunction using multiphasic reconstructions of coronary multi-slice computed tomography data in patients with chronic ischemic heart disease：validation against cine magnetic resonance imaging. Int J Cardiovasc Imaging 19：73-83, 2003

4) Koch K, et al：Assessment of global and regional left ventricular function with a 16-slice spiral-CT using two different software tools for quantitative functional analysis and qualitative evaluation of wall motion changes in comparison with magnetic resonance imaging[in German]. Rofo 176：1786-1793, 2004

5) Schlosser T, et al：Assessment of left ventricular parameters using 16-MDCT and new software for endocardial and epicardial border delineation. AJR Am J Roentgenol 184：765-773, 2005

6) Yamamuro M, et al：Cardiac functional analysis with multi-detector row CT and segmental reconstruction algorithm：comparison with echocardiography, SPECT, and MR imaging. Radiology 234：381-390, 2005

7) de Jonge GJ, et al：Semi-automatic measurement of left ventricular function on dual source computed tomography using five different software tools in comparison with magnetic resonance imaging. Eur J Radiol 80：755-766, 2011

8) van Ooijen PMA, et al：Informatics in radiology：postprocessing pitfalls in using CT for automatic and semiautomatic determination of global left ventricular function. Radiographics 32：589-599, 2012

9) Mao SS, et al：Dual-standard reference values of left ventricular volumetric parameters by multidetector CT angiography. J Cardiovasc Comput Tomogr 7：234-240, 2013

10) Cerqueira MD, et al：Standardized myocardial segmentation and nomenclature for tomographic imaging of the heart. A statement for healthcare professionals from the Cardiac Imaging Committee of the Council on Clinical Cardiology of the American Heart Association. Circulation 105：539-542, 2002

2 MRI

Ⓐ 撮影法とポストプロセッシング

1 ベーシックパルスシーケンス

　心臓 MRI 検査では検査目的に応じ，複数のパルスシーケンス（シーケンス）を組み合わせて撮像する．撮像は，基本的に心電図同期下，呼吸停止下で行うため，十数秒で撮像可能なパラメータ設定を施した高速シーケンスが使用される．心臓 MR 画像の取得方法の細部は装置メーカーにより異なるため，本項では基本的な原理について述べる．

❶ 静磁場強度

　心臓 MRI 検査は 3.0 テスラ（T）もしくは 1.5T 装置が使用される．磁場強度が違っても，多くは同じシーケンスで撮像可能である．ただし 3.0T 装置は 1.5T 装置と比較して比吸収率が高くなるため，1.5T 装置と同じパラメータは使用できず，パラメータの調整や比吸収率の低い別のシーケンスへの変更が必要な場合がある．造影剤による T1 短縮効果は 3.0T のほうが高く，パーフュージョン MRI や遅延造影 MRI では有利である．

　3.0T 装置は 1.5T 装置と比較して，バンディングアーチファクトや信号ムラ，磁化率アーチファクトなどが顕著になる．これらを抑制するために，特にシネ MRI や脂肪抑制を併用したシーケンスではボリュームシミングが重要である．

❷ シネ MRI

　balanced steady-state free precession（b-SSFP）シーケンスを用い，血液と心筋にコントラストをつけて心臓の構造や動きを描出する．3 msec 程度のエコー間隔で心電図の情報とともに連続的にデータ収集し，得られたエコーは R 波を起点とし，1 心拍あたりに再構成する画像の枚数（フレーム数）に基づき分割されたのち，k-space に格納される．k-space には同じ心時相のデータが格納され，設定したデータ量を満たすまで数心拍データ収集を繰り返す（レトロスペクティブ心電図同期シネ MRI）．

　シネ MRI の 1 心拍あたりの再構成フレーム数は，隣り合う収集フレーム間のデータの共有や収集した画像の補間により，データ収集フレーム数より多くすることが可能である．その場合の時間分解能は再構成フレーム数による見かけの時間分解能ではなく，収集フレームにおける収集時間となる（図 1）．時間分解能を長くすると，k-space を埋めるのに必要な心拍数が減少するため呼吸停止時間を短縮できるが，1 フレームあたりのデータ収集時間が延長するため，時間解像度が不足し，壁運動の速い時相で画像にボケが発生する．心臓血管 MR 学会（Society of Cardiovascular Magnetic Resonance；SCMR）による心臓 MRI 標準化プロトコールではシネ MRI の時間分解能は 45 msec 以下が推奨されている[1]．

　心電図同期を行わずにデータ収集時間の短いシングルショット撮像を連続的に行うシネ MRI をリアルタイムシネ MRI という．心室の壁運動の呼吸性変化を観察する場合に用いられ，

A 撮影法とポストプロセッシング・79

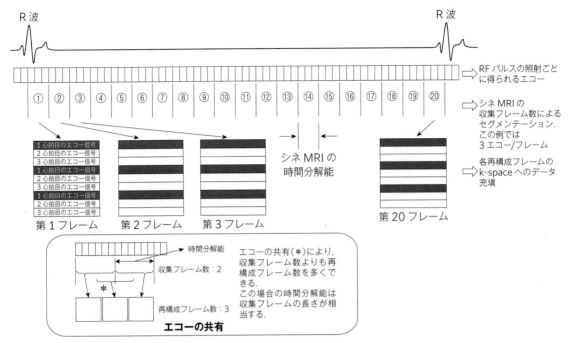

図1 レトロスペクティブ心電図同期シネMRI
1心拍を20フレームに分割したシネMRIの例．この例では収集フレーム数と再構成フレーム数は同じとし，1心拍に各フレームあたり3エコー収集が可能である．k-spaceを充填するには9エコー必要なため，このシネMRIを1断面撮像するには3心拍必要である．エコーの共有によりk-spaceを少ない心拍で埋めることができ，撮像時間短縮が可能．ただし，R-R間隔を再構成フレーム数で割った見かけの時間分解能よりも本来の時間分解能は長い．

収縮性心膜炎の診断に有用である．

❸位相コントラストシネMRI

　位相コントラスト（phase contrast；PC）シネMRIは血流の流速を測定する方法で，流速を測定する方向にバイポーラ傾斜磁場を印加して，スピンの移動速度に応じた位相差によるコントラストをつけたシネMRIである．バイポーラ傾斜磁場は極性の異なる2個の傾斜磁場であり，傾斜磁場を正→負の順で印加したデータと負→正の順で印加したデータを引き算することで位相差が求められる．静止スピンに位相差はなく，移動スピンは移動速度に応じた位相差をもつ（図2）．位相差は正と負の値をもち，流れの向きが順行性か逆行性を示し，位相差の大きさが流速を表す．測定可能な流速はvelocity encoding（VENC[cm/sec]）というパラメータで設定するが，VENCを超える流速は逆向きの流れとして誤認識されるため，目的の血流の流速よりも少し大きな値を設定する（図3）．大きすぎるVENCはノイズの影響により速度分解能が低下し，計測誤差が大きくなるため，可能な限り目的とする血流の流速に近い値に設定する．

❹black blood T2強調MRI

　black blood T2強調MRIは心電図同期のT2強調画像にblack bloodパルスを併用し，血液を低信号，心筋を等信号，心筋浮腫を高信号に描出する方法である．
　black bloodパルスとはスライス非選択180°パルスとスライス選択180°パルスを連続して照

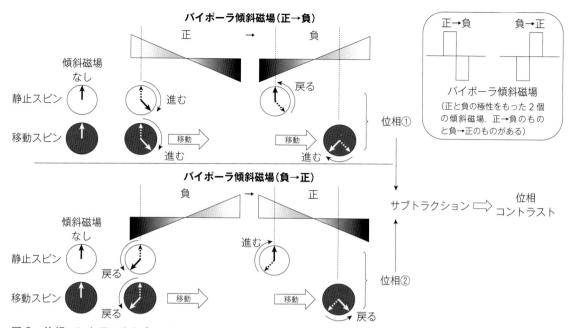

図 2 位相コントラストシネ MRI
静止したスピンはバイポーラ傾斜磁場印加後に位相が元に戻るのに対し，移動スピンは位相のずれが発生する．正負と負正のバイポーラ傾斜磁場を印加した信号をサブトラクションして，移動スピンの位相差の画像を抽出する．

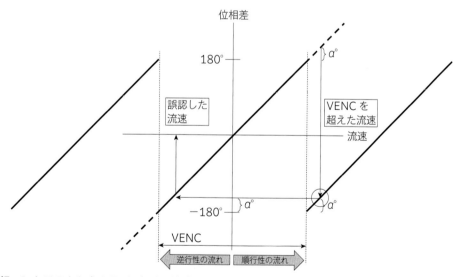

図 3 位相コントラストシネ MRI における流速の誤認
VENC の設定値を超えた速度をもつスピンは $180°+α°$ の位相差となるが，$180°$ を超えた位相差は $-180°+α°$ と区別できず，逆向きの流速として誤認される．

射するパルス群である．black blood パルスを照射すると撮像断面では180°パルス照射を2回経験するため元の信号に戻り，撮像断面の周囲は180°パルスを照射された状態になる．その状態から撮像断面では信号をもった血液が心拍動により拍出され，周囲の180°パルスを1回だけ受けた血液と入れ替わる．その後，血液の信号がゼロになるタイミング(null point)でデー

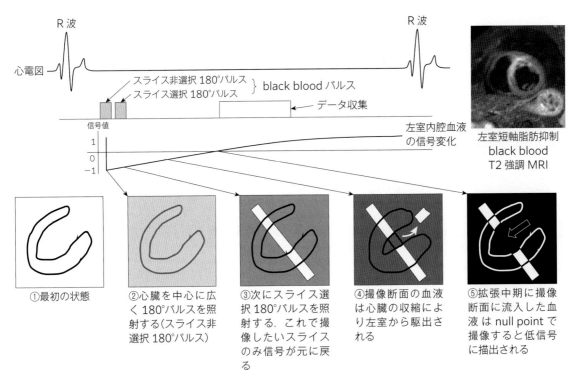

図4 black blood T2強調画像

タ収集することで，血液が低信号となったT2強調画像が得られる(図4)．データ収集にはturbo spin echo(TSE)法が用いられ，脂肪抑制を併用する場合もある．

❺ パーフュージョンMRI

　パーフュージョンMRIは，造影剤をボーラス投与しながら左室心筋を短軸で連続的に撮像することで，心筋における造影剤の動態を観察する撮像法である．シーケンスにはb-SSFP, gradient echo(GRE)，あるいはGREとecho planner imaging(EPI)のハイブリッドなどが用いられる．これらのシーケンスにsaturation recovery(SR)プレパルスを併用し，シングルショットでデータ収集する．パーフュージョンMRIの時間分解能は1心拍が望ましく，1心拍に少なくとも3断面撮像する．データ収集にかかる時間はできるだけ短く設定し，かつ空間分解能は3mm以下に設定する[1]．空間分解能を下げることでデータ収集時間を短くすると撮像断面を増やすことができるが，空間分解能の低下は，dark rimアーチファクトを心筋と左室内腔の境界に出現させる原因となるため，パラメータの設定には注意が必要である．

❻ 遅延造影MRI

　遅延造影MRIは，正常心筋を低信号に，造影された心筋を高信号に描出する撮像法で，シーケンスにはinversion recovery(IR)プレパルス併用GREを用いる．正常心筋を低信号に描出するために，正常心筋の信号がゼロとなるようにinversion time(TI)を設定する．TIは患者により異なるため，遅延造影MRIの前にlook-locker法などを用いてTIの異なる画像を複数取得し，目的のTIを検索する．遅延造影MRIでは，設定したTIが正常心筋のnull point

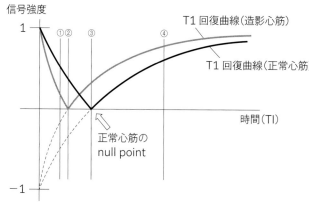
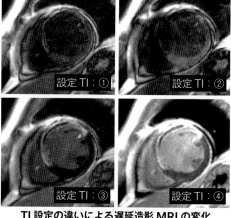

IRパルス後の信号強度の変化（絶対値表示）　　TI設定の違いによる遅延造影MRIの変化

図5　遅延造影MRI
IR法で正常心筋のnull pointのTIを設定して撮像する．設定したTIが適切であれば造影された心筋と正常心筋は良好なコントラストで描出される．適切なTIよりも短いTIが設定されるとコントラストは反転し，長いTIが設定されるとコントラストが低下する．

よりも短いと，正常心筋が高信号に描出される．これは短いTIの設定により，本来負の値をもつ正常心筋の信号が絶対値表示により正の値になることが原因である．正常心筋が病変と誤認されることにつながるため注意が必要である（図5）．

　遅延造影MRIを組織のT1値の情報を保ったまま，TIの設定により信号が反転することなく描出できる撮像法がphase sensitive inversion recovery(PSIR)法である[2]．PSIR法はIR法を用いて2心拍かけて2個のデータ収集を行う．1心拍目では正常心筋のnull point付近のTIでデータ収集し，2心拍目には心筋信号のリファレンスデータを収集する．リファレンスデータの位相情報により1心拍目のデータの信号極性を補正することで，T1値の差を保ったまま正常心筋と造影心筋にコントラストをつけて描出する（図6）．

❼ T1マッピング

　T1マッピングとはIR法でTIの異なる画像を複数撮像し，画像の信号変化からピクセルごとにT1値を算出して表示する方法で，modified look-locker inversion recovery(MOLLI)法を用いるのが一般的である（図7）[3]．

　MOLLI法の画像は，すべて同じ心時相で撮像され，データ収集にはシングルショットb-SSFPが用いられる．MOLLI法ではすべての画像のTIを異なる長さにするために，最初の心拍でIRパルスを照射し，TIとしてa[msec]待ったのちにデータ収集する．そして次の心拍ではIRパルスは照射せずに1心拍目と同じ心時相でデータ収集する．すると2心拍目の画像のTIはa+R-R間隔となり，次の心拍で再度収集を行えば3心拍目の画像のTIはa+2R-R間隔となる．この方法でaの長さを変化させればすべての画像でTIを異なる値にすることが可能である．

　MOLLI法はデータ収集する心拍としない心拍の組み合わせ（スキーム）が複数あり，どのスキームで得られた値なのかは記載法により判別する．例えば5心拍データ収集し，3心拍休み，

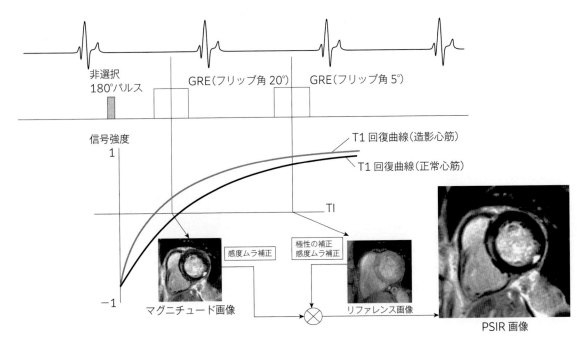

図6 PSIR MRI

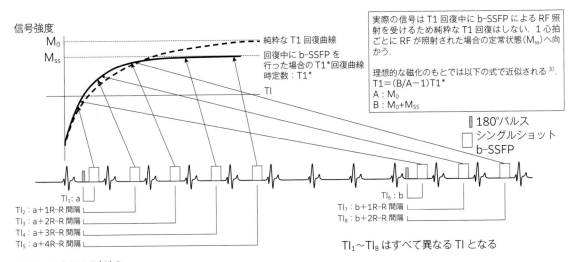

図7 MOLLI 5(3)3
この例では1度目の180°パルスのあと5心拍分データ収集し、3心拍あけて、2度目の180°パルスのあと3心拍分すべて同じ心時相でデータ収集している。縦磁化の回復の途中で複数回のb-SSFP収集が行われるため、信号強度は純粋なT1回復はしない。

その後3心拍収集した場合にはMOLLI 5(3)3と記載する。装置によってはスキームを秒単位で設定することが可能であり、5s(3s)3sと記載されたものは5秒データ収集し、3秒休み、また3秒データ収集したことを意味する[4]。

造影前後でT1マッピング撮像を行うと、心筋と血液のT1値とヘマトクリット値を用いて細胞外容積分画(extracellular volume fraction；ECV)を算出することができる[5]。ECVを求める

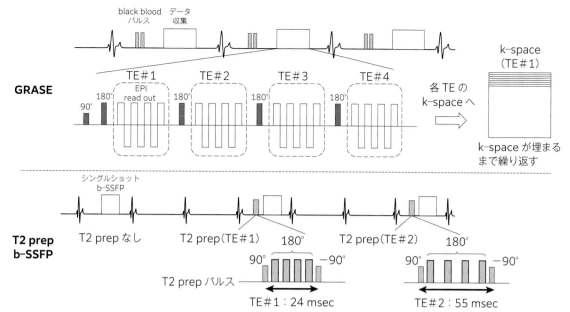

図8 T2マッピング
上段のGRASEによるT2マッピングは180°パルスによる再収束が4回行われることにより4種類のTEの信号が得られる．その信号はTE別にk-spaceに格納され，k-spaceが埋まると4種類のTEの画像が得られる．下段のT2 prepによるT2マッピングはT2 prepを使用していない画像と，2種類のT2 prepのTEを用いた画像で合計3種類のTEの画像が得られる．

には造影前後のT1マップの画像すべてに位置ずれがないことが重要である．しかし，患者にとって複数回の呼吸停止を毎回同じ位置にすることは難しく，撮像後の位置補正技術が重要な役割をはたしている．

❽T2マッピング

T2値を得るには，異なるエコー時間(time of echo；TE)の画像を複数撮像し，信号値の減衰の過程を解析する．複数の異なるTEの画像を1回の呼吸停止で撮像する方法は大別して2種類ある(図8)．1つは，TSEとEPIのハイブリッドシーケンス(gradient spin echo；GRASE)を用いて，再収束パルスの数だけ異なるTEの画像を得る方法である[6]．もう1つは，T2プレパレーション(T2 prep)パルスのTEを変化させながらシングルショットb-SSFPで撮像することにより，異なるTEの画像を取得する方法である[7]．

❾冠動脈MRA

冠動脈MRA(MR angiography)は心電図同期と横隔膜同期を併用して，自由呼吸下で撮像する．心拍動と呼吸の動きの影響を排除するために，横隔膜の位置を検出するためのRF(radiofrequency)照射を行い，その直後に冠動脈の動きの少ない収縮末期もしくは拡張中期でデータ収集を行う．収集されたデータのうち，横隔膜が設定した呼気の範囲内にあったときのデータのみ画像再構成に用いる(図9)．心拍動と横隔膜の位置，両方の条件を満たす必要があるため撮像時間は長くなる．そのため，パラレルイメージングや圧縮センシングなどによりデータ収

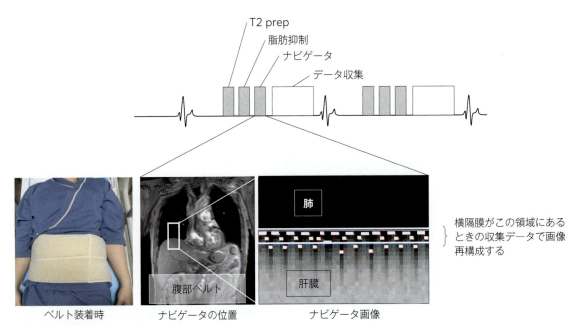

図9 冠動脈MRA
データ収集は冠動脈の動きのない心時相に合わせて行われ，横隔膜の位置は心拍ごとにナビゲータにより検出される．横隔膜が呼気の位置にあるときの収集データのみ再構成に用いられ，呼気の位置から外れたデータは破棄される．破棄されるデータが増えると撮像時間が延長するため，筆者の施設では腹部ベルトを使用して収集効率を高めている．

集を高速化して撮像すること[8]や，腹部をベルトで締めて横隔膜の動きを制限しつつ収集効率の向上を図ること[9]など，画質を保ちながら撮像時間を短縮させる工夫が重要である．

使用するシーケンスは磁場強度により異なる．1.5T装置ではb-SSFPを使用して血液を高信号に描出し，T2 prepパルスにより血液と心筋のコントラストをつける．この場合は非造影で撮像可能であり，造影剤を使用してもコントラストはあまり改善されない．3.0T装置ではb-SSFPは比吸収率が高いためあまり使用されず，T2 prepパルス併用のGREを使用する．非造影のGREでは血液と心筋のコントラストが高くないため，造影剤を使用したほうが血液を高信号に描出でき，画質が向上する．このような従来型の冠動脈MRAはパラメータ設定が複雑なため，心電図同期，呼吸同期なしに連続的にデータ収集し再構成で最適な画像を取得するfree-runningフレームワーク[10]による撮像の簡便化が期待されている．

⑩ 心筋ストレイン評価

心筋の壁運動を評価する指標に，拡張末期の心筋をもとに心筋の伸縮の程度を表すストレインという値があり，心筋の収縮する方向を左室短軸の円周方向(circumferential strain)，長軸方向(longitudinal strain)，心筋の厚み方向(radial strain)に分けて評価する．MRIでストレインを評価するには，spatial modulation of magnetization(SPAMM)パルスやcomplementary SPAMMパルスを印加して可視化されたグリッドパターンを描出し，その変形を解析するタギングMRIや，直接タグを描出せずにデータ上で移動や変形の情報を取得するharmonic phase(HARP)MRI, displacement encoding with stimulated echoes(DENSE)MRI, strain-encoded(SENC)MRIなどの撮像法を使用する[11]．近年はシネMRIの心筋における輪郭などの

特徴点をトラッキングすることで心筋のストレインを評価する feature tracking 法が開発され，追加の撮像を行わずに心筋ストレインを評価できるようになった．

(髙瀬伸一)

文 献

1) Kramer CM, et al：Standardized cardiovascular magnetic resonance imaging(CMR)protocols：2020 update. J Cardiovasc Magn Reson 22：17, 2020

2) Kellman P, et al：Phase-sensitive inversion recovery for detecting myocardial infarction using gadolinium-delayed hyperenhancement. Magn Reson Med 47：372-383, 2002

3) Gai ND, et al：Modified look-locker T1 evaluation using Bloch simulations：human and phantom validation. Magn Reson Med 69：329-336, 2013

4) Kellman P, et al：T1-mapping in the heart：accuracy and precision. J Cardiovasc Magn Reson 16：2, 2014

5) Ugander M, et al：Extracellular volume imaging by magnetic resonance imaging provides insights into overt and sub-clinical myocardial pathology. Eur Heart J 33：1268-1278, 2012

6) Baeßler B, et al：Cardiac T2-mapping using a fast gradient echo spin echo sequence — first *in vitro* and *in vivo* experience. J Cardiovasc Magn Reson 17：67, 2015

7) Giri S, et al：T2 quantification for improved detection of myocardial edema. J Cardiovasc Magn Reson 11：56, 2009

8) Hirai K, et al：Feasibility of contrast-enhanced coronary artery magnetic resonance angiography using compressed sensing. J Cardiovasc Magn Reson 22：15, 2020

9) Ishida M, et al：Impact of an abdominal belt on breathing patterns and scan efficiency in whole-heart coronary magnetic resonance angiography：comparison between the UK and Japan. J Cardiovasc Magn Reson 13：71, 2011

10) Sopra LD, et al：An automated approach to fully self-gated free-running cardiac and respiratory motion-resolved 5D whole-heart MRI. Magn Reson Med 82：2118-2132, 2019

11) Ibrahim ESH：Myocardial tagging by Cardiovascular Magnetic Resonance：evolution of techniques—pulse sequences, analysis algorithms, and applications. J Cardiovasc Magn Reson 13：36, 2011

2 シネ MRI

❶基本シーケンス

　シネ MRI は，心臓の形態および壁運動状態を知り，心機能を評価する最も基本的な撮像法である．心電図と同期しながら呼吸停止下で画像データを収集する方法が一般的である．1回の息止めで撮影できる断面数に制限があるため，さまざまな断面軸で多数回の呼吸停止を行いながら撮影をする必要がある．特に循環・呼吸状態が悪い場合は患者の負担を増やしてしまう．近年では高速撮像法が実現され，より短時間，あるいは自由呼吸下で撮像することも可能になっている（→ 129 頁）．

　シネ MRI は多時相（マルチフェーズ）で撮像される（図 10）．1心拍を 20〜30 時相に分割して，複数の心拍の間にそれぞれの時相にあたる画像データを収集する．このため，不整脈などで心拍が不均一になると，ブレなど画像の劣化が起こる．また，高心拍時には一時相あたりのデー

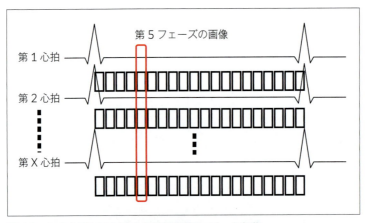

図 10 シネ MRI における心電図同期とデータ収集
1 心拍を 20〜30 時相に分割して，複数心拍にわたりデータを収集する．例として，第 5 フェーズの画像データ収集のタイミングを赤枠で囲ってある．異なる心拍のデータを集めて画像を作成する．

タ収集時間が短くなるため，画質が劣化する．この場合は，k-space を埋めるにあたり，1 回の収集でデータを充填する量(view per segment)を減らす工夫をする．

歴史的に撮像シーケンスは，繰り返し時間(time of repetition；TR)が短い GRE 法を利用してきたが，現在ではもっぱら，さらに短い TR，エコー時間(TE)で撮像できる balanced-SSFP(b-SSFP)法が用いられている．b-SSFP 法は，横軸の磁化を定常状態に維持するコヒーレント型 GRE 法の 1 つで，定常状態自由歳差運動法(steady-state free precession；SSFP)のうち，励起ラジオ波(radiofrequency；RF)照射後に発生する free induction decay(FID)とスピンエコー(spin echo；SE)の両方を利用する方法である．心内腔の血液は血流がある状態でも高信号となり，造影剤を用いなくても心内腔と心筋との間に強いコントラストが得られる．高速血流では信号が低下し，弁狭窄などで生じる高速血流の認識に役立つ(図 11)．

心臓は肺の空気が近くにあるため，サセプティビリティアーチファクトを生じやすく，その傾向は 3.0T 装置で強い．撮像時には入念に撮像対象のシミングを行い，アーチファクト発生を回避する努力が必要である．また，b-SSFE 法の短い TE は out of phase に近くなるため，脂肪と非脂肪組織との間に chemical shift によるバンディングアーチファクトとよばれる低信号帯を生じるので，画像を観察する際には念頭におく必要がある．逆に，バンディングアーチファクトがあれば，脂肪の存在を示唆する所見として利用できる．

❷撮像断面・条件

撮像断面や条件は心臓血管 MR 学会(SCMR)で規定されている標準化プロトコルに従うことが推奨される[1]．①体軸横断像，②垂直長軸像，③水平長軸像，と撮像して，④左室短軸像を得る．左室短軸像で容積計測を行うため，ここまでの過程は必須である．さらに必要に応じて，⑤四腔像，⑥三腔像，⑦右室流出路を追加する(図 12)．右室容積計測を行う場合は，左室短軸像で計測しても差し支えないが，三尖弁や肺動脈弁を視認しやすい体軸横断像を用いることがある(図 13)[2]．最近では，自動位置決めの開発・導入が試みられている[3]．

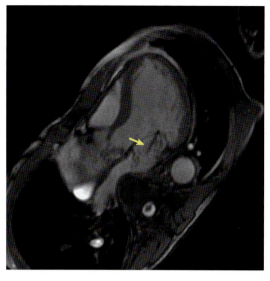

図11 シネMRIにおける高速ジェット
左室が拡大している症例の水平長軸像．収縮末期には，僧帽弁上に線状の低信号が認められるが(矢印)，僧帽弁逆流による高速血流を反映した所見である．

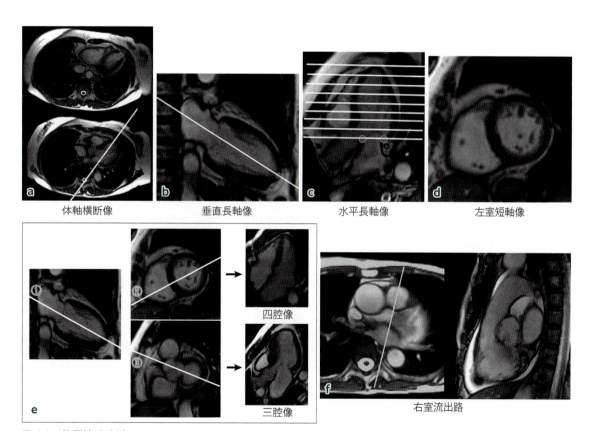

図12 位置決め方法
体軸横断像の心尖と僧帽弁中央を通る断面を設定する(a)．これから垂直長軸像が得られ(b)，さらに心尖と僧帽弁中央を結ぶ断面から水平長軸像を描出する(c)．僧帽弁に平行で，心尖と僧帽弁中心を結ぶ線と垂直になるように断面を設定して，左室短軸像を得る(d)．①垂直長軸像で僧帽弁中心と心尖を結ぶラインを見ながら，②心体部の左室短軸像で，右室角と左室内腔中心を結ぶようなラインを引くと四腔像が得られ，①を見ながら，③心基部で大動脈弁中心と左室内腔中心を結ぶラインを設定すると三腔像が得られる(e)．横断像上で，肺動脈本幹中心を通る断面からは右室流出路が描出できる(f)．

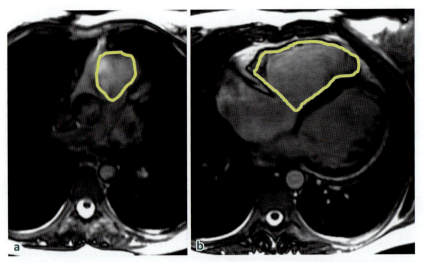

図13　右室容積計測のための体軸横断像の利用
体軸横断像では，三尖弁や肺動脈弁の視認が容易になり，右室範囲の規定（黄囲み）に役立つ．

❸ 容積計測・心機能評価

　左心機能を評価するため，シネMRIの左室短軸像から心室および心筋の容積計測を行う．左室の心筋と内腔の境界を囲んで断面ごとの面積を計算して，それぞれにスライスの厚みをかけ合わせて長軸方向に積み重ねれば，容積が算出できる（Simpson法）．この際，収縮末期と拡張末期で僧帽弁輪の位置が1断面程度移動することがあり，左室範囲の規定には留意する．目安としては，心内腔の半周以上を心筋が囲んでいれば，左室内と判断する．一般的には乳頭筋を左室内腔に入れて計測することが多いが，肥大型心筋症（hypertrophic cardiomyopathy；HCM）など太い乳頭筋がある症例では，収縮期の内腔縁が不明瞭となる点に留意する．後処理に関する標準化プロトコールでは，乳頭筋を心筋の一部として扱う（内腔の外）ことも容認されており，乳頭筋の扱いは施設内の手順として統一しておくことが要である[2]．

　シネ画像からは，①拡張末期容積，②収縮末期容積，③駆出率，④駆出量，⑤心筋重量を算出する．身長と体重から体表面積（body surface area；BSA）を算出し，これにより補正した値もよく用いられる．これらの計測のためには，収縮末期と拡張末期の2時相の囲みを行えばよい．一方，拡張能評価を行う場合は，時間容量曲線の傾きを知る必要があるため，時相を増やしてその全時相の画像から容積を算出する必要があり，後述の自動化の必要性が高い[4]．容積や駆出率の正常値は年齢や性別で異なるため，1つの閾値で判断するのではなく，既報を参照しながら評価する必要がある[5]．

❹ 心機能評価における自動化

　左室内腔や心筋外縁はこれまではマニュアルでトレースしていた．この特定の領域を囲む作業をセグメンテーションとよぶ．当初は，①イメージ（閾値，region-growing，クラスター化，ピクセル/ボクセル分類など），②モデル（アトラスや統計的形状モデル）などに基づく自動化が開発されていたが，完全自動化は難しく，マニュアルによる修正を必要としていた[6]．近年では，深

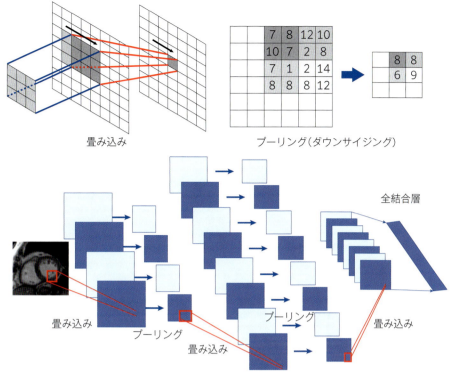

図14 畳み込みニューラルネットワーク(CNN)の概念
CNNでは,「畳み込み」と「プーリング」を繰り返して,全結合層を得て画像の特徴量を出す.
FCNでは,最後の全結合層を畳み込み層に置き換え,位置情報を残す.

層学習を利用した技術開発が進み,精度も向上している.

深層学習の手法の1つに,神経回路のような仕組みである畳み込みニューラルネットワーク(convolutional neural network;CNN)がある(図14).CNNでは,畳み込み層とプーリング層の組み合わせを何回か繰り返したのちに,最後のステップの全結合層から,物体の特徴量としての出力を得る.完全型畳み込みネットワーク(fully convolutional network;FCN)は,全結合層を畳み込み層に置き換えて,物体の位置情報を残す手法である.このFCNから派生した方法にU-Netがあり,プーリングの過程で失われていく位置情報を補うため,位置マップを保持してのちのステップで足し合わせることにより復活させる方法である.現在は,U-Netを中心に心機能の自動計測に関するさまざまな技術開発や研究が進んでいるが,特に進歩の早い領域であり,その都度,最新情報を確認する必要がある[7-9].

❺ シネMRIをめぐる最近の動向

近年では,シネMRIの短軸像および長軸像は,心筋ストレインの解析を行う元画像としても利用されている(→121頁).また,これまではシネMRIによる評価対象は左室,右室であることが多かったが,近年では左房評価への利用も試みられている.左房機能には,①reservoir(貯留),②conduit(導管),③booster pump(心房収縮)の3段階があり,時間容量曲線を描くことによりMRIを用いて評価できる.左房拡大や機能低下の程度は,心血管イベントの予後予測因子として重要視されており,大規模スタディにおいてもMRIによる左房機能評価の

有用性が報告されている[10-12].

（奥田茂男）

文献

1) Kramer CM, et al：Standardized cardiovascular magnetic resonance imaging（CMR）protocols：2020 update. J Cardiovasc Magn Reson 22：17, 2020

2) Schulz-Menger J, et al：Standardized image interpretation and post-processing in cardiovascular magnetic resonance——2020 update：Society for Cardiovascular Magnetic Resonance（SCMR）：Board of Trustees Task Force on Standardized Post-Processing. J Cardiovasc Magn Reson 22：19, 2020

3) Yokoyama K, et al：Clinical application of an automatic slice-alignment method for cardiac MR imaging. Magn Reson Med Sci 13：293-298, 2014

4) Chamsi-Pasha MA, et al：CMR in the evaluation of diastolic dysfunction and phenotyping of HFpEF：current role and future perspectives. JACC Cardiovasc Imaging 13：283-296, 2020

5) Kawel-Boehm N, et al：Reference ranges（"normal values"）for cardiovascular magnetic resonance（CMR）in adults and children：2020 update. J Cardiovasc Magn Reason 22：87, 2020

6) Peng P, et al：A review of heart chamber segmentation for structural and functional analysis using cardiac magnetic resonance imaging. MAGMA 29：155-195, 2016

7) Leiner T, et al：Machine learning in cardiovascular magnetic resonance：basic concepts and applications. J Cardiovasc Magn Reson 21：61, 2019

8) Wu B, et al：Left ventricle automatic segmentation in cardiac MRI using a combined CNN and U-net approach. Comput Med Imaging Graph 82：101719, 2020

9) Cui H, et al：Multiscale attention guided U-Net architecture for cardiac segmentation in short-axis MRI image. Comput Methods Programs Biomed 206：106142, 2021

10) Markman TM, et al：Association of left atrial structure and function and incident cardiovascular disease in patients with diabetes mellitus：results from multi-ethnic study of atherosclerosis（MESA）. Eur Heart J Cardiovasc Imaging 18：1138-1144, 2017

11) Gupta S, et al：Left atrial structure and function and clinical outcomes in the general population. Eur Heart J 34：278-285, 2013

12) Lønborg JT, et al：Left atrial volume and function in patients following ST elevation myocardial infarction and the association with clinical outcome：a cardiovascular magnetic resonance study. Eur Heart J Cardiovasc Imaging 14：118-127, 2013

3 T2強調画像

❶基本シーケンス

　心臓 T2 強調画像は，シネ MRI と同様，心電図同期を用いながら呼吸停止下で撮像する．心内腔に存在する血液は T2 強調画像で高信号を示し，心筋の評価を困難にするため，血液信号を抑制して撮像する．一般的に black blood とよばれる方法である（図15）[1]．手順としては，全体の信号をいったん反転させてから（non-selective inversion recovery；non-selective IR），その直後に撮像断面の信号のみを再度反転させて，元に戻す（selective IR）．次に選択スライス外の血液の信号回復を待ち，その回復途中で信号が「ゼロ」になったときに（null point），fast spine echo（FSE）法で T2 強調画像の画像データを取得する．IR パルスを 2 回使ったのちに

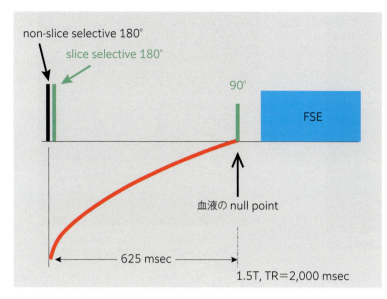

図15 black blood T2強調画像のシーケンス概念

スライス非選択/選択の反転パルスを与えたのち，血液の null point に達したときに 90°パルスを照射し，FSE 法でデータを収集する．血液の null point は，繰り返し時間(time of repetition；TR)と磁場強度に依存する．1.5T 装置で血液の T1 値はおよそ 1,200 msec であり，心拍数 60 bpm の被検者に対して 2R-R でデータ収集を行う場合(TR=2,000 msec)，null point はおよそ 625 msec である[1]．

FSE 法で撮像することから，double IR(DIR)-FSE 法とも表記される．撮像時には選択スライス内の心筋は信号を保ったままであるが，スライス外から流入してきた血液無信号の状態となり，FSE 法によりデータを収集する．

高速化が難しいシーケンスであるが，近年では，同時に複数の異なる周波数のラジオ波を送信して複数断面を同時に得て，折り重なった画像をパラレルイメージング法で展開するマルチバンド法や，高速データ収集法の1つである radial sampling 法を併用するなどの方法，あるいは，深層学習法を用いた画質改善を組み合わせて撮像時間を短縮する方法なども提案され，今後の高速化に期待がもたれる[2,3]．

心臓における black blood T2 強調画像は，心筋の浮腫や炎症状態を評価する目的で撮像されることが多く，コントラストを高めるために脂肪抑制を併用することが多い．ただし，心臓は周囲を肺内の空気に囲まれて，サセプティビリティアーチファクトの影響のため通常の周波数選択的脂肪抑制(chemical shift selective saturation；CHESS)法では均一な脂肪抑制を得にくいため，STIR や adiabatic CHESS 法など，磁場不均一の影響を受けにくい脂肪抑制が利用されている(図16)．臨床上の頻度は低いが，腫瘍組織の性状判断を目的として検査を行う場合には，脂肪抑制のない black blood T2 強調画像を撮像する必要がある．近年では，T2 値の定量評価を行うため，T2 マッピングも積極的に利用されている(→105頁)．

❷アーチファクト

black blood T2 強調画像はコイル感度の影響を受けやすい．心臓 MRI 検査では前胸部に心臓用に調整された「カーディアックコイル」を受信コイルとして用いることが多いが，コイルから距離が近い前胸部の信号は高く，身体の深部にありコイルから距離の遠い左室側壁の信号が低くなる傾向がある．MRI の信号は相対的な信号の強さで異常を検出するため，信号の強弱が病変によるものであるか，あるいはコイル感度ムラを反映しただけなのか，判断が難しい場合がある(図16)．

また，原理上，血液信号は抑制され無信号になるはずであるが，心機能の低下した症例や，

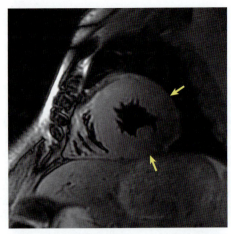

図16 black blood FSE T2強調画像における深部(側壁)の信号減衰
信号減衰(矢印)は特に体格がよく胸郭の前後が厚い被検者で起こりやすい.

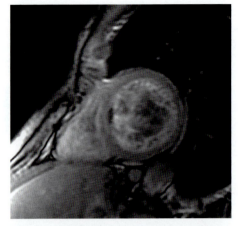

図17 左室駆出率(left ventricular ejection fraction；LVEF)20%と収縮能が高度に低下した症例
血液の移動が少ないため, 内腔の信号抑制が不十分となる.

表1 black blood T2強調画像が有用な疾患

・心筋炎	・たこつぼ心筋症
・心筋梗塞(陳旧性と新しい梗塞との鑑別)	・心サルコイドーシス(図19)
・亜急性期梗塞における area-at-risk の描出(図18)	・薬剤性心筋炎(cardio-oncology)
・MINOCA(冠動脈閉塞を伴わない心筋梗塞)	・心臓腫瘍

あるいは発達した乳頭筋や肉柱の間の停滞した血液は, その血液信号が残ってしまう. 一見すると, 心内膜下の高信号と間違えやすいので注意が必要である(図17).

❸ 臨床利用

black blood T2強調画像が有用と考えられる利用場面を表1に挙げるが, その主たる目的は心筋浮腫や炎症の検出である[4]. 心筋炎の評価のために提唱された Lake Louise Criteria(2018)には, 心筋浮腫を検出するための指標として, T2強調画像高信号, もしくは, T2マッピングによるT2値の上昇が含まれている[5,6]. 急性から亜急性期の心筋梗塞では, 遅延造影の範囲のさらに外側にある, black blood FSE T2強調画像高信号を示す範囲が area-at-risk(AAR)に相当するという考え方があり(図18), 再灌流療法の効果判定や, 予後予測因子としての有用性が報告されている[7-9]. ただし, 梗塞後の心筋内出血や, 再灌流後に起きる障害による影響もあるため, T2強調画像のみで AAR を判定することは不十分である[10]. たこつぼ心筋症(stress cardiomyopathy)では, 発症時に心筋浮腫をきたした領域は, 壁運動が低下して瘤状になり, black blood FSE T2強調画像では高信号に描出されるが, 臨床症状が軽快するとともにMRIの所見も改善, 消失する[11]. 心サルコイドーシスでは, 炎症活動性の高い病変が black blood FSE T2強調画像で高信号に描出され(図19), 病勢判断に役立つ[12].

(奥田茂男)

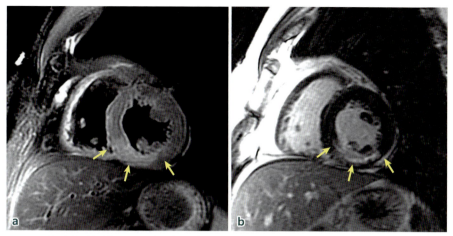

図 18 右冠動脈領域(下壁)の亜急性期梗塞(40歳代男性)

再灌流療法(ステント留置)後．**a.** black blood FSE T2 強調画像では心筋浮腫が高信号に描出されている．**b.** 同一断面の遅延造影では，心内膜下主体に造影効果を認める．本症例は冠動脈再開通後であるため，その修飾により厳密ではないが，black blood FSE T2 強調画像高信号域と遅延造影域の差分が area-at-risk(AAR)に相当するという考え方がある．

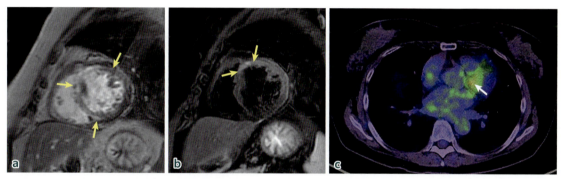

図 19 心サルコイドーシス症例(50歳代女性)

不整脈のため画質が低下している(矢印)．**a.** 遅延造影・左室短軸像では，心基部の中隔から前壁にかけて造影効果が認められる．**b.** black blood FSE T2 強調画像では，前壁に高信号が認められ，活動性の高い炎症の存在が示唆される(矢印)．下壁の信号低下は，磁場不均一の影響と考えられる．**c.** PET-CT・体軸横断像では，心基部中隔から前壁に FDG 集積が亢進しており，**b** の所見と一致する．

文 献

1) Simonetti OP, et al："Black blood" T2-weighted inversion-recovery MR imaging of the heart. Radiology 199：49-57, 1996

2) Keerthivasan MB, et al：A multi-band double-inversion radial fast spin-echo technique for T2 cardiovascular magnetic resonance mapping of the heart. J Cardiovasc Magn Reason 20：49, 2018

3) Ogawa R, et al：Reconstruction of cardiovascular black-blood T2-weighted image by deep learning algorithm：A comparison with intensity filter. Acta Radiol Open 10：20584601211044779, 2021

4) Kramer CM, et al：Standardized cardiovascular magnetic resonance imaging(CMR)protocols：2020 update. J Cardiovasc Magn Reson 22：17, 2020

5) Yelgec NS, et al：Value of MRI in patients with a clinical suspicion of acute myocarditis. Eur Radiol 17：

2211-2217, 2007

6) Ferreira VM, et al：Cardiovascular magnetic resonance in nonischemic myocardial inflammation：expert recommendations. J Am Coll Cardiol 72：3158-3176, 2018

7) Friedrich MG, et al：The salvaged area at risk in reperfused acute myocardial infarction as visualized by cardiovascular magnetic resonance. J Am Coll Cardiol 51：1581-1587, 2008

8) McAlindon E, et al：Quantification of infarct size and myocardium at risk：evaluation of different techniques and its implications. Eur Heart J Cardiovasc Imaging 16：738-746, 2015

9) Monmeneu JV, et al：Cardiac magnetic resonance evaluation of edema after ST-elevation acute myocardial infarction. Rev Esp Cardiol 62：858-866, 2009

10) Arai AE：Time-varying edema requires cautious interpretation of myocardium at risk and infarct size by all imaging methods. Circulation 136：1301-1303, 2017

11) Eitel I, et al：Clinical characteristics and cardiovascular magnetic resonance findings in stress（Takotsubo）cardiomyopathy. JAMA 306：277-286, 2011

12) Vignaux O, et al：Clinical significance of myocardial magnetic resonance abnormalities in patients with sarcoidosis：a 1-year follow-up study. Chest 122：1895-1901, 2002

4 心筋パーフュージョン MRI

❶ 心筋パーフュージョン MRI とは

　心筋パーフュージョン MRI は，ボーラス投与されたガドリニウム造影剤が心筋を灌流していく際の血流動態を，1～2 心拍の時間分解能で経時的に撮像することで心筋血流を評価する検査方法である．主に虚血心筋の評価に用いられ，アデノシンや ATP などの冠血管拡張薬により負荷をかけながら撮像する薬物負荷パーフュージョン MRI と，安静時のパーフュージョン MRI の 2 種類を撮像するのが一般的な検査法である．

　撮像は，プレパルスにサチュレーションリカバリー法を使用し，画像データは balanced-SSFP 法や GRE 法でシングルショット収集し，1 心拍内に少なくとも 3 断面取得する．パーフュージョン MRI の空間分解能はシングルショット収集にかかる時間，画像に表れるアーチファクト，撮像可能な心拍数の上限，画像の SNR に複雑に影響を与える（図 20）．負荷時に心拍数が上昇すると，画像の空間分解能の設定が高い場合に，1 心拍内で設定した枚数が撮像できないということが起こる．そのため，負荷による心拍上昇をあらかじめ想定して空間分解能とデータ収集時間のバランスのとれたパラメータを設定することが重要である．

❷ 薬物負荷

　心筋パーフュージョン MRI では，血管拡張薬を投与し心臓を充血状態にすることにより心筋虚血の有無が描出される．血管拡張薬にはアデノシン，ATP，ジピリダモール，regadenoson（本邦未承認）などがあるが，わが国では ATP が使用されることが多い．

　ATP は投与速度 160 μg/kg/min で負荷パーフュージョン MRI の撮像終了まで持続投与する．ATP 負荷が奏効すると毛細血管が拡張し，正常心筋では心筋血流量は 3～5 倍に増加する．狭窄のある冠動脈が血液を供給する心筋領域では，自己調節能が働き血流量を保つために安静時から細動脈がすでに拡張しており，ATP 負荷を行っても血流量は増加しない．した

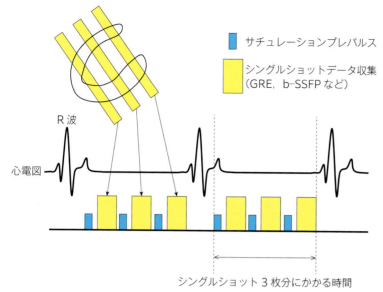

図20 心筋パーフュージョンMRI
1心拍内に3断面の撮像を連続的に行う．空間分解能は画質や撮像可能な心拍数などに複雑に関係するため，パラメータ設定はバランスが求められる．

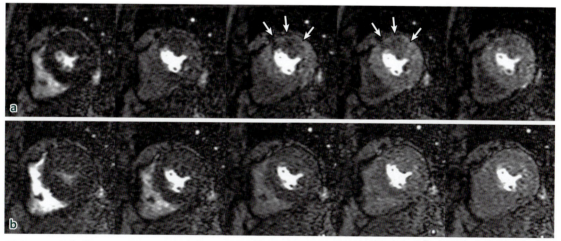

図21 ATP負荷パーフュージョンMRI
a. ATP負荷時，**b.** 安静時
ATP負荷時のパーフュージョンMRI(**a**)では，前壁の虚血心筋が造影不良域として描出されている(矢印)．

がって，ATP負荷時には正常心筋と虚血心筋の心筋血流量の差により，虚血心筋はガドリニウム造影剤の初回循環時における一過性の造影不良域として描出される(図21)．

ATP負荷が奏効すると毛細血管の拡張により血圧は低下し，心拍数が上昇する．ATP負荷パーフュージョンMRIはATP負荷が奏効した状態で撮像する必要があるため，ATP投与中は心拍数と血圧を連続的にモニターする．ATP負荷を始めてから5分程度経過するのを待ち，心拍数の上昇(>10 bpm)と血圧の低下(<10 mmHg)を確認して撮像を開始する．心拍数や血圧

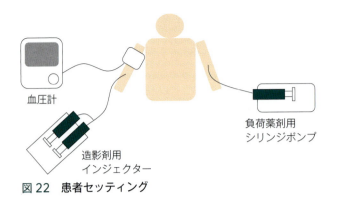

図22　患者セッティング

に変化がみられない場合はATPの投与速度を上げる（210 μg/kg/min まで[1]）ことを考慮する．

ATP負荷の禁忌はアデノシン負荷に準じ，II度以上の房室ブロック，90 mmHg未満の低血圧，心拍数45 bpm未満の洞性徐脈，220/120 mmHg以上の高度の高血圧症，活動性気管支喘息・気管支痙攣，ATPに対する過敏症の既往とされている[1]．副作用としては紅潮，胸痛，動悸，息切れ，房室ブロック，低血圧，気管支痙攣などがあるが，これらは一過性であり，投与を停止するとすみやかに消失し，治療を要することは少ない．

❸ 検査の準備

薬物負荷心筋パーフュージョンMRIに必要な機器として，ガドリニウム造影剤をボーラス投与するためのインジェクター，負荷薬剤を投与するためのシリンジ（輸液）ポンプ，血圧をモニターするための血圧計がある．

静脈ルートは造影剤用と負荷薬剤用の2本が必要である．ただし，同じ腕の静脈路に造影剤と負荷薬剤両方のルートを確保すると，造影剤のボーラス投与とともに負荷薬剤を急速注入してしまう．ATP急速静注による一過性の房室ブロックを回避するため，必ず両腕の静脈に別々にルートを確保する．血圧計のカフは検査薬剤の投与を妨げないよう造影剤投与ルートが確保されている側の上腕に装着し，造影剤ボーラス投与時には血圧を測定しないようにする（図22）．

ATP負荷時の急変に備えMRI検査室には除細動器，救急薬品を準備し，検査を担当するスタッフは非常時にも迅速に患者を検査室外に退避させられるよう訓練しておく．

カフェインは負荷薬剤の働きを妨げる効果があるため，患者は検査開始の24時間前からカフェインを含む食品や飲料を摂取しないようにする．

❹ 撮像法

パーフュージョンMRIは造影剤の投与開始直前から撮像をスタートし50〜60心拍（約1分間）連続的に撮像を行う．造影剤はインジェクターを用いてボーラス投与する．わが国では造影剤の2倍投与が認められていないため，パーフュージョンMRIにおける造影剤の投与量は0.05 mmol/kg，投与速度は4 mL/秒とし，生理食塩水による後押しは20 mLを造影剤と同じ速度で投与するのが一般的である．パーフュージョンMRIの画像取得は毎心拍とし，撮像断面は左室短軸で心基部，中央部，心尖部の3断面を撮像する．心筋血流の定量評価のためには

3断面/1心拍の撮像が必要だが，視覚評価のみであれば解像度を優先し4断面/2心拍という撮像でも評価は可能である．呼吸停止は可能であれば造影剤の心筋初回循環の間持続することが望ましい．自由呼吸下でも撮像は可能であるが，その場合はモーションコレクションが有用である．

❺ 読影法

パーフュージョンMRIは薬物負荷時と安静時の画像，対応する断面の遅延造影MRIを比較読影する．遅延造影のない心筋において，造影不良域が薬物負荷時に認められ，安静時には認められない場合に心筋虚血ありと判断する．読影する際には撮像時に薬物負荷が奏効していたことを確認する必要がある．その判断には心拍数や血圧の変化，splenic switch-offの有無を参照する．splenic switch-offは，パーフュージョンMRIにおける脾臓の最大の造影増強効果が，負荷時に安静時と比較して低下するという現象である[2]．splenic switch-offがみられない場合は薬物負荷が不十分である可能性がある（図23）.

❻ アーチファクト

パーフュージョンMRIではダークリムアーチファクトがしばしば問題になる．ダークリムアーチファクトとは，左室内腔と心筋の境界で内膜下心筋寄りに現れる低信号の領域のことである（図24）．ダークリムアーチファクトは左室内腔に造影剤が到達し，心筋に造影剤が到達する前から現れ，数心拍の間持続する．アーチファクトは造影前の心筋の信号よりも低信号に描出される．ダークリムアーチファクトの原因として，低い空間分解能[3]，時間分解能[3]，Gibb's リンギング[4]，バルクモーション[5]などが考えられている．虚血心筋は心筋に造影剤が到達してから描出されるため，現れるタイミングに注意して観察すればアーチファクトとの区別は可能である．

ダークリムアーチファクトの低減には画像の空間分解能を上げるのが効果的だが，空間分解能の上昇に伴いデータ収集時間が延長するため，撮像可能な心拍数の上限が低下する．薬物負荷時には心拍数が上昇するので，高心拍でも空間分解能を保つことを達成するにはデータ収集の高速化が求められる．

❼ 心筋血流定量解析

薬物負荷心筋パーフュージョンMRIで0.05 mmol/kgのガドリニウム造影剤をボーラス投与すると，左室内腔血液中におけるガドリニウム造影剤のピーク濃度は約3.5 mmol/Lと推定されている[6]．ガドリニウム造影剤の血中濃度が0.6〜0.7 mmol/Lを超えると，ガドリニウム造影剤濃度とMRI信号値は比例関係ではなくなり，信号値の上昇が頭打ちになる（T1飽和）．一方，心筋では信号値とガドリニウム造影剤濃度はほぼ比例関係にある．そのため，血液の時間–信号強度曲線から得られる動脈入力関数（arterial input function；AIF）と，心筋の時間–信号強度曲線から得られる出力関数の関係から心筋血流量を正しく計算することはできない．しかし，血液信号のT1飽和を補正することができれば心筋血流の定量解析が可能である．T1飽和補正の方法には希釈した造影剤と通常の造影剤を連続して注入するデュアルボーラス法[7]や，サチュレーションパルスのディレイタイムを短くした低解像度画像と，従来のディレイタイムを設定したパーフュージョン用の高解像度画像を1つのパルスシーケンスで一度に取

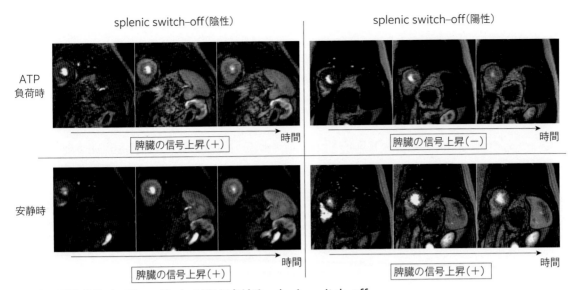

図 23 ATP 負荷パーフュージョン MRI における splenic switch-off
左側が splenic switch-off 陰性，右側が splenic switch-off 陽性の患者の ATP 負荷時と安静時のパーフュージョン MRI 画像．splenic switch-off 陰性の患者では，ATP 負荷時，安静時ともに脾臓の信号が経時的に上昇しており，ATP 負荷が不十分である可能性が示唆される．

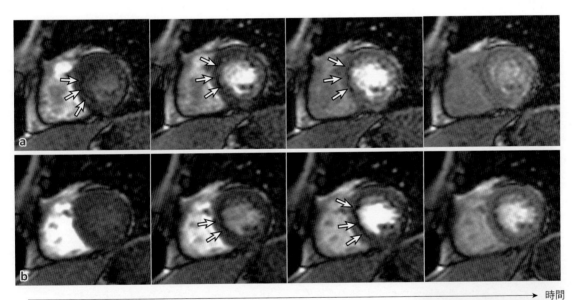

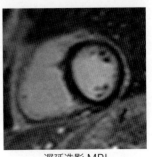

図 24 ダークリムアーチファクト
a. ATP 負荷時，**b.** 安静時．
ATP 負荷時安静時ともに中隔と左室内腔の境界に低信号が描出されている（矢印）．この低信号領域は造影剤到達前の心筋よりも低信号で描出されており，ダークリムアーチファクトと考えられる．

遅延造影 MRI

得するデュアルシーケンス法[8]がある．デュアルボーラス法は造影剤の希釈などが必要であり手技が煩雑である．一方，デュアルシーケンス法は従来のパーフュージョン MRI と同様の撮像手順で撮像可能であり，血液信号の T1 飽和を補正し arterial input function（AIF）を得る手順を含む定量解析のための処理は装置内で完了する．また，心筋血流の定量解析に必要な解析アルゴリズムや造影剤の動態モデルにはいくつかの手法があり[9]，自分がどの手法を用いているかについて把握しておく必要がある．今後，デュアルシーケンス法が心筋血流定量解析において主流になると考えられる．詳細については，本稿執筆時点で心臓血管 MR 学会（SCMR）によりコンセンサス文書公開の準備がすすめられておりそちらを参照されたい．

（髙瀬伸一）

文 献

1) Kramer CM, et al：Standardized cardiovascular magnetic resonance imaging（CMR）protocols：2020 update. J Cardiovasc Magn Reson 22：17, 2020

2) Manisty C, et al：Splenic switch-off：a tool to assess stress adequacy in adenosine perfusion cardiac MR imaging. Radiology 276：732-740, 2015

3) Meloni A, et al：Myocardial first-pass perfusion：influence of spatial resolution and heart rate on the dark rim artifact. Magn Reson Med 66：1731-1738, 2011

4) Di Bella EVR, et al：On the dark rim artifact in dynamic contrast-enhanced MRI myocardial perfusion studies. Magn Reson Med 54：1295-1299, 2005

5) Storey P, et al：Band artifacts due to bulk motion. Magn Reson Med 48：1028-1036, 2002

6) Ishida M, et al：Absolute blood contrast concentration and blood signal saturation on myocardial perfusion MRI：estimation from CT data. J Magn Reson Imaging 29：205-210, 2009

7) Utz W, et al：Single- or dual-bolus approach for the assessment of myocardial perfusion reserve in quantitative MR perfusion imaging. Magn Reson Med 59：1373-1377, 2008

8) Kellman P, et al：Myocardial perfusion cardiovascular magnetic resonance：optimized dual sequence and reconstruction for quantification. J Cardiovasc Magn Reson 19：43, 2017

9) Pack NA, et al：Comparison of myocardial perfusion estimates from dynamic contrast-enhanced magnetic resonance imaging with four quantitative analysis methods. Magn Reson Med 64：125-137, 2010

5 遅延造影 MRI

　遅延造影 MRI は心筋梗塞における心筋バイアビリティや，心筋症における心筋障害・線維化の評価などに用いられる．ガドリニウム造影剤は投与後，心筋細胞外液に移行し，正常細胞内には取り込まれない．正常心筋組織は 70〜80％が細胞内液のため，造影剤が分布する細胞外液成分は少ないが，心筋梗塞などにより障害された心筋では，造影剤が分布する細胞外液成分が増加する（図25）．そのため梗塞心筋や線維化では造影剤分布容積が増加し，正常心筋と異常心筋のコントラストが認められる．

❶実際の撮影方法

　遅延造影 MRI では正常心筋と病変のコントラストを増強するために inversion-recovery（IR）という手法を使用する．R 波を検知してから磁化を 180° 反転させて，正常心筋が無信号とな

A 撮影法とポストプロセッシング ● 101

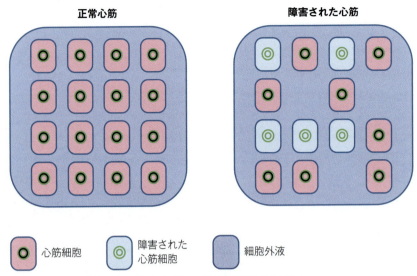

図 25 正常心筋と障害された心筋における造影効果の違い
心筋梗塞などに伴い障害された心筋細胞では，造影剤が分布できる細胞外液成分が増加する．

るタイミングで撮像する．通常は 2D または 3D の息止め IR GRE 法や IR SSFP 法で行う．撮影時間は 3D が 2D より短く，3D の場合は通常 2 回の息止めで心筋全体の撮影が可能である．2D では 1 回の息止めで 1 スライスしか撮影できない場合もある．

　SCMR のステートメント[1]での推奨造影剤投与量は 0.1～0.2 mmol/kg であるが，わが国では添付文書上 0.1 mmol/kg が投与量となる．造影剤投与後は，少なくとも 10 分は待つことが推奨されているが，心筋梗塞の症例においては，早期遅延造影像（造影後 1～2 分）が early microvascular obstruction 検出に関する有用性の報告もあり[2]，予後との関連も報告されている[3]．撮影方向は長軸 2 方向と左室短軸とし，撮影断面はシネ MRI と同じ断面を同様のスライス厚で撮影し，面内分解能は 1.4～1.8 mm より高分解能での撮影が求められる．心筋の信号が null になる inversion time（TI）を検出するため，TI スカウト sequence（look locker）を撮影する（図 26）．look locker 法は，TI delay を変化させながら撮像し，心筋信号の T1 回復による信号変化を観察できる．通常，左室中間部のラインで撮像し，短軸像の正常心筋が null になるまでの時間を決定する．最初の断面の撮影は look locker 法で決定した TI に 50 msec 程度加えて撮影する．その後も TI は刻々と変化するため，1 断面撮影するごとに 10 msec 程度 TI を延長する．長い TI（1.5T：～550 msec，3.0T：～850 msec）による撮影では no-reflow zone や壁在血栓と，正常心筋との区別に役立つことがある．一方，短い TI（～200 msec）による撮影は心内膜下梗塞の描出に役立つことがある．read-out は通常 1 心拍おきに行うが，徐脈（<60 bpm）では心拍ごとに，頻脈（>100 bpm）または不整脈の症例では 2 心拍おきへの変更も検討する．

　null point の設定が困難で，良好な画質が得られない場合は，phase-sensitive IR（PSIR）の撮影が役立つ場合がある[4]．PSIR は 2 心拍で撮影し，1 心拍目で T1 コントラストのついた画像を撮影し，2 心拍目で正確な位相情報を取得する．そして 2 つの画像を補正することで，コントラストの反転を防ぐことができる．PSIR では TI をシビアに調整しなくても，ある程度読

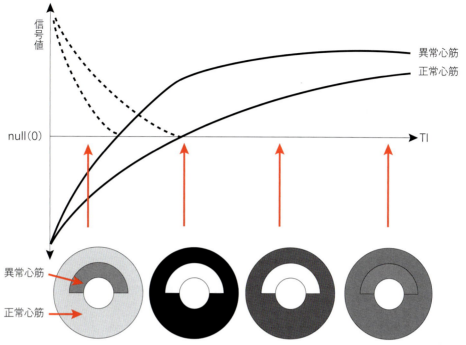

図 26　look locker シーケンスの概要
信号値は絶対値で表示されるため，負の信号値は正の信号値として表示される(点線)．TI が長くなると正常心筋と異常心筋のコントラストは低下していく．

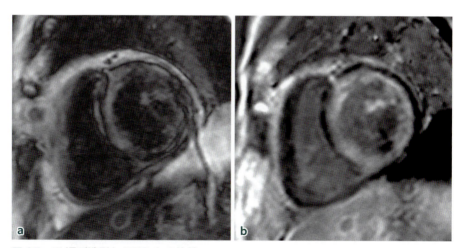

図 27　IR 遅延造影と PSIR との比較
IR による遅延造影ではびまん性に黒部が分布して正常領域がないため TI の設定が困難である(**a**)．PSIR では心アミロイドーシスに特徴的な内膜下の全周性の遅延造影がはっきりと描出されている(**b**)．

影可能な画像が得られるため，心アミロイドーシスのような TI の設定が困難になりやすい症例では特に役に立つことが多い(図 27)．
　single-shot imaging は不整脈や息止め不良の症例では有用な場合がある．通常は 1 枚の画

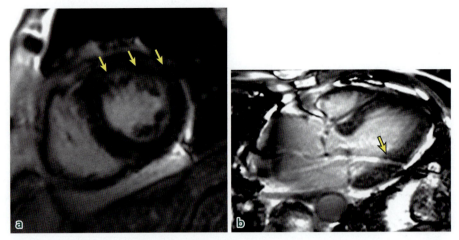

図28 遅延造影MRIに認めるアーチファクト
SSFPシーケンスではバンディングアーチファクト(矢印)が心筋に重なることがある(**a**). パラレルイメージにおける展開エラー(矢印)が心筋内に重なる場合もあるが, 心筋外へ連続しておりアーチファクトと判定できる(**b**).

像に複数心拍分のデータを使用するが, single-shotでは1心拍内でデータ収集を終えるため, 不整脈に伴う心拍ごとのnull pointの変動を抑えることができる. また呼吸停止時間を短縮できるため, 息止め不良の症例でも有用な場合がある.

❷ ポストプロセッシング

　日常臨床では主に視覚的に遅延造影が評価されている. 疾患ごとの遅延造影の特徴は別項で述べられているので割愛するが, 特に淡い遅延造影や, 梗塞心筋の壁内進展度を判断する場合は, 他断面での確認が重要となる. またアーチファクトが心筋に重なることがあるため, 遅延造影と間違わないためにはアーチファクトに関する知識も必要である(図28). 例えば, 心電図同期不良や息止め不良の症例ではゴーストアーチファクトが現れやすいことを認識しておく[5]. また, パラレルイメージングの展開エラーに起因するアーチファクトや, SSFPシーケンス使用時にはバンディングアーチファクトが出現しやすいことにも注意を要する. そのほか, 内膜側の信号が高く心筋内の遅延造影か内腔の造影剤か迷う場合は, シネMRIも参照し心筋の境界を確認する必要がある.

　このように日常臨床では視覚的に遅延造影を評価するが, 定量的な評価が求められる場合はSCMRのステートメント[6]を参照していただきたい. 定量的評価の例として, 手動での遅延造影の面積測定, n-SD法, 半値全幅の使用が紹介されている. n-SD法は遅延造影と離れた正常心筋のROIの信号強度(mean SD)をreferenceにする方法である. 閾値は梗塞心筋では5SDが推奨されているが, 非虚血性心疾患では推奨SDに関して十分なエビデンスはまだない. 半値全幅による測定はn-SD法よりも再現性が高いと考えられているが[7], この手法は明瞭な遅延造影コア(FWHM法)を想定しているため, 遅延造影が斑状または灰色の場合は, n-SD法よりも精度が低くなる可能性があるとされている[8].

〈小川　遼, 城戸輝仁〉

文献

1) Kramer CM, et al：Standardized cardiovascular magnetic resonance imaging(CMR)protocols：2020 update. J Cardiovasc Magn Reson 22：17, 2020

2) Bekkers SC, et al：Microvascular obstruction：underlying pathophysiology and clinical diagnosis. J Am Coll Cardiol 55：1649-1660, 2010

3) Wu KC, et al：Prognostic significance of microvascular obstruction by magnetic resonance imaging in patients with acute myocardial infarction. Circulation 97：765-772, 1998

4) Kellman P, et al：Phase-sensitive inversion recovery for detecting myocardial infarction using gadolinium-delayed hyperenhancement. Magn Reson Med 47：372-383, 2002

5) Kim RJ, et al：How we perform delayed enhancement imaging. J Cardiovasc Magn Reson 5：505-514, 2003

6) Schulz-Menger J, et al：Standardized image interpretation and post-processing in cardiovascular magnetic resonance—2020 update：Society for Cardiovascular Magnetic Resonance(SCMR)：Board of Trustees Task Force on Standardized Post-Processing. J Cardiovasc Magn Reson 22：19, 2020

7) Flett AS, et al：Evaluation of techniques for the quantification of myocardial scar of differing etiology using cardiac magnetic resonance. JACC Cardiovasc Imaging 4：150-156, 2011

8) Kim HW, et al：Cardiovascular magnetic resonance in patients with myocardial infarction：current and emerging applications. J Am Coll Cardiol 55：1-16, 2009

6 マッピング(T1, ECV, T2, T2*)

❶パラメトリックマッピング

　パラメトリックマッピングは，T1，T2，およびT2*の緩和時間を時間単位(msec)で定量することができるMRI技術で，心筋組織性状を評価することができる．また造影前後のT1値と撮像時点の血液のヘマトクリット値から後述する式1により心筋細胞外容積分画(extracellular volume fraction；ECV)を算出することができる．従来のT1，T2，T2*強調MRIや遅延造影MRIでは，正常とみなされる領域と比較して異常とみなされる領域を強調して診断するため，びまん性疾患を検出するには理想的とはいえない．一方，これらのパラメトリックマッピングは，各パラメータのあらかじめ確立された正常・基準範囲と比較することにより，びまん性疾患を含めた異常を検出できる．また，これらのパラメトリックマッピングを組み合わせることで心筋組織をより詳細に識別することができ，心筋疾患の診断に有用である(図29)．

❷T1マッピング

　T1マッピングとはT1緩和時間をピクセルごとに定量する方法である[1]．非造影のT1値(native T1)は心筋細胞内の障害(鉄沈着やFabry病におけるスフィンゴリン脂質の蓄積などの場合)や心筋細胞外間質の障害(心筋の線維化，アミロイド沈着などの場合)あるいはその両方(心筋浮腫などの場合)を反映する．native T1は組織中の自由水含量とともに増加し，心筋の炎症・浮腫[2, 3]などの急性の変化や，心筋線維化や心筋間質へのアミロイド沈着などで慢性に間質が拡大している病態で上昇するため，native T1はこれらの病態の検出に有用である[4]．ただし，心筋の浮腫や炎症によるTI延長と，慢性の間質拡大によるTI延長とを区別することは困難であることには留意する必要がある．一方，native T1は心筋へのびまん性の鉄や脂質の沈着

A　撮影法とポストプロセッシング • 105

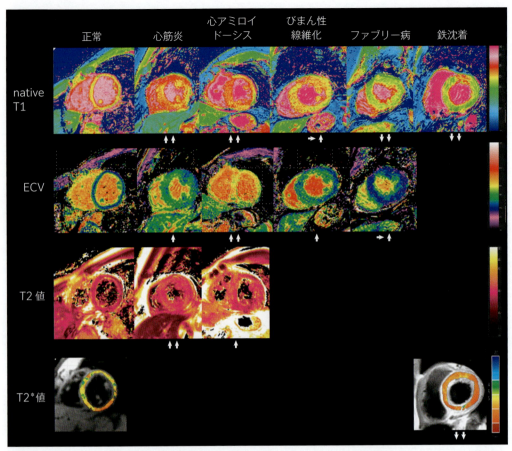

図29 健常人と心筋疾患患者における T1, T2, T2*, ECV マップの典型像
矢印はそれぞれのパラメトリックマップの相対的変化を示す.

によって低下するため，サラセミアや頻回の輸血などによる心筋鉄沈着やスフィンゴリン脂質が蓄積する Fabry 病の診断に有用である[5, 6].

❸ ECV 解析

遅延造影 MRI は局所の線維化や梗塞，瘢痕などの検出に有用であるが，正常心筋の信号をゼロとする inversion recovery 法で撮影するため，びまん性線維化の検出は困難であるという問題がある．造影前の T1 マッピングに加え，造影剤投与後 10 分から 30 分の間に T1 マッピングを撮影し，撮影当日の血液のヘマトクリットで補正することで下記の式により，ECV を算出できる．

$$ECV = \frac{(\frac{1}{T1_{myocardium.post}}) - (\frac{1}{T1_{myocardium.native}})}{(\frac{1}{T1_{blood.post}}) - (\frac{1}{T1_{blood.native}})} \times (1 - Hematocrit) \quad \cdots\cdots 式1$$

($T1_{myocardium.post}$：造影後の心筋の T1 値，$T1_{myocardium.native}$：造影前の心筋の T1 値，$T1_{blood.post}$：造影後の血液の T1 値，$T1_{blood.native}$：造影前の血液の T1 値，Hematocrit：ヘマトクリット）

この方法では心筋内などに正常の参照領域を必要とせずに，びまん性の線維化を評価できる．ECV は，心筋細胞間の間質腔と心筋内の微小血管を合わせた容積が心筋全体の容積に占める割合を示しているため，びまん性線維化だけでなく，心アミロイドーシスや浮腫による間質腔の拡大や，冠血管拡張による血管内コンパートメントの拡大によっても上昇する．

正確な ECV 測定のために，撮像から 24 時間以内のヘマトクリット値を利用することが望ましいが，利用できない場合は血液プールの native T1 からヘマトクリット値を推定してもよい[7]．SCMR の標準化プロトコールではガドリニウム造影剤の投与量は 0.1～0.2 mmol/kg が推奨されているが，本邦では 0.1 mmol/kg を超えた投与は認められていない[8]．

心筋全体の評価やびまん性心筋疾患の評価を行う場合，造影前後の T1 マップで中央部中隔，内腔で計測した値を，それぞれ心筋，血液プールの代表値として，上記の式により ECV を計算する．native T1 マップと造影後 T1 マップの血液プールに関心領域（region of interest；ROI）を置く際，乳頭筋と肉柱は含まれないように注意する．造影前後の T1 マップから解析ソフトウェアを用いることで，ECV マップを表示することができるが，造影前後の T1 マップが十分な画質であるか，もしくは生成された ECV マップに位置合わせ不良によるアーチファクトがないかについては注意深く確認する必要がある．

❹T2 マッピング

T2 緩和時間は組織中の自由水含量を反映する．T2 強調画像は心筋の浮腫・急性炎症の評価に一般的に用いられているが，その評価にはいくつか課題を有する[9]．まず心筋の浮腫・急性炎症がびまん性である場合，正常心筋を基準とした読影が難しいという点である．びまん性心筋浮腫の評価において，T2 強調画像の心筋と骨格筋との信号強度の比を算出し，カットオフ値として 2 から 3 を用いて半定量的に判定する方法がある．しかし全身性の炎症性疾患では骨格筋も炎症を起こしている可能性があるため，心筋に浮腫，炎症による信号上昇があったとしても心筋と骨格筋との信号強度の比が過小評価され，偽陰性となる可能性がある[9]．また，特に 3.0T などの高磁場装置では心筋の信号強度にムラが起こりやすく，偽陽性となる問題もしばしば経験される．T2 マッピングは T2 強調画像の評価におけるような基準領域を必要とせず，組織の T2 値を直接定量化することにより心筋の浮腫，炎症の有無，程度を客観的に評価する方法である．native T1，T2 値はともに心筋の浮腫・急性炎症など心筋組織中の自由水の増加を反映して延長するが，T2 値のほうが，心筋組織中の自由水量との関連がより強いとされている[10]．T2 マッピングは心筋組織中の自由水が上昇（心筋浮腫）するような病態，すなわち，急性心筋梗塞，心筋炎，たこつぼ心筋症などの非閉塞性冠動脈心筋梗塞（myocardial infraction with non-obstructive coronary artery；MINOCA），心臓移植拒絶反応の検出に臨床利用されている[11]．2009 年に示された心臓 MRI による古典的な心筋炎の画像診断基準 Lake Louise Criteria では，①組織浮腫，②壊死/線維化，③ hyperemia の 3 つの病態を反映した画像所見のうち，2 つの所見が陽性の場合に心筋炎と診断された[12]．同診断基準では組織浮腫は T2 強調画像で評価されていたが，2018 年に改訂された Lake Louise Criteria では，組織浮腫の評価に T2 強調画像に加え，T2 マッピングが含まれるようになった[13]．また hyperemia の評価は再現性が低く，基準から除外された．

❺T2*マッピング

T2*マッピングは GRE シーケンスにより取得された T2* 緩和時間を定量する方法である[14]. T2* 値は鉄に起因する磁場不均一性によって著しく短縮されるため, 心筋組織の鉄沈着の指標として利用されている[15]. 心筋への鉄沈着は心不全と関連しており[16], β サラセミアや, 慢性輸血歴を有する患者など鉄過剰症を来す疾患の患者において, T2*マッピングの撮影を考慮する. 近年, T1 マッピングでも鉄過剰症の評価が十分にできることが示されたため, T1 マッピングの普及もあり, T2*マッピングがこの目的で実施されることが少なくなったが, T2*マッピングは T1 マッピングよりも鉄沈着に対する特異性が高いため, 急性心筋梗塞における心筋内出血の定量的評価に用いられることが多くなっている.

SCMR の標準化プロトコールでは, 3.0T 以上の MRI 装置では, 磁場強度増大に伴う T2* 値の短縮効果が大きく, 高度の鉄過剰の評価が困難であり, また臨床的な検証が十分に行われていないため, T2*マッピングの撮影には 1.5T MRI 装置を用いることが推奨されている.

❻T1/T2/T2*マッピングの撮影法

T1/T2/T2*マッピングに用いられるパルスシーケンスは目的とする値により異なるが, 基本的には同一断面, 同一心位相で, パラメータ(T1 値では TI, T2 値と T2* 値では TE)の異なる複数の画像を取得する. 得られた画像でピクセルごとの信号変化をそれぞれの時定数に応じた信号の回復曲線ないし減衰曲線にフィッティングさせることにより T1/T2/T2* を算出し, ピクセル毎に値を表示することでマップとする. ECV マッピングは血液と心筋の T1 を造影前後で測定し, T1 の変化とヘマトクリット値から算出した ECV をマップ表示するものである.

撮像断面の数と角度は任意で設定することができるが, 少なくとも短軸像1つは必ず撮像する. T1/T2/T2*マッピングは非造影にて撮像する. 造影剤を投与して ECV マッピングを行う場合は, 造影前後で T1 マッピングの撮像断面の位置や解像度, 心位相などを同一にする必要がある. 撮像は呼吸停止にて行うが, 得られた複数枚の画像の同じ位置のピクセルの値を解析に使用するため, 呼吸停止の間心臓の位置が動かないことが重要である. 特に ECV マッピングでは造影前後の T1 マップを使用することから, 造影前後でも同じ心臓の位置で呼吸停止を行うことが望ましい. 撮像中の不整脈や呼吸停止不良による心筋の位置ずれを認めた際には再撮像を検討すべきである. しかし, 臨床では呼吸停止中に心臓の位置を静止させることや, 毎回正確に同じ位置で呼吸停止を行うことは難しい場合も多く, 撮像時の動き補正や解析時における位置補正が重要である.

T1 マッピングに使用される MOLLI(modified look-locker inversion recovery)法では呼吸停止中にデータ収集を行う心拍と縦磁化の回復を待つための心拍があり, その組み合わせによりパルスシーケンス名が決定する. MOLLI 5(3)3 では5心拍データ収集した後, 3心拍信号の回復を待ち, 3心拍データ収集したことを意味し, MOLLI 5s(3s)3s では最初の5秒間データ収集を行い, 3秒間信号の回復を待ち, 3秒間データ収集を行ったことを意味する. 前者では心拍数により撮像時間が増減し, 後者では取得画像枚数が増減する.

❼パラメトリックマッピングのポストプロセッシング

パラメトリックマッピング解析前に元画像シリーズを撮影された断面ごとに視覚的に評価

し，アーチファクトや解析に影響を与えるような心筋の動きがないかを確認する．さらに，最終的に得られたパラメトリックマップについても視覚評価し，マップ作成時の位置ずれなどによるアーチファクトがないかを確認する．

　T1，T2マッピングにおいて，心筋全体の評価やびまん性疾患の評価を行う場合，左室中央部の短軸マップ上で，中隔に関心領域(ROI)を置くことが推奨されている．その際には，心筋縁ギリギリにROIをおくのではなくある程度心筋縁から離れたところを評価する．これは部分容積効果や，隣接組織や血液プールからの磁化率アーチファクトの影響を軽減するためである．T2*マッピングにおいて，鉄は心内膜側よりも心外膜側に優先的に蓄積されるため，心外膜側領域と心内膜側領域の両方を包含する均一なROIを置くことが望ましい[17]．左室中央部中隔にアーチファクトを認める場合は基部中隔にROIを置き計測し妥当であると判断できれば代用してもよい．

　パラメトリックマップはカラーマップではなく，グレースケールのマップ画像にROIを描画することで，計測時のバイアスを低減できる可能性があるため，グレースケールで表示されたマップで計測することが推奨される．びまん性疾患を評価する場合，遅延造影MRIで認める限局性の瘢痕・線維化はマップ計測のROIに含まれないようにする．native T1やT2値は撮影時の心拍数や磁場の不均一性などの因子により影響されるため，読影時には注意する必要がある．例えばMOLLIの原法であるMOLLI 3(3)3(3)5の収集方法では，心拍数が低下するとnative T1が短縮する傾向にあり，心拍数による補正が必要な場合がある．また磁場の不均一性により，心筋のnative T1，T2値が部位によって不均一になることがあり，適切な局所シミングを行うことでこのような影響を最小化する必要がある．心筋に局所的な異常をきたすような疾患の場合，視覚評価で異常のある部位にROIを追加して評価してもよいが，非常に小さなROIだとノイズの影響が強く，外れ値を拾う可能性があるため，20ピクセルを下回るようなサイズのROIは避けるべきである．

❸パラメトリックマッピングにおける正常値・基準値

　パラメトリックマッピングについての一般的な注意事項として，測定されるnative T1，T2値は，MRI装置の磁場強度に依存し，同じ磁場強度でも使用するMR装置や用いるシーケンス，さらには撮像パラメータなどで変化するため，同一施設内では，撮影装置ごとに撮影方法は固定し，それぞれで基準値を定めて運用する必要がある[11]．パラメトリックマッピングの評価においては，各施設でボランティア撮影などを実施し施設基準値(平均±2SD)をあらかじめ取得し，各施設の基準値を参照して異常の有無を判断する．native T1やT2値に大きな変化を伴う疾患群(アミロイドーシス，鉄過剰，Fabry病，急性心筋傷害)の診断には，15人の健常者または20人の心臓MRIで異常所見のない者に基づいてnative T1およびT2値の基準範囲を設定すれば十分である．一方，native T1やT2値の小さな変化(びまん性心筋線維症など)を検出する場合，native T1およびT2値に高い精度が要求されるため，性別や年齢をマッチさせた50人前後の健常人から基準範囲を設定するほうが望ましい．ECVの磁場強度，シーケンスの選択，撮像パラメータへの依存性はnative T1よりも低く，正常値は25～30%程度である．T2*値の1.5T装置における正常値は40 msecであり[18]，T2*値が20 msec未満で心筋鉄過剰と判定し[18]，10 msec未満では心不全のリスクが高い[16]とされている．

(髙藤雅史，高瀬伸一，石田正樹)

文献

1) Haaf P, et al : Cardiac T1 Mapping and Extracellular Volume(ECV)in clinical practice : a comprehensive review. J Cardiovasc Magn Reson 18 : 89, 2016

2) Ferreira VM, et al : Non-contrast T1-mapping detects acute myocardial edema with high diagnostic accuracy : a comparison to T2-weighted cardiovascular magnetic resonance. J Cardiovasc Magn Reson 14 : 42, 2012

3) Dall'Armellina E, et al : Cardiovascular magnetic resonance by non contrast T1-mapping allows assessment of severity of injury in acute myocardial infarction. J Cardiovasc Magn Reson 14 : 15, 2012

4) Karamitsos TD, et al : Noncontrast T1 mapping for the diagnosis of cardiac amyloidosis. JACC Cardiovasc Imaging 6 : 488-497, 2013

5) Sado DM, et al : Noncontrast myocardial T1 mapping using cardiovascular magnetic resonance for iron overload. J Magn Reson Imaging 41 : 1505-1511, 2015

6) Sado DM, et al : Identification and assessment of Anderson-Fabry disease by cardiovascular magnetic resonance noncontrast myocardial T1 mapping. Circ Cardiovasc Imaging 6 : 392-398, 2013

7) Treibel TA, et al : Automatic Measurement of the Myocardial Interstitium : Synthetic Extracellular Volume Quantification Without Hematocrit Sampling. JACC Cardiovasc Imaging 9(1) : 54-63, 2016

8) Kramer CM, et al : Standardized cardiovascular magnetic resonance imaging(CMR)protocols : 2020 update. J Cardiovasc Magn Reson 22 : 17, 2020

9) Ferreira VM, et al : T(1)mapping for the diagnosis of acute myocarditis using CMR : comparison to T2-weighted and late gadolinium enhanced imaging. JACC Cardiovasc Imaging 6 : 1048-1058, 2013

10) Bohnen S, et al : Performance of t1 and t2 mapping cardiovascular magnetic resonance to detect active myocarditis in patients with recent-onset heart failure. Circ Cardiovasc Imaging 8 : e003073, 2015

11) Messroghli DR, et al : Clinical recommendations for cardiovascular magnetic resonance mapping of T1, T2, T2* and extracellular volume : A consensus statement by the Society for Cardiovascular Magnetic Resonance(SCMR)endorsed by the European Association for Cardiovascular Imaging(EACVI). J Cardiovasc Magn Reson 19 : 75, 2017

12) Friedrich MG, et al : Cardiovascular magnetic resonance in myocarditis : A JACC White Paper. J Am Coll Cardiol 53 : 1475-1487, 2009

13) Ferreira VM, et al : Cardiovascular Magnetic Resonance in Nonischemic Myocardial Inflammation : Expert Recommendations. J Am Coll Cardiol 72 : 3158-3176, 2018

14) Chavhan GB, et al : Principles, techniques, and applications of T2*-based MR imaging and its special applications. Radiographics 29 : 1433-1449, 2009

15) Brittenham GM : Iron-chelating therapy for transfusional iron overload. N Engl J Med 364 : 146-156, 2011

16) Kirk P, et al : Cardiac T2* magnetic resonance for prediction of cardiac complications in thalassemia major. Circulation 120 : 1961-1968, 2009

17) Pennell DJ, et al : Cardiovascular function and treatment in β-thalassemia major : a consensus statement from the American Heart Association. Circulation 128 : 281-308, 2013

18) Anderson LJ, et al : Cardiovascular T2-star(T2*)magnetic resonance for the early diagnosis of myocardial iron overload. Eur Heart J 22 : 2171-2179, 2001

7 血流計測(2D 位相コントラスト MRI を中心に)

　MRI は心血管の病態を評価するための重要な画像モダリティであり，心血管疾患の診断，容積や機能の測定，治療計画，治療効果の評価を目的として一般臨床で用いられている．主に心臓・血管内に生じている「流れ」の信号は，撮像法によってさまざまな様相を呈する．臨床で用いられる撮像法のなかで，位相コントラスト(phase contrast；PC)MRI は「流れ」を表現する

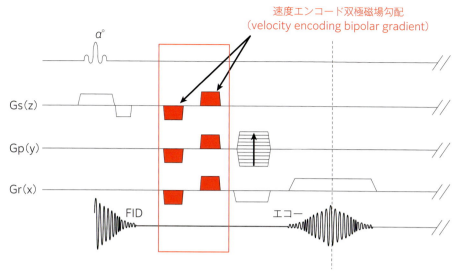

図30 位相コントラストMRIのシーケンスチャート
Gs：スライス方向の傾斜磁場，Gp：位相方向の傾斜磁場，Gr：読み取り方向の傾斜磁場．

ために特化しているといえる．PC MRIは1980年代のMRI臨床応用の初期から考案されている撮像法であり，主に2つの目的で使用されてきた[1, 2]．1つは，マグニチュード画像を用いた二次元/三次元PC MR angiography(PC MRA)であり，脳血管から下肢末梢血管までさまざまな領域で用いられている[3-6]．もう1つは，流れの可視化および定量化を目的とした2D PC MRIであり，流速をMR信号に反映させたものである．後者では，血流速度，血流量，逆流率などのさまざまな血流に関連するパラメータを取得することができる．

❶ 2D PC MRIにおける血流速度情報取得の原理（位相シフト）

　PC MRIの撮像では，スピンの「流れ」をとらえるために設計された，速度エンコード双極磁場勾配(velocity encoding bipolar gradient)が用いられる．この磁場勾配は，面積（継続時間-振幅）が等しく，勾配の極性が反対となる1対のローブで構成される[7]（図30）．さらに，勾配の極性の順番を逆にした信号取得も行い，最終的にはそれらの差分画像を作成する．例えば，空間のx軸方向に磁場強度の勾配を有する速度エンコード双極磁場勾配を一定の時間印加すると，スピンに与えられる位相シフトの程度は，x座標に依存する．静止しているスピンではx座標が変化しないため，印加される磁場は正負の方向に同じ強さとなる．したがって，正→負，負→正のいずれの順番であっても，正味の位相シフトが相殺される．一方で，一定の方向に「流れる」スピンは，スピンのx座標によってエンコード磁場の強さが変化する（磁場勾配がある）ため，正→負で印加した場合と，負→正で印加した場合に，逆方向の位相シフト情報が残存する．それを差分することにより，速度ベクトル情報を取得することができる（図31）．この位相シフトが速度情報を取得するための基本原理であるが，実際には渦電流，傾斜磁場の非線形性に起因する位相誤差なども影響するため，これらの補正も行われる[8]．一般に，撮像断面内の速度を取得するためには，断面画像を流れの方向に対して垂直に設定する．心電図同期を行い，複数の心位相で信号を取得することで，対象となる血管の速度と形態の時間的変化を反映した一連の流速情報（位相差画像）および解剖学的画像（マグニチュード画像）が得られる．

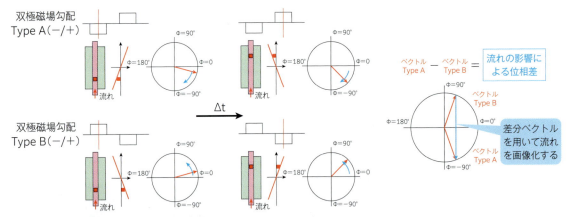

図31 双極磁場勾配を用いて流れの情報を取得するための原理

❷ 2D PC MRI の撮像，velocity encoding 設定

　PC MRI で最も重要な撮影パラメータの1つが，velocity encoding(VENC)の設定である．VENC は，上述の速度エンコード双極磁場勾配のパラメータそのものであり，±π(180°)の位相差が生じる場合の速度(cm/sec)として定義される．VENC の設定を最大流速よりも小さくすると，位相差が±πを超過してしまい，エイリアシング(折り返し)アーチファクトが発生し，定量性が担保できなくなる(図32)．逆に VENC が大きすぎると，流速の違いによる位相差が小さくなるため，VNR(velocity-to-noise ratio)が低くなってしまう．したがって，最高血流速度以上で，なるべく低い速度の VENC を設定することが，良好な定量性を担保するのに重要である[9,10]．また，ソフトウェアによっては，アンチエイリアシング補正(位相アンラップ)を後処理できるものがある．

　VENC の設定は，胸部大動脈では 150〜200 cm/sec，大動脈弁狭窄症(aortic stenosis；AS)や，大動脈縮窄症(coarctation of the aorta；CoA)では 250〜400 cm/sec，心臓内血流では 100〜150 cm/sec，その他の大動脈および大静脈では 50〜80 cm/sec 程度が一般的に用いられる[11]．エイリアシングアーチファクトが強い場合は適宜 VENC の設定を上げ，逆に位相差画像での信号変化が乏しい場合には VENC 設定を下げて再撮像する．そのほか，標準的な撮像パラメータとして，空間分解能 1.5〜2.5 mm(血管径の 1/10 以下)，時間分解能<50 msec，スライス厚 5〜8 mm が推奨されている[12]．

　一般的には，息止め下で撮像されることが多いが，強い吸気で息止めを行うと胸腔内圧が上昇し，大血管の血流に影響が生じる．また，自由呼吸下で呼吸同期法を用いて撮像することも可能である．その場合，撮像時間は延長するが，空間分解能，時間分解能は向上する．

　定量解析を目的とした場合は，血管走行に垂直な断面を撮像する．大動脈弁疾患では，一般的に上行大動脈接合部(sinotubular junction)に断面を設定する．肺動脈弁疾患においても弁上に断面を設定する．また，血管走行に沿った断面や弁に垂直な断面を撮像することで，ジェットの生じる部位やジェットの方向を観察することも可能である．

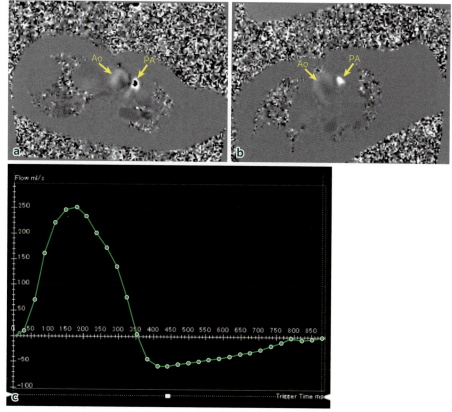

図32 Fallot 四徴症術後，pulmonary stenosis, pulmonary regurgitation が残存している症例

a. 大動脈(Ao)の sinotubular junction の直交断面の収縮期 2D PC MRI. VENC 150 cm/sec で撮像されている．主肺動脈(PA)にはエイリアシングアーチファクトが認められる．**b.** 主肺動脈(PA)の直交断面の収縮期 2D PC MRI. VENC 250 cm/sec で撮像されており，エイリアシングアーチファクトは認めない．大動脈(Ao)の信号強度は，**a** と比較して低下している．**c.** 主肺動脈における時間-流量曲線．拡張期における逆流が認められる．肺動脈の逆流率は 31%．

❸ 画像解析方法

　一般的には，マグニチュード画像で目的の血管断面の境界を，各心位相でトレースする．解析ソフトウェアに依存するものの，適切な画質の画像であれば，大血管の場合ある程度自動的にソフトウェアがトレースするので，適宜マニュアルでの補正を加えるのみでよい．一方で，心内（特に房室弁）の血流を評価する場合はトレースが難しい．2D PC MRI を用いた視覚的なジェットの評価には有用であるが，定量評価を目的とした場合は，弁の動きも大きく，断面設定も難しいことから，シネ画像(volumetry)と組み合わせた定量評価を検討する[13]．

　2D PC MRI では，心周期を通じた平均血流，各心位相における血流量と速度，駆出時間，加速時間など，心周期における流れに関連するパラメータを測定することができる．

❹ 臨床応用

　各種弁疾患や，シャント疾患がよい適応となる．大動脈，肺動脈での血流量計測により，肺

体血流比(pulmonary blood flow/systemic blood flow ratio；Qp/Qs)が算出できる.

（大田英揮）

文 献

1) Moran PR：A flow velocity zeugmatographic interlace for NMR imaging in humans. Magn Reson Imaging 1：197-203, 1982

2) Bryant DJ, et al：Measurement of flow with NMR imaging using a gradient pulse and phase difference technique. J Comput Assist Tomogr 8：588-593, 1984

3) Huston J, et al：Intracranial aneurysms and vascular malformations：comparison of time-of-flight and phase-contrast MR angiography. Radiology 181：721-730, 1991

4) Pernicone JR, et al：Three-dimensional phase-contrast MR angiography in the head and neck：preliminary report. Am J Roentgenol 155：167-176, 1990

5) Steffens JC, et al：Cardiac-gated two-dimensional phase-contrast MR angiography of lower extremity occlusive disease. Am J Roentgenol 169：749-754, 1997

6) Prince MR, et al：Hemodynamically significant atherosclerotic renal artery stenosis：MR angiographic features. Radiology 205：128-136, 1997

7) Wheaton AJ, et al：Non-contrast enhanced MR angiography：physical principles. J Magn Reson Imaging 36：286-304, 2012

8) Busch J, et al：Image-based background phase error correction in 4D flow MRI revisited. J Magn Reson Imaging 46：1516-1525, 2017

9) Rebergen SA, et al：Magnetic resonance measurement of velocity and flow：Technique, validation, and cardiovascular applications. Am Heart J 126：1439-1456, 1993

10) Schulz-Menger J, et al：Standardized image interpretation and post-processing in cardiovascular magnetic resonance——2020 update. J Cardiovasc Magn Reson 22：19, 2020

11) Stankovic Z, et al：4D flow imaging with MRI. Cardiovasc Diagn Ther 4：173-192, 2014

12) Kramer CM, et al：Standardized cardiovascular magnetic resonance imaging(CMR)protocols：2020 update. J Cardiovasc Magn Reson 22：17, 2020

13) Garg P, et al：Assessment of mitral valve regurgitation by cardiovascular magnetic resonance imaging. Nat Rev Cardiol 17：298-312, 2020

8 冠動脈 MRA

❶冠動脈 MRA の撮影

冠動脈 MRA は 2000 年ごろまで target volume 法が主に用いられてきた[1]. target volume 法は，右冠動脈，左冠動脈前下行枝，左回旋枝などの走行にあわせて厚さ数 cm の斜位 3D 撮影断面を設定し，5～10 分の呼吸同期撮影を数回繰り返す方法である. target volume 法は，撮影にかなりの手間と時間がかかり，臨床利用はあまり広がらなかった. 現在，冠動脈 MRA の撮影には，1 回の撮影で冠動脈全領域の 3D 画像を撮影する whole-heart coronary MRA が一般的に用いられている[2]. whole-heart coronary MRA では target volume 法と比べ，冠動脈遠位部の描出が大幅に改善し，より詳細な冠動脈評価が可能である[3]. whole-heart coronary MRA は，冠動脈を観察しやすくするために，血管拡張作用のある硝酸剤を検査直前に

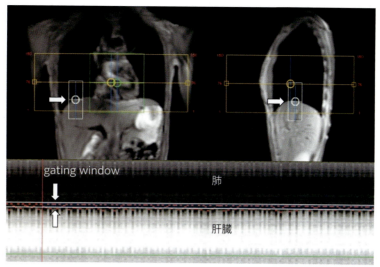

図33 ナビゲータエコー法
スカウト画像上でカラム状のナビゲータを患者の右側横隔膜ドームに設定する．下の図で肺と肝臓の境界の上下運動が赤い点線で示されている．横隔膜の位置が gating window 内にある場合にのみデータ収集が行われる．gating window を小さくすると動きのアーチファクトは減るが総撮像時間が延長する．

舌下投与して撮像される[4]．しかし，冠動脈 CTA のように心拍数をコントロールする必要はなく β 遮断薬は不要である．

　whole-heart coronary MRA は心臓全体をカバーする 3D 画像を一度に撮像するため，target volume 法のように冠動脈の位置と走行を撮影前に把握する必要がないので撮影が簡略化され，総検査時間が短縮される[5]．しかし，whole-heart coronary MRA の 3D 画像データ収集には 64 列マルチスライス CT の数十倍の時間がかかるため，冠動脈全体の 3D データを一回の呼吸停止時間内に撮像することは困難である．このため whole-heart coronary MRA では，ナビゲータエコーによる呼吸同期と心電図同期を組み合わせて，自由呼吸下に撮影を行い呼気位の画像データだけを収集する（図33）[2]．

　ナビゲータエコー法では，右横隔膜部にカラム状の RF 励起を行って右横隔膜の位置をリアルタイムにモニターし，横隔膜位置が呼気の基準位置から一定の範囲内（±2.5 mm など）にある場合に限って画像データを収集する．ナビゲータエコー法による横隔膜の位置情報は，呼吸による冠動脈位置変動の補正にも利用され，より鮮明な冠動脈像を得るのに役立っている[2]．また，高画質の冠動脈 MRA 像を得るためには，呼吸による動きだけでなく，心臓の収縮・弛緩に伴う動きの影響を可能な限り減らす工夫が必須である．心拍内において冠動脈の動きが少ないタイミングは患者ごとに異なるため，あらかじめ 1 心拍あたり 50〜70 フレームの高い時間分解能のシネ MRI を撮像して冠動脈の動きを観察し，心周期の中で冠動脈の動きのもっとも少ない時間を選んで，心電図同期による画像データの収集を行う（図34）[6,7]．冠動脈の静止しているタイミングは拡張中期または収縮末期にあるが，心拍数が少ない症例では拡張中期，心拍数が多い症例では収縮末期に冠動脈が静止していることが多く，そのタイミングに合わせてデータを収集する．Nagata ら[8]は，パラレルイメージングファクターを上げて撮像をより高速化することで収縮期に合わせて撮像することにより，撮影時間の有意な延長なしにより

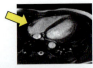
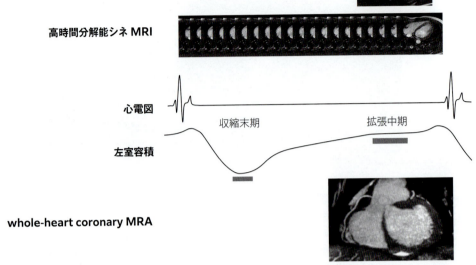

図34 冠動脈MRAデータ収集
冠動脈が静止しているタイミングに合わせて行う．冠動脈の静止時間は高時間分解能シネMRIを撮像して右冠動脈の動きで検索する．心拍数が低い患者では拡張中期のほうが長い時間冠動脈が静止することが多いが，心拍数が高い患者や，心疾患がある患者の場合，拡張中期における冠動脈の静止時間は短いか，もしくは止まっていないことが多い．心拍数が変動する患者の場合，拡張中期の静止タイミングは心拍数の影響を受けて変動するが，収縮末期の静止タイミングはあまり影響を受けない．

シャープな画像が得られると報告している．
　whole-heart coronary MRAでは総撮影時間が延長するとさまざまな問題が生じる．すなわち，横隔膜のドリフト現象や不規則な呼吸パターン，心拍数の変動などである．これらの問題点を克服するためにいくつかの方法が考案されている．ナビゲータエコー法と組み合わせて用いることのできる簡便な方法の1つとして，腹部ベルトの使用がある(図35)．腹部ベルトを使用すると，横隔膜位置の呼吸性変動を減少することができ撮像効率が上昇するため，総撮影時間の短縮に効果があり，副次的に画質が向上する[9]．また，圧縮センシング[10]を利用することで，従来用いられているパラレルイメージング[11]による高速撮影と比較してさらに撮影時間を短縮することができ，実診療でも利用されるようになっている．圧縮センシングを用いた3D造影whole-heart coronary MRAでは，従来法と比べ撮影時間は約79%減少したが診断能は同等であったと報告されている[12]．別のアプローチとして，呼吸運動のナビゲーション効率を上昇させて早く撮影を完了させる方法がある．冠動脈MRAで通常用いられているナビゲータエコーによる呼吸同期法では呼吸による心臓の動きを予測して補正するが，補正係数に定数0.6を用いた単純線形運動モデルを使用している．しかし，この単純モデルでは呼吸による心臓の粗大な動きを完全に補正することは困難である．最近では，自由呼吸whole-heart coronary MRAにおける心臓の呼吸性運動を直接計測してより正確な補正が可能になるように，セルフナビゲーション[13]やイメージベースナビゲーション[14]などが開発されている．これらの技術を用いてナビゲーション効率100%の冠動脈MRAのデータ収集も行われ，総撮影

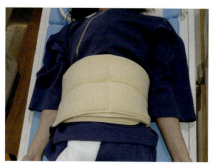
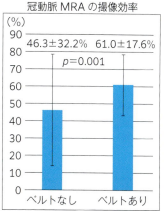

図35　腹部ベルトの使用
患者の腹部（肋骨の下縁と腸骨稜の間）に20 cm幅の腹部ベルトを強めに締めた状態で撮像する．腹部ベルトは呼気時に締める．これにより横隔膜の呼吸性運動が抑制される．冠動脈MRAの撮像効率は腹部ベルトを使用しない場合と比べ腹部ベルトを使用すると有意に上昇し（46.3±32.2%から61.0±17.6%，p=0.001），撮影時間短縮の効果が得られる[9]．

時間が減少する．ただし，セルフナビゲーションでは頭尾方法の運動のみ補正されるため呼吸性のブレを排除できない場合がある．一方，イメージベースナビゲーションでは心臓の前後，左右の位置の補正も行われるため，高画質の冠動脈MRAが得られる可能性が高まる．臨床MR装置に高効率の呼吸同期法や圧縮センシングを搭載することにより冠動脈MRAの撮像効率が向上し非常に高精細な画質の冠動脈MRA画像が得られると期待される．

　whole-heart coronary MRAは，使用するMR装置の磁場強度にかかわらず，冠動脈のコントラストを向上させるために，T2 prep法による周囲組織・静脈の信号抑制と脂肪抑制法が併用される[15, 16]．撮影シーケンスとして，1.5T装置では，SSFP（steady state free precession）法が使用される．SSFPによる冠動脈MRAの最大の利点は，造影剤を投与せずにコントラストの高い冠動脈画像が得られることである（図36）．3.0T装置では磁場強度の上昇に伴ってMR信号のSN比が改善され，MRAの画質や解像度を向上できる一方で，静磁場（B0）不均一やRF加温などの問題点があり，SSFP法による冠動脈MRA撮像シーケンスを使用することが難しい．そのため，3.0T冠動脈MRA撮影には通常グラディエントエコー（GRE）法が使用される．GRE法では非造影で撮影すると冠動脈のコントラストやSN比が不足するため，ガドリニウム造影剤を投与して撮影される．ガドリニウム造影剤は，細胞外液分布性造影剤，血管内造影剤，アルブミン親和性造影剤に大別される．アルブミン親和性造影剤は，高い緩和率を有し，血液内に比較的長時間とどまるため血液のコントラストが向上し，遅延造影MRIの造影剤として使用することも可能である．海外からの報告では，Yangらによる単施設研究[17]において，アルブミン親和性ガドリニウム造影剤を低速注入しIR-GRE法で撮像した造影冠動脈MRAは，感度が94%，特異度が82%と64列MDCTに匹敵するような高い診断能を示した．しかし，血管内ガドリニウム造影剤やアルブミン親和性ガドリニウム造影剤は日本国内では使用できないため，わが国では細胞外液分布性ガドリニウム造影剤を投与後にwhole-heart coronary MRAの撮影が行われており（図37），Ogawaらの報告[12]によると感度95%，特異度

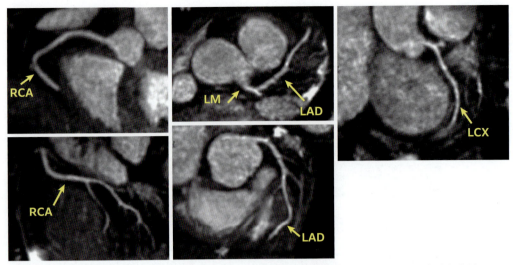

図36 ボランティアにおいて1.5T MR装置と32chコイルを使用して撮影した非造影冠動脈MRAのCurved MPR画像
高いコントラストでシャープな冠動脈MRA像が描出されている．

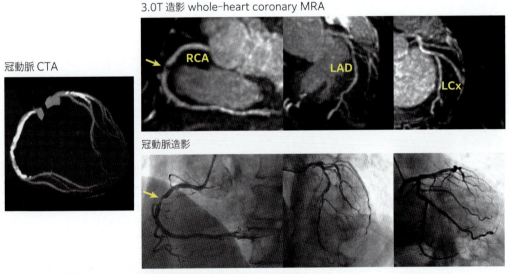

図37 冠動脈高度石灰化症例における冠動脈MRAの有用性
60歳代男性．労作時胸痛にて冠動脈CTAが撮影されたところ，RCAとLADに強い石灰化が認められこれらのセグメントでは冠動脈狭窄の評価が困難であった．3.0T造影 whole-heart coronary MRAでは，RCA #2に狭窄を認めたが左冠動脈には有意狭窄はみられなかった．冠動脈造影では同様の所見が確認された．

75％と高い診断能が得られている．

❷ 冠動脈MRAのポストプロセッシング

　whole-heart coronary MRAの評価は通常，視覚的な評価が行われる．具体的な評価方法はガイドラインなどで明確に示されていないが，体軸横断像での観察だけでなく，sliding thin-

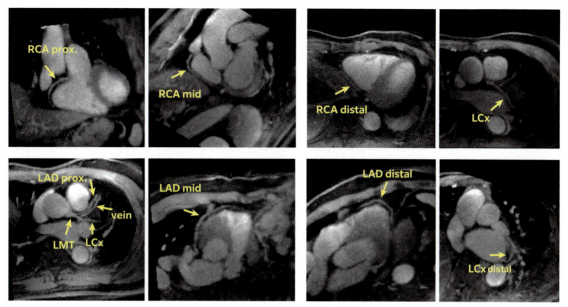

図38 複数の冠動脈危険因子を有する60歳代男性におけるXD-GRASP法による3.0T造影フリーランニングGRE 5D全心冠動脈MRA
LMT，RCA，LAD，LCxを含む左右冠動脈が明瞭に描出されている．

slab MIP（薄層MIP）を使用して，読影者が冠動脈の走行に沿ってインタラクティブにMIP画像を順次移動しながら読影することが一般的である．冠動脈MRAは空間分解能がCTより劣るため冠動脈の辺縁を正確に描出して冠動脈狭窄の程度を正確に評価することは難しい．しかし，冠動脈CTAとは異なり，冠動脈MRAでは冠動脈内腔の信号強度は壁石灰化の影響を受けにくい．この特長を利用して冠動脈の信号強度の強弱から狭窄の有無を視覚的に判定する．

Yonezawaら[18]は，血管に沿った信号強度プロファイルに基づいて冠動脈MRA画像から冠動脈狭窄を定量的に評価する方法を開発した．1.5T whole-heart coronary MRAにおいて冠動脈沿いの信号強度プロファイルを計測することにより冠動脈内腔の狭窄を定量評価すると，冠動脈造影で50％以上の狭窄病変をゴールデンスタンダードとした場合，感度90％，特異度80％と高い診断能で冠動脈狭窄が診断できることが示された．また，冠動脈MRAと冠動脈造影による冠動脈狭窄度の間には相関係数0.84（$p<0.001$）と高い相関が認められた．

❸ 冠動脈MRAの今後の方向性

冠動脈MRAの撮影方法はこの20年で大きく進歩したが，撮影手順が複雑で時間がかかるという問題点は完全には克服されていない．近年，XD-GRASP（Extra-Dimensional Golden-angle Radial Sparse Parallel）法を用いたwhole-heart 3D radial data収集法が開発された[19]．この手法では，高度にアンダーサンプリングされた多次元データセットを自由呼吸下に連続的に収集し（フリーランニング法），圧縮センシング技術に基づいて，呼吸および心臓の動き方向に分解した画像を再構成することができ，5D（x-y-z-cardiac-respiratory）フリーランニング法と呼ばれる．冠動脈のコントラストが十分な条件で撮像することで冠動脈MRAを得ることができる[20, 21]（図38）．フリーランニング法は，特定のスライス断面の設定や呼吸ゲーティング，

心電図トリガーを必要としないため，撮像手順の複雑さを軽減することができる．さらに，フリーランニング冠動脈 MRA データセットから再構成したシネ MRI は，標準的な 2D シネ MRI と比較して LV 測定値がよく一致することが示され[19]，検査プロトコールが短縮できる可能性がある．また，低ランクテンソルイメージモデルを利用した MR マルチタスキング技術も考案されており，XD-GRASP 法と同様に，呼吸ゲーティング，心電図トリガーを必要としない，マルチコントラスト，かつ，呼吸および心臓の動き方向に分解した心臓画像が得られるようになってきている[22]．さらに，これらの圧縮センシング技術に加えて，深層学習や超解像技術を併用した画像再構成法も次々と提案されている．

　近年，Ferumoxytol という USPIO 製剤を造影剤として使用した冠動脈 MRA の報告が米国を中心に散見される[23]．Ferumoxytol は従来のガドリニウム造影剤より T1，T2 短縮効果が強く，冠動脈 MRA では強い陽性造影剤となる．また，Ferumoxytol は表面が水化物でコーティングされた非常に小さい粒子であるため血管内に 12 時間以上とどまるという特性があり，投与後長時間にわたり血管内造影効果が保たれる利点がある．そのため，非常に高コントラストの高画質な冠動脈 MRA 像が得られる[24]．ただし，現時点では，Ferumoxytol は日本では製造，販売されておらず使用は認められていない．

　近い将来，高度な多次元イメージング技術を 1 つのパルスシーケンスに統合し，AI による再構成の最適化やより優れた造影効果をもつ造影剤などを組み合わせることで，撮影者に依存せず，自由呼吸下で短時間に，さまざまなタイプの多次元心臓画像を撮影できるようになる可能性がある．

（堂前謙介，石田正樹）

文 献

1) Wielopolski PA, et al：Single breath-hold volumetric imaging of the heart using magnetization-prepared 3-dimensional segmented echo planar imaging. J Magn Reson Imaging 5：403-409, 1995

2) Weber OM, et al：Whole-heart steady-state free precession coronary artery magnetic resonance angiography. Magn Reson Med 50：1223-1228, 2003

3) Sakuma H, et al：Detection of coronary artery stenosis with whole-heart coronary magnetic resonance angiography. J Am Coll Cardiol 48：1946-1950, 2006

4) Heer T, et al：Effect of Nitroglycerin on the Performance of MR Coronary Angiography. J Magn Reson Imaging 45：1419-1428, 2017

5) Sakuma H, et al：Assessment of coronary arteries with total study time of less than 30 minutes by using whole-heart coronary MR angiography. Radiology 237：316-321, 2005

6) Wang Y, et al：Cardiac motion of coronary arteries：variability in the rest period and implications for coronary MR angiography. Radiology 213：751-758, 1999

7) Plein S, et al：Three-dimensional coronary MR angiography performed with subject-specific cardiac acquisition windows and motion-adapted respiratory gating. AJR Am J Roentgenol 180：505-512, 2003

8) Nagata M, et al：Diagnostic accuracy of 1.5-T unenhanced whole-heart coronary MR angiography performed with 32-channel cardiac coils：initial single-center experience. Radiology 259：384-392, 2011

9) Ishida M, et al：Impact of an abdominal belt on breathing patterns and scan efficiency in whole-heart coronary magnetic resonance angiography：comparison between the UK and Japan. J Cardiovasc Magn Reson 13：71, 2011

10) Lustig M, et al：The application of compressed sensing for rapid MR imaging. Magn Reson Med 58：

1182-1195, 2007

11) Pruessmann KP, et al：SENSE：sensitivity encoding for fast MRI. Magn Reson Med 42：952-962, 1999

12) Ogawa R, et al：Comparison of compressed sensing and conventional coronary magnetic resonance angiography for detection of coronary artery stenosis. Eur J Radiol 129：109124, 2020

13) Piccini D, et al：Respiratory self-navigated postcontrast whole-heart coronary MR angiography：initial experience in patients. Radiology 270：378-386, 2014

14) Henningsson M, et al：Whole-heart coronary MR angiography with 2D self-navigated image reconstruction. Magn Reson Med 67：437-445, 2012

15) Botnar RM, et al：Improved coronary artery definition with T2-weighted, free-breathing, three-dimensional coronary MRA. Circulation 99：3139-3148, 1999

16) Soleimanifard S, et al：Spatially selective implementation of the adiabatic T2Prep sequence for magnetic resonance angiography of the coronary arteries. Magn Reson Med 70：97-105, 2013

17) Yang Q, et al：3.0T whole-heart coronary magnetic resonance angiography performed with 32-channel cardiac coils：a single-center experience. Circ Cardiovasc Imaging 5：573-579, 2012

18) Yonezawa M, et al：Quantitative analysis of 1.5-T whole-heart coronary MR angiograms obtained with 32-channel cardiac coils：a comparison with conventional quantitative coronary angiography. Radiology 271：356-364, 2014

19) Feng L, et al：XD-GRASP：Golden-angle radial MRI with reconstruction of extra motion-state dimensions using compressed sensing. Magn Reson Med 75：775-788, 2016

20) Di Sopra L, et al：An automated approach to fully self-gated free-running cardiac and respiratory motion-resolved 5D whole-heart MRI. Magn Reson Med 82：2118-2132, 2019

21) Ishida M, et al：Optimal Protocol for Contrast-enhanced Free-running 5D Whole-heart Coronary MR Angiography at 3T. Magn Reson Med Sci 23：225-237, 2024

22) Hu Z, et al：MR Multitasking-based multi-dimensional assessment of cardiovascular system（MT-MACS）with extended spatial coverage and water-fat separation. Magn Reson Med 89：1496-1505, 2023

23) Hope MD, et al：Vascular Imaging With Ferumoxytol as a Contrast Agent. AJR Am J Roentgenol 205：W366-W373, 2015

24) Roy CW, et al：Free-running cardiac and respiratory motion-resolved 5D whole-heart coronary cardiovascular magnetic resonance angiography in pediatric cardiac patients using ferumoxytol. J Cardiovasc Magn Reson 24：39, 2022

9 心筋ストレインイメージング

❶心筋ストレイン

　心筋の収縮力は，心室機能の重要な決定因子である．左室の駆出率（EF）は，心室収縮機能のグローバルな指標として用いられてきた．しかし，LVEF は心室の形状や負荷条件に影響されるため，基礎疾患が進行するまでは変化しないことがある．ストレインとは，組織の伸び縮みの指標であり，心筋ストレインは拡張末期からの線維長の相対的変化で，心筋長の変化量を拡張末期の心筋長で除したものと定義される．生体内で心筋ストレインを測定するには，局所的な線維が存在する方向を正確に知る必要があるが，臨床的な画像診断法では，心室の中心軸に対する3つの主要方向（放射方向，円周方向，縦方向）のストレインを測定することで，この課題を回避している．心筋の局所ストレインは，心筋機能障害の初期のマーカーと考えられている[1]．

A　撮影法とポストプロセッシング　●　121

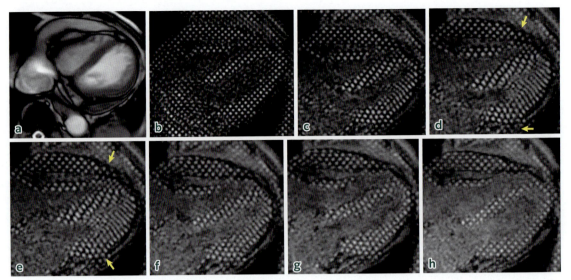

図39 収縮性心膜炎のシネMRIとシネタギングイメージ
シネMRI(**a**)と同じ水平断のシネタギングイメージ(**b**~**h**)．シネMRIでは心囊液貯留と右室前面と左室後壁に心膜肥厚を認める．3.0T装置で撮影した50 frame/cycle，5 mmタグのシネタギングイメージ，**b**から**h**にかけて収縮早期～収縮末期～拡張期を並べている．心周期を通じて鮮明な格子が残存する．収縮末期に右室心尖部前面と左室側壁に心膜癒着があり(矢印)，拡張期に右室自由壁や左室側壁に拡張制限を伴う．

❷ タギングMRI

原理

　心筋は解剖学的に複数の筋線維シートが重なった構造となっており，これにより捻れるように収縮していることが知られている．また心収縮は内膜から外膜層に一様ではなく，心筋ストレインは内膜側が外膜側に比べ大きいという特徴をもつ．通常のシネMRIでは，心筋壁内の運動評価は困難であり，これを解析するためシネタギングMRIが開発された[2]．タギングMRIの基本原理は，心電図R波直後に飽和パルスを照射し，心筋に縞状あるいは格子状のタグ(磁場標識)を付加することで，心収縮・拡張に応じて変形するタグパターンを追跡しストレインを算出する[3]．3.0T装置では1.5Tよりも T1緩和時間が延長するため，タギングMRIのグリッドが拡張期末期まで消失することはなく，さらにmulti-transmitによる磁場均一性の効果で，1.5T装置に比べより鮮明な画像が得られるようになった(図39)．タギングMRIデータを専用ソフトウェアへ転送し，1心周期のタグ格子の動き・変形度から心筋ストレインを算出する．harmonic phase(HARP)法[4]の開発により解析時間は短縮し，現在は心内膜と外膜縁の輪郭を含めて内膜と外膜側ストレインを別々に算出できるまで進歩している．

心筋症の評価

　分解能の向上した3.0TタギングMRIを用いたストレイン解析では，心筋の収縮力学における貫壁性の不均一性を*in vivo*で定量化できる．正常な収縮はtransmuralに不均一であり，心内膜下の変形は心外膜下の変形よりも大きい．心内膜側は，外膜側に比べ虚血にさらされやすく，内膜側から外膜側への虚血の進展はwave-front現象とよばれている．重症冠動脈疾患患者では，安静時の心内膜下の円周ストレインは，冠動脈狭窄領域では非狭窄領域に比べて低下

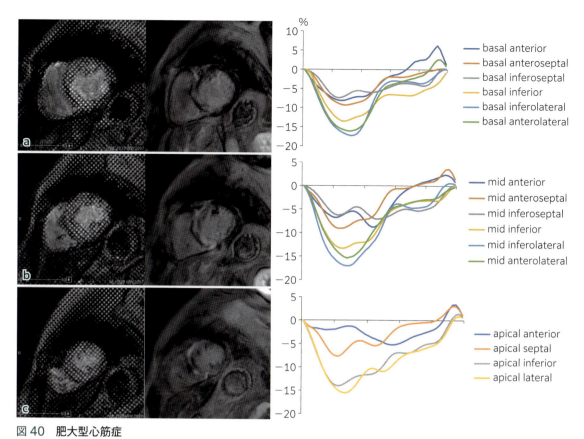

図40　肥大型心筋症
a. 心基部，**b.** 心中部，**c.** 心尖部．シネタギング（左）と遅延造影 MRI（中央）とストレインカーブ（右）．
5 mm タグの高分解能シネタギングのストレイン解析では，中隔を主体に広がるガドリニウム濃染域に一致して円周ストレインの収縮ピークは小さくなっている．

する[5]が，これは安静時虚血領域の心内膜下機能障害を反映し，wave-front 現象に合致する．また，アデノシン三リン酸ストレス下のタギング MRI では，ストレス下で虚血部位と非虚血部位を区別する機能障害の指標として円周方向のストレインが挙げられ，虚血部位では心内膜下の円周方向ストレインが大きく減少する[6]．ガドリニウム遅延造影を組み合わせると，心筋梗塞では梗塞周辺部（border zone）でストレインの低下と収縮期ピークが早期に出現する[7]．これらの力学的特性は，心筋梗塞後の心室頻拍リスクやリスクエリアの予測に利用できる可能性がある．心筋症では，ガドリニウム遅延濃染は線維化を反映し，予後を左右する．タギング MRI のストレイン解析は，feature-tracking 法より壁内運動評価に優れる．特に肥大型心筋症の肥大心筋における線維化分布は，高空間分解能タギング MRI のストレインの低下部位と一致する（図40）．

心臓同期不全

QRS 延長を伴う左室同期不全は，心室内伝導異常を示すと考えられ，心不全患者の 25% 以上に認められ，予後不良とされる[8]．心臓再同期療法（cardiac resynchronization therapy；CRT）は，心不全患者の同期不全を軽減し，症状，QOL，運動能力を改善することが示されている[9]．それにもかかわらず，30〜40% の患者が CRT に反応しない[10]．これは，QRS 時間に依

存した選択基準，現在の左室同期障害評価技術の限界，およびCRTリードの最適な配置のためのガイダンスの欠如が原因である[11]．CRT治療成績を改善し，異なる病因の心不全患者の反応のばらつきを是正するには，同期不全の正確な特徴づけが必要となる．

MRIストレイン解析は，心エコーに比べオペレータや患者に依存せず，拡大した心臓や両心室を対象にできるため，適切なCRT治療候補者の選択に役立つと考えられている．MRIでは空間的に離れた領域のストレイン曲線を同時に取得可能で，領域ごとのストレイン曲線から収縮タイミングのずれや全体のばらつきを定量化し，機械的同期不全を定義している．MRIストレインによる左室同期不全では心臓交感神経機能が低下し[12]，心尖・心基部の同期不全は心臓有害事象の発症に関連することが報告されている[13]．両心室のシネタギングストレイン解析は，成人先天性心疾患や肺高血圧症における心室間同期不全の臨床的意義を確立した．成人先天性心疾患は右側心疾患をもつことが多く，進行した右室機能障害は，致命的な心室性不整脈や突然死の原因となる[14]．心室間同期不全は，右室収縮期圧の上昇および右室収縮の遅延によって規定され，右心不全および圧力過負荷の重要な徴候である[15]．さらに慢性血栓塞栓性肺高血圧症（chronic thromboembolic pulmonary hypertension：CTEPH）では，バルーン治療によって肺動脈圧の低下とともに心室間同期不全は解消され，心室相互作用から左室拍出の増加をもたらす[16]．

❸ feature-tracking 法

原理

タギングMRIの撮影とそれに必要な後処理解析は，手間と時間がかかるという理由から一般に広く普及はしていない．speckle tracking心エコーを模倣したfeature-tracking MRIは，過去のシネMRIをretrospectiveに解析でき，利便性の点からシネタギングMRIよりも高く評価されている．シネタギングが心筋全体の変形を評価できるのに対し，feature-tracking MRIは心筋輪郭の評価に限定されるため，壁内ストレイン分布は評価困難である[17]．feature-tracking MRIの組織追跡技術は，心内膜の境界のような曲線に沿った特異なパターンを1つの画像で識別し，次に撮影された2番目の画像内で同じパターンが最も合致する領域を探すことを原理とする．シネ画像の最初のイメージで数か所の輪郭を設定すると心筋長の変位を推定し，自動的にストレインを算出する[18]．通常のシネ四腔断イメージのfeature-trackingから求めた長軸ストレインは，治療抵抗性の心不全患者におけるCRT治療の決定や，CRT反応性の予測に有用と報告されている[19]．表2に，シネタギングとfeature-tracking MRIのストレイン解析法の長所と短所を提示する．

先天性心疾患/肺高血圧症の評価

feature-tracking MRIによって，さまざまなタイプの心疾患におけるグローバルストレインの測定が可能となる．グローバル長軸ストレインの測定は，ほかのストレインパラメータよりも再現性が高く，変動が少ないため，臨床的価値が高い[20]．feature-tracking MRI由来のグローバルストレイン測定は，単心室や完全大血管転位・修正大血管転位の体循環右室を含む複雑な形態の心室から得ることができ，心不全や心室性不整脈発生の予測価値をもつ（図41）[21]．また単心室の予後因子として重要なFontan術後肝合併症（Fontan associated liver disease；FALD）の評価では心臓シネMRIのfeature-trackingから算出した肝ストレインは，肝線維化と関連すると報告されている[22]．肺高血圧症は多様な疾患群からなり，右心負荷から右室リ

表2 タギングとfeature-tracking法の特徴

	タギング	feature-tracking
原理	心筋格子/HARP	tissue tracking
解析対象	心筋変形	心筋輪郭
解析次元	2D	2D
空間分解能	5〜8 mm	8〜10 mm
時間分解能	20〜50 frame/cycle	20 frame/cycle
ポストプロセッシング	必要	不要
心房ストレイン	不適	適応

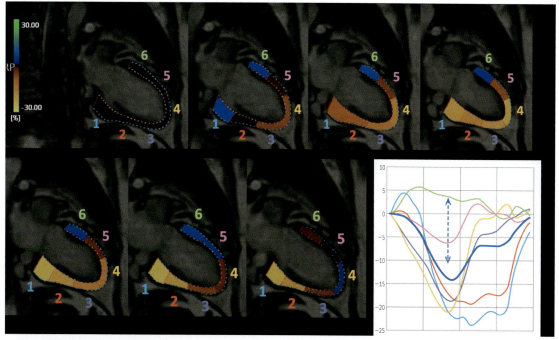

図41 単心室Fontan術後のfeature-trackingストレインマップ
左上から右下にかけて収縮早期〜収縮末期〜拡張期を並べている．通常シネMRI長軸イメージを6つのセグメントに分け，局所の円周ストレインカーブ(右下)を自動計測する．心基部から中部下壁(1, 2領域)の円周ストレインは，収縮時大きく収縮時間が長い．一方，心基部から中部前壁(5, 6領域)の円周ストレインは心周期を通じて小さく，フラットで収縮ピークが不明瞭である．心尖部(3, 4領域)のストレインは収縮末期にピークをもち正常パターンである．これらの領域の収縮時相とピークストレインはばらつきが大きくdyssynchrony陽性である．

モデリングを呈し，最終的に右心不全に至る．右室の形態は左室に比して複雑であり，心エコーで観察できない箇所が生じやすいことから，右室機能評価にはMRIが推奨される．右室心筋には長軸方向に2層の筋線維が走行し，短軸方向に加えて長軸方向の動きが重要視される．よって右室の機能評価には，三次元的アプローチが理想とされる．通常の短軸シネイメージを放射状に長軸再構成し，右室の三次元principal strainを計算する新たな手法も提案されている(図42)[23]．

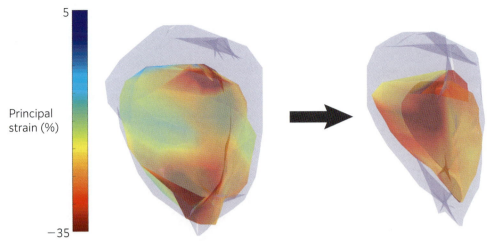

図 42　CTEPH のバルーン拡張術前と治療後の右室の 3D エリアストレインマップ
2D シネ MRI を再構成して 3D 構築し，principal strain を投影している．バルーン治療前(左)，右室は拡張し，収縮時の心基部から心中部の全周にわたりストレインは低下している．治療後(右)，右室容積は著明に縮小し，心基部から心中部のストレインは増加している．

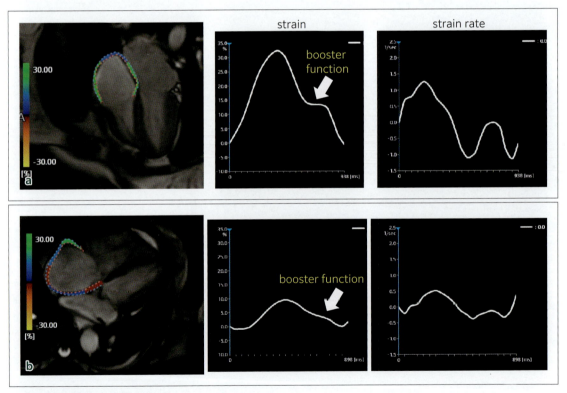

図 43　右心房ストレインマップ
四腔断シネ MRI による右心房ストレインマップ(左)．右心房ストレインカーブは二峰性カーブをもち，前者が conduit function，後者が booster function を表し，両者の和が reservoir function とされる(中央)．ストレインカーブを時間で微分したものがストレインレイトカーブ(右)となり，最初の上に凸が reservoir function，次の下に凸が conduit function，最後の下に凸が booster function を表す．**a** は全身性皮膚硬化症で間質性肺炎なしの患者，**b** は全身性皮膚硬化症で間質性肺炎を合併し，心不全入院をきたした症例．間質性肺炎合併例では booster function が低下し，全体の reservoir function も低下している．

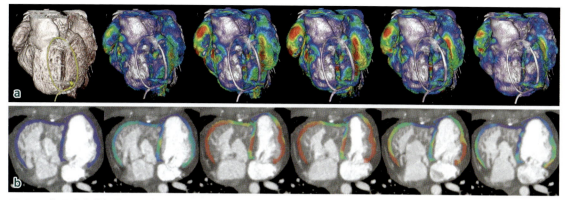

図44 修正大血管転位の心臓再同期療法設置の 3D CT ストレインマップ
左から右に収縮早期〜収縮末期〜拡張期. a は volume rendering, b は水平断で principle strain を投影させている. 体循環右室は拡大しており, 前壁のリード留置部は収縮時を含めストレインが低下している.

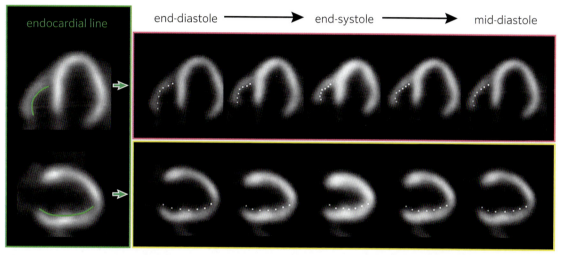

図45 アンモニア PET 高分解能シネイメージ feature-tracking によるストレイン解析
バックグラウンドノイズが少ない PET イメージでは, 心周期を通して左室心内膜と右室自由壁の輪郭が自動抽出可能となる.

心房ストレイン

輪郭抽出を特徴とする feature-tracking MRI では, 壁の薄い心房のストレインが算出でき, この点においてタギングを凌駕する. 肥大型心筋症における予後不良因子である心房細動が発症すると左房グローバルストレインが低下する. 心房ストレインカーブは特徴的な二峰性のピークをもち, reservoir, conduit, booster の3つの機能に対応する. それらの機能低下は後負荷となる左室圧や右室圧の上昇を反映する. 肺高血圧症や全身性強皮症の間質性肺炎合併例では, reservoir 機能や booster 機能が低下し, 左房ストレインは治療効果や予後判定, 右心機能低下の初期評価法として注目されている(図43)[24].

CT/PET ストレイン

ペースメーカ, 植込み型除細動器(implantable cardioverter defibrillator;ICD)など心臓デバイ

スが必要な患者は，高齢者だけでなく成人先天性心疾患患者を含め増加している．MRI対応のデバイスも増えてきているが，MRIが撮影されてもアーチファクトが高率に出現し，心筋ストレイン解析の輪郭抽出には限界が生じることが多い．レトロスペクティブ心電図同期撮像による多時相心臓CTは，高い空間分解能で心機能の三次元解析を可能にする．予測補完アルゴリズムは，機能的CTデータにおいてノイズを低減するとともに，隣接する2つの位相のインターフェーズCT画像を生成し，仮想的な時間分解能の上昇によりスムーズな動きを提供する．これにより任意の断面での3D principal strainの算出が可能となった（図44）．心臓デバイス留置後のFallot四徴症患者では右室流出路における収縮遅延と肺動脈閉鎖不全との重症度の関連が報告されている[25]．また従来，分解能に限界のある心臓核医学の分野でも，高感度PET装置による心筋PETではバックグラウンドノイズがなく乳頭筋や右心描出など鮮明な心筋輪郭が得られている．最近，心筋PETにfeature-tracking法を応用し，両心室ストレインの算出が試みられている（図45）[26]．

（長尾充展）

文献

1) Buckberg G, et al：Cardiac mechanics revisited：the relationship of cardiac architecture to ventricular function. Circulation 118：2571-2587, 2008

2) Yeon SB, et al：Validation of *in vivo* myocardial strain measurement by magnetic resonance tagging with sonomicrometry. J Am Coll Cardiol 38：555-561, 2001

3) Zerhouni EA, et al：Human heart：tagging with MR imaging：a method for noninvasive assessment of myocardial motion. Radiology 169：59-63, 1988

4) Osman NF, et al：Cardiac motion tracking using CINE harmonic phase（HARP）magnetic resonance imaging. Magn Reson Med 42：1048-1060, 1999

5) Nagao M, et al：Subendocardial contractile impairment in chronic ischemic myocardium：assessment by strain analysis of 3T tagged CMR. J Cardiovasc Magn Reson 14：14, 2012

6) Kido T, et al：Stress/rest circumferential strain in non-ischemia, ischemia, and infarction—quantification by 3 tesla tagged magnetic resonance imaging. Circ J 77：1235-1241, 2013

7) Inoue Y, et al：Peri-infarct dysfunction in post-myocardial infarction：assessment of 3-T tagged and late enhancement MRI. Eur Radiol 20：1139-1148, 2010

8) Kalra PR, et al：Clinical characteristics and survival of patients with chronic heart failure and prolonged QRS duration. Int J Cardiol 86：225-231, 2002

9) Ståhlberg M, et al：Three-year outcome of cardiac resynchronization therapy：a single center evaluation. Pacing Clin Electrophysiol 28：1013-1017, 2005

10) Bax JJ, et al：Left ventricular dyssynchrony predicts response and prognosis after cardiac resynchronization therapy. J Am Coll Cardiol 44：1834-1840, 2004

11) Beshai JF, et al：Cardiac-resynchronization therapy in heart failure with narrow QRS complexes. N Engl J Med 357：2461-2471, 2007

12) Yonezawa M, et al：Relationship between impaired cardiac sympathetic activity and spatial dyssynchrony in patients with non-ischemic heart failure：assessment by MIBG scintigraphy and tagged MRI. J Nucl Cardiol 20：600-608, 2013

13) Nagao M, et al：Geometrical characteristics of left ventricular dyssynchrony in advanced heart failure. Myocardial strain analysis by tagged MRI. Int Heart J 55：512-518, 2014

14) Warnes CA：Adult congenital heart disease importance of the right ventricle. J Am Coll Cardiol 54：1903-1910, 2009

15) Nagao M, et al : Interventricular dyssynchrony using tagging magnetic resonance imaging predicts right ventricular dysfunction in adult congenital heart disease. Congenit Heart Dis 10 : 271-280, 2015

16) Yamasaki Y, et al : Balloon pulmonary angioplasty improves interventricular dyssynchrony in patients with inoperable chronic thromboembolic pulmonary hypertension : a cardiac MR imaging study. Int J Cardiovasc Imaging 33 : 229-239, 2017

17) Taylor RJ, et al : Myocardial strain measurement with feature-tracking cardiovascular magnetic resonance : normal values. Eur Heart J Cardiovasc Imaging 16 : 871-881, 2015

18) Bohs LN, et al : A novel method for angle independent ultrasonic imaging of blood flow and tissue motion. IEEE Trans Biomed Eng 38 : 280-286, 1991

19) Kawakubo M, et al : Evaluation of cardiac dyssynchrony with longitudinal strain analysis in 4-chamber cine MR imaging. Eur J Radiol 82 : 2212-2216, 2013

20) Buss SJ, et al : Assessment of myocardial deformation with cardiac magnetic resonance strain imaging improves risk stratification in patients with dilated cardiomyopathy. Eur Heart J Cardiovasc Imaging 16 : 307-315, 2015

21) Ishizaki Y, et al : Global strain and dyssynchrony for the single ventricle predict adverse cardiac events after the Fontan procedure : analysis using feature-tracking cine magnetic resonance imaging. J Cardiol 73 : 163-170, 2019

22) Ohashi R, et al : Liver strain using feature tracking of cine cardiac magnetic resonance imaging : assessment of liver dysfunction in patients with Fontan circulation and tetralogy of Fallot. Pediatr Cardiol 41 : 389-397, 2020

23) Kawakubo M, et al : Clinical usefulness of right ventricular 3D area strain in the assessment of treatment effects of balloon pulmonary angioplasty in chronic thromboembolic pulmonary hypertension : comparison with 2D feature-tracking MRI. Eur Radiol 29 : 4583-4592, 2019

24) Yamasaki Y, et al : Balloon pulmonary angioplasty improves right atrial reservoir and conduit functions in chronic thromboembolic pulmonary hypertension. Eur Heart J Cardiovasc Imaging 21 : 855-862, 2020

25) Shiina Y, et al : Clinical impact of cardiac computed tomography derived three-dimensional strain for adult congenital heart disease : a pilot study. Int J Cardiovasc Imaging 36 : 131-140, 2020

26) Kawakubo M, et al : ^{13}N-ammonia PET-derived right ventricular longitudinal strain and myocardial flow reserve in right coronary artery disease. Eur J Nucl Med Mol Imaging 49 : 1870-1880, 2022.

B 撮影法の最近の進歩

1 心臓領域の高速イメージング

　心臓 MRI は 1 回の検査でさまざまな情報を得られるが，検査時間が長いという問題がある．これまで心臓 MRI の領域ではパルスシーケンスの改良に加え，複数の高速化技術が開発されている．MRI の撮影時間の短縮にはさまざまな要因があり，特に繰り返し時間や，位相エンコーディング方向の matrix 数，加算回数が関与する．繰り返し時間に関しては multiband により，同一の繰り返し時間でも複数スライスを同時に励起することで撮影時間短縮が行われている．位相エンコーディング方向の matrix 数に関してはパラレルイメージングや圧縮センシングなどの高速化技術が関与する．加算回数に関しては deep learning reconstruction（DLR）などの再構成技術により，加算回数を減らし再構成時のノイズを除去することで画質を担保する試みがなされている．そのなかで心臓領域ではパラレルイメージングや圧縮センシングが主に臨床的に使用されており，本項ではこれらを中心に解説する．

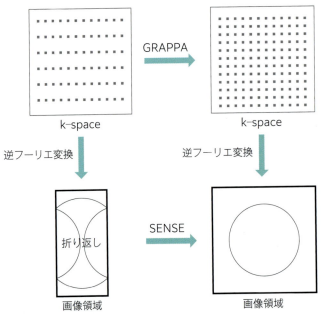

図46 SENSE法とGRAPPA法の違い
SENSE法は画像領域で折り返しを展開するのに対して，GRAPPA法はk-space上で処理する．

a●パラレルイメージング

　パラレルイメージングでは撮影時にマルチコイル/マルチチャネルを利用し，規則性をもってk-spaceデータをアンダーサンプリングする．例えば，リダクションファクター2ではk-spaceのデータを1行おきに取得する．心臓領域で使用されるパラレルイメージングで代表的なものとして，大きく分けるとsensitivity encoding(SENSE)とgeneralized autocalibrating partially parallel acquisitions(GRAPPA)がある．両者ともフェーズドアレイコイルを用いたデータのアンダーサンプリングが基盤となっている．SENSEでは画像領域で折り返しを展開するのに対して，GRAPPAではk-space上で処理を行う(図46)．パラレルイメージングは，位相エンコーディング方向に加速可能であり，3D収集の場合はスライス方向にも可能である．ただし，受信コイルの状態によって信号ノイズ比の低下が目立つ場合や，撮影範囲に対しFOV(field of view)が小さい場合，位相方向に折り返しアーチファクトが画像内に出現することがある．パラレルイメージングにおいて面内分解能を向上させると信号ノイズ比の低下を伴うため，k-space and time broad-use linear acquisition speed-up technique(k-t BLAST)やk-space and time sensitivity encoding(k-t SENSE)といった時間軸に対する高速化技術も開発され，シネMRIやパーフュージョンMRIなどに用いられていた[1]．

b●圧縮センシング

　圧縮センシングは信号処理，統計，画像処理など幅広い分野で応用されている，Donoho[2]が提唱した概念である．圧縮センシングを用いたMRI撮影の高速化は以前よりさまざまな検証が行われてきたが，近年では心臓MRIにおいても日常臨床で使用されている．画像データは周波数情報に変換すると多くは限りなく小さい値であり，これらをゼロに置き換えても視覚

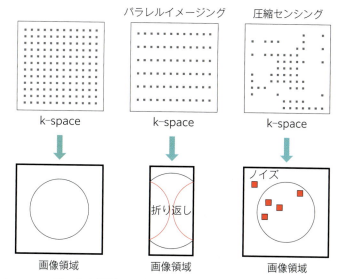

図47 k-spaceデータを規則正しく間引いた場合と，ランダムサンプリングの違い
パラレルイメージングなどでk-spaceデータを規則正しく間引いた場合，折り返しアーチファクトが生じる．一方，圧縮センシングではランダムにデータを取得する．ランダムサンプリングではこれらのアーチファクトがノイズに変わるが，計算後のデータは画像化に必要な値以外はすべてゼロになるため，ノイズが少ない画像になる．

的な影響は少ない．このようにゼロ成分を多く含むデータを"疎（スパース）なデータ"とよぶ．前述したパラレルイメージングでは規則性をもってk-spaceのデータを間引くが，圧縮センシングではランダムにk-spaceのデータを間引く（図47）．ランダムに取得した少数の情報を，スパースなデータに変換したのち，ノイズ除去を目的として繰り返し計算することで元データに限りなく近い状態を再現する．スパース変換を行う際にはMRIではwavelet変換がよく用いられており，削除できるゼロ成分と重要な非ゼロ成分に分離できる．その後，逐次画像再構成を行うが，k-space，画像，疎性スペースの間で再構成を行う．再構成の際にはデノイズを目的としthreshold以上の信号のみを採用することを繰り返す．従来のパラレルイメージングでは高速化に伴い信号ノイズ比が低下する欠点があり，いま以上の高速化は難しい．圧縮センシングは高速化しても，計算過程で効率的なノイズ除去を行うことで，画質の劣化を最小限に抑えることが可能であり，MRIの高速撮像技術として期待されている．ただし，圧縮センシングを臨床現場で使う場合に，再構成時間が長いといった課題が残る．解決策としてはgraphics processing unit（GPU）を使用することで再構成高速化が行われている．撮影時や再構成時には最適なパラメータを調整する必要があるが，代表的なものとしては高速率や，再構成時の計算反復回数，デノイズのthresholdなどがある．これらの圧縮センシングのパラメータを調節することで，心臓MRIのさまざまなシーケンスに適応可能である．代表例として以下にシネMRIと冠動脈MRAに関して解説する．

圧縮センシングのシネMRIへの応用

圧縮センシングを用いたリアルタイムシネMRIでは，1心拍のデータから1心周期分のシネMRIを得ることができる．約2秒弱で1断面の撮影が可能なため，十数秒の1回息止めで8〜10断面分の左室全体の短軸撮像が可能となる（図48）．これにより従来のシネMRIに比べ

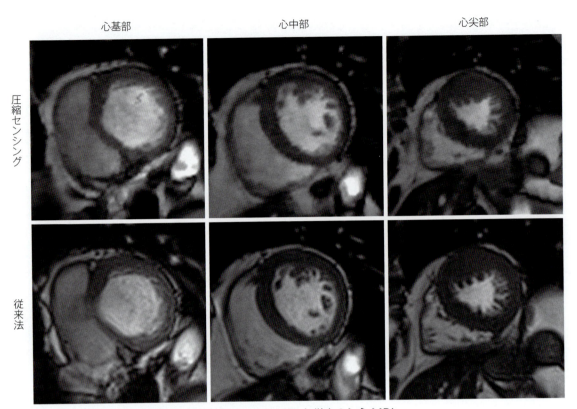

図 48　圧縮センシングを使用したリアルタイムシネ MRI と従来のシネ MRI
圧縮センシングを用いたリアルタイムシネ MRI（上段）では，通常のシネ MRI（下段）と比較して大幅に撮影時間を短縮しても，画質の劣化を最小限に抑えることが可能である．

検査時間を大幅に短縮することができ，心機能解析結果は従来のシネ MRI と有意差を認めないとの報告がある[3]．また，撮影時間が大幅に短縮できたことで，今後は自由呼吸下でのシネ MRI に応用できる可能性もある[4]．圧縮センシングは単独での使用のほか，従来の SENSE と組み合わせて使用することも可能であると報告されている[5]．折り返しアーチファクトを最小限にし，またノイズを最小限に抑えるような，両者の特徴を融合させた技術といえる．

圧縮センシングの冠動脈 MRA への応用

冠動脈 MRA は血管信号の非ゼロ成分に比し，背景のゼロ成分が多くスパース性の高いデータであり，圧縮センシングのよい適応と考えられる．3.0T MRI の冠動脈 MRA において，従来の MRA に比べ約 1/4～1/5 の時間で撮影可能となっている（図49）．この時間であれば，造影剤投与から 10 分の待ち時間での撮影が可能となり，大幅な検査時間短縮をはかることができる．カテーテルによる X 線冠動脈造影と比較した狭窄度評価でも従来の冠動脈 MRA と比較して感度，特異度に有意差は認めないとの報告がある[6]．冠動脈 MRA に関しては圧縮センシング以外に，self-navigation[7] や motion correction[8] といった技術が開発されている．これらは自由呼吸下に常にデータを収集し，データの中から心臓の動きを抽出して，呼吸同期や心臓の動きを補正するもので，撮影を単純化，高速化する試みである．これらの技術と圧縮センシングの技術を組み合わせることで，今後さらなる画質向上や撮影時間短縮が期待される．

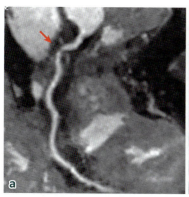 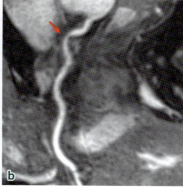 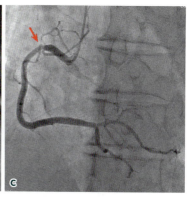

図49 圧縮センシングを使用した冠動脈MRAと従来の冠動脈MRA
a. 圧縮センシングを使用した冠動脈MRA，**b.** 通常の冠動脈MRA，**c.** 冠動脈血管造影．RCAの近位部の有意狭窄(矢印)は，圧縮センシングを使用した場合も通常の冠動脈MRAと同様に描出できている．本症例では，圧縮センシングを使用した場合の撮影時間は約3分半，通常の撮影では約19分であり，大幅な時間短縮が可能となった．

　心臓MRIにおける高速化技術に関して解説した．圧縮センシングはすでに心臓MRIで臨床応用されており，単独での使用，またはパラレルイメージングと併用することで，検査時間の短縮が可能となり，患者の負担軽減につながると考えられる．

〔小川　遼，城戸輝仁〕

文　献

1) Tsao J, et al：k-t BLAST and k-t SENSE：dynamic MRI with high frame rate exploiting spatiotemporal correlations. Magn Reson Med 50：1031-1042, 2003
2) Donoho D：Compressed sensing. IEEE Trans Inf Theory 52：1289-1306, 2006
3) Kido T, et al：Compressed sensing real-time cine cardiovascular magnetic resonance：accurate assessment of left ventricular function in a single-breath-hold. J Cardiovasc Magn Reson 18：50, 2016
4) Kido T, et al：Assessment of left ventricular function and mass on free-breathing compressed sensing real-time cine imaging. Circ J 81：1463-1468, 2017
5) Kocaoglu M, et al：Breath-hold and free-breathing quantitative assessment of biventricular volume and function using compressed SENSE：a clinical validation in children and young adults. J Cardiovasc Magn Reson 22：54, 2020
6) Ogawa R, et al：Comparison of compressed sensing and conventional coronary magnetic resonance angiography for detection of coronary artery stenosis. Eur J Radiol 129：109124, 2020
7) He Y, et al：Diagnostic performance of self-navigated whole-heart contrast-enhanced coronary 3-T MR angiography. Radiology 281：401-408, 2016
8) Luo J, et al：Nonrigid motion correction with 3D image-based navigators for coronary MR angiography. Magn Reson Med 77：1884-1893, 2017

2　4D flow MRI

　MRIで取得される信号には，「流れ」の影響がさまざまな形で表れる．流れの可視化・定量化をするために標準的に用いられているのは，位相コントラスト(phase contrast；PC)MRIで

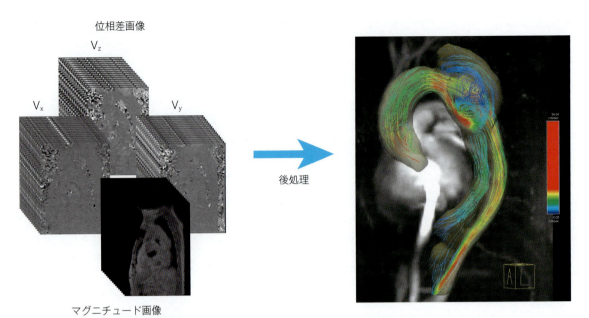

図50　4D flow MRI の画像取得と後処理の過程
各心位相における3軸方向の位相差画像とマグニチュード画像の4セットのボリュームデータから，後処理のソフトウェアを用いて 4D flow MRI の画像を作成する．本画像（流線）は，Stanford B 型大動脈解離の症例であり，下行大動脈の偽腔内に渦流が形成されている．

あり，その詳細については「血流計測」（→110頁）に述べている．近年，PC MRI の発展系である 4D flow MRI が，臨床で使用される装置でも撮像可能となってきた．4D flow MRI では，三次元ボリュームの各ボクセルにおける速度ベクトル情報を心位相ごとに取得する．4D flow MRI は，従来の 2D PC MRI と比較して，後処理で任意の平面に配置して速度パラメータを計測できること，三次元で流れを可視化できること，三次元の速度情報を用いて高度な血行動態パラメータを計測できることなどの利点がある．すでに，研究および臨床において，さまざまな領域の血流動態解析に用いられている[1]．

本項では，4D flow MRI の撮像法，後処理および臨床応用について紹介する．

a ● 4D flow MRI の撮像

4D flow MRI では，流れの情報を取得するために速度エンコード双極磁場勾配を用いる．x, y, z 方向にそれぞれ速度エンコードした，3セットの位相差画像のボリュームデータを心位相ごとに取得する（図50）．すなわち，各ボクセル内には，3軸方向の座標情報，3軸方向の速度情報および心位相情報が含まれる[2]．体幹部領域では必要に応じて respiratory navigator を用いる．理想的には，空間分解能や時間分解能を可能な限り高く設定し，フルサンプリングができるとよいが，これらのパラメータは撮像時間とのトレードオフの関係であるため，臨床的に許容できる範囲内でのバランスが必要である．表3に撮像パラメータの推奨を示す[3]．

4D flow MRI で得られたマグニチュード画像は，三次元 PC MRA であり，血管解剖の情報を有している．マグニチュード画像は，後処理で血管のセグメンテーションを行うために用いられる．後処理ソフトによっては，balanced-SSFP などの 4D flow MRI とは別に撮像された

表3　4D flow MRI の撮像パラメータの推奨値

acquisition parameters	
空間分解能	大血管　<2.5×2.5×2.5 mm^3 心臓　<3.0×3.0×3.0 mm^3 関心血管の血管径に対して5〜6ボクセル程度含まれるのが望ましい．等方性分解能が望ましい
時間分解能	<40 msec
体幹部撮像時の呼吸移動補正	navigator を用いて acceptance rate 50%程度
k-space segmentation factor	2
parallel imaging	R=2〜3
k-t undersampling	R=4〜5(parallel imaging との併用は推奨しない)
postprocessing parameters	
Maxwell correction	あり
Eddy current correction	あり
phase unwrapping	あり

〔Dyverfeldt P, et al：4D flow cardiovascular magnetic resonance consensus statement. J Cardiovasc Magn Reson 17：72, 2015 より改変〕

画像を血管のセグメンテーションに用いることもできる．balanced-SSFP は非造影で血管内腔と周囲とのコントラストが良好な画像を高速で撮像することができるため，心臓シネ画像や，体幹部の MRA などに一般的に用いられている．しかし，4D flow とは別撮像であるため，ミスレジストレーションが生じる可能性があることには留意する必要がある．

b●ガドリニウム系造影剤の使用について

　4D flow MRI では信号強度が流速に依存するため，基本的にはガドリニウム造影剤を必要としない．大動脈およびその主要分枝のように流速の大きい血管では，造影剤を使用しなくても良好な SNR(signal-to-noise ratio)，VNR(velocity-to-noise ratio)の画像が取得できる[1]．もともと包括的な MRI 検査の一環として造影剤投与が予定されている場合などでは，造影剤を使用して SNR とコントラストの改善をはかることもできる．しかし，撮像中における造影剤濃度の変化は信号強度に影響することから，造影剤投与を行う場合には平衡相で撮像するのが望ましい．

c●4D flow MRI の後処理と解析

任意断面での血流解析

　2D PC MRI と比較した 4D flow MRI の大きな利点の1つは，任意の血管断面を解析できることである．血管走行に沿った角度の調整や，複数の断面における血流解析をあとから行うことができる．2D PC MRI と 4D flow MRI 間での血流速度の測定値は，腹部血管や頭蓋内血管などで良好に一致したことが報告されている[4, 5]．2D PC MRI で計測可能なパラメータ(血管断面における血流速度，血流量，逆流量，逆流率，平均流速，最小流速，最大流速，時間-速度曲線な

B　撮影法の最近の進歩　●　135

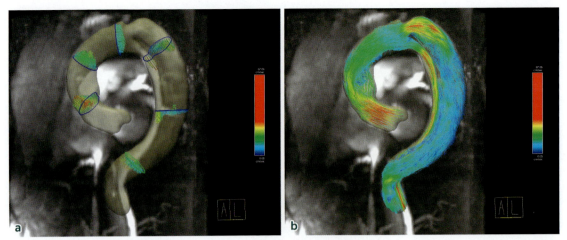

図51　Stanford B 型大動脈解離
a. 複数断面における収縮期の速度ベクトルマップ．b. 大動脈血流の流線画像．
大動脈解離の entry レベルにおいて，偽腔内への加速血流が認められ，このレベルでは真腔より血流速度が大きい．下行大動脈では，真腔内の血流が加速し，偽腔内の血流速度は低下している．

ど）は，4D flow MRI でも計測可能である．

三次元的な血流可視化

　4D flow MRI では，任意断面の速度ベクトル表示のほか，隣接するボクセル同士の速度ベクトルにみられる連続性を解析し，流線（streamline：ある心位相における速度ベクトルをなめらかに結んだ線）や流跡線〔pathline：ある心位相におけるある地点の粒子を経時的に追跡（particle trace）し，それを連続的につなげた線〕などを用いて，血流動態を三次元的に可視化することができる（図51）．後処理された3D画像では，対象となる血管内の層流，らせん流，渦流などのさまざまな流れのパターンが示される（図50〜52）．

発展的な流体力学的パラメータ

　4D flow MRI では，三次元の速度ベクトル情報を利用したさまざまな流体力学的パラメータを求めることができる[6-9]．その一部を示す．

- ▶ **壁せん断応力**（wall shear stress；WSS）　血管壁面に沿って流れる粘稠な血液によって引き起こされる摩擦力．粘度に壁近傍の速度勾配を乗じたもの．動脈硬化の進展，血管リモデリングに関与する．
- ▶ **振動せん断指数**（oscillatory shear index；OSI）　WSS の時間的ゆらぎ．
- ▶ **渦度**（vorticity）　ある地点のある心位相における局所的な流れの回転速度を示すベクトル．
- ▶ **らせん度**（helicity）　速度ベクトルと渦度ベクトルの内積として定義される．流れの強さと局所的な回転の程度の関係を示すスカラー量（図52）．

d ● 4D flow MRI の臨床応用

　4D flow MRI の臨床的有用性については，多くの研究でさまざまな血管領域において報告されている（表4）[10]．健常人における血行動態，心血管疾患を有する患者における血流動態変化，治療介入前後における血流動態の変化などが評価されている[11]．

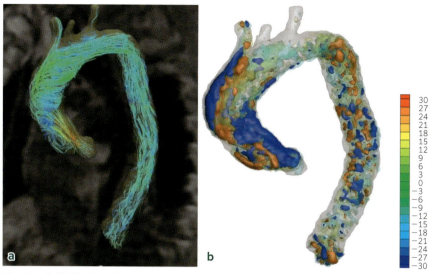

図 52　大動脈弁狭窄症
a. 流線画像．上行大動脈に強いらせん流が認められる．**b.** 収縮期の helicity density map. 上行大動脈の helicity density が他の領域よりも大きい．

表 4　4D flow MRI の臨床応用例

血管領域	臨床応用例
脳血管	頭蓋外・頭蓋内バイパス術，脳動静脈奇形[12]
大動脈	大動脈解離，大動脈瘤，エンドリーク，脳塞栓症と大動脈内逆行性血流との関連，大動脈二尖弁，大動脈弁狭窄，大動脈縮窄症
肺動脈	肺高血圧症，慢性血栓塞栓性肺高血圧症
心臓	心内血流評価，先天性心疾患
門脈血流	肝硬変，門脈圧亢進症
腎臓	腎動脈狭窄
末梢血管	末梢血管疾患

〔Ota H, et al：Four-Dimensional Flow Magnetic Resonance Imaging for Cardiovascular Imaging：from Basic Concept to Clinical Application. Cardiovasc Imaging Asia 2：85-96, 2018 より改変〕

e● 課題と将来性

　三次元的な血流動態評価はドプラ超音波でも可能であるが，MRI では死角のない広範囲な血流評価が可能であり，再現性のある解析結果を得られるのは 4D flow MRI の強みである．撮像と解析に時間を要することが，広く一般臨床に用いられるための障壁ではあるが，compressed sensing や deep learning などの最新技術を活用した，4D flow MRI のワークフローの改善は将来的に期待できる．従来の形態学的評価に基づいた心血管評価とは異なるイメージングマーカーとしての役割を，新たなエビデンスとともに 4D flow MRI が担っていく可能性は十分に考えられる．

（大田英揮）

文 献

1) Stankovic Z, et al：4D flow imaging with MRI. Cardiovasc Diagn Ther 4：173-192, 2014

2) Burris NS, et al：4D flow MRI applications for aortic disease. Magn Reson Imaging Clin N Am 23：15-23, 2015

3) Dyverfeldt P, et al：4D flow cardiovascular magnetic resonance consensus statement. J Cardiovasc Magn Reson 17：72, 2015

4) Wentland AL, et al：Repeatability and internal consistency of abdominal 2D and 4D phase contrast MR flow measurements. Acad Radiol 20：699-704, 2013

5) Meckel S, et al：Intracranial artery velocity measurement using 4D PC MRI at 3 T：comparison with transcranial ultrasound techniques and 2D PC MRI. Neuroradiology 55：389-398, 2013

6) 磯田治夫：4D-Flow の精度検証と解析アプリケーション．日磁気共鳴医会誌 39：126-136, 2019

7) Clough RE, et al：A new imaging method for assessment of aortic dissection using four-dimensional phase contrast magnetic resonance imaging. J Vasc Surg 55：914-923, 2012

8) Hirtler D, et al：Assessment of intracardiac flow and vorticity in the right heart of patients after repair of tetralogy of Fallot by flow-sensitive 4D MRI. Eur Radiol 26：3598-3607, 2016

9) Markl M, et al：In vivo wall shear stress distribution in the carotid artery：effect of bifurcation geometry, internal carotid artery stenosis, and recanalization therapy. Circ Cardiovasc Imaging 3：647-655, 2010

10) Ota H, et al：Four-Dimensional Flow Magnetic Resonance Imaging for Cardiovascular Imaging：from Basic Concept to Clinical Application. Cardiovasc Imaging Asia 2：85-96, 2018

11) Kamada H, et al：Perioperative Hemodynamic Changes in the Thoracic Aorta in Patients With Aortic Valve Stenosis：A Prospective Serial 4D-Flow MRI Study. Semin Thorac Cardiovasc Surg 32：25-34, 2020

12) Sekine T, et al：4D flow MRI assessment of extracranial-intracranial bypass：qualitative and quantitative evaluation of the hemodynamics. Neuroradiology 58：237-244, 2016

3 検査の安全性

A 検査に用いられる薬剤

1 CT 造影剤

現在，わが国で血管内投与される造影剤はほぼ非イオン性造影剤であり，心臓 CT では一般的に非イオン性ヨード造影剤が用いられる．造影剤による副作用は，造影剤投与中や投与後早期に生じる急性副作用と，造影剤投与後に時間が経ってから生じる遅発性副作用に分類される．遅発性の定義はガイドラインによって異なるが，2018 年の欧州泌尿生殖器放射線学会（European Society of Urogenital Radiology；ESUR）のガイドラインでは造影剤投与 1 時間後から 1 週間後に生じるもの，米国放射線医会（American College of Radiology；ACR）の ACR Manual on Contrast Media 2021 では造影剤投与 30〜60 分後から 1 週間後までに生じるものと定義されている．

a ● ヨード造影剤による急性副作用

非イオン性ヨード造影剤では約 3％で急性副作用が生じると報告されており[1]，悪心・嘔吐，皮疹，皮膚の紅潮など軽度のものから，心停止，呼吸停止など重篤なものまでさまざまである．最も重篤な副作用は全身的なアレルギー反応を引き起こすアナフィラキシーであり，造影剤投与量とは無関係に投与後数分で急激な血圧低下や心停止，呼吸停止を引き起こす．その発生頻度は 0.04％程度といわれているが[1]，急速に死につながる可能性もあり，造影剤使用時には常に患者のバイタルサインや症状を注意深く観察する必要がある．

また，ビグアナイド系糖尿病薬を服用している腎機能障害患者に対してヨード造影剤を使用すると重篤な乳酸アシドーシスをきたす危険性がある．ビグアナイド系糖尿病薬は肝臓における乳酸からの糖新生を抑制し血糖値を低下させるが，ヨード造影剤の使用により一過性に腎機能が低下するとビグアナイド系糖尿病薬の排泄が遅延することにより乳酸が過剰に蓄積し，乳酸アシドーシスをきたすとされている．ビグアナイド系糖尿病薬にはブホルミン，メトホルミンがあるが，わが国で多く使用されているのはメトホルミンである．ESUR や ACR のガイドラインでは，腎機能が正常であればヨード造影剤使用時のメトホルミン中止は不要であるとされており，腎機能が低下している場合には造影剤使用前から一時的に中止したり，造影剤投与後 48 時間は休薬し腎機能低下がないことを確認して再開することが推奨されている．わが国では推算糸球体濾過量（estimated glomerular filtration rate；eGFR）が 30〜60 mL/min/1.73 m^2 の患者では，ヨード造影剤投与後 48 時間は休薬し，腎機能低下が懸念される場合には eGFR を測定し腎機能を評価したのちに再開することが提唱されている[2]．

造影剤による副作用のリスクとして，①造影剤による中等度以上の副作用既往，②薬物治療を必要とする気管支喘息，③治療を要するアレルギー疾患が挙げられ，事前の問診が重要である．副作用の予防としてステロイド前投与が行われることがあるが，2018 年の ESUR のガイドラインではステロイド前投与の有効性に関するエビデンスが乏しいとの理由で推奨が削除さ

A 検査に用いられる薬剤 ● 139

れている．しかし，ステロイド薬が造影剤の急性副作用に無効であるというエビデンスが確立されたわけではなく，日本医学放射線学会ではステロイド薬による副作用のリスクなどを考慮し，十分なインフォームドコンセントを得たうえでステロイド前投与を試みる価値があると提言しており，ACRのAmerican College of Radiology Manual on Contrast Media ver10.2[3]に基づき，プレドニゾロン50 mgを造影剤投与の13時間前，7時間前，1時間前に経口投与，もしくはメチルプレドニゾロン32 mgを造影剤投与の12時間前，2時間前に経口投与〔抗ヒスタミン薬(ジフェンヒドラミン50 mg)の併用も可〕，経口投与不可の場合はデキサメタゾン7.5 mgもしくはベタメタゾン6.5 mgを1～2時間以上かけて点滴投与することが推奨されている．

b● ヨード造影剤による遅発性副作用

遅発性副作用の多くは発疹，紅斑などの皮膚症状であり，悪心・嘔吐やめまい，全身倦怠感などの症状が出ることはまれで多くは治療の必要性は低い．未治療の甲状腺機能亢進症患者では投与後1週間以上経過してから甲状腺中毒症を起こすこともあり，注意が必要である．

遅発性副作用の1つであり，これまで造影剤腎症(contrast induced nephropathy；CIN)とされてきた造影剤使用後の腎機能障害は，造影後急性腎障害(post-contrast acute kidney injury；PC-AKI)と名称が変更され[4]，造影剤投与後48～72時間以内に血清クレアチニン値が前値より0.3 mg/dL(もしくは26.5 μmol/L)以上，または前値から1.5倍以上の上昇を示したものと定義されている．一般的に造影剤使用後の腎機能低下は可逆的で，血清クレアチニン値は3～5日後にピークに達したあと7～14日後に前値に戻るとされているが，症例によっては腎機能が低下し人工透析が必要になる場合もある．PC-AKIのリスクとして①慢性腎臓病(chronic kidney disease；CKD)，②急性腎不全もしくはその疑いがある症例，さらに③高用量の造影剤使用や48～72時間以内の複数回造影剤投与，④糖尿病，⑤ループ利尿薬や非ステロイド性抗炎症薬(non-steroidal anti-inflammatory drugs；NSAIDs)の使用，⑥加齢が挙げられる．

そのため，急性期の患者や入院患者においては造影剤投与前7日以内に，その他の患者においても造影剤使用前の3か月以内にeGFR測定を行い，eGFRが測定できない場合や高度の腎機能障害を有する場合はヨード造影剤を使用しない代替検査を考慮したり事前の補液(検査3～4時間前から生理食塩水1 mL/kg/hr)を行うこと，またeGFR<30 mL/min/1.73 m^{2}の場合は検査後も補液を継続することが推奨されている(検査後4～6時間程度，生理食塩水1 mL/kg/hr)．また，ヨード造影剤は血液透析や腹膜透析により除去できるが腎機能を保護するというエビデンスはなく，維持透析患者においても造影剤使用後に追加の透析は必要ない．

2 MRI 造影剤

MRI造影剤として使用される金属イオンはいずれもT1短縮効果とT2短縮効果を併せもつが，心臓MRIで用いられるガドリニウム製剤はT1短縮効果が高く，常磁性体として優れた特性を有する．ガドリニウムは非常に毒性が強く体内蓄積性があり，そのままの形では投与できないため，ガドリニウムの遊離を抑制するリガンドを添加しキレート化合物に加工することで毒性の低減と速やかな排泄をはかっている．キレート構造は線状型と環状型に分けられ，環状型のほうがガドリニウムとの結合力が強く安定している．

ガドリニウム製剤は組織・臓器特異性を示さず，細胞外液に分布する性質をもち，ヨード造影剤と同様に経静脈的に投与されると血管内から速やかに組織間液に移行し，腎機能が正常な

表1 わが国で用いられるガドリニウム製剤

一般名	商品名	キレート構造	ESUR (ver 10.0)	ACR (2023)
ガドテリドール	プロハンス	環状型	Lowest risk	Group Ⅱ
ガドテル酸メグルミン	マグネスコープ	環状型	Lowest risk	Group Ⅱ
ガドブトロール	ガドビスト	環状型	Lowest risk	Group Ⅱ

ACR NSF クラス分類
Group Ⅰ：NSF の原因となる可能性のある造影剤
Group Ⅱ：NSF の原因にはほとんどならないと思われる造影剤
Group Ⅲ：NSF のリスクに関して，データは限られているがほとんど発症報告のない造影剤
〔日本医学放射線学会 造影剤安全性委員会：MRI 用造影剤製剤別適応一覧表，ACR Manual On Contrast Media 2023 より改変〕

場合は投与1日以内にほとんど体外に排泄される．

　心臓血管 MR 学会(Society of Cardiovascular Magnetic Resonance；SCMR)のガイドラインでは，パーフュージョン MRI では 0.05〜0.1 mmol/kg の造影剤を 3〜7 mL/sec で経静脈的に投与したのち，30 mL の食塩水を同速度で投与すること，遅延造影の場合は 0.1〜0.2 mmol/kg の造影剤を投与することと記載されている[5]．一般的に遅延造影画像は造影剤を投与し 10 分後に撮像するが，正常心筋の信号をゼロ(黒)とすることで梗塞心筋や線維化など細胞外液が増加した病変部が高信号(白)に描出される IR(inversion recovery)法を用いて，虚血性心疾患の診断やバイアビリティ評価，心筋症やサルコイドーシス，アミロイドーシス，心臓腫瘍の診断など心疾患の診断に広く活用されている．

a ● ガドリニウム造影剤による副作用

　ガドリニウム造影剤による副作用発現率は 0.5〜1% 程度とヨード造影剤の副作用発現率より低いとされている．症状としては悪心・嘔吐や皮疹，かゆみなどの皮膚症状が多く，死亡もしくは副作用のために入院治療を要する重篤な副作用の発現率は 0.0052%[6] と報告されている．ヨード造影剤と同様，MRI 造影剤の副作用歴や気管支喘息，アレルギー歴が副作用発現の危険因子として挙げられており，検査前の問診が重要である．

　ヨード造影剤にはない副作用として，1997 年に報告された腎性全身性線維症(nephrogenic systemic fibrosis；NSF)がある．NSF の発生機序はまだ解明されていないが，腎機能障害によりガドリニウム製剤のキレートからガドリニウムイオンが遊離し，リン酸塩などの陰イオンと結合し生じた不溶性の沈着物がさまざまな組織に沈着するのではないかと考えられている[7]．造影剤使用後数日から数か月後，時には数年経ってから生じる遅発性副作用であり，はじめに下肢の痛みや瘙痒感，腫脹，紅斑などが出現し，その後，皮膚や皮下組織に線維性肥厚が生じ四肢拘縮をきたし，心臓や肝臓，肺などの線維化も引き起こす．現時点で確立された治療法はなく死亡率 20〜30% と報告される重篤な疾患である．

　わが国で現在用いられているガドリニウム製剤を表1に示す．ガドリニウム製剤は腎障害の有無にかかわらず診断のために不可欠と考えられる場合のみ使用すべきであり，使用前には eGFR を算出して腎機能を評価し，eGFR <30 mL/min/1.73 m^2 や維持透析中の患者では NSF 発症のリスクが高いためガドリニウム造影剤は使用せず他の検査で代替すべきとされている[8]．ESUR や ACR のガイドラインでは NSF 発症リスクによって Highest risk，Intermedi-

A　検査に用いられる薬剤 ● 141

ate risk, Lowest risk, Group Ⅰ～Ⅲに分類し，それぞれ推奨される対応を明記している．

　また近年，線状型ガドリニウム製剤の脳への蓄積が報告されている．その影響についてはまだ不明な点も多く今後の解明が待たれるが，ガドリニウム製剤を用いる場合は可能な限り環状型を用いること，何らかの理由で線状型を使用する場合は必要最小限の投与量とすることが推奨されている．

3　その他

❶ニトログリセリン

　ニトログリセリンに含まれる一酸化窒素が血管平滑筋に存在するグアニル酸シクラーゼを活性化させ，細胞内のサイクリック GMP(cyclic guanosine monophosphate；cGMP)を増加させることにより cGMP 依存性プロテインキナーゼが活性化され，血管平滑筋弛緩による血管拡張作用を発揮する．

　ニトログリセリン使用により冠動脈が 25～36％拡張し冠動脈 CT の画質や診断能が向上することが報告されており[9]，心臓カテーテル検査時同様，冠動脈 CT 撮像時にも広く用いられている．近年，臨床での使用が可能となった FFR-CT はニトログリセリンを使用した状態で撮像した画像を用いることが原則となっており，日本循環器学会の適正使用指針でも，ニトログリセリン使用禁忌の患者は解析結果の信頼性を欠く可能性を考慮したうえで使用の是非を判断することと記載されている．ニトログリセリンの効果持続時間は 20～30 分であり，SCCT (Society of Cardiovascular Computed Tomography)ガイドラインでは撮像の 5 分ほど前に 400～800 µg を舌下もしくはスプレー薬で投与することが推奨されている[10]．

　ニトログリセリンの禁忌として，ホスホジエステラーゼ 5 阻害薬やグアニル酸シクラーゼ刺激薬の使用が挙げられる．ニトログリセリンの血管拡張作用により頭痛や血圧低下が起こる可能性があるが多くは治療の必要性はなく，高度の低血圧や重症大動脈弁狭窄症以外は比較的安全に使用できる薬剤である．

❷β遮断薬

　心臓 CT 撮影時，被曝の低減や良好な画質を得るためには十分な徐脈化が必要であり，SCCT ガイドラインでは心拍数 60 bpm 以下を目標とし，禁忌がなければ積極的に β 遮断薬を使用することが推奨されている[10]．SCCT ガイドラインには心臓 CT 時に使用する β 遮断薬として，メトプロロール，アテノロールの経口投与，メトプロロール，エスモロールの静脈内投与が記載されているが，わが国ではメトプロロール，エスモロールの心臓 CT 撮影時における静脈内注射は保険適用外であり，ランジオロールのみが保険適用として認められている．また，心不全治療薬であるイバブラジンは心収縮や血圧に影響を与えずに心拍数を下げる効果があり，すでに β 遮断薬を内服している患者においても心拍数低下効果がみられることから心臓 CT 撮影時の徐脈化に有用なのではないかと期待されているが，現在わが国で使用することはできない．

　実際は，心臓 CT 撮影の約 1 時間前にメトプロロールを内服し，撮影時に至適心拍数に到達していない場合はランジオロールの静脈内投与(0.125 mg/kg)を行う方法が一般的である．メトプロロールの投与量については SCCT ガイドラインでは 50～100 mg と記載されているが，わ

が国では心拍数に応じて 20～40 mg を内服することが多い．ランジオロールは短時間作用型 β_1 選択型 β 遮断薬であり，投与 3～5 分程度で平均 14％の心拍数低下が得られ半減期も 4 分と短く，比較的安全に使用できる薬剤である[11]．保険適用外ではあるが，撮影時心拍数が 60 bpm を超えている場合，プロプラノロールの静脈内投与（2～10 mg）を行う施設もある．ランジオロール同様，プロプラノロールの静脈内投与でも良好な心拍数低下作用が報告されているが[12]，半減期が 2～6 時間とランジオロールと比較して長く，徐脈の遷延などの副作用に注意しながら心電図モニタ管理のもと使用することが望ましい．

メトプロロール経口投与は心拍数が低下するまでに時間がかかることから，心臓CTによる迅速な診断が要求される場合は最初からランジオロールやプロプラノロールの静脈内投与を行ったり，長時間作用型のアテノロール 25～50 mg を検査前日夜に内服する方法もある．

β 遮断薬の禁忌として，①高度の徐脈，②房室ブロック（Ⅱ，Ⅲ度），③洞不全症候群，④気管支喘息が挙げられる．アテノロールやプロプラノロールなどの半減期の長い β 遮断薬を使用する際には高度徐脈や血圧低下の遷延に注意すべきである．β 遮断薬投与後に高度の徐脈を呈した際はまずアトロピン静脈内投与を行い，必要に応じてカテコラミン投与や一時的ペーシング留置術を検討する．

β 遮断薬内服患者におけるヨード造影剤によるアナフィラキシー様反応の発現頻度増加や重篤化についての明確な報告はないが，β 遮断薬を内服しているとカテコラミンの効果が減弱する可能性があり，アナフィラキシーショック時には β 受容体を介さずに心筋のサイクリックAMP（cyclic adenosine monophosphate；cAMP）を上昇させるグルカゴンの投与が有効と考えられている．

❸ その他の薬剤

心臓負荷CT，MRIで用いられる薬剤として，アデノシン，ジピリダモール，regadenoson，アデノシン三リン酸（adenosine triphosphate；ATP）などの血管拡張薬や強心薬であるドブタミンがあり，それぞれの使用方法や禁忌を表2に示す[5]．

アデノシン，ジピリダモール，regadenoson，ATP を用いた負荷検査を行う場合は，12～24 時間前から血管拡張効果を減弱させる作用をもつカフェインを含む飲料・食品やテオフィリン摂取を，ドブタミンを用いる場合は β 遮断薬や硝酸薬の使用を控える．

アデノシンなどの負荷時の副作用として顔面紅潮，胸痛，動悸や，まれに一過性の房室ブロックや血圧低下をきたすこともあるが，アデノシン，ATP の半減期は短く，投与終了後数分で速やかに効果が消失する．一方，ジピリダモールの半減期は 25 分と長時間にわたり血管拡張作用が持続することから慎重な対応が求められる．ドブタミン負荷時には胸痛や動悸が出現することがあるものの，心筋梗塞や心室細動など重篤な副作用の出現率は低いとされている．しかし，薬物負荷時には定期的なバイタルチェックや心電図モニタ管理，症状の確認など十分な注意が必要である．

本節で取り上げた薬剤については一部保険適用外の薬剤もあり，その使用については，各医療機関内の承認を得ることに加え，患者にも十分な説明を行い了承を得ることが望ましい．

（川口裕子，藤本進一郎）

A 検査に用いられる薬剤　143

表 2 心臓 CT, MRI で用いられる血管拡張薬, 強心薬

	薬剤	作用機序	投与方法	禁忌
血管拡張薬	アデノシン	A2 受容体を介した血管拡張作用	140〜160 µg/kg/min を 2〜3 分投与（心拍数が 10 bpm 以上増加しない, もしくは血圧が 10 mmHg 以上低下しない場合には 210 µg/kg/min まで増量可）	Ⅱ度もしくはⅢ度房室ブロック 収縮期血圧<90 mmHg 重度の高血圧(>220/120 mmHg) 洞性徐脈(心拍数<40 bpm) 薬物吸入を要する活動性の高い気管支喘息
	ジピリダモール	アデノシンの再吸収と輸送を阻害しアデノシン濃度を高める	0.142 µg/kg/min を 4 分以上投与	
	regadenoson	A2 受容体を介した血管拡張作用	0.4 mg をボーラス投与	
	ATP	体内で速やかに脱リン酸を受けアデノシンを産生	140〜160 µg/kg/min を 2〜3 分投与（心拍数が 10 bpm 以上増加しない, もしくは血圧が 10 mmHg 以上低下しない場合には 210 µg/kg/min まで増量可）	
強心薬	ドブタミン	選択的 β_1 受容体作動薬 心臓の β_1 受容体を介して収縮力を高める	虚血評価 10 µg/kg/min で開始し 3 分ごとに 10 µg/kg/min ずつ, 目標心拍数〔85%×(220−年齢)〕まで増量する(最大投与量 40 µg/kg/min) 心拍数が不十分な場合, アトロピンを 0.5 mg ずつボーラス投与する 心筋 viability 評価 2.5〜10 µg/kg/min を 5〜10 分間投与	重度の高血圧(>220/120 mmHg) 不安定狭心症 重症大動脈弁狭窄症 コントロール不良の不整脈 肥大型心筋症 心筋炎, 感染性心内膜炎, 心膜炎 コントロール不良の心不全

文 献

1) Katayama H, et al：Adverse reactions to ionic and nonionic contrast media：a report from the Japanese Committee on the Safety of Contrast Media. Radiology 175：621-628, 1990

2) ビグアナイド薬の適正使用に関する委員会：メトホルミンの適正使用に関する Recommendation. 2020 年 3 月 18 日改訂

3) ACR Committee on Drugs and Contrast Media：ACR Manual on Contrast Media ver. 10.2, 2021

4) European Society of Urogenital Radiology：ESUR Guidelines on Contrast Agents ver. 10.0, 2018

5) Kramer CM, et al：Standardized cardiovascular magnetic resonance imaging(CMR)protocols：2020 update. J Cardiovasc Magn Reson 22：17, 2020

6) 鳴海善文, 他：非イオン性ヨード造影剤およびガドリニウム造影剤の重症副作用および死亡例の頻度調査. 日本医放会誌：300-301, 2005

7) Collidge TA, et al：Gadolinium-enhanced MR imaging and nephrogenic systemic fibrosis：retrospective study of a renal replacement therapy cohort. Radiology 245：168-175, 2005

8) NSF とガドリニウム造影剤使用に関する合同委員会：腎障害患者におけるガドリニウム造影剤使用に関するガイドライン第3版（2024年5月20日改訂）

9) Chun EJ, et al：Effects of nitroglycerin on the diagnostic accuracy of electrocardiogram-gated coronary computed tomography angiography. J Comput Assist Tomogr 32：86-92, 2008

10) Abbara S, et al：SCCT guidelines for the performance and acquisition of coronary computed tomographic angiography：A report of the Society of Cardiovascular Computed Tomography Guidelines Committee Endorsed by the North American Society for Cardiovascular Imaging(NASCI). J Cardiovasc Comput Tomogr 10：435-449, 2016

11) Hirano M, et al：A Multicenter, Open-Label Study of an Intravenous Short-Actingβ1-Adrenergic Receptor Antagonist Landiolol Hydrochloride for Coronary Computed Tomography Angiography by 16-Slice Multi-Detector Computed Tomography in Japanese Patients with Suspected Ischemic Cardiac Disease. Drugs R D 14：185-194, 2014

12) 関根貴子, 他：冠動脈 MDCT 撮影におけるプロプラノロール静注の有用性と安全性. 日放技学誌 66：1539-1547, 2010

B 心臓 CT における放射線被曝

1 CT における放射線量の評価法

CT における放射線の線量指標としては, ① computed tomography dose index(CTDI), ② dose length product(DLP), ③実効線量(effective dose)が主に使用されている. これらのうち, CTDI および DLP は CT スキャナの放射線出力の指標であるのに対して, 実効線量は放射線被曝による個人の確率的影響のリスクの程度を表す指標である. このほか, CTDI に対象患者の体格因子を加味して放射線量を推定する④ size specific dose estimation(SSDE)が使用されることもある.

❶ CTDI

CTDI は, 長さ 10 cm のペンシル型電離箱線量計を挿入したポリメチルメタクリレート製の円筒形ファントム(CTDI ファントム)を CT で撮影することにより得られる[1]. 単位はミリグレイ(mGy)で表す. CTDI ファントムの体軸方向の長さは 14〜15 cm であり, 体幹部 CT 用には直径 320 mm, 頭部 CT には直径 160 mm の CTDI ファントムを使用する[1]. CTDI にはいくつかの種類があり, 過去には $CTDI_{100}$ や $CTDI_w$ も使用されたが, 現在はヘリカルスキャン用に考案された volume CTDI($CTDI_{vol}$)が主に使用される[2]. $CTDI_{vol}$ は, CT の撮影における管電圧, 管電流, ガントリの回転時間, ピッチファクタ, ボウタイフィルタなどの影響を受けるが, CTDI ファントム上で計測する線量であるため, 当然ながら患者の体格には影響を受けない[1].

現代の CT スキャナでは, 個々の患者のスキャンにおいて, 設定した撮影パラメータに応じて CT コンソールで $CTDI_{vol}$ が自動的に算出され, 線量レポートとして出力される. しかしながら, $CTDI_{vol}$ は, 個々の患者における放射線量ではなく, あくまでも設定した撮影パラメータを使用した場合の放射線の出力であることに留意する必要がある[1]. $CTDI_{vol}$ は, さまざまなスキャンプロトコールにおける放射線量の比較や, 特定の体格の患者において特定のレベルの画質を実現するための検討に使用する.

❷ DLP

DLP は，$CTDI_{vol}$ に体軸方向の撮影範囲(cm)を乗じた数字で[2]，前述の CTDI ファントムに付与された電離エネルギーの総和を示すものである．単位は，mGy·cm を用いる．$CTDI_{vol}$ と同様に CT コンソールで自動的に算出され，線量レポートとして出力される．DLP も，個々の患者における放射線量ではなく，ファントムにおける放射線量であることに留意しなければならない．

❸ 実効線量

同じ放射線量が CT 装置から人体に照射されても，患者の体格・放射線を受けた臓器・身体組成・スキャン範囲などにより，患者への生物学的影響は異なる．実効線量とは，これらを考慮した患者の被曝量の推定値である．すなわち，実効線量とは放射線被曝による個人の確率的影響のリスクの程度を表す概念であり，単位はミリシーベルト(mSv)を用いる．具体的には，実効線量は各臓器が受けた放射線の等価線量にその臓器の組織加重係数をかけた値の総和量として定義される．

個々の患者の年齢，体格，性別などを考慮したうえで，各臓器の線量を正確に推定し，さらに患者の実効線量を推定することは難しいが，現時点では主に 2 つの方法がある．

第 1 の方法は，人体における X 線の入射や散乱をシミュレーション(モンテカルロシミュレーション)するものである．現在，標準的な体格の患者の組織・臓器の吸収線量を算出するソフトウェアが一般に利用可能であり，これは実効線量計算ソフトウェアとよばれている．わが国では，放射線医学研究所，日本原子力研究開発機構，大分県立看護科学大学の 3 機関が共同で開発した，web 上で被曝線量を計算できるソフトウェア(WAZA-ARI)があり，ユーザー登録をすることで無料で使用できる．また，有償で入手が可能な実効線量計算ソフトウェアとしては，SASCRAD 社の CT-Expo などがあり，インターネットで購入可能である．

第 2 の方法は，DLP に実効線量変換係数(k)を乗じることで実効線量(mSv)を簡易的に推定する方法である．実効線量変換係数は，国際放射線防護委員会(International Commission on Radiological Protection；ICRP)の Publication 102 に記載されたものを使用することが一般的である[3]．成人の胸部の実効線量変換係数は 0.014 mSv·mGy^{-1}·cm^{-1} である．DLP に変換係数を乗じて実効線量を求める方法は，モンテカルロシミュレーションから実効線量を求める方法と比較して，女性の実効線量は過小評価され，反対に男性の実効線量は過大評価される[4]．DLP より推定された実効線量は，CTDI(すなわち CTDI ファントムの計測値)に基づいて算出されていることから，あくまでも目安であることに留意する必要がある．

❹ SSDE

SSDE は，CT 検査時に検査対象の体格を考慮した線量を推定するために考案されたものである．SSDE を算出するには，まず被検者の身体の前後径および左右径を用いテーブルを参照することでそれぞれの径に応じた変換係数を得る．次に CT コンソールで算出された $CTDI_{vol}$ に変換係数を乗じることで，被検者の体型に即した線量を推定することができる．$CTDI_{vol}$ が 320 mm および 160 mm の 2 通りの体型しか考慮できなかったのに対し，SSDE のテーブルは 10 mm 刻みと多段階の体型に対応できることから，特に小児における線量を推定するための

表3 心臓 CT における CTDI および DLP

国名	スキャンモード	CTDI 中央値 (mGy)	DLP 中央値 (mGy·cm)	論文出版年
スイス	不明	39	763	2010[6]
オランダ	mixed CAS		492 48	2013[7]
イタリア	不明	45	834	2014[8]
フランス	retrospective prospective	29 18	528 315	2015[9]
イラン	mixed CAS	50	733 46	2017[10]
ドイツ	mixed CAS		176 27	2017[11]
国際研究	mixed	14	195	2018[12]
オーストラリア	mixed retrospective prospective CAS	13 30 13	166 532 166 70	2018[13]
サウジアラビア	mixed retrospective prospective CAS	37 46 24 4	555 808 343 58	2018[14]
ヨルダン	mixed retrospective prospective	32 40 8	727 888 627	2019[15]
日本	mixed	46	943	2020[5]
台湾	retrospective CAS	33 3	595 40	2021[16]

mixed：レトロスペクティブ心電図同期ヘリカルスキャン・プロスペクティブ心電図同期スキャンのいずれも含む，retrospective：レトロスペクティブ心電図同期ヘリカルスキャン，prospective：プロスペクティブ心電図同期スキャン，CAS：カルシウムスコアリング．

重要な手法である．

2 心臓 CT における CTDI および DLP

　2010 年以降に発表された心臓 CT 検査における CTDI および DLP の報告を**表3**に示す．冠動脈 CT angiography（CTA）については，全体として CTDI の中央値は 13〜46 mGy，DLP の中央値は 166〜943 mGy·cm であった．レトロスペクティブ心電図同期ヘリカルスキャンを使用した場合の冠動脈 CTA の CTDI の中央値は 29〜46 mGy，DLP の中央値は 528〜888 mGy·cm であるのに対して，プロスペクティブ心電図同期スキャンを使用した場合の冠動脈 CTA の CTDI の中央値は 8〜24 mGy，DLP の中央値は 166〜627 mGy·cm であった．カルシウムスコアのためのスキャンでは，CTDI の中央値は 3〜4 mGy，DLP の中央値は 27〜70 mGy·cm であった．

2020年に発表されたわが国の診断参考レベル[5]では，胸部‒骨盤CT(1相)，肝臓ダイナミックCT，急性肺塞栓症および深部静脈血栓症(deep vein thrombosis；DVT)，外傷全身CTのDLPの中央値は，それぞれ1,094，1,429，1,987，4,122 mGy·cmであるのに対して，冠動脈CTAのDLPの中央値は943 mGy·cmであるので，冠動脈CTAの放射線量が他のCT検査よりも取り立てて多いわけではない．しかしながら，レトロスペクティブ心電図同期ヘリカルスキャンにより撮影した場合，放射線量は多くなるので同スキャン方式を用いたCT検査の適応については十分検討する必要がある．

3 心臓CTの被曝による人体影響

現在まで，心臓CT検査における放射線被曝の生物学的影響を推定した研究がいくつか報告されている[4, 17-20]．これらは，米国科学アカデミー(National Academy of Science：NAS)の電離放射線の生物学的影響に関する委員会(Biological Effects of Ionizing Radiation：BEIR)第7次報告書(BEIR Ⅶ)[21]のデータ，および直線閾値なし(linear non-threshold theory：LNT)仮説に基づいて，実効線量から発がんの生涯リスクあるいはがん死のリスクを推定したものである．

Hudaら[19]は，ファントムデータおよび実際の患者データから，64列CTによるレトロスペクティブ心電図同期ヘリカルスキャンの実効線量を推定し，ほとんどの患者(10〜90パーセンタイル)で実効線量が20〜31 mSvの範囲内にあることを示した．この線量の範囲での発がんの生涯寄与リスク(life attributable risk：LAR)は，男性で0.044〜0.086％，女性で0.13〜0.26％である．この報告では，発がんのLARの中央値は男性で0.065％，女性で0.166％であり，同じ年齢であれば女性のほうが男性よりも高いが，この傾向は他の報告でも同様である[17, 18, 20]．女性の発がんのLARが男性よりも高い理由は，乳腺が被曝することに加え，女性のほうが肺の感受性が高いためと考えられている[17]．

若年者では発がんリスクが高く，加齢とともに発がんのLARは低下する[4, 17, 18]．例えば，Einsteinら[17]は，ファントムによる研究で，20歳の女性の発がんのLARが0.70％であるのに対して，80歳では0.075％となると述べている．

同じレトロスペクティブ心電図同期ヘリカルスキャンでも報告により実効線量および発がんのLARが異なるが[18-20]，これはCTスキャナの検出器列数，スキャンプロトコールなどが異なることによるものである．レトロスペクティブ心電図同期ヘリカルスキャン，プロスペクティブ心電図同期スキャンの比較では，後者の実効線量および発がんのLARは前者の1/7〜1/4程度となる[18, 20]．

4 心臓CTにおける被曝対策

心臓CTの被曝を低減するためにまず重要なことは，適切な患者に検査を行うこと(検査の正当化)である．ガイドラインなどのエビデンスに基づき，適応のある患者に対してCT検査を実施しなければならない．そのことを前提として，ここでは技術的な観点から心臓CTにおける被曝低減について述べる．

❶ 適切なスキャン方式の選択

現在，心臓CT検査では，多くの施設で体軸方向に64列以上のX線検出器を有するCTスキャナが使用されている．このうち，面検出器ともよばれる320列あるいは256列CTスキャ

ナの体軸方向の撮影範囲は 160 mm であり，寝台の移動を行うことなく心臓全体を撮影範囲内に含めることができる．これに対して，64 列あるいは 80 列の CT では体軸方向の撮影範囲は 40 mm であるため，心臓の撮影のためには寝台移動をしながら撮影を行うヘリカルスキャンあるいは寝台停止と移動を繰り返すスキャン（いわゆる step and shoot scan）が必要となる．

320 列 CT である Aquilion ONE®（キヤノンメディカルシステムズ社）で寝台固定のアキシャルスキャンを行った場合，同社の 64 列 CT でヘリカルスキャンを行う場合と比較してスキャンのオーバーラップをなくせるため，被曝量は 1/3〜1/5 にすることができる．さらに，面検出器 CT でスキャンを行う場合，患者の心拍が安定しかつ心拍数が 65 bpm 未満であれば，特定の心位相のみのデータを収集することにより被曝を低減することが可能である[22]．また，後述する逐次近似画像再構成（iterative reconstruction；IR）などと組み合わせることにより，1 mSv 未満の実効線量に抑えることも可能である[23]．

64〜80 列 CT などの X 線管球 1 回転で心臓全体を撮影できない装置では，プロスペクティブ心電図同期アキシャルスキャン，あるいはレトロスペクティブ心電図同期ヘリカルスキャンを行う．プロスペクティブ心電図同期アキシャルスキャンは，心電図の R-R 間隔のあらかじめ決められた位相のみに限定して X 線を照射してアキシャルスキャンを行う．これを，心臓全体が撮影範囲に含められるまで繰り返し行う．プロスペクティブ心電図同期アキシャルスキャンでは 1〜6 mSv の線量で撮影が可能である[24]．心拍数が高い患者や不整脈のある患者では，レトロスペクティブ心電図同期ヘリカルスキャンが必要となる．レトロスペクティブ心電図同期ヘリカルスキャンは，ゆっくりした寝台移動を行うため放射線被曝が多くなる．このため，拡張中期あるいは収縮末期などのみで管電流を通常通りに出力し，そのほかの時相では管電流を低く抑えるという管電流変調がしばしば使用される．このような管電流変調を使用した場合は，40% 程度の線量低減が可能である[25]．

❷ 低管電圧撮影の使用

標準的な CT 撮影の管電圧は 120 kV であるが，管電圧を 100 あるいは 80 kV にすることにより放射線被曝を低減させることが可能である．例えば，管電圧を 100 kV にすることにより線量は 31% 低下する[26]．一方で，管電圧を低下させることにより X 線フォトンが減少し画像ノイズも増加するので，低管電圧撮影には，後述する逐次近似画像再構成や深層学習応用画像再構成（deep learning based image reconstruction；DLR）法などを併用してノイズの増加を抑える必要がある[27]．

低管電圧撮影は，大きな体格の患者ではハードウェアの制約により撮影に十分な放射線量が出力できないため，body mass index（BMI）が 23.0〜25 kg/m^2 以下の比較的小さな体格の患者に適用するのが適切である．Tan らのシステマティックレビューでは，低管電圧撮影を使用することにより 80 kV では 38〜83%，100 kV では 3〜80% の放射線量を低減可能であるとしている[28]．

❸ 逐次近似画像再構成法，深層学習応用画像再構成法の使用

従来 CT の画像再構成はフィルタ補正逆投影法（filtered back projection；FBP）が用いられていたが，近年では IR 法や DLR 法が使用されるようになっており，これらでは画像ノイズを低減することができるため被曝低減にも有用である．

B 心臓 CT における放射線被曝 ● 149

一般にIR法には，ハイブリッド型逐次画像再構成(hybrid IR；HIR)とモデルベース逐次近似画像再構成法(model based IR；MBIR)がある．HIRとは，本質的にはFBPと同じものであるが，FBPで再構成された断層画像に反復的にノイズ低減処理を加えるものである．心臓CTに対するHIRを応用した論文のシステマティックレビュー[29]では，HIRにより画質を維持したまま30〜41％程度の線量を低減できることが報告されている．MBIRは真の意味でのIRであるが，線量を低減するとノイズのテクスチャが粗糙となることに加え，画像再構成時間が非常に長いため[30]，現時点では実際の臨床において心臓CTに使用するのは困難である．

　最近開発されたDLRは，画像の先鋭さなどの画質を損なうことなく線量低減が可能で，画像再構成時間も実用的な範囲にあるため[31, 32]，今後の普及が期待される．心臓にDLRを応用した報告では，DLRにより40％程度の線量が低減可能とされている[31]．

(栗井和夫，檜垣　徹)

文　献

1) McCollough CH, et al：CT dose index and patient dose：they are not the same thing. Radiology 259：311-316, 2011

2) McNitt-Gray MF：AAPM/RSNA Physics Tutorial for Residents：Topics in CT. Radiation dose in CT. Radiographics 22：1541-1553, 2002

3) Valentin J, et al：Managing Patient Dose in Multi-Detector Computed Tomography(MDCT)：ICRP Publication 102. Ann ICRP 37：1-79, 2007

4) Mahmoodi M, et al：Organ Doses, Effective Dose, and Cancer Risk From Coronary CT Angiography Examinations. AJR Am J Roentgenol 214：1131-1136, 2020

5) Japan Network for Research and Information on Medical Exposure(J-RIME)：National Diagnostic Reference Levels in Japan(2020)— Japan DRLs 2020
http://www.radher.jp/J-RIME/report/DRL2020_Engver.pdf(2022年4月確認)

6) Treier R, et al：Patient doses in CT examinations in Switzerland：implementation of national diagnostic reference levels. Radiat Prot Dosimetry 142：244-254, 2010

7) van der Molen AJ, et al：A national survey on radiation dose in CT in The Netherlands. Insights Imaging 4：383-390, 2013

8) Palorini F, et al：Adult exposures from MDCT including multiphase studies：first Italian nationwide survey. Eur Radiol 24：469-483, 2014

9) Mafalanka F, et al：Establishment of diagnostic reference levels in cardiac CT in France：a need for patient dose optimisation. Radiat Prot Dosimetry 164：116-119, 2015

10) Hosseini Nasab SMB, et al：Estimation of Cardiac Ct Angiography Radiation Dose toward the Establishment of National Diagnostic Reference Level for Ccta in Iran. Radiat Prot Dosimetry 174：551-557, 2017

11) Schmermund A, et al：Declining radiation dose of coronary computed tomography angiography：German cardiac CT registry experience 2009-2014. Clin Res Cardiol 106：905-912, 2017

12) Stocker TJ, et al：Reduction in radiation exposure in cardiovascular computed tomography imaging：results from the PROspective multicenter registry on radiaTion dose Estimates of cardiac CT angIOgraphy iN daily practice in 2017(PROTECTION VI). Eur Heart J 39：3715-3723, 2018

13) Alhailiy AB, et al：Diagnostic Reference Levels for Cardiac Ct Angiography in Australia. Radiat Prot Dosimetry 182：525-531, 2018

14) Alhailiy AB, et al：Establishing Diagnostic Reference Levels for Cardiac Computed Tomography Angiography in Saudi Arabia. Radiat Prot Dosimetry 181：129-134, 2018

15) Rawashdeh M, et al：Establishment of diagnostic reference levels in cardiac computed tomography. J

Appl Clin Med Phys 20：181-186, 2019

16) Chen LG, et al：Diagnostic Reference Levels of Cardiac Computed Tomography Angiography in a Single Medical Center in Taiwan：A 3-Y Analysis. Radiat Prot Dosimetry 194：36-41, 2021

17) Einstein AJ, et al：Estimating risk of cancer associated with radiation exposure from 64-slice computed tomography coronary angiography. JAMA 298：317-323, 2007

18) Huang B, et al：Radiation dose and cancer risk in retrospectively and prospectively ECG-gated coronary angiography using 64-slice multidetector CT. Br J Radiol 83：152-158, 2010

19) Huda W, et al：Radiation-related cancer risks in a clinical patient population undergoing cardiac CT. AJR Am J Roentgenol 196：W159-165, 2011

20) Perisinakis K, et al：Individualized assessment of radiation dose in patients undergoing coronary computed tomographic angiography with 256-slice scanning. Circulation 122：2394-2402, 2010

21) National Research Council：Health Risks from Exposure to Low Levels of Ionizing Radiation：BEIR Ⅶ Phase 2. The National Academies Press, Washington, DC, 2006

22) Husmann L, et al：Feasibility of low-dose coronary CT angiography：first experience with prospective ECG-gating. Eur Heart J 29：191-197, 2008

23) Chen MY, et al：Submillisievert median radiation dose for coronary angiography with a second-generation 320-detector row CT scanner in 107 consecutive patients. Radiology 267：76-85, 2013

24) Blankstein R, et al：Radiation dose and image quality of prospective triggering with dual-source cardiac computed tomography. Am J Cardiol 103：1168-1173, 2009

25) Hausleiter J, et al：Radiation dose estimates from cardiac multislice computed tomography in daily practice：impact of different scanning protocols on effective dose estimates. Circulation 113：1305-1310, 2006

26) Bischoff B, et al：Impact of a reduced tube voltage on CT angiography and radiation dose：results of the PROTECTION I study. JACC Cardiovasc Imaging 2：940-946, 2009

27) Nakaura T, et al：Low contrast-and low radiation dose protocol for cardiac CT of thin adults at 256-row CT：usefulness of low tube voltage scans and the hybrid iterative reconstruction algorithm. Int J Cardiovasc Imaging 29：913-923, 2013

28) Tan SK, et al：Low tube voltage prospectively ECG-triggered coronary CT angiography：a systematic review of image quality and radiation dose. Br J Radiol 91：20170874, 2018

29) Abdullah KA, et al：Radiation dose and diagnostic image quality associated with iterative reconstruction in coronary CT angiography：A systematic review. J Med Imaging Radiat Oncol 60：459-468, 2016

30) Higaki T, et al：Clinical application of radiation dose reduction at abdominal CT. Eur J Radiol 111：68-75, 2019

31) Bernard A, et al：Deep learning reconstruction versus iterative reconstruction for cardiac CT angiography in a stroke imaging protocol：reduced radiation dose and improved image quality. Quant Imaging Med Surg 11：392-401, 2021

32) Tatsugami F, et al：Deep learning-based image restoration algorithm for coronary CT angiography. Eur Radiol 29：5322-5329, 2019

C MRI の安全性

　心臓 MRI の安全性を取り巻く環境は，近年大きく変化している．1 つは MRI 装置の性能向上が挙げられる．3.0T 装置の臨床応用が進み，心臓の検査に対し用いられている施設も多くなってきている．静磁場強度の上昇に伴い必要なラジオ波（radiofrequency；RF）の出力が増大したほか，高出力の傾斜磁場強度も実用化されている[1]．

　もう 1 つは，MRI 装置を取り巻く環境の変化である．近年，医用材料は多様化し，さまざ

C　MRI の安全性 ● 151

まな体内インプラントが留置されるようになっている．また条件付き MRI 対応ペースメーカなどの植込み型デバイス，あるいは周辺装置なども MRI 対応の製品が登場するなど多種多様化しており，MRI 検査を行ううえでの安全性に関する考え方はますます重要なものとなっている．

1 MRI の安全性に関する考え方

心臓 MRI に限らずすべての部位における MRI 検査に共通する事項として，これらに関連する安全性を常に認識することが必要である．その内容は多岐にわたり，① MRI 装置自体に関する事項，②装置の周辺に関する事項，③検査の実務に関する事項，④装置使用者などの医療従事者に関する事項といった多様な視点でとらえることができる．どのような視点で安全性を考えるかにより内容が異なってくるが，各々の事項は相互に関連しているといえる[1]．

MRI 装置に関する安全性においては，まず装置に発生する磁場の影響が考えられる．MRI 検査では常に磁場が利用されるが，これは安定して強い強度を有している静磁場と MRI 信号を効率よく収集するために用い，その強度が変動する傾斜磁場に大別される．また MRI 検査では核スピンの励起などを目的に RF を用いるが，例えばこの RF の影響により，人体内部に加熱による組織損傷を引き起こす危険性がある．そのほか，超伝導マグネットが超伝導を保てなくなり，その過程で液体ヘリウムの急激な気化が生じる現象であるクエンチも，まれではあるが潜在的なリスクとして認識しておく必要がある．

装置周辺に関する安全性では，被検者の体内に埋め込まれる医用材料やデバイス類，体表に塗布される医薬品や機器類，搬送用の寝台や車いす，点滴台などの医療用具が挙げられる．また検査時に使用するモニタなどの機器類もこのなかに含まれる．このような MRI 装置周辺の安全性については，MRI 装置から発生する物理作用が医用材料やデバイス類に与える力学的・電磁気的影響により人体に組織損傷を与える危険性のほか，機器類の吸引，誤作動，あるいは破壊による問題を起こす危険性が考えられる．

検査実務の安全性に関連する項目は多岐にわたるが，その中心は MRI 検査前の安全チェック項目の確認や患者の取り扱い上の注意事項であり，体内・体外に存在する医用材料や機器類の MRI 適合性の確認，周辺機器の適切な使用や配置など，通常の検査において最も注意を払うべき多くの項目が含まれる．心臓 MRI では造影剤を用いる検査が多く行われることから，造影剤使用の安全性も重要な要素である．通常用いられるガドリニウム系の造影剤は比較的安全であるものの，腎機能低下の患者に対し大量に投与することで重篤な副作用（腎性全身性線維症）を生じることも明らかとなっており（→ 141 頁），事前の腎機能確認とともに検査のベネフィットと副作用のリスクを考慮した慎重な判断が要求される．

装置使用者やその周辺での医療従事者の安全性にも配慮する必要がある．例えば救急で搬送された患者の緊急検査の場合に，MRI 検査室での作業に慣れていない付き添いの医療従事者が点滴台や酸素ボンベなどの吸引を引き起こす事故が多く報告されている．MRI 装置では，撮像していない場合でも常時強力な静磁場が発生していることなどの安全にかかわる情報を常に周知し，各々の施設の実情に合わせた安全対策をとる必要がある．

このように MRI の安全性に関連する内容は多岐にわたり，検査を安全に行うために医療従事者が知っておくべき事項は非常に多い．

2 MRI 検査における適応の判断

　一般的に MRI 検査は，X 線の被曝がないため CT 検査などと比較すると安全と判断され，リスクとベネフィットについての検討なしに安易に検査が依頼されることが多い．しかし，実際は MRI 検査では前述のようにさまざまな医療安全上のリスクが存在するため，重大な事故を引き起こす危険性があることを常に認識し，各々の検査の適応を十分に考慮する必要がある．心臓領域の MRI でも同様で，常に代替検査の可能性も考慮しながら，検査のリスクとベネフィットを考慮し，適応と判断した場合に初めて検査を行う姿勢が求められる．心疾患を有する被検者の場合は，病状急変のリスクも考慮し，検査時間が長く負担が重くならないように配慮する必要がある．心臓 MRI 検査では，1 回の検査で多くの撮像法を用いて情報を得られることが特長の 1 つとされているが，ガイドラインなどを参考として，対象疾患や検査目的に応じて適切な撮像法を選択することが求められる[2]．また造影剤を用いる場合は，副作用のリスクを常に念頭におく必要がある．過去に造影剤投与歴があり，そのときに問題が生じなかったとしても，次も問題が生じないという保証はない．小児や不穏な患者では鎮静が必要となる場合があるが，鎮静のリスクを考慮して検査の適応を判断する必要がある[3]．

　また，近年になり条件付き MRI 対応であるペースメーカや植込み型除細動器(implantable cardioverter defibrillator；ICD)などの植込み型心臓電気デバイス(cardiac implantable electronic devices；CIEDs)が急速に普及し，これらの植込み患者に対する MRI 検査が増加している．検査時には MRI 検査用のモードへの変更や機能をオフにする必要があり，通常の検査よりリスクが高くなることを認識するべきである．したがって，条件付き MRI 対応 CIEDs 植込み患者における検査の適応については，検査を依頼する医師，CIEDs を管理する循環器科医，MRI 検査を担当する技師や放射線科医による十分な検討を行うことが望まれる．

3　体内金属やデバイスに関する留意点

　MRI 検査では強い磁場と高周波が生じるため，検査室に持ち込めないものが多く存在する．誤って持ち込んだ際の影響としては，装置や持ち込んだ機器そのものに重大な損傷を与える可能性，被検者に重篤な障害を及ぼす可能性，装置や被検者に大きな影響はないものの診断に十分な画像が得られず検査が無効となる可能性などが挙げられる．

　海外では，酸素ボンベの吸引による死亡事故も発生しており，強磁性体の検査室内への持ち込みは大事故を誘発する危険性が高いといえる．

　現在市販されている多くの脳動脈瘤クリップはチタンあるいはチタン合金製であり，静磁場が 1.5T 以下の装置では安全であることが検証されている[4]．しかし，磁性体の脳動脈瘤クリップによる重篤な事故も報告されており，材料が確認できない場合やかなり以前に留置された場合は注意が必要である．

　画像下治療(interventional radiology；IVR)で使用されている金属コイルやステントは，白金やチタン，ステンレスの材料が用いられており，非磁性体であるか磁性を示しても微弱であることが多い．磁性を有する場合でも，留置後 4〜6 週間経過すると内膜化などの組織増殖が生じ固定化されるので，静磁場が 1.5T 以下であれば基本的に MRI 検査は可能と考えられている[5]．

　冠動脈ステントに関しては，留置位置への影響やステント自体の発熱などを考慮して，従来

C　MRI の安全性　●　153

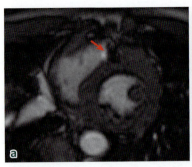 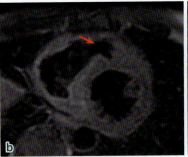 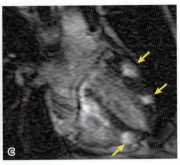

図1 条件付きMRI対応ペースメーカ植込み患者における心臓MRI
a. シネ画像，**b.** black blood T2強調像，**c.** 遅延造影像．
50歳代男性，心サルコイドーシス症例．完全房室ブロックによりペースメーカが留置されている．右室内にリードによるアーチファクト（赤矢印）が認められるが，遅延造影像において病変部（黄矢印）が明瞭に描出されている．

は留置後8週間以内の撮像が控えられていた．しかし，現在のステントは一部の製品を除き安全性が確認されており，留置直後からMRI検査を実施しても問題がないとされている[1]．

人工心臓弁やリングは軽度の引力やトルクを示すが，一般的に1970年以前の製品でなければ拍動に起因する力に比べると小さく，動作に異常を生じることはないと考えられる[1]．

4 条件付きMR対応CIEDs植込み患者への対応

従来のCIEDs（ペースメーカ，除細動器，両室ペースメーカなど）が植込まれた患者のMRI検査は原則禁忌である．これはCIEDs本体がMRI検査によって一般的な電磁干渉を受けるほか，MRI装置の発生する静的・動的電磁界と金属としての本体およびリード間の相互作用による干渉を受けるためであり，さまざまな合併症が報告されている．

近年，MRI検査が可能なCIEDsが開発され，わが国でもその普及が急速に進んでいる．心臓MRIにおいても，本体やリードの影響でアーチファクトが問題となることがあるが，検査自体は可能であり，臨床的に有用な情報を得ることが可能となっている（図1）．このことはCIEDs植込み患者が大きなベネフィットを享受できることに疑いの余地はないが，実際の検査を行ううえでは多くの点に留意する必要がある[6]．CIEDs自体の安全性に問題はないと考えられるが，MRI検査中は，通常と異なるモードに設定する必要があり，これによる重篤な合併症が生じうる危険性がある．したがって，MRI検査室内で使用可能な心電図やパルスオキシメータにより常時モニタすることや，検査室近くに除細動器を準備するなど，厳重な管理体制で検査を行う必要がある（図2）．わが国では医療現場の混乱回避と患者の安全確保を目的に，関連学会により施設基準や実施条件が策定されており[7,8]，実際に検査を行う場合にはその基準に沿って，マニュアルの整備をはじめとした受け入れ態勢の構築がなされる必要がある．そして安全な運用のためには，放射線科医，MRI検査を担当する技師，さらにCIEDsの管理に精通した循環器科医や臨床工学技士などの多くの職種による協力が必要不可欠であり，特に不整脈など検査中の不測の事態に即座に対応できる循環器科医による管理体制が重要と考えられる．

このような条件付きMRI対応CIEDsの撮像条件は個々の製品により異なり，最近では1.5T装置のみならず3.0T装置でも撮像が可能な製品が登場し，ますます複雑化している．また

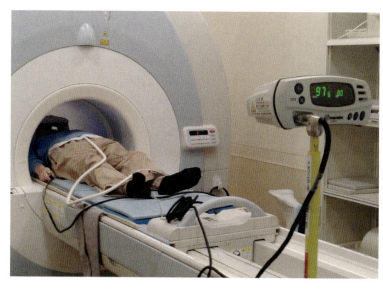

図2 条件付きMRI対応ペースメーカ植込み患者に対するMRI検査の様子
検査中は，パルスオキシメータなどのモニタで厳重な管理を行う．

CIEDs以外にも，人工内耳，神経刺激システム，脳深部刺激システムなどの従来は原則禁忌であった多くの医療機器が，条件付きでMRI検査が可能となってきており，個々の条件に沿った対応を行う必要が生じている．

心臓MRIにおいては，今後も装置の性能向上や撮像法の進歩が期待される一方，装置を取り巻く環境も大きく変化していくことが予想される．われわれ医療従事者は，常に最新の情報を得るとともに，安全性に関する意識を常に保ち検査を行うことが求められる．

（横山健一）

文献

1) 日本磁気共鳴医学会 安全性評価委員会（監）：MRI安全性の考え方 第3版．学研メディカル秀潤社，2021
2) 日本医学放射線学会（編）：画像診断ガイドライン 2021年版．金原出版，2021
3) 日本医学放射線学会（編）：画像診断ガイドライン 2016年版．金原出版，2016
4) 興梠征典：MRI検査の安全性とリスクマネージメント．日獨医報49（臨増）：S39-S46, 2004
5) Shellock FG: Reference Manual for Magnetic Resonance Safety, implants, and devices. pp265-269, Biomedical Research Publishing Group, Los Angeles, 2001
6) 横山健一：画像診断・血管内治療に伴う医療安全MRI．日本脈管学会（編）：臨床脈管学，日本医学出版，2017
7) 日本医学放射線学会，他：MRI対応植込み型不整脈治療デバイス患者のMRI検査の施設基準，2014
8) 日本医学放射線学会，他：MRI対応植込み型不整脈治療デバイス患者のMRI検査実施条件，2014

疾患編

1 慢性虚血性心疾患

A 概念と治療法の変遷

虚血性心疾患は，心筋に血液を供給する冠動脈に動脈硬化などの原因で狭窄・閉塞が生じ，必要な血液が心筋に届かないこと(虚血)によって生じる疾患である．これまでは，心筋の需要に応じた血液が供給できないことにより胸痛を生じる狭心症，プラーク破綻により冠動脈内血栓が生じ閉塞により心筋が壊死に陥る心筋梗塞，虚血があるも症状のない無症候性心筋虚血に分類されてきた．その後，狭心症の中でも心筋梗塞に移行しやすい不安定狭心症と急性心筋梗塞を統合して，急性心筋虚血に対して緊急治療が必要となる疾患として急性冠症候群と定義し，それ以外の虚血性心疾患を安定冠動脈疾患と呼んでいた．

2019 年欧州心臓病学会ガイドライン[1]は安定冠動脈疾患の名称を慢性冠症候群に変更し，冠動脈疾患は急性冠症候群と慢性冠症候群に分類した．名称変更の背景として，慢性冠症候群では死亡や急性心筋梗塞の発症を防ぐために生涯にわたっての生活習慣改善(食事・運動・禁煙)と薬物療法が必要であるが，従来の安定という呼び名では疾患が治癒したと誤解される危険性があるとの判断で慢性という言葉に改定された(コラム「ACS と CCS」参照→ 163 頁)．

虚血性心疾患の診断には心筋虚血の証明が必要であり，これまでは負荷心電図，負荷シンチグラフィ，負荷心エコー，負荷 MRI 検査が行われてきたが，虚血を生じない冠動脈狭窄病変からもプラーク破綻による急性心筋梗塞が発症する事例があり，非虚血性冠動脈疾患の早期診断の臨床的重要性が認識され，冠動脈 CT の推奨レベルがさまざまなガイドラインで高まっている．一方で慢性冠症候群に対する PCI の適応を適切に判定するために虚血評価が各国のガイドラインにおいて，高いレベルで推奨されており，本邦では待機的 PCI の保険償還には心筋虚血評価が義務付けられている．

本項では慢性冠症候群(虚血も非虚血も含む)に対する最適な治療を最新のエビデンスと実臨床の視点で解説したい．

1 治療の目標(図1)

慢性冠症候群(chronic coronary syndrome；CCS)の治療目標は生命予後改善と症状改善である．生命予後改善のためには生涯にわたる急性冠症候群発症リスク管理が重要で，冠動脈プラーク安定化のために，禁煙，食事，運動，睡眠の生活習慣改善と薬物治療が求められる．症状改善のためには心筋虚血診断と虚血改善のための薬物治療，冠血行再建術(PCI，CABG)が求められる．

2 生命予後改善のための最適な診断・治療

❶冠動脈疾患の早期診断と治療

慢性冠症候群の生命予後改善のためには，早期の冠動脈疾患の診断と早期からの生活習慣改善と薬物治療が求められる．本邦の従来の「慢性冠動脈疾患診断ガイドライン」[2]では，慢性冠

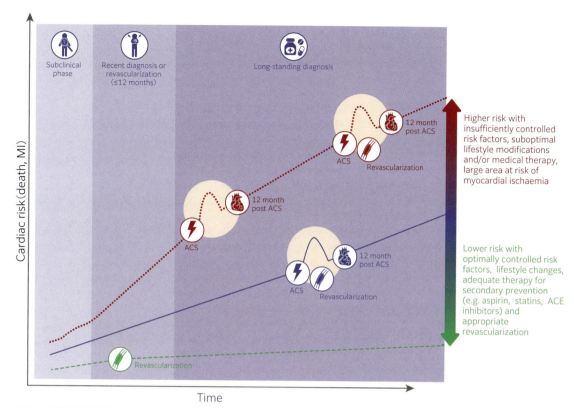

図1 慢性冠症候群（CCS）は生涯にわたってリスク管理が必要な疾患である
〔ESC Guidelines on the diagnosis and management of chronic coronary syndromes（European Heart Journal 2019：10.1093/eurhearti/ehz425）〕

症候群を疑う患者には最初に運動負荷試験を行うことが推奨され，中等度リスクまたは判定不能の症例および運動負荷試験不能例に，冠動脈CTまたは負荷心筋シンチグラフィなどの心筋虚血評価検査を施行することを求めていた．一方で2019年欧州心臓病学会の慢性冠症候群ガイドライン[1]では負荷心電図が陰性でも冠動脈疾患の存在は否定できず，冠動脈疾患の診断に運動負荷心電図よりも冠動脈CTを推奨すると提言した．冠動脈CTの推奨レベルが上がった根拠となるエビデンスは，SCOT-HEART試験[3]である．胸部症状を有し慢性冠症候群が疑われる4,146人に，初期検査として従来の虚血診断（負荷心電図，負荷シンチグラフィなど）施行群と，冠動脈CT施行群に無作為に割り付けたところ，5年の心臓死・心筋梗塞の発症は冠動脈CT群で有意に低率であった．両群間の冠動脈造影，冠血行再建術施行率は同等であったが，スタチン処方率，継続率が冠動脈CT群において有意に高率であった．慢性冠症候群患者の冠動脈CTによる早期の冠動脈プラーク検出によるスタチンの早期介入，アドヒアランス向上が，死亡・心筋梗塞発症の有意な減少に繋がったと考えられ，ガイドライン改定が行われた．心臓核医学検査が多く行われている米国でも本試験のエビデンスを踏まえて，慢性冠動脈疾患患者に対して冠動脈CT検査を第一選択とするガイドラインの改定が検討され，2021年11月に米国胸痛ガイドライン[4]は改定され，中等度以上のリスク患者には初期検査として冠動脈CTを施行することが推奨クラスⅠ（エビデンスレベルA）に格上げされた．本邦においても2022年3月，日本循環器学会の安定冠動脈疾患の診断と治療ガイドラインがフォーカス

アップデート版という形で改訂が行われた[5]. 安定冠動脈疾患の診断においてこれまでクラスⅠに位置付けられてきた運動負荷試験はⅡbに後退し, 冠動脈CTはクラスⅡaからクラスⅠに, FFR-CTはクラスⅡbからクラスⅡaに格上げされた.

日米欧ガイドラインは, 冠動脈CTが冠動脈疾患の診断のみならず, 患者リスクの層別化, 治療方針の決定に有用であることを示したが, 心筋シンチグラフィ大国の米国では冠動脈CTの普及が遅れており, 欧州ではCT装置が普及しても質の高い撮影を行う技術が未熟である. 本邦はCT装置の普及率は世界一であり, 冠動脈CTは2004年の保険償還以降, 右肩上がりで増加し, 年間50万件に施行されている. ただ, 冠動脈CT普及後も冠動脈造影検査の件数は減ずることなく, その適応や撮影の質に疑念が抱かれている. 欧米のガイドラインにおける冠動脈CTの格付け向上には被曝量低減を実現できたことが大きいと言われているが, 本邦では十分な被曝量低減はなされていない. 今後, その適応のみならず, 被曝量, 造影剤使用量をできるだけ低減した質の高い検査を実施するための教育やレジストリーなどの施設基準に関する新たな仕組みづくりが必要であり, 循環器科, 放射線科, 診療放射線技師との連携が重要となる. 早期に検出された冠動脈病変に対して冠動脈プラーク安定化のための生活習慣改善と薬物治療が求められる. 薬物治療としては厳格な脂質管理が重要であり, 高リスク患者においてはLDL 70 mg/dL未満を目標にスタチン, エゼチミブ, PCSK9阻害薬投与が推奨され, 純度の高いEPA製剤, コルヒチンもイベント抑制薬としてエビデンスが報告されている.

❷ 虚血評価に基づく冠血行再建術

冠血行再建(PCI, CABG)の適応は心筋虚血評価に基づいて施行されなければならない. 薬物療法で治療した虚血病変は年間5〜10%に死亡・心筋梗塞が発症するが, PCI(ステント)治療を行うと年間2〜3%に低下することができる. 一方で虚血のない病変に対する薬物治療の予後は年間1%未満と良好であり, 同部に対してPCI(ステント)治療を行えば予後を悪化させることになる. 日米欧のガイドラインでは待機的PCIの適応を決定するために病変虚血評価を行うことが高いエビデンスレベルで推奨され[2], 本邦では2018年より慢性冠症候群に対する待機的PCI手技料の保険算定において心筋虚血評価が義務付けられている.

このような中で2019年ISCHEMIA試験[6]が発表された. ISCHEMIA試験は従来の虚血診断検査(負荷心電図, 負荷シンチ, 負荷エコー, 負荷MRI)で中等度以上の虚血を有する5,179人のCCS患者を, 早期冠血行再建(PCI, CABG)を施行する侵襲的治療群と保存的治療群に無作為に割り付け5年の予後を比較した試験で, 心血管イベント(心血管死, 心筋梗塞, 不安定狭心症, 心不全による入院, 心停止からの蘇生)は両群間で有意差は認めなかった. 生活習慣改善と薬物治療を優先し症状が増悪したときに冠血行再建(PCI, CABG)を行う保存的治療の妥当性を明らかにし, 虚血を有する慢性冠症候群診療において, すぐに冠血行再建を行わなくとも, 薬物治療の効果をみながら患者に, 内科治療, 冠血行再建術の長所, 短所を説明し, 最終的治療を決定するShared Decision Making(SDM)を実践することが推奨される.

ただ, 本試験の結果を実臨床に外挿する際に, 重度の心不全, 低左心機能, 左冠動脈主幹部病変, 慢性腎臓病, 急性冠症候群1年以内の患者など高リスク慢性冠症候群患者が除外されていることを忘れてはならない. また, 侵襲的治療群において晩期における急性冠症候群発症抑制が有意に得られていることは冠血行再建術の臨床的意義を示していると思われる. 侵襲的プレッシャーワイアーを用いたFFRガイドにPCIを施行することの臨床的有用性を示した

160 ● 1 慢性虚血性心疾患

FAME-II試験[7]では，FFR 0.8以下の虚血を有する病変は，5年後の予後においてPCIが薬物治療よりも有意に急性心筋梗塞発症を抑制した．ISCHEMIA試験とFAME-II試験の統合解析[8]においては待機的PCIが薬物治療に比較して有意に慢性冠症候群患者の心筋梗塞発症を抑制した．ISCHEMIA試験で用いられた虚血診断法（負荷心電図，負荷シンチ，負荷エコー，負荷MRI）では予後改善が期待されるPCIの適応病変を決定することは困難で，病変局所の圧較差情報を盛り込んだ侵襲的FFRが有効である可能性がある．

❸ 非侵襲的FFR評価（FFR-CT）

非侵襲的にFFRを評価する方法としてFFR-CT（computed tomography derived fractional flow reserve）検査が注目されている．FFR-CT検査のエビデンスとしては侵襲的FFR検査との比較試験として3つの試験が行われているが，本邦の施設も参加したNXT試験[9]において特異度86％，感度84％，診断精度84％を認め，2014年FDA，2016年PMDAの承認を取得した．PACIFIC試験[10]においては，FFR-CT検査がPET検査，冠動脈CT検査，心臓核医学検査よりも侵襲的FFR検査に最も高い診断精度を認めた．また，PLATFORM試験[11]では通常診療に比較してFFR-CT検査を用いると有意狭窄を認めない侵襲的冠動脈造影検査が83％減少し，医療費が32％削減できることを報告し，医療経済評価を行う公的審査機関である英国NICEは安定冠動脈疾患に対する初期検査としてFFR-CT検査を第一選択として推奨した．FFR-CT検査は冠動脈の解剖学的形態評価と心筋虚血の両方を同時に評価することができるので，侵襲的検査を行わずに外来で冠動脈疾患の治療方針について患者と十分な時間を割いて議論することができ，ISCHEMIA試験の結果より推奨されているSDMをより実践しやすくなる．本邦では2018年より保険償還されており，施設基準が厳しく限られた施設でしか使用されていなかったが，2022年の日本循環器学会ガイドラインでクラスIIaに格上げされたことにより施設基準は緩和され，多くの施設で臨床使用が可能となる．今後はどのような検査フローが費用対効果の観点から最適なのかデータに基づく議論が必要になると思われる．

❹ 冠血行再建術（PCI vs CABG）

冠血行再建の方法としてPCIかCABGかどちらが優れているか長年議論されてきたが，PCIのデバイスの進化が薬剤溶出性ステント（drug eluting stent；DES）によって成熟した中，2018年に報告された本邦の安定冠動脈疾患冠血行再建ガイドライン[12]が参考になる．一枝病変はPCIを，多枝病変は冠動脈の解剖学的所見より算出されるSYNTAXスコア33点以上は左冠動脈主幹部病変の有無にかかわらずCABGを第一選択とする．糖尿病を有するSYNTAXスコア23～32点，SYNTAXスコア32点未満の分岐部ステントを要する左冠動脈主幹部病変，低左心機能（EF 35％未満）を有する患者にはCABGが望ましいが，PCIを施行するときはハートチームカンファレンスで決定することが推奨されている．最終的には冠動脈の解剖学的所見のみならず，治療の目標，治療法が含有する潜在的なリスク，術者の技量，患者の意向から総合的に決定されるべきものであり，冠動脈病変以外のリスク評価も重要である．

前述したFFRガイドPCIは血管造影ガイドPCIと比較して予後を改善することが知られている．多枝病変に対してFFRガイド，IVUSガイドで行われたSYNTAX-II[13]試験では，血管造影ガイドで施行されたSYNTAX-I試験[14]のPCI群よりも2年の心血管イベントは有意に減少し，CABG群と同等であった．最近報告された左冠動脈主幹部病変を除いた多枝病変

A　概念と治療法の変遷　●　161

に対して FFR ガイド PCI と CABG を比較した FAME-Ⅲ試験[15]において，FFR ガイド PCI は CABG に対して非劣性を証明することはできなかった．PCI は冠動脈の局所治療であり，ステントを植え込んだ部位以外の治療は行っていない．CABG は狭窄部の遠位にバイパスを吻合しており吻合部より手前の血管に予期せぬ不安定プラーク破綻による血栓性閉塞が生じても，バイパスより血液が流れるので心筋梗塞を発症することはない．この冠血行再建の方法論の違いが，PCI と CABG の心筋梗塞予防効果の根本的相違である．したがって，多枝病変に PCI を施行するときは，厳格な脂質管理（LDL 50 mg/dL 未満）と抗血栓療法を中心とした薬物治療と生活習慣改善を組み合わせた最適な内科治療を積極的に施行しなければならない．

3 症状改善のための最適な診断・治療

　慢性冠症候群の診療において生命予後改善に加えて，症状改善も重要な治療目標である．ISCHEMIA 試験においては中等度以上の虚血を有する慢性冠症候群患者において，早期侵襲的治療が保存的治療に比較して，有意に症状，QOL を改善することが報告され，症状改善に冠血行再建（PCI，CABG）が有効であることが明らかとなった．症状を改善するために薬物治療としてカルシウム拮抗剤，β遮断剤，硝酸剤を投与するが，症状の改善が得られなければ，虚血証明に基づいて冠血行再建術（PCI，CABG）を考慮する．血行再建術の方法としては前述の冠動脈の解剖学的所見を基に SYNTAX スコアより判断するが，FFR を用いた病変虚血評価により症状改善に必要な病変を見極めて最終決定する．

　ORBITA 試験[16]では PCI 1 年後に胸部症状が残存する慢性冠症候群患者が 20〜30% 認められることが報告されている．また，ISCHEMIA 試験では中等度以上の虚血を認めるも 15% の症例が冠動脈 CT で有意狭窄を認めないことが報告されている．これは冠動脈造影で検出される太い冠動脈に狭窄病変がなくとも，冠スパスムまたは冠微小循環障害が原因で心筋虚血を生じ胸部症状の原因となっている可能性を示唆している．CorMicA 試験[17]では冠動脈に有意狭窄を認めない胸痛患者を対象にアセチルコリン負荷で冠攣縮性狭心症を診断し，pressure wire で微小血管狭心症を評価し，前者であればカルシウム拮抗剤，硝酸剤，ニコランジルを，後者であればβ遮断剤，カルシウム拮抗剤，ニコランジルを投与することにより，狭心症状をコントロール群に比較して 27% 改善できることが示された．このエビデンスに基づいて欧州では INOCA（Ischemia with Non Obstructive Coronary Arteries）の診断基準と管理に関するガイダンスが公表された．本邦においては PCI 導入前より冠攣縮誘発試験が行われていたが，微小循環障害の評価は十分でなく，今後，胸部症状を有し心筋虚血所見を認めるが冠動脈に有意狭窄を認めない症例，PCI 施行後も胸部症状が残存する症例には冠微小循環障害の有無を評価する検査の導入が必要と思われ，非侵襲的検査の導入も期待される．

（横井宏佳）

文 献

1) Knuuti J, et al：2019 ESC guidelines for the diagnosis and management of chronic coronary syndromes of the European Society of Cardiology（ESC）. Eur Heart J 2019；41：407-477.

2) 日本循環器学会，他：慢性冠動脈疾患診断ガイドライン（2018 年改訂版）. https://www.j-circ.or.jp/cms/wp-content/uploads/2018/10/JCS2018_yamagishi_tamaki.pdf

3) Newby DE, et al：Coronary CT and 5-year risk of myocardial infarction. N Engl J Med 379：924-933, 2018

4) Blankstein R, et al：The 2021 Chest Pain Guideline：A Revolutionary New Paradigm for Cardiac Testing. J Am Coll Cardiol 15：140-144, 2022

5) 日本循環器学会，他：2022年JCSガイドラインフォーカスアップデート版　安定冠動脈疾患の診断と治療. https://www.j-circ.or.jp/cms/wp-content/uploads/2022/03/JCS2022_Nakano.pdf

6) Maron Dl, et al：Initial invasive or conservative strategy for stable coronary disease. N Engl J Med 382：1395-1407, 2020

7) Xaplanteris P, et al：Five-Year Outcomes with PCI Guided by Fractional Flow Reserve. N Engl J Med 379：250-259, 2018

8) Fearon WF, et al：A Meta-Analysis of Recent Trials Comparing Revascularization With Medical Therapy Alone in Patients With Chronic Coronary Syndrome. JACC cv int 14：1388-1390, 2021

9) Norgaard BL, et al：Diagnostic performance of noninvasive fractional flow reserve derived from coronary computed tomography angiography in suspected coronary artery disease：the NXT trial（Analysis of Coronary Blood Flow Using CT Angiography：Next Steps）. J Am Coll Cardiol 63：1145-1155, 2014

10) Danad I, et al：Diagnostic performance of cardiac imaging methods to diagnose ischaemia-causing coronary artery disease when directly compared with fractional flow reserve as a reference standard：a meta-analysis. Eur Heart J 38：991-998, 2017

11) Douglas PS, et al：1-Year Outcomes of FFRCT-Guided Care in Patients With Suspected Coronary Disease：The PLATFORM Study. J Am Coll Cardiol 68：435-445, 2016

12) 日本循環器学会，他：安定冠動脈疾患の血行再建ガイドライン（2018年改訂版）. https://www.j-circ.or.jp/cms/wp-content/uploads/2018/09/JCS2018_nakamura_yaku.pdf

13) Escaned J, et al：Clinical outcomes of state-of-the-art percutaneous coronary revascularization in patients with *de novo* three vessel disease：1-year results of the SYNTAX II study. Eur Heart J 38：3124-3134, 2017

14) Head SJ, et al：Coronary artery bypass grafting vs. percutaneous coronary intervention for patients with three-vessel disease：final five-year follow-up of the SYNTAX trial. Eur Heart J 35：2821-2830, 2014

15) Fearon WF, et al：Fractional flow reserve-guided PCI as compared with coronary bypass surgery. N Engl J Med 386：128-137, 2022

16) Al-Lamee R, et al：Percutaneous coronary intervention in stable angina（ORBITA）：a double-blind, randomized controlled trial. Lancet 391：31-40, 2018

17) Ford TJ, et al：1-Year outcomes of angina management guided by invasive coronary function testing（CorMicA）. J Am Coll Cardiol 13：33-45, 2020

コラム　ACSとCCS

　2019年欧州心臓病学会は安定冠動脈疾患のガイドラインを改訂し[1]，疾患名称を慢性冠症候群（chronic coronary syndrome；CCS）に変更し，冠動脈疾患（coronary artery disease；CAD）を急性冠症候群（acute coronary syndrome；ACS）と慢性冠症候群（chronic coronary syndrome）に分類した．ACSは従来どおり急性心筋梗塞（ST上昇型，非ST上昇型），不安定狭心症を含み，CCSは①胸部症状を有するCAD疑い，②心不全，低左心機能を有するCAD疑い，③ACSまたはCCSに対する冠血行再建1年以内，④CCS診断または冠血行再建1年以降，⑤攣縮性または微小血管狭心症，⑥無症候性CADを含むものと定義した．CCSは冠動脈プラーク破裂によりACSを発症し生命予後不良となる疾患で，生涯にわたって生活習慣改善と薬物療法によるリスク管理が必要であり，従来の安定（stable）という呼び名では疾患が治癒したと誤解される危険性があるとの判断で慢性（chronic）という言葉に改定されたとの

ことである．米国はいまだこの疾患概念をガイドラインにおいて追従していないが，急性期病院から
かかりつけ医の地域医療連携の中で生涯にわたって CAD の疾病管理を行っている我が国において，
本疾患の治療目標を明確にした疾患名称は重症化予防の観点からも有用であり，今後の本邦のガイド
ラインにも影響を及ぼすものと思われる．

文 献

1) Knuuti J, et al：2019 ESC guidelines for the diagnosis and management of chronic coronary syndromes of the European Society of Cardiology(ESC). Eur Heart J 41：407-477, 2019

(横井宏佳)

Ⓑ CT，MRI の適応とプロトコール

❶ CT の適応

多列検出器 CT(multidetector row CT；MDCT)の技術的な進歩により，冠動脈 CT の狭窄病
変の診断精度が飛躍的に向上した．それに伴い，非侵襲的検査である冠動脈 CT は日常臨床で
普及し，慢性冠動脈疾患の評価に重要な役割を担っている．2018 年度版のわが国のガイドラ
インでは，慢性冠動脈疾患疑いの患者では Duke スコアなどによるリスク評価を行い，中リス
ク群もしくは運動負荷が困難あるいは運動負荷心電図が判定困難な場合に冠動脈 CT がよい適
応になるとされていた[1]．2019 年度版の欧州心臓病学会(European Society of Cardiology；ESC)
ガイドラインでは，中リスク群では冠動脈 CT が第 1 選択(Class I)となった[2]．実際わが国に
おいても，コロナ禍で運動負荷が施行しにくくなったこともあり，まず冠動脈 CT を施行して
いる施設が多いのが現状である．わが国でも 2022 年のガイドライン改訂では中等度リスク群
には冠動脈 CT が第 1 選択となった[3]．冠動脈 CT は特に陰性適中率が高いため，心不全患者
における冠動脈病変の除外に有用で，先天性冠動脈奇形や冠動脈バイパスグラフト術後の評価
も冠動脈 CT のよい適応と考えられる．

最近では，冠動脈の狭窄度やプラークの形態的な評価だけではなく，心筋パーフュージョン
CT(CT perfusion；CTP)による心筋虚血評価，解析ソフトウェアを用いることで心筋血流絶対
値や冠血流予備能の定量評価も行われるようになってきた．薬剤負荷を行わずにできる FFR-
CT も条件つきで保険適用となっている．ただし，CT での冠動脈や心筋血流の評価には，ヨー
ド造影剤を用いるため，造影剤に対するアレルギーをもつ患者，高度腎機能低下の患者は適応
とならない．また，不整脈や高度石灰化を伴う症例では，冠動脈の評価が十分に行えないこと
もあり，適応とならない場合がある．

❷ 負荷薬剤について

CT，MRI ともに心筋虚血評価には，アデノシン，アデノシン三リン酸(adenosine triphos-
phatase；ATP)などの血管拡張薬による薬剤負荷を行う必要がある．精度の高い心筋血流定量
のためには，負荷薬を 140～160 μg/kg/min で 3～5 分間持続投与しながらダイナミックパー
フュージョン撮影を行う．いずれも安静時に比べて，1～2 割程度の心拍数増加を待って撮影

164 • 1 慢性虚血性心疾患

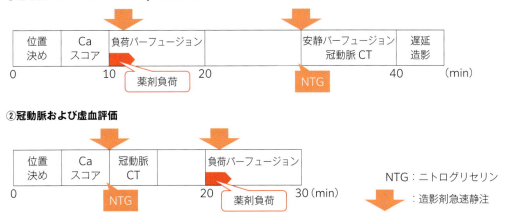

図2　CTのプロトコール

をスタートする．ただし，Ⅱ度以上の房室ブロック，低血圧（90 mmHg未満の収縮期血圧），洞性徐脈（45 bpm未満），高度の高血圧（220/120 mmHg以上），薬剤吸入を要する活動性気管支喘息・気管支痙攣，アデノシン/ATPによる検査で過敏症の既往がある患者は薬剤負荷禁忌となる．アデノシンやATPを用いた負荷検査を行う場合は，最低12時間以上前からカフェイン，テオフィリン，ジピリダモールなど，負荷薬剤と相互作用を引き起こしうるものの摂取を控えてもらう．

❸ CTの冠動脈疾患評価プロトコール

　心拍動の影響を軽減し，アーチファクトの少ない画像を得るためには心電図同期撮影が必須である．冠動脈CT検査前に，心拍コントロールを目的にβ遮断薬を投与する．また，冠動脈拡張を目的にニトログリセリンの舌下噴霧剤などの亜硝酸薬を投与する．

　スタティックCTPの場合，心拍コントロールが良好な症例ではプロスペクティブ心電図同期撮影（prospective ECG-gating scan）を用いる．冠動脈を介した心筋への血液は拡張期優位に流れるため，心拍数が60 bpm台前半程度の場合は拡張中期を目標心位相として撮影を行う．心拍コントロールが難しそうな場合では，レトロスペクティブ心電図同期撮影（retrospective ECG-gating scan）を用いる．この場合，dose modulationにより特定の心位相でX線照射を行うことで被曝低減を行うが，拡張中期から収縮末期までを目標心位相とする[4]．ダイナミックCTPは，被曝低減のため低管電圧での撮影とするのが望ましい．虚血検出の感度を上げるため，負荷CTPをまず行う代表的なプロトコールを図2に示す．安静時冠動脈CTをまず行い，異常があった場合のみ負荷CTPを追加するというプロトコールを使用している施設もある．CTPに引き続き，遅延造影相で心筋バイアビリティ評価を追加するオプションもある．

　冠動脈内に十分な造影効果を得るためには血管内のCT値が250 Hounsfield unit（HU）以上あることが望ましい．高濃度造影剤（300～370 mgI/mL）を高い注入速度（4～7 mL/sec）で投与する必要があり，20Gでの静脈ルート確保が必要となるが，右正中肘静脈からの投与が一般的である．ボーラストラッキング法もしくはタイミングボーラス法を用いて至適撮影タイミングを決定する．

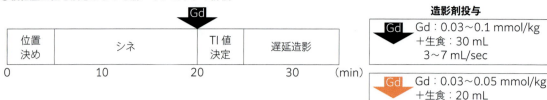

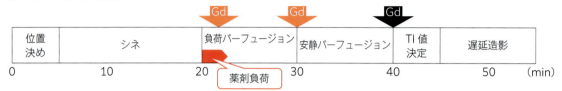

図3　MRIのプロトコール

❹ MRIの適応

　心臓MRIでは，特にシネMRIによる心機能評価および，遅延造影MRIによる心筋梗塞の検出，心筋バイアビリティ評価が広く利用されている．負荷心筋パーフュージョンMRI（MRP）を用いることで，心筋虚血の評価が可能であるが，MRI装置内で薬物負荷を行う必要があり，MRI対応のインフュージョンポンプがない場合は，ルートを延長するなどの準備が必要となる．コントラスト分解能と空間分解能が高いことから，心内膜下虚血や多枝病変のビジュアルによる定性評価も可能である．静止磁場強度は1.5Tと3Tのどちらでも施行可能であるが，MRPでしばしば心内膜下にみられるdark rim artifactは1.5Tのほうが頻度が高く，読影の際に注意が必要である[5]．複数の撮影法を組み合わせることで，慢性冠動脈疾患の診断，治療方針の決定に威力を発揮するが，検査時間が長くなるというデメリットもあり，撮影方法や検査手順は施設によってかなり異なる．

　近年ではペースメーカや植込み型除細動器（implantable cardioverter defibrillator；ICD）などのデバイスもMRI対応のものが増えてきたが，金属リードからのアーチファクトや，比吸収率（specific absorption rate；SAR）の制限などがあり，インフォームドコンセントを行い同意が得られた場合のみ行う．また，撮影中は常時モニタリングする必要がある．

　遅延造影MRIやMRPではガドリニウム造影剤を使用するが，腎性全身性線維症のリスクのためeGFR 30 mL/min/1.73 m² 未満では造影剤は使用不可である．

　冠動脈MR angiographyはCT angiographyに比し，空間/時間分解能が劣り，ステント内狭窄の評価ができないというデメリットがあるが，非造影で放射線被曝なく検査が可能であり，冠動脈石灰化の影響をほとんど受けないというメリットをもつ．そのため，若年者（川崎病や冠動脈起始異常など）や腎不全患者，冠動脈高度石灰化症例での検査が考慮される．

❺ MRIの冠動脈疾患評価プロトコール

　CT同様，心電図同期下に撮影を行う．代表的なプロトコールを図3に示す．パーフュージョン検査を行うかどうかで，大きく2つのプロトコールに分けられる[6]．

シネ MRI では任意方向の撮影断面における心臓の動きを定量評価できる．心臓のサイズや角度によらない正確な心機能計測を高い再現性で行うことができる．局所の壁運動の定量評価にはストレイン法が有用で，心内膜下梗塞と貫壁性梗塞の鑑別に有用とされるが，専用の追加撮影が必要であった[7]．近年ではシネ MRI 画像を用いて feature tracking 法による解析を行うことで，左室全体および局所のストレイン評価も追加撮影なく可能となった．

心筋 MRP ではガドリニウム造影剤をボーラス静注しながらダイナミック撮影を行うことで，造影剤の心筋血流分布を描出する．CT 同様に冠動脈狭窄に伴う心筋血流低下を評価するために，アデノシンや ATP などの血管拡張薬の投与を行う．

遅延造影 MRI では，ガドリニウム造影剤を静脈注射してから約 10 分後に心筋梗塞の有無や病変の広がりの評価を行う．正常心筋の信号強度が null になる適切なインバージョンタイム（inversion time；TI）設定が重要で，病変部は相対的に高信号として描出される．至適 TI 値は造影後の経過時間や心拍数によって変動するため，近年では TI の設定によらず障害心筋が高信号として描出できる PSIR（phase sensitive inversion recovery）法も用いられている．遅延造影 MRI は核医学検査と比べて空間分解能が高く，心筋バイアビリティ評価の際に心内膜下梗塞と貫壁性梗塞との鑑別や右室梗塞の評価も可能である．

冠動脈 MR angiography を追加する場合は，撮影時間が長くなるため，呼吸同期併用で行う．

（真鍋徳子，真鍋　治）

文 献

1) 日本循環器学会，他：慢性冠動脈疾患診断ガイドライン（2018 年改訂版）．https://www.j-circ.or.jp/cms/wp-content/uploads/2018/10/JCS2018_yamagishi_tamaki.pdf

2) Knuuti J, et al：2019 ESC Guidelines for the diagnosis and management of chronic coronary syndromes. Eur Heart J 41：407-477, 2020

3) 日本循環器学会，他：2022 年 JCS ガイドラインフォーカスアップデート版　安定冠動脈疾患の診断と治療．https://www.j-circ.or.jp/cms/wp-content/uploads/2022/03/JCS2022_Nakano.pdf

4) Abbara S, et al：SCCT guidelines for the performance and acquisition of coronary computed tomographic angiography：A report of the society of Cardiovascular Computed Tomography Guidelines Committee：Endorsed by the North American Society for Cardiovascular Imaging（NASCI）. J Cardiovasc Comput Tomogr 10：435-449, 2016

5) Di Bella EV, et al：On the dark rim artifact in dynamic contrast-enhanced MRI myocardial perfusion studies. Magn Reson Med 54：1295-1299, 2005

6) Kramer CM, et al：Standardized cardiovascular magnetic resonance imaging（CMR）protocols：2020 update. J Cardiovasc Magn Reson 22：17, 2020

7) Oyama-Manabe N, et al：Identification and further differentiation of subendocardial and transmural myocardial infarction by fast strain-encoded（SENC）magnetic resonance imaging at 3.0 Tesla. Eur Radiol 21：2362-2368, 2011

C 冠動脈

1 狭窄評価

❶ CT

　冠動脈疾患は特に先進国において死因の上位を占める疾患であり，早期に診断し適切な治療がなされる必要がある．冠動脈疾患（狭窄）の診断に関しては冠動脈造影（coronary angiography；CAG）がゴールドスタンダードとされている．CAGは高い時間分解能〔10 msec以下（パルス幅）〕と空間分解能（高精細検出のフラットパネルディテクタでは0.1 mm以下）を有しており，多方向からの撮影により冠動脈狭窄の評価を行う．しかし，当然のことながら冠動脈に直接カテーテルを挿入して行うものであり，侵襲的な手技となる．

　一方，MDCTを用いた冠動脈CTは分解能の点でCAGには劣るものの，非侵襲的に高い診断能をもって冠動脈疾患の評価を行えるという利点がある．さらに64列MDCTの登場以降は冠動脈CTAの技術的進歩はめざましく，放射線被曝や造影剤使用量を低減させつつ，検査成功率，画質とも向上してきた．実際に冠動脈CTAの適応範囲は明らかに拡大してきている[1, 2]．特に高速回転によるスキャンが可能な256〜320列面検出器CTや2管球CT（dual source CT；DSCT）は，これまで冠動脈CTの施行が困難であったような症例（高心拍数や心房細動）でも診断可能な画像を提供できることが増え，冠動脈病変の評価におけるCTの役割をより大きなものとした．わが国の「慢性冠動脈疾患診断ガイドライン」[3, 4]においても冠動脈CTは，安定冠動脈疾患を疑う患者における診断アルゴリズムのなかで中心的な役割を担うモダリティとして位置づけられている．

a ● 冠動脈 CT における狭窄の評価法：CAD-RADS

　冠動脈の評価には複数の表示法を用いる（表1）．冠動脈狭窄の評価において，それぞれに利点と欠点があり，担う役割に差がある．したがって，単独の表示法の画像で狭窄の評価を終わらせることなく，これらの表示法の画像を組み合わせて総合的に読影するべきである．冠動脈CTでの狭窄度は50〜70%狭窄というように幅をもって診断する．これには複数の理由が考えられるが，冠動脈という小さな血管を観察するうえで，CTの分解能では冠動脈の境界を完全にとらえることは困難であり，狭窄部と正常部の内腔径の比を正確な数値として表現するには限界があること（図4），そして，しばしば狭窄部には石灰化があり，狭窄度が過大評価になりやすいことなどが冠動脈狭窄度の正確な定量を難しくしていると考えられる．したがって，冠動脈径の計測は狭窄度評価の重要なアプローチであるが，最終的にはさまざまな表示法で評価したうえで視覚的に判定することになる．

　2016年にCoronary Artery Disease Reporting and Data System（CAD-RADS™）が心臓血管関係の複数の学会によって作成され，広く用いられてきた[5]．そして，2022年にCAD-RADS 2.0が発表された[6]．CAD-RADSは狭窄度をベースにカテゴリ分類される（表2，図5,6）．この狭窄度に着目した基本的な分類・解釈についてはCAD-RADSとCAD-RADS 2.0での大きな変更点はない．しかし，CAD-RADS 2.0ではplaque burden sub-classificationが追加されたことは大きな変更点である．近年は狭窄部の局所的なプラークだけでなく，冠動脈全体のプ

表1 冠動脈CTにおける表示法と特徴

表示法	方法の詳細	特徴
水平断像	元画像	冠動脈の走行および狭窄評価の基本となる 冠動脈だけでなく，冠動脈周囲や心臓全体の総合的な評価に用いる
VR画像	心臓をボリュームデータにして，二次元画像で立体的に見えるように処理（レンダリング）した画像	冠動脈の起始，走行，径を総合的に俯瞰するのに適している 一方，狭窄度の評価には適していない
angiographic view	造影剤の入った冠動脈のMIP画像	CAGと近い見え方の画像を提供する．冠動脈の起始，走行，径を総合的に俯瞰するのに適している 石灰化の分布，程度を把握すること，狭窄病変を検出するのに適している．ただし，石灰化の強いところでは内腔評価は困難
MPR画像	狭窄部を任意の角度でリスライスする	多方向から狭窄病変の程度や性状を認識できる
CPR画像	蛇行する冠動脈に沿って展開することで冠動脈を1平面に描出する	対象としている冠動脈のみを抽出したものであり，狭窄度やプラーク性状の評価に優れる ただし，センターラインのとり方によっては偽狭窄を呈することがあり，CPR画像のみでの狭窄度判定は不十分であり，MPR画像との併用により狭窄を評価することが望ましい

VR：volume rendering，MIP：maximum intensity projection，MPR：multiplanar reconstruction，CPR：curved planar reconstruction

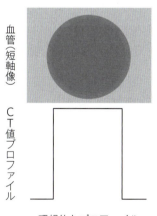 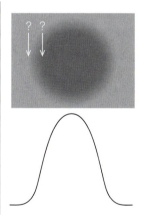

a　理想的なプロファイル　　b　実際のプロファイル

図4　冠動脈CTにおける冠動脈のCT値プロファイル
理想的なCT値のプロファイルは矩形であり，CT上で正確な血管の境界を判別できる（**a**）．しかし，実際の冠動脈CTのCT値プロファイル（**b**）はベル状の形態であり，正確に冠動脈の境界を把握することは難しい．

表2 CAD-RADS™

分類	狭窄度	解釈 安定胸痛	解釈 急性胸痛
CAD-RADS 0	0%	CADなし	ACSは非常に考えにくい
CAD-RADS 1	1〜24%	軽微(minimal non-obstructive CAD)	ACSは非常に考えにくい
CAD-RADS 2	25〜49%	軽度(mild non-obstructive CAD)	ACSは考えにくい
CAD-RADS 3	50〜69%	中等度(moderate stenosis)	ACSの可能性がある
CAD-RADS 4A	70〜99%	高度狭窄(severe stenosis)	ACSが考えやすい
CAD-RADS 4B	LMTに>50%狭窄,もしくは3枝病変(≧70%)	高度狭窄(severe stenosis)	ACSが考えやすい
CAD-RADS 5	100%(完全閉塞)	完全閉塞	ACSが非常に考えやすい
CAD-RADS N	診断不能(non-diagnostic)	閉塞性冠動脈疾患が否定できない	ACSが否定できない

LMT：left main coronary trunk(左冠動脈主幹部), CAD：coronary artery disease(冠動脈疾患), ACS：acute coronary syndrome(急性冠症候群)

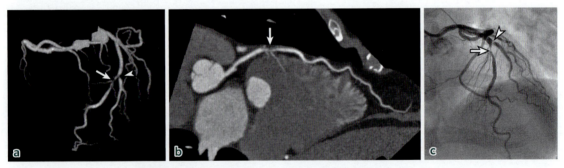

図5 左前下行枝(LAD)の高度狭窄(CAD-RADS 4A)
angiographic view(a)にて中隔枝が分岐するLADの近位部と中間部の境界部に高度の狭窄が認められる(矢印). Dxの起始部にも高度狭窄が認められる(矢頭). CPR画像(b)にて狭窄度は70〜99%と診断される. CAG(c)にてLADとDxにCTと同様の高度狭窄が確認された.

ラーク量にも着目すべきであると考えられており，それを反映して設定されたものと考えられる[7]．プラーク量(plaque burden)のカテゴリとして，P1はMild，P2はModerate，P3はSevere，P4はExtensive amount of plaque burdenと分類される．この分類はあまり厳密なものではなく，解釈の再現性も低いと考えられるが，「プラーク量が多い患者にはより強力な治療が必要であろう」という提案を示すものである．特にP3(Severe)以上が重要と考えられる．P3はカルシウムスコアでは301〜999であり，視覚的には冠動脈3枝に中等度以上のプラークがあり，うち1枝には高度のプラーク集積が見られる状態とされる．CAD-RADS 2.0では患者の状態(安定胸痛，急性胸痛)に応じて，狭窄度に対する解釈が示されている．複数の狭窄が認められる場合には最も狭窄度の強い病変のCAD-RADSを記載する．また，付加的情報として"modifier"が併記されるが，これにはN(＝non-diagnostic：診断不能)，S(＝stent：冠動脈ステント)，G(＝graft：冠動脈バイパスグラフト)，H(＝high risk plaque：脆弱/不安定プラーク)の4つ

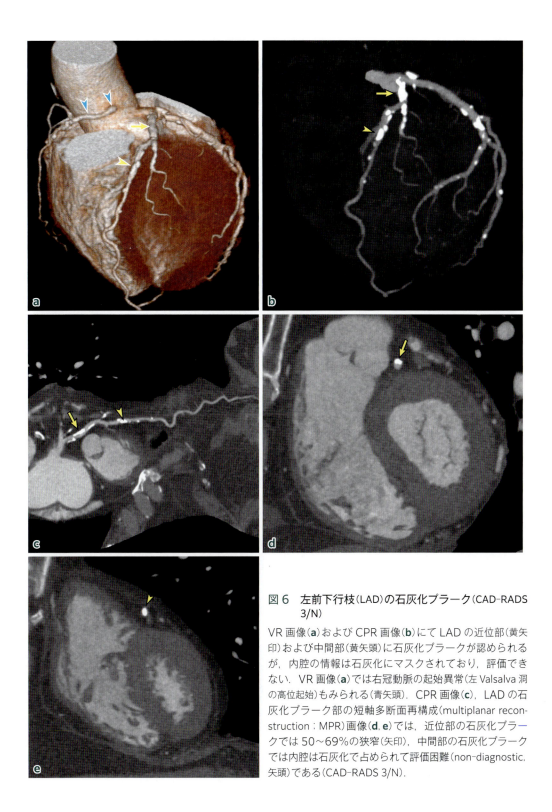

図6 左前下行枝(LAD)の石灰化プラーク(CAD-RADS 3/N)

VR画像(a)およびCPR画像(b)にてLADの近位部(黄矢印)および中間部(黄矢頭)に石灰化プラークが認められるが，内腔の情報は石灰化にマスクされており，評価できない．VR画像(a)では右冠動脈の起始異常(左Valsalva洞の高位起始)もみられる(青矢頭)．CPR画像(c)，LADの石灰化プラーク部の短軸多断面再構成(multiplanar reconstruction：MPR)画像(d, e)では，近位部の石灰化プラークでは50〜69%の狭窄(矢印)，中間部の石灰化プラークでは内腔は石灰化で占められて評価困難(non-diagnostic，矢頭)である(CAD-RADS 3/N)．

C 冠動脈

表3　64列以上の MDCT による冠動脈狭窄（＞50%）の診断精度（メタ解析）

解析	評価レベル	感度	特異度	PPV	NPV
Sun ら（14 論文）	血管	0.95	0.95	0.88	0.98
	セグメント	0.92	0.97	0.84	0.99
Yang ら（22 論文）	血管	0.97	0.93	—	—
	セグメント	0.92	0.97	—	—

PPV：positive predictive value（陽性適中率），NPV：negative predictive value（陰性適中率）

が特に重要である．HRP の所見としては低吸収性プラーク（low attenuation plaque；LAP）（CT 値 30 HU 未満），陽性リモデリング（positive remodeling；PR），微小石灰化（spotty calcification；SC），napkin ring sign があり，通常はこれらの所見のうち 2 つが認められたときに脆弱/不安定プラークと判定する．例えば，冠動脈に 50〜69％の中等度狭窄があり，脆弱/不安定プラークと考えられる所見がみられた場合には「CAD-RADS 3/HRP」となる．また，冠動脈ステント内に 70〜99％の高度狭窄がみられた場合には「CAD-RADS 4A/S」と表記する．その他，CAD-RADS 2.0 で I（＝Ischemia）と E（＝Exceptions）が追加された．I は FFRCT や負荷心筋 CT perfusion で虚血を評価した場合に付記される．E は動脈硬化以外の要因で冠動脈狭窄を来たしているときに用いられ，たとえば冠動脈奇形や起始異常での狭窄が該当する．

b●冠動脈 CT の診断能

　冠動脈 CT は冠動脈疾患において高い診断能を有するが，なかでも感度と陰性適中率が高いことは大きな特長である．64 列以上の MDCT を用いた冠動脈 CT の診断能に関するメタ解析では感度，特異度ともに 0.9 以上の高い診断能が報告されている（表3）[8, 9]．面検出器の MDCT や 2 管球 CT などの 64 列 MDCT を超えるスペックを有する機器では一般にプロスペクティブ心電図同期スキャンが行われる．X 線被曝量はレトロスペクティブ心電図同期スキャンに比べて有意に小さいものの（約 4.5 mSv vs 14 mSv），冠動脈疾患の検出感度には差がないとされている[10]．

（宇都宮大輔）

文 献

1) Rich ME, et al：Prospective evaluation of the updated 2010 ACCF Cardiac CT Appropriate Use Criteria. J Cardiovasc Comput Tomogr 6：108-112, 2012

2) Utsunomiya D, et al：Evaluation of appropriateness of second-generation 320-row computed tomography for coronary artery disease. Springerplus 4：109, 2015

3) 日本循環器学会，他：慢性冠動脈疾患診断ガイドライン（2018 年改訂版）．https://www.j-circ.or.jp/cms/wp-content/uploads/2018/10/JCS2018_yamagishi_tamaki.pdf

4) 日本循環器学会，他：2022 年 JCS ガイドラインフォーカスアップデート版　安定冠動脈疾患の診断と治療．https://www.j-circ.or.jp/cms/wp-content/uploads/2022/03/JCS2022_Nakano.pdf

5) Cury RC, et al：CAD-RADS（TM）Coronary Artery Disease-Reporting and Data System. An expert consensus document of the Society of Cardiovascular Computed Tomography（SCCT），the American College

of Radiology（ACR）and the North American Society for Cardiovascular Imaging（NASCI）. Endorsed by the American College of Cardiology. J Cardiovasc Comput Tomogr 10：269-281, 2016

6) Cury RC, et al：CAD-RADS 2.0-2022 Coronary Artery Disease-Reporting and Data System：An Expert Consensus Document of the Society of Cardiovascular Computed Tomography（SCCT）, the American College of Cardiology（ACC）, the American College of Radiology（ACR）, and the North America Society of Cardiovascular Imaging（NASCI）. J Cardiovasc Comput Tomogr 16：536-557, 2022

7) Shaw LJ, et al：Society of Cardiovascular Computed Tomography/North American Society of Cardiovascular Imaging-Expert Consensus Document on Coronary CT Imaging of Atherosclerotic Plaque. J Cardiovasc Comput Tomogr 15：93-109, 2021

8) Sun Z, et al：Diagnostic value of coronary CT angiography with prospective ECG-gating in the diagnosis of coronary artery disease：a systematic review and meta-analysis. Int J Cardiovasc Imaging 28：2109-2119, 2012

9) Yang L, et al：Meta-analysis：diagnostic accuracy of coronary CT angiography with prospective ECG gating based on step-and-shoot, Flash and volume modes for detection of coronary artery disease. Eur Radiol 24：2345-2352, 2014

10) Sun Z, et al：Prospective versus retrospective ECG-gated multislice CT coronary angiography：a systematic review of radiation dose and diagnostic accuracy. Eur J Radiol 81：e94-100, 2012

コラム　ブリッジ

　冠動脈の主要 3 枝（左前下行枝，左回旋枝，右冠動脈）は心膜下脂肪組織内を走行する．時に冠動脈が心筋内を走行することがあり，これをブリッジ（myocardial bridge/bridging）とよぶ（図 7）．通常は左前下行枝にみられるが，対角枝や鈍角枝に認められることもある．

　心膜下脂肪組織は炎症性サイトカインを産生し，冠動脈における動脈硬化に関わっている．したがって，ブリッジ部の冠動脈は心膜下脂肪組織から離れているため，動脈硬化は進みにくい（図 8）．また，心筋収縮時のブリッジによる冠動脈圧迫は内腔血流の高ずり応力化を招き，内皮細胞と血清脂質の接触時間を短くすることで内皮細胞の脂質取り込みが減少し，動脈硬化の進展抑制をきたしているとの報告もある．

　ブリッジ部の冠動脈には動脈硬化が進まず，その観点からはポジティブな所見といえる．しかし，ブリッジ部から上行側（冠動脈近位側）への血液逆流や squeezing による径減少，血流速度増加・血流分布不均衡が心筋虚血を招く可能性も示唆されており，ブリッジは正常変異の 1 つと簡単に片づけられるものではなさそうである．ブリッジ自体が治療適応となることはまれであるが，病的意義をもちうるという観点からは，ブリッジの深さや長さに関してはなるべく読影レポートに反映させていくのが望ましい．

　ブリッジ部の冠動脈は収縮期には周囲の心筋から圧迫されて，内腔が狭小化することがあり，この現象を squeezing とよぶ．冠動脈 CTA においては一般に拡張中期の画像で評価を行うが，心拍数の高い患者では収縮期画像で評価することがある．この場合には「真の狭窄」なのか，「ブリッジ部の squeezing」なのかに注意して読影する必要がある．

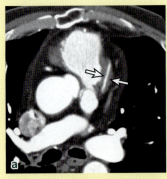
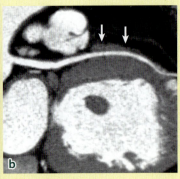
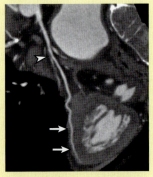

図7 ブリッジ
a. 造影CT水平断像，b. 曲面多断面再構成（curved multiplanar reconstruction；CMPR）画像．冠動脈（左前下行枝近位部）は心筋内を走行している（矢印）．

図8 ブリッジと動脈硬化（CMPR画像）
冠動脈（左回旋枝遠位部）は心筋内を走行している（矢印）．ブリッジ部よりも近位側の冠動脈では非石灰化プラークが認められる（矢頭）．

（宇都宮大輔）

❷ MRI

a ● 冠動脈MRAの特徴

　冠動脈MRAは，MRIを用いて冠動脈の形態を非侵襲的に描出する画像診断法である．冠動脈MRAが有する冠動脈造影CTにはない特長として，①放射線被曝がないこと，②冠動脈高度石灰化のある症例でも狭窄病変の診断が妨げられないこと，③心拍数の調節が不要であること，④造影剤投与を行わない非造影検査も可能であること，などが挙げられる．日本循環器学会の「慢性冠動脈疾患診断ガイドライン」では，冠動脈高度石灰化症例，造影剤が使用できない腎不全症例，冠動脈奇形や川崎病冠動脈瘤の診断およびフォローにおいて第1選択となりうる診断法であると示されている[1]．一方，冠動脈MRAの弱点として，撮影に時間がかかること，CTと比較して空間分解能が低いこと，冠動脈ステント内腔の評価が困難なことなどが挙げられる．

b ● 1.5T冠動脈MRAの診断能

　冠動脈MRAの撮影には3D whole-heart coronary MRAとよばれる心臓全体を含む三次元画像を一度に収集する方法が広く用いられている．冠動脈MRA画像を読影する際は，sliding thin-slab maximum intensity projection（sliding thin-slab MIP）を用いて多方向から冠動脈狭窄の有無を評価することが重要である．1.5T MRIによる冠動脈MRAではsteady-state free precession（SSFP）法が用いられ，造影剤を使用せずにコントラストの高い画像を得ることができる．Sakumaら[2]により，非造影の1.5T冠動脈MRAが侵襲的CAG検査との比較において感度82%，特異度90%，PPV 88%，NPV 87%という診断能を有することが示された．また，わが国における多施設共同研究[3]では，非造影の1.5T冠動脈MRAは高い検査成功率（92%）を

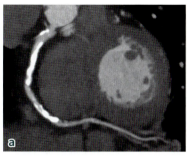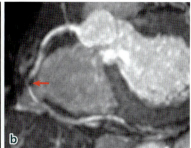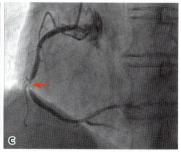

図9　3.0T 冠動脈 MRA による高度石灰化病変の内腔狭窄判定
a. 冠動脈 CT，b. 冠動脈 MRA，c. 侵襲的 CGA．
70 歳代の女性が胸部絞扼感を主訴に冠動脈造影 CT を受け，冠動脈の高度石灰化を指摘された(**a**)．その後，冠動脈内腔狭窄の精査のために 3.0T 冠動脈 MRA が施行された．冠動脈造影 CT 画像で高度石灰化がみられた部位のなかで，冠動脈 MRA 画像(**b**)では右冠動脈 #2 に有意狭窄が認められた(矢印)．侵襲的 CGA 検査(**c**)では冠動脈 MRA 画像と同様に右冠動脈 #2 に高度狭窄が認められた(矢印)．

有するだけでなく，侵襲的 CAG 検査との比較において AUC(area under the curve)0.87，感度 88％，特異度 72％，PPV 71％，NPV 88％という診断能が示されている．2016 年に発表されたメタ解析では 1.5T 冠動脈 MRA の診断能は感度 88％，特異度 68％であった[4]．冠動脈造影 CT とは対照的に MRA では，冠動脈の信号強度への石灰化による影響を最小限に抑えることができるという特徴を利用して，1.5T 冠動脈 MRA における血管に沿った信号強度のプロファイルに基づいて狭窄の有無を定量的に解析する方法も発表されている[5]．その結果は，冠動脈 MRA と侵襲的 CAG 検査で測定された狭窄度の相関係数は 0.84 と良好であった(セグメントベースで診断能は AUC 0.96，感度 90％，特異度 91％)．

c ● 3.0T 冠動脈 MRA の診断能

3.0T MRI では 1.5T MRI と比べ信号対雑音比が優れているため，冠動脈 MRA 画像の画質が向上する．ただし，3.0T MRI では静磁場の不均一性やラジオ波照射による加温などにより 1.5T MRI で用いられている SSFP 法では良好な冠動脈 MRA 画像が得られないため，gradient echo(GRE)法が用いられる．GRE 法による 3.0T 冠動脈 MRA では，非造影で撮影すると冠動脈のコントラストが不十分であるものの，ガドリニウム造影剤投与によって血液のコントラストが大幅に向上する．そのため 3.0T 冠動脈 MRA では，造影剤を使用した GRE 法で撮影を行うことが一般的である．造影剤の持続静注中に冠動脈 MRA を撮影する方法を用いて行われた研究では，3.0T 冠動脈 MRA は感度 94％，特異度 82％と冠動脈狭窄病変の高い検出能を有すると報告されている[6]．しかし，そのようなアプローチは撮影プロトコールが複雑で臨床利用しにくいため，わが国では一般的に包括的心臓 MRI 検査の一部として遅延造影 MRI 終了後の造影平衡相に冠動脈 MRA が撮影されている．この方法では，T2-prep と選択的脂肪抑制プレパルス(SPIR)を併用して，静脈や脂肪の信号を抑制し冠動脈のコントラストを増加させることにより，良好な画質の冠動脈 MRA 画像が得られる(図9)．メタ解析によると 3.0T 冠動脈 MRA は感度 93％，特異度 83％を有すると報告されている[4]．

d●冠動脈 MRA の撮影時間を短縮するための試み

冠動脈 MRA の問題点として撮影時間が長いことが挙げられ，時間短縮のためにいくつかの試みがなされている．32 チャンネルコイルおよびセンスファクター 4 を用いた 1.5T 冠動脈 MRA では，5 チャンネルコイルおよびセンスファクター 2 を用いた場合と比べて平均検査時間が約 12 分から約 6 分に短縮された($p=0.005$)．また，32 チャンネルコイルと 5 チャンネルコイルの両者で検査成功率が 100％で画質スコアは同等であり，32 チャンネルコイルでは冠動脈狭窄診断の感度は 85％，特異度は 96％であった[7]．1 心拍内のデータ収集時間も 32 チャンネルコイルを用いることによって短縮され，高心拍症例においてもブレの少ない良好な画像が得られることが示されている．

近年，冠動脈 MRA の撮影時間短縮のために圧縮センシングが利用されるようになっている．遅延造影 MRI の待ち時間中に圧縮センシングを用いた 3.0T 冠動脈造影 MRA を行い，遅延造影後に従来法で撮影した冠動脈 MRA と比較した最近の研究によると，遅延造影 MRI の待ち時間に行った冠動脈 MRA はすべての症例で撮影が良好であり[8]，そのうえ，圧縮センシングを用いた冠動脈造影 MRA（平均撮影時間 3 分 27 秒）は従来法での冠動脈 MRA（平均撮影時間 13 分 5 秒）と比較して，画質を維持したままスキャン時間を大幅に短縮することができた．

e●冠動脈 MRA の予後予測における有用性

冠動脈 MRA の予後予測に関する有用性について，いくつかの報告がなされている．Yoon ら[9]の研究では，1.5T の冠動脈 MRA を受けた冠動脈疾患の疑いのある患者 207 人の予後が追跡され，観察期間の中央値は 25 か月であった．その結果，冠動脈 MRA における有意狭窄の存在は，主要心血管イベント（心臓死，心筋梗塞，不安定狭心症，晩期の再灌流療法）と強く関連していることがわかった．年間心血管イベント発生率は，有意狭窄のある患者では 6.3％，有意狭窄のない患者では 0.3％であった．これは冠動脈 MRA で有意狭窄がない場合，心血管イベントのリスクが非常に低いことを示している．

Nakamura ら[10]の研究では，心筋梗塞の既往や冠動脈再灌流の既往のない患者 506 人において，1.5T あるいは 3.0T の冠動脈 MRA の長期予後への影響が調べられた．冠動脈 MRA は長期観察期間（中央値 5.6 年）においても主要心血管イベント（心臓死，心筋梗塞，不安定狭心症）および心臓死のリスクと関連し，従来の冠動脈危険因子と比べ予後予測能が向上すると示された．また，冠動脈 MRA によって検出された冠動脈狭窄の罹患枝数は予後不良と関連し，年間心血管イベント発生率は三枝病変で 3.6％，二枝病変で 2.3％，一枝病変で 1.5％であった．長期観察期間においても，冠動脈 MRA で有意狭窄が検出されない患者では年間心血管イベント発生率は 0.6％と予後良好であった点は重要である．また 1.5T あるいは 3.0T それぞれのサブグループで解析した場合でも，冠動脈 MRA は予後層別化に有用であることがわかっている．

f●冠動脈造影 CT との比較：診断能，予後予測能

冠動脈 MRA を冠動脈造影 CT と比較した研究は限られている．Hamdan ら[11]は 3T 冠動脈 MRA と 64 列マルチスライス冠動脈造影 CT の診断能を比較し，侵襲的冠動脈造影検査を予定している患者において同等の診断精度で冠動脈の有意狭窄を同定することができることを示した．診断能は冠動脈 MRA で AUC 0.78，感度 87％，特異度 77％，冠動脈造影 CT で AUC 0.82，感度 90％，特異度 83％であった．左冠動脈主幹部（left main trunk；LMT）あるいは三枝

病変の症例では，冠動脈 MRA と冠動脈造影 CT のいずれにおいても正確に冠動脈狭窄が同定された．

また，Hamdan ら[12]は冠動脈 MRA と冠動脈造影 CT を受けた患者の予後を比較し，検査陰性に対する検査陽性のハザード比は冠動脈 MRA で 3.17，冠動脈造影 CT で 4.69 であることも示している．冠動脈 MRA と冠動脈造影 CT の間で無イベント生存率に有意差はみられなかった（$p = 0.97$）．心血管イベント予測に関する能力に関して，冠動脈 MRA は AUC 0.64，冠動脈造影 CT は AUC 0.70 であった．

（中村哲士，石田正樹）

文 献

1) 日本循環器学会，他：慢性冠動脈疾患診断ガイドライン（2018 年改訂版）．
https://www.j-circ.or.jp/cms/wp-content/uploads/2018/10/JCS2018_yamagishi_tamaki.pdf

2) Sakuma H, et al：Detection of coronary artery stenosis with whole-heart coronary magnetic resonance angiography. J Am Coll Cardiol 48：1946-1950, 2006

3) Kato S, et al：Assessment of coronary artery disease using magnetic resonance coronary angiography：a national multicenter trial. J Am Coll Cardiol 56：983-991, 2010

4) Di Leo G, et al：Diagnostic accuracy of magnetic resonance angiography for detection of coronary artery disease：a systematic review and meta-analysis. Eur Radiol 26：3706-3718, 2016

5) Yonezawa M, et al：Quantitative analysis of 1.5-T whole-heart coronary MR angiograms obtained with 32-channel cardiac coils：a comparison with conventional quantitative coronary angiography. Radiology 271：356-364, 2014

6) Yang Q, et al：Contrast-enhanced whole-heart coronary magnetic resonance angiography at 3.0-T：a comparative study with X-ray angiography in a single center. J Am Coll Cardiol 54：69-76, 2009

7) Nagata M, et al：Diagnostic accuracy of 1.5-T unenhanced whole-heart coronary MR angiography performed with 32-channel cardiac coils：initial single-center experience. Radiology 259：384-392, 2011

8) Hirai K, et al：Feasibility of contrast-enhanced coronary artery magnetic resonance angiography using compressed sensing. J Cardiovasc Magn Reson 22：1-10, 2020

9) Yoon YE, et al：Prognostic value of coronary magnetic resonance angiography for prediction of cardiac events in patients with suspected coronary artery disease. J Am Coll Cardiol 60：2316-2322, 2012

10) Nakamura S, et al：Long-term prognostic value of whole-heart coronary magnetic resonance angiography. J Cardiovasc Magn Reson 23：1-9, 2021

11) Hamdan A, et al：A prospective study for comparison of MR and CT imaging for detection of coronary artery stenosis. JACC Cardiovasc Imaging 4：50-61, 2011

12) Hamdan A, et al：Comparison of coronary magnetic resonance and computed tomography angiography for prediction of cardiovascular events. JACC Cardiovasc Imaging 7：1063-1065, 2014

2 冠動脈プラークの評価

❶ CT

　長年，侵襲的診断法である CAG が，冠動脈疾患診断のゴールドスタンダードであった．CAG は時間的・空間的分解能が良好であることから，冠動脈狭窄度の診断には優れていたが，冠動脈内腔を描出しているに過ぎず，冠動脈内プラークや血管壁を含む周辺構造の情報を得ることはできなかった．一方，冠動脈内イメージング，病理学的研究などの進歩から，冠動脈イベントの予測には対象枝のプラーク性状やボリューム，さらにはその支配領域を加味し，これらを総合的に解析した機能的狭窄度評価が有用であり，前述のような冠動脈の狭窄度のみでは不十分であることがわかってきた．CT は，冠動脈の内腔情報のみならずその血管壁に付着したプラークの情報を含めた周辺構造を描出するモダリティであり，血管内にカテーテルを挿入することなく，造影剤の経静脈投与という低侵襲で，スピーディーな方法で対象患者の冠動脈を評価することができる．モダリティおよび周辺技術の進歩により被曝低減や造影剤減量，息止め不良や不整脈を有する患者に対応できるようになり，多くの症例で高精度のプラーク評価が可能となった．

　本項では冠動脈内プラークの視覚的評価・半定量評価から，定量評価の現状や大規模試験を含めた予後評価のエビデンス，人工知能(artificial intelligence；AI)を含めた最近の話題について述べる．

a ● プラークの視覚的評価・半定量評価

IVUS による ACS 発症予測

　CT 読影に際して，冠動脈プラークは視覚的に，石灰化(calcified)，非石灰化(noncalcified)，部分的非石灰化(partially noncalcified)に分類されてきた[1]．このうち部分的非石灰化プラークがその後の ACS やプラーク進行による冠動脈狭窄重症化に比較的よく相関するとされてきたが，陽性的中率が低く，リスク層別化としてはやや不十分であった．一方で，特に高リスクを示唆する所見として低吸収性プラーク(LAP)，陽性リモデリング(PR)，微小石灰化(SC)，NRS (napkin ring sign)が挙げられる．

　筆者らの施設では過去の血管内超音波(intravascular ultrasound；IVUS)との比較[2]や ACS と安定狭心症患者の比較[3]に基づいてハイリスクプラーク(HRP)を定義し，1,059 例の検討において LAP(少なくとも 1 ボクセルのプラーク CT 値が 30 未満)，PR〔リモデリング・インデックス(RI)，すなわち病変部血管径がその近位部の健常部位と比較し 1.1 倍以上〕の両者を有するプラークの ACS 発症率は平均 27 か月において 22.2％であったことを報告した(図 10)[4]．さらに登録3,158 例，観察期間平均 4 年の大規模かつ長期検討においても，同様に HRP からの ACS 発症率が高いという結果であった．ただし HRP はすべてのプラークの 9.3％に過ぎなかったことから，長期経過でみると最終的に ACS のほぼ半数は HRP のない部位から発生していたこと，観察期間中に進行が認められたプラークがより ACS 発症の高リスクであったことを加えて報告した(図 11)[5]．

OCT による ACS 発症予測と病理所見

　ACS による突然死に至った患者の病理所見から，その責任病変の特徴として被膜の薄い線

178 ● 1 慢性虚血性心疾患

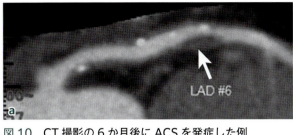
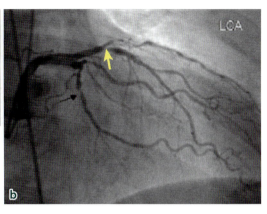

図10 CT撮影の6か月後にACSを発症した例

陽性リモデリング，低吸収性，微小石灰化を含む左前下行枝近位部のプラーク(**a**)が，6か月後にACSを発症した(**b**)．
〔Motoyama S, et al：Computed tomographic angiography characteristics of atherosclerotic plaques subsequently resulting in acute coronary syndrome. J Am Coll Cardiol 54：49-57, 2009 より改変〕

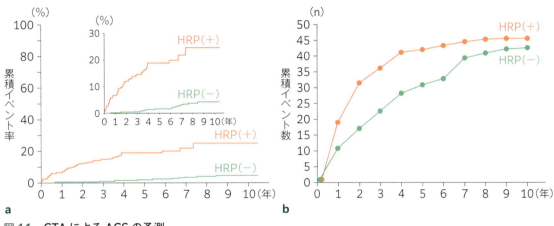

図11 CTAによるACSの予測

イベント発症率(**a**)において，HRP(赤)は非HRP(緑)に比してACS発症率が高いものの，平均3.9年のフォローアップにおける総イベント数(**b**)についてはHRP(赤)と非HRP(緑)では同等であった．これはHRP 294病変から48例(16.3%)，非HRP 2,864病変から40例(1.4%)のACSが発症していたことによる．
〔Motoyama S, et al：Plaque Characterization by Coronary Computed Tomography Angiography and the Likelihood of Acute Coronary Events in Mid-Term Follow-Up. J Am Coll Cardiol 66：337-346, 2015 より改変〕

維性粥腫(thin cap fibroatheroma；TCFA)が定義されている．CTではその空間分解能の限界から被膜の描出は行えないものの，プラーク容積の評価やPRの有無，壊死性コア(necrotic core)の同定は可能であり，TCFAの同定に最も有用な冠動脈内イメージングであると考えられている光干渉断層法(optical coherence tomography；OCT)との比較研究がなされている[6]．IVUSとの比較研究に基づくと，濃厚カルシウム(dense calcium)，線維性プラーク(fibrous)，線維脂質性プラーク(fibro-fatty)，壊死性コアのCT値はそれぞれ＞350，131〜350，31〜130，−30〜30，に分けられることが多い[7]．しかしCT機器メーカーや管電圧などの撮影条件，冠動脈内腔のCT値や画質などの患者条件によって異なるため，IVUSにおける壊死性プラークを真とした比較研究においても，CT値にばらつきやオーバーラップを認める．このためLAPにおけるCT値の閾値も30〜60と各文献によってさまざまであり，これがガイドラインにおいてCT値に基づいたプラーク性状分類が定義されてこなかった経緯でもある．

また，PRを定義するうえでRIの計測は特に小血管では困難であること，プラークが主要

な分枝をまたぐ場合の正確な評価が困難であることなどの問題点が挙げられる。さらに SC についても，径 3 mm 未満のもの，長軸径が血管径の 1.5 倍未満かつ深さが 2/3 未満などさまざまな定義にのっとった論文があるうえに，そもそも CT の部分容積効果という特徴を考慮すると石灰化の定量評価の精度そのものに限界があることが問題点として挙げられている。NRS は「中央の低吸収域をリング状の高吸収所見で取り囲む」という特徴を有する視覚的所見とされ，CT 値や血管径などの半定量的な定義はない。NRS は病理学的には，中央の壊死性コアや血栓をやや高密度で盆状の石灰化が取り囲む所見であったと報告されている[8]。

　その後，近年の多施設前向き大規模研究のサブ解析においても，それぞれ定義は異なるもののハイリスクな特徴を有するプラークがその後の ACS 発症の予測因子であるという類似の報告がなされている。安定型狭心症疑いの 10,000 例を CTA（CT angiography）評価群と機能的検査群に無作為割付し予後評価を行った PROMISE 研究から，CTA 評価群 4,415 例におけるサブ解析の報告がなされている。それによると，PR，LAP または NRS と定義された HRP を有する 676 例は，それを有さない例に比して，総死亡，心筋梗塞，不安定狭心症で定義された複合イベント発生率が 2.7 倍高かった[9]。また同様の安定した胸痛症状を有する 4,000 余例を標準ケア群（負荷試験を含む）または標準ケア＋冠動脈 CT 群に無作為割付した SCOT-HEART 研究のサブ解析においても，PR および/または LAP で定義された HRP を有する患者は，有さない患者に比して，冠動脈疾患による死亡または非致死性心筋梗塞で定義された複合イベント発生率は 3 倍高かった[10]。

　SCOT-HEART の主解析では，CT ガイドの患者マネジメントがその後 5 年間の冠動脈イベント（冠動脈疾患による死亡または非致死的心筋梗塞）を 40％抑制したという結果であった[11]。つまり，冠動脈疾患の予防を管理していく循環器内科医として，その患者が冠動脈に HRP を有するか否かを考慮したマネジメントがその患者の ACS 発症予防に寄与した可能性がある。

　このようなエビデンスを踏まえ，日常臨床に用いる CT レポートに HRP の有無も記載されるのが望ましい，という動きがある。冠動脈 CTA のレポートの国際的標準化ガイドラインである CAD-RADS においても，LAP，PR，SC，NRS の 4 つのハイリスク指標のうち同一プラークに 2 つ以上の所見を有する場合は，修飾因子（modifier）として"HRP（high-risk plaque）"と記載を加えることが提唱されている[12, 13]。

b ● プラークの定量評価

　近年，CT 画質の向上，およびそれを解析するワークステーションのレベル向上に伴い，CT で得た冠動脈画像からプラークを定量的に評価した報告が増えている。各種ワークステーションにて定量評価した冠動脈プラーク容積，さらに CT 値に基づいてプラーク性状ごとに計測した容積値は，IVUS との比較研究が散見され，メタ解析においても良好な精度であることが報告されており[14]，各々の患者の冠動脈硬化の重症度，その後の薬剤効果，予後などを客観的に評価するのに有用とされている[15]。ただし，前述の撮影条件によるプラーク CT 値のばらつきの問題点に加え，CT の空間分解能の問題から少なくとも 0.5 mm 以下の厚みのプラークが認識できないこと，低吸収プラークと血管周囲脂肪の CT 値が類似しているためその境界を認識するのが困難な症例があること，当然ながら一定以上の画質ノイズやアーチファクトを伴っている場合はワークステーションでの自動解析は不可能であることなど，プラークの定量評価にはいくらか限界があることを認識する必要がある。

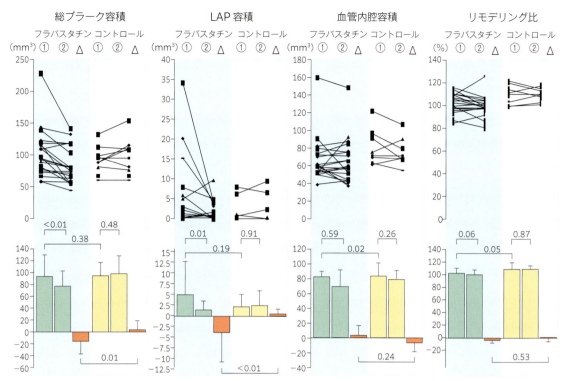

図12 CTAにて観察したプラーク変化

上段は左より，各症例の総プラーク容積，LAP容積，血管内腔容積，リモデリング比の変化を示している．下段は各数値の変化（スタチン群：緑，コントロール群：黄）およびその差（赤）を示している（①ベースライン，②フォローアップ）．
（Inoue K, et al：Serial coronary CT angiography-verified changes in plaque characteristics as an end point：evaluation of effect of statin intervention. JACC Cardiovasc Imaging 3：691-698, 2010 より改変）

リスク評価と予後予測

ICONIC（Incident COroNary Syndromes Identified by Computed Tomography）症例対照研究では25,251例に冠動脈CTが施行された．このなかで観察期間3.4年以内にACSを発症した234例と，患者背景をマッチングさせた同じく234例のCTAとを比較したところ，視覚的なHRPの有病率に加え，線維脂質性プラーク，壊死性コアプラーク容積に有意差を認めたことから，ベースラインのCTAのプラーク定量評価により，将来のACS発症ハイリスク患者の同定が可能であることが示唆された[7]．前述のSCOT-HEART研究のCTA施行群においても，同様にLAPプラーク率（プラーク/血管容積比）がその後の心筋梗塞の危険因子であり，これが4％を超える症例はそうでない症例のほぼ5倍の心筋梗塞発症率であると報告された[16]．

薬効評価

筆者らは，少数例ではあるが1年間スタチンを内服している患者に比して，内服を断った患者のプラーク容積が有意に増大し，特にLAP容積において顕著であったことを定量的に評価し報告した（図12）[17]．平均3.8年の間隔をあけて冠動脈CTを1,225例に再検したPARA-DIGM（Progression of AtheRosclerotic plAque DetermIned by computed tomoGraphic IMaging）研究では，プラーク/血管容積比の1年あたりの増加率はスタチンを内服していない症例の2.04％に対し，内服していた症例では1.76％と有意にプラーク進行が抑制されていた[18]．12研

究のメタ解析では，コントロール群では総プラーク容積が 15.0 mm^3 増加していたのに対し，スタチン内服群では 20.9 mm^3 減少していた，と報告されている[19]．

　他の薬剤としては，エイコサペンタエン酸製剤内服 18 か月後に総プラーク容積の 9% 減少，LAP 容積の 17% 減少が報告されており[20]，筆者らの施設からは高用量エイコサペンタエン酸製剤がプラーク進展予防に寄与することを報告している[21]．

　そのほか，低用量テストステロン[22]やライフスタイルの介入によるプラーク改善効果なども報告されている[23]．

c ● プラーク解析の今後の方向性：機械学習を用いた手法

　このようにプラーク容積・質が評価できるという CT の利点を生かし，撮影技術やワークステーションの進歩とともに定量解析が可能になり，予後や薬効評価に関するエビデンスも増えてきたが，現段階では 1 例ごとに莫大な解析時間を要することから，やはり日常臨床に用いるのは現実的ではない．そこで近年，機械学習（machine learning；ML）を用いたプラーク評価の試みがなされつつある[24]．ML を用いた解析として，すでに冠動脈石灰化スコア，病変狭窄度，心臓周囲脂肪の定量評価などの報告がある．プラークの評価についても ML を取り入れ，既存のソフトウェアでは解析困難な血管周囲脂肪と LAP の境界線の同定[25]や，ラジオミクスを用いた NRS の同定[26]などの試みがなされている．ML の活用は，HRP の同定やプラーク容積の定量化において，客観的であり，見落としがなく，解析時間の節約が可能になるなどのポテンシャルを秘めていることから，この流れは日常臨床への応用に向けて今後さらに加速するものと思われる．

（河合秀樹，元山貞子）

文献

1) Leipsic J, et al：SCCT guidelines for the interpretation and reporting of coronary CT angiography：a report of the Society of Cardiovascular Computed Tomography Guidelines Committee. J Cardiovasc Comput Tomogr 8：342-358, 2014

2) Motoyama S, et al：Atherosclerotic plaque characterization by 0.5-mm-slice multislice computed tomographic imaging. Circ J 71：363-366, 2007

3) Motoyama S, et al：Multislice computed tomographic characteristics of coronary lesions in acute coronary syndromes. J Am Coll Cardiol 50：319-326, 2007

4) Motoyama S, et al：Computed tomographic angiography characteristics of atherosclerotic plaques subsequently resulting in acute coronary syndrome. J Am Coll Cardiol 54：49-57, 2009

5) Motoyama S, et al：Plaque Characterization by Coronary Computed Tomography Angiography and the Likelihood of Acute Coronary Events in Mid-Term Follow-Up. J Am Coll Cardiol 66：337-346, 2015

6) Kashiwagi M, et al：Feasibility of noninvasive assessment of thin-cap fibroatheroma by multidetector computed tomography. JACC Cardiovasc Imaging 2：1412-1419, 2009

7) Chang HJ, et al：Coronary Atherosclerotic Precursors of Acute Coronary Syndromes. J Am Coll Cardiol 71：2511-2522, 2018

8) Seifarth H, et al：Histopathological correlates of the napkin-ring sign plaque in coronary CT angiography. Atherosclerosis 224：90-96, 2012

9) Ferencik M, et al：Use of High-Risk Coronary Atherosclerotic Plaque Detection for Risk Stratification of Patients With Stable Chest Pain：A Secondary Analysis of the PROMISE Randomized Clinical Trial.

JAMA Cardiol 3 : 144-152, 2018

10) Williams MC, et al : Coronary Artery Plaque Characteristics Associated With Adverse Outcomes in the SCOT-HEART Study. J Am Coll Cardiol 73 : 291-301, 2019

11) Newby DE, et al : SCOT-HEART Investigators : Coronary CT Angiography and 5-Year Risk of Myocardial Infarction. N Engl J Med 379 : 924-933, 2018

12) Cury RC, et al : CAD-RADS™ 2.0 - 2022 Coronary Artery Disease-Reporting and Data System An Expert Consensus Document of the Society of Cardiovascular Computed Tomography (SCCT), the American College of Cardiology (ACC), the American College of Radiology (ACR), and the North America Society of Cardiovascular Imaging (NASCI). J Cardiovasc Comput Tomogr 16 : 536-557, 2022

13) Shaw LJ, et al : Society of Cardiovascular Computed Tomography/North American Society of Cardiovascular Imaging-Expert Consensus Document on Coronary CT Imaging of Atherosclerotic Plaque. J Cardiovasc Comput Tomogr 15 : 93-109, 2021

14) Fischer C, et al : Coronary CT angiography versus intravascular ultrasound for estimation of coronary stenosis and atherosclerotic plaque burden : a meta-analysis. J Cardiovasc Comput Tomogr 7 : 256-266, 2013

15) Williams MC, et al : Quantitative assessment of atherosclerotic plaque, recent progress and current limitations. J Cardiovasc Comput Tomogr 16 : 124-137, 2022

16) Williams MC, et al : Low-Attenuation Noncalcified Plaque on Coronary Computed Tomography Angiography Predicts Myocardial Infarction : Results From the Multicenter SCOT-HEART Trial (Scottish Computed Tomography of the HEART). Circulation 141 : 1452-1462, 2020

17) Inoue K, et al : Serial coronary CT angiography-verified changes in plaque characteristics as an end point : evaluation of effect of statin intervention. JACC Cardiovasc Imaging 3 : 691-698, 2010

18) Lee SE, et al : Effects of Statins on Coronary Atherosclerotic Plaques : The PARADIGM Study. JACC Cardiovasc Imaging 11 : 1475-1484, 2018

19) Andelius L, et al : Impact of statin therapy on coronary plaque burden and composition assessed by coronary computed tomographic angiography : a systematic review and meta-analysis. Eur Heart J Cardiovasc Imaging 19 : 850-858, 2018

20) Budoff MJ, et al : Effect of icosapent ethyl on progression of coronary atherosclerosis in patients with elevated triglycerides on statin therapy : final results of the EVAPORATE trial. Eur Heart J 41 : 3925-3932, 2020

21) Motoyama S, et al : Effect of Omega-3 Fatty Acids on Coronary Plaque Morphology-A Serial Computed Tomography Angiography Study. Circ J 86 : 831-842, 2022

22) Budoff MJ, et al : Testosterone Treatment and Coronary Artery Plaque Volume in Older Men with Low Testosterone. JAMA 317 : 708-716, 2017

23) Henzel J, et al : High-Risk Coronary Plaque Regression After Intensive Lifestyle Intervention in Nonobstructive Coronary Disease : A Randomized Study. JACC Cardiovasc Imaging 14 : 1192-1202, 2021

24) Cau R, et al : Artificial intelligence in computed tomography plaque characterization : A review. Eur J Radiol 140 : 109767, 2021

25) Matsumoto H, et al : Improved Evaluation of Lipid-Rich Plaque at Coronary CT Angiography : Head-to-Head Comparison with Intravascular US. Radiol Cardiothorac Imaging 1 : e190069, 2019

26) Kolossváry M, et al : Radiomic Features Are Superior to Conventional Quantitative Computed Tomographic Metrics to Identify Coronary Plaques with Napkin-Ring Sign. Circ Cardiovasc Imaging 10 : e006843, 2017

コラム　dual-energy CT による plaque characterization

　通常の冠動脈 CT でも calcified plaque と non-calcified plaque の区別は比較的容易である．non-calcified plaque をさらに lipid-rich plaque と fibrous plaque で正確に区別できれば，急性冠症候群の高リスクとなる vulnerable plaque の診断に有用である．

　dual-energy CT は仮想単色 X 線画像，物質弁別（密度）画像，実効原子番号画像，電子密度画像を取得でき，通常 CT より詳細な plaque characterization が期待されている．仮想単色 X 線画像の各エネルギーレベル（keV）の CT 値（HU）をプロットした keV-HU 曲線で lipid-rich plaque は高 keV ほど CT 値が増加する右上向きパターン，fibrous plaque は CT 値が減少する右下向きパターンを示す．また，lipid-rich plaque は心臓周囲脂肪と同様に脂肪強調する脂肪/水密度画像で高信号，脂肪

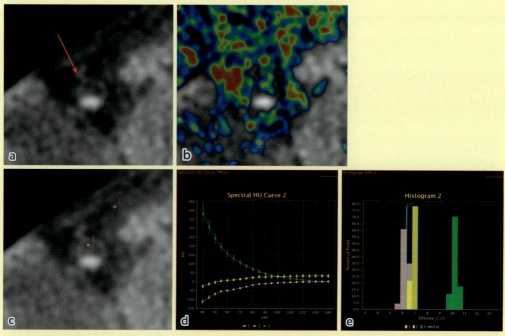

図 13　非石灰化プラーク成分分析
a. 70 keV の仮想単色 X 線画像．
b. 脂肪/水密度画像と仮想単色 X 線画像（70 keV）のフュージョン画像（脂肪/水密度画像で高信号を示す部位がカラー表示され，高脂肪密度ほどより赤色に表示される）．
c. 70 keV の仮想単色 X 線画像（関心領域あり）．
d. keV-HU 曲線．
e. 実効原子番号によるヒストグラム解析．
70 keV の仮想単色 X 線画像（a）で non-calcified plaque（矢印）を認める．脂肪/水密度画像とのフュージョン画像（b）で一部がカラー表示され，高脂肪密度である lipid-rich plaque が示唆される．70 keV の仮想単色 X 線画像（c）でこの lipid-rich plaque に黄色，心臓周囲脂肪にピンク色，別スライスのカラー表示されない低脂肪密度の non-calcified plaque に緑色（非掲載）の関心領域を設定すると，keV-HU 曲線（d）で lipid-rich plaque（黄色）は心臓周囲脂肪（ピンク色）と同様に右上向きパターンを呈している．一方，低脂肪密度の non-calcified plaque（緑色）は右下向きパターンであり，fibrous plaque が示唆される．実効原子番号によるヒストグラム解析（e）でも lipid-rich plaque（黄色）は心臓周囲脂肪（ピンク色）とともに脂肪の実効原子番号の理論値（水色線）近傍に分布しており，fibrous plaque（緑色）より明らかに低値を示している．

抑制する水/脂肪密度画像で低信号を示す．実効原子番号画像で lipid-rich plaque は心臓周囲脂肪と同様に fibrous plaque より低信号を示す．そのヒストグラム解析で lipid-rich plaque は心臓周囲脂肪と同様に脂肪の実効原子番号の理論値(6.2〜6.3)近傍をピークとした分布を示す．

その他，dual-energy CT では実効原子番号を用いた calcified plaque の成分分析も可能である．

（町田治彦，西川真木子，田中　功）

コラム　advancement in perivascular fat attenuation

　冠動脈外膜側には，血管壁栄養血管・炎症細胞・サイトカイン・自律神経終末・リンパ管が存在し，それらを包含する血管周囲脂肪(perivascular fat)が存在する．心臓 CT で測定される血管周囲脂肪のサイズが冠動脈疾患と関連することはよく知られていたが，近年，血管周囲脂肪より産生される炎症性物質の定量化を可能とする非侵襲的画像診断法が相次いで開発されている．

　1つ目は，^{18}F-FDG-PET(fluorodeoxyglucose PET)を用いた手法であるが，Ohyama ら[1]は血管周囲脂肪の ^{18}F-FDG の取り込み亢進部位に一致して，血管周囲脂肪へのマクロファージの浸潤と炎症性サイトカインの産生が生じていることを報告した．2つ目に，低コストで血管周囲脂肪の炎症を評価できる手法として，心臓 CT を用いた perivascular fat attenuation index(FAI)が登場した[2]．FAI は造影 CT を利用し脂肪細胞の大きさの変化による脂肪減衰指数によって炎症の程度を図り知る手法である[2]．開発者である Oikonomou ら[3]により冠動脈疾患の予後とよく相関することが報告されている(CRISP CT 試験)．さらに，人工知能による画像解析を加えることで血管周囲脂肪の線維化置換や血管新生の程度を評価し，FAI が示す炎症が初期段階のものか，あるいは慢性化しているものかを判断する手法の開発が進められている[4]．FAI を用いて，プラーク破裂をきたした冠動脈ではびらんをきたした部位よりも炎症が強いこと，などわが国からも続報がなされている[5]．

　冠動脈疾患に対する抗炎症治療の有効性が確立されつつある現況において[6]，非侵襲的かつ簡便に血管周囲脂肪の炎症を評価できる手法に大きな期待が寄せられている．

文　献

1) Ohyama K, et al：Association of coronary perivascular adipose tissue inflammation and drug-eluting stent-induced coronary hyperconstricting responses in pigs. Arterioscler Thromb Vasc Biol 37：1757-1764, 2017

2) Antonopoulos AS, et al：Detecting human coronary inflammation by imaging perivascular fat. Sci Transl Med 9：eaal2658, 2017

3) Oikonomou EK, et al：Non-invasive detection of coronary inflammation using computed tomography and prediction of residual cardiovascular risk(the CRISP CT study)：A post-hoc analysis of prospective outcome data. Lancet 392：929-939, 2018

4) Oikonomou EK, et al：A novel machine learning-derived radiotranscriptomic signature of perivascular fat improves cardiac risk prediction using coronary CT angiography. Eur Heart J 40：3520-3543, 2019

5) Nakajima A, et al：Plaque Rupture, Compared With Plaque Erosion, Is Associated With a Higher Level of Pancoronary Inflammation. JACC Cardiovasc Imaging 2021

6) Nidorf SM, et al：Colchicine in patients with chronic coronary disease. N Engl J Med 383：1838-1847, 2020

（西宮健介，安田　聡）

❷ MRI

a ● 非造影 T1 強調画像による冠動脈プラーク評価法（図 14）

　MRI を用いて冠動脈プラークを撮影する場合，inversion recovery 法を用いた三次元 T1 強調 GRE 法を用いて，呼吸同期・心電図同期で撮影を行うことが多い．これにより，造影剤を用いることなく，不安定プラークを高信号に描出することができる．冠動脈プラークを描出するためには，血流の信号および血管周囲の脂肪の信号を抑制する必要があり，血液の信号を抑制するように TI を設定し，脂肪抑制を併用する必要がある．国立循環器病研究センターで用いている撮影プロトコールを表 4 に示す．

　上述の撮影法の問題点として，血流や血管周囲の脂肪組織の信号が強く抑制される撮影法であるため，冠動脈とプラークの位置関係がわかりにくい場合があるということが挙げられる．そのため，症例によっては冠動脈 MRA 撮影と比較読影が必要な場合がある．一方で，高速三次元 T1 強調法を用いて冠動脈プラークを評価する際には，心電図同期および呼吸同期を併用するため，時間のかかる撮影法でもある．そのため，冠動脈 MRA 撮影を追加することは患者負担が大きくなってしまうという問題があった．この問題を解決する手法として，近年，coronary atherosclerosis T1-weighted characterization with integrated anatomical reference (CATCH) 法とよばれる撮影法が開発され[1]，10 分程度の撮影で，冠動脈内腔が強調された画像と冠動脈プラークが描出された画像を同時に得ることも可能となってきている．また，このほかにも圧縮センシングなどの高速撮影法による撮影時間の短縮も試みられるようになってきている．

　非造影 T1 強調画像により高信号に描出された冠動脈プラークは high intensity plaque (HIP) とよばれている．冠動脈プラークの信号強度を評価する指標としては plaque to myocardium signal intensity ratio (PMR) という指標が用いられており，プラークの信号強度を近傍の左室

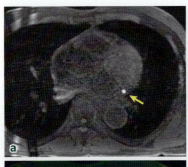

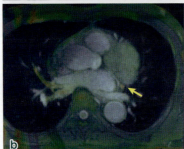

図 14　冠動脈 HIP の評価
a. magnetization prepared rapid acquisition with gradient echo (MPRAGE) 法で撮影．矢印部分に HIP を認める．
b. MRA と MPRAGE の fusion 画像．HIP が存在するのが，左冠動脈後側壁枝の起始部であることがわかる（矢印）．
c. PMR の測定．本症例では PMR＝222/57≒3.9 と算出できる（SI：signal intensity）．

表4　非造影 T1 強調画像の撮影プロトコール

撮影時心拍数
良好な画質を得るためには心拍数 75 bpm 以下であることが望ましい

撮影シーケンス
inversion recovery 法を用いた三次元 T1 強調 GRE 法で撮影する
撮影断面は「横断像」として，心臓全体を含むように撮影範囲を設定する．撮影は安静呼吸下で，呼吸同期を併用して行う．呼吸同期のためのナビゲータエコーは右横隔膜の最高位点に設定し，最大呼気時にデータ収集を行う

代表的な撮影パラメータ（3.0T MRI 装置による撮影）
FoV read 280 mm，FoV phase 81.3%，reconstruction slice thickness 1.00 mm，base resolution 256，phase resolution 90%，slice resolution 50%，TR 4.7 msec，TE 2.13 msec，Flip angle 12 deg，TI 650 msec*，fat suppression water excitation.
parallel imaging acceleration factor 2，data acquisition duration 80〜150 msec（冠動脈静止時間に合わせて決定），trigger delay time（冠動脈静止時間に合わせて決定），segment number 22（冠動脈静止時間に合わせて決定），navigator technique on，acceptance window ± 2.0 mm
*TI は 1.5T MRI 装置の場合，500 msec に設定する

data acquisition duration（data window duration）や trigger delay time（data window start）の決定法
あらかじめ，冠動脈の AHA segment 1〜2 が短軸で見える断面のシネを撮影し，冠動脈静止時間を決定しておく
data acquisition duration（data window duration）や trigger delay time（data window start）は冠動脈静止時間にデータ収集ができるように設定する

心筋の信号強度で除して求められる．表面コイルからの距離の違いによる信号感度の不均一性の影響を少なくするために，左室心筋の関心領域（region of interest；ROI）は，表面コイルからの距離がプラークと表面コイルの距離にできるだけ等しくなるように設定することが望ましい．

　冠動脈 HIP と他の modality および病理組織との対比についてはこれまで少数ながら報告がなされている[2, 3]．一般的に，血栓や血腫を伴う病変は，そこに含まれるメトヘモグロビンが T1 強調画像で高信号に描出される．そして冠動脈においては，プラーク内出血が HIP を呈する一因になりうると考えられている[2, 3]．また，ACS 患者を対象とした研究では，冠動脈内に血栓を認める症例において MRI では HIP として描出されることが報告されており[4]，冠動脈解離で生じる壁内血腫についても HIP として描出されるとの報告もある[5]．

b ● 非造影 T1 強調画像による冠動脈プラーク評価のエビデンスと臨床応用

　冠動脈 HIP は，予後予測指標として有用である．既知の冠動脈疾患を有する，または冠動脈疾患の疑いのある患者 568 人を対象に行われたわが国の前向き観察研究において，PMR が 1.4 以上の冠動脈 HIP を有する患者は，冠動脈イベント（心臓死，非致死的心筋梗塞，狭心症増悪による ischemia driven PCI）を発症する頻度が有意に高く（hazard ratio 3.96，95% confidence interval 1.92〜8.17；$p < 0.001$），冠動脈 HIP が独立した予後規定因子であることがわかっている[6]．さらにこの研究において注目すべき点は，冠動脈 HIP を指摘されたのちに冠動脈イベントを発症した患者の半分以上は，冠動脈 HIP を指摘されてから 12 か月以内と早期発症例であったということである[6]．HIP が病変の不安定性に強く関与していることが示唆される結果である

と考えられる.

経皮的冠動脈インターベンション(percutaneous coronary intervention；PCI)の際には，末梢塞栓や壁内血腫形成などにより心筋障害が生じることがあり(periprocedural myocardial injury；pMI)，臨床上問題となることがある．冠動脈 HIP を評価することで，このような pMI の発症も事前に予測することができる．57 人の PCI 実施予定の冠動脈疾患患者を対象に PMR を評価した研究において，pMI が発生する病変は，pMI が発生しない病変と比較し有意に PMR が高く，PMR 1.3 をカットオフ値とした場合に，感度 67％，特異度 86％で pMI 発生を予測することが示されている[7].

PMR を評価することで，不安定プラークに対するスタチンの治療効果をモニタリングすることもできる．LDL コレステロール(low-density lipoprotein cholesterol；LDL-C)を 80 mg/dL 以下にすることを目標にスタチンを投与された冠動脈疾患患者と，スタチン非投与の冠動脈疾患患者(コントロール群)を propensity score matching を用いて比較した研究(スタチン群 48 人，コントロール群 48 人)によると，コントロール群では，1 年間で PMR が約 19％上昇(ベースライン PMR 1.22[inter quartile range(IQR)1.01〜1.56]，フォローアップ PMR 1.49[IQR 1.18〜1.96])するのに対し，スタチン群では PMR は約 19％低下(ベースライン PMR 1.38[IQR 1.20〜1.50]，フォローアップ PMR 1.11[IQR 1.02〜1.25])することが確認されている[8].

従来の PMR の評価法に，プラーク体積の要素を掛け合わせた 3-dimensional integral of PMR(3Di-PMR)という評価法も考案されている．PCI 前に MRI で冠動脈プラーク評価を行った 141 人を対象とした研究で，従来の PMR(2D-PMR)と 3Di-PMR の pMI の予測能が receiver operating characteristic curve(ROC)解析により比較されている．結果として，AUC は 2D-PMR が 0.683 であったのに対し，3Di-PMR が 0.753 であり，3Di-PMR のほうが有意に pMI 予測能が高いことが示されている[9].冠動脈 HIP を評価する際には PMR 値のみならず，PMR が高いプラークの体積にも注意する必要がある．

c ● ガドリニウム造影剤を用いた冠動脈プラーク評価

ガドリニウム造影剤を用いて，冠動脈壁の造影効果を評価することもできる．撮影には，非造影 T1 強調画像同様，inversion recovery 法を用いた三次元 T1 強調 GRE 法を用いる．冠動脈壁の造影効果は，血管新生や線維化のように造影剤が分布する領域が拡大する病態や，炎症などによる血管透過性の亢進するような病態に関連すると考えられる．

ガドリニウム造影剤を用いた冠動脈プラーク評価に関する報告はいまだ小規模のものが中心であるが，全身性エリテマトーデス(systemic lupus erythematosus；SLE)患者 27 人と，冠動脈疾患患者 25 人，コントロール群 23 人を対象に冠動脈の遅延造影を評価した研究によると，冠動脈疾患患者では限局的に冠動脈壁の遅延造影がみられるのに対して，SLE ではびまん性に冠動脈壁の遅延造影が認められることが示されている[10].また，10 人の急性心筋梗塞後の患者と 9 人の健常コントロール群を比較した研究において，心筋梗塞患者では冠動脈壁の遅延造影強度が強く(ステント留置部分は解析から除外)，心筋梗塞発症亜急性期(6 日後)から慢性期(3 か月後)にかけて，その造影効果が減弱することが報告されている[11].また，この期間中の CRP 低下が大きい症例ほど，冠動脈壁の造影効果の減弱が大きいことも報告されている[11].これらの結果からも，冠動脈の造影効果が，冠動脈の炎症を反映しうることが示唆されている．

(三浦弘之，野口暉夫)

文 献

1) Xie Y, et al：Coronary Atherosclerosis T_1-Weighed Characterization With Integrated Anatomical Reference：Comparison With High-Risk Plaque Features Detected by Invasive Coronary Imaging. JACC Cardiovasc Imaging 10：637-648, 2017

2) Kuroiwa Y, et al：Coronary high-signal-intensity plaques on T_1-weighted magnetic resonance imaging reflect intraplaque hemorrhage. Cardiovasc Pathol 40：24-31, 2019

3) Uzu K, et al：Histopathological Characterization of High-Intensity Signals in Coronary Plaques on Noncontrast T1-Weighted Magnetic Resonance Imaging. JACC Cardiovasc Imaging 14：518-519, 2021

4) Jansen CH, et al：Detection of intracoronary thrombus by magnetic resonance imaging in patients with acute myocardial infarction. Circulation 124：416-424, 2011

5) Maehara A, et al：Images in cardiovascular medicine. Coronary hematoma visualized by intravascular ultrasound and magnetic resonance imaging. Circulation 107：e46, 2003

6) Noguchi T, et al：High-intensity signals in coronary plaques on noncontrast T1-weighted magnetic resonance imaging as a novel determinant of coronary events. J Am Coll Cardiol 63：989-999, 2014

7) Asaumi Y, et al：High-Intensity Plaques on Noncontrast T1-Weighted Imaging as a Predictor of Periprocedural Myocardial Injury. JACC Cardiovasc Imaging 8：741-743, 2015

8) Noguchi T, et al：Effect of Intensive Statin Therapy on Coronary High-Intensity Plaques Detected by Noncontrast T1-Weighted Imaging：The AQUAMARINE Pilot Study. J Am Coll Cardiol 66：245-256, 2015

9) Hosoda H, et al：Three-dimensional assessment of coronary high-intensity plaques with T1-weighted cardiovascular magnetic resonance imaging to predict periprocedural myocardial injury after elective percutaneous coronary intervention. J Cardiovasc Magn Reson 22：5, 2020

10) Varma N, et al：Coronary vessel wall contrast enhancement imaging as a potential direct marker of coronary involvement：integration of findings from CAD and SLE patients. JACC Cardiovasc Imaging 7：762-770, 2014

11) Ibrahim T, et al：Serial contrast-enhanced cardiac magnetic resonance imaging demonstrates regression of hyperenhancement within the coronary artery wall in patients after acute myocardial infarction. JACC Cardiovasc Imaging 2：580-588, 2009

3 PCI 後の評価

　日本循環器学会が実施した循環器疾患診療実態調査によると，2022年に全国の循環器科・心臓血管外科を標榜する施設（1,516施設）で施行された経皮的冠動脈形成術（PCI）は，24万3,516件と報告されている[1]．一方でPCI後フォローアップのCAGはその有用性が認められず，ステント内再狭窄評価は冠動脈CTに移行しつつある[2]．さらに近年は薬物溶出性ステント（drug eluting stent；DES）の進化により，小径冠動脈に対するPCIも積極的に実施され，今後，冠動脈CTによる評価の必要性がさらに高まることが予想される．

❶冠動脈 CT の技術革新

　前述の循環器疾患診療実態調査によると，2022年の冠動脈CTの施行件数（50万5,238件）は，CAGの施行件数（36万168件）を上回っている．この背景にはCTの技術的な進歩がある．CTは，①検出器の多列化，②空間分解能・時間分解能の向上，③逐次近似法に代表される画像再構成法の進歩によって，CAGと比較して被曝量と造影剤量を抑えて撮影することが可能となった．現在，標準的なCTは0.5～0.625mmという薄いスライス厚で撮影することが可能で

C 冠動脈 • 189

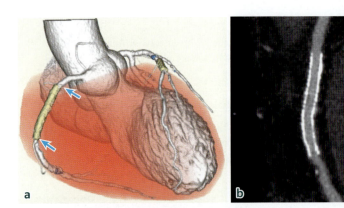
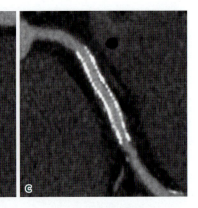

図15 320列CTによる冠動脈ステント評価
右冠動脈近位側に3.5 mmのエベロリムス溶出性ステント(everolimus eluting stent；EES)が留置されている(矢印). ステント内腔の描出は良好で，再狭窄は認められない．

あり，面内も0.35〜0.5 mmの空間分解能が達成されていることから，歪みのない等方性ボクセルを得ることも可能である．従来のCTで心臓全体を撮影するためには，複数回転のヘリカル撮影もしくは非ヘリカル撮影(アキシャル撮影)が必要であった．2023年時点で最も多列な320列CTは0.5 mm×320列というワイドな検出器を搭載しており，1回転で16 cmの幅のデータを収集することができる．このため基本的に1回転で寝台の移動なしに心臓全体を撮影可能であり，バンディング(継ぎ目)アーチファクトは原理的に出現しない．図15に，320列CTでステント内評価を行った症例を提示する．

❷ 冠動脈CTによるステント評価の現状と問題点

　冠動脈ステント留置後の再狭窄率はDESの登場により減少したが，依然として5〜12%の頻度で発生すると報告されている[3]．ステント留置後再狭窄の原因としては，新生内膜増殖，ステント拡張不良，ステント破損や変形が知られている．さらにステント留置後の合併症として，ステント血栓症が挙げられる．従来，PCI後のフォローアップは半年から1年後にCAGを行い，再狭窄の有無が確認されてきた．しかし「慢性冠動脈疾患診断ガイドライン(2018年改訂版)」では，ReACT試験の結果からPCI後8〜12か月でのフォローアップのCAGを行う臨床的有用性は認められず，「CT，心臓MRIを用いる非侵襲的な手法で治療後の評価およびフォローアップができれば，その意義は大きい」としている[2,4]．しかし，従来の冠動脈CTでは空間分解能の限界から，3.0 mm未満のステントはガイドラインでも推奨クラスⅡb(エビデンス・見解から有用性・有効性がそれほど確立されていない)とされているのが現状である[4]．図16に320列CTで評価した3.0 mmと2.25 mmステントのCT画像を提示する．

❸ 高精細冠動脈CTによるステント評価

　近年，最小スライス厚が0.25 mmで面内の空間分解能も0.25 mmという高精細CTが登場し，臨床応用が進んでいる．具体的には，高精細CTの最小スライス厚は0.25 mmであり，1画素は0.25×0.25×0.25 mmである．したがって，高精細CTは従来のCTと比較して8倍の空間分解能を有する．この優れた空間分解能から，従来のCTでは困難であった微細構造の描

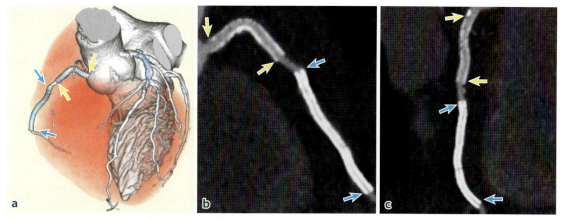

図16 320列CTによる小径ステント評価
右冠動脈近位側に3.0 mmのゾタロリムス溶出性ステント(zotarolimus eluting stent：ZES)，遠位側に2.25 mmのEESが留置されている．近位側の3.0 mmステント内腔の評価は可能であるが(黄矢印)，遠位側の2.25 mmステント内の評価は困難である(青矢印)．

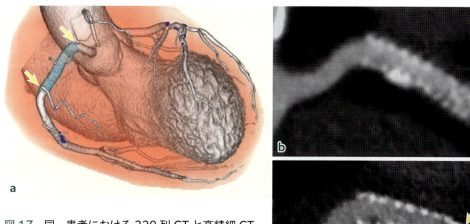

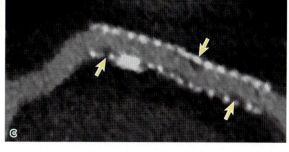

図17 同一患者における320列CTと高精細CTのステント評価
右冠動脈に3.5 mmのEESが留置されている．320列CTと比較して高精細CTでは，ステントの視認性が大きく向上している．高精細CTでは新生内膜増殖も評価可能である(矢印)．

出や，病変の鮮明な描写による診断精度の向上などが報告されている[5]．前述のように従来の冠動脈CTでは，3.0 mm以上のステント内再狭窄または慢性完全閉塞の有無が所見として得られたが，高精細CTではステント不全(新生内膜増殖，ステント変形や破損など)が早期に診断できる可能性がある．図17に320列CTと高精細CTによるステント内腔評価の比較を提示する．高精細CTでは内腔の視認性が大きく向上し，新生内膜も評価可能となっている．空間分解能向上によりブルーミングアーチファクトが軽減したことで，ステント内評価が可能になったと考えられる．最近の報告では2.5 mm以上のステントで80%以上が評価可能とされているが，装置の制約により現状では被検者の体重が70 kg以下で，心拍数も60 bpm以下であ

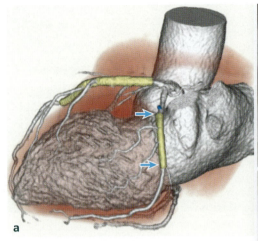
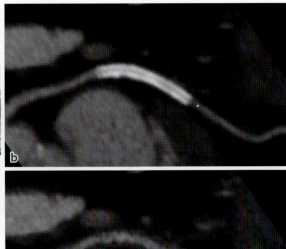

図18 冠動脈サブトラクションCTによるステント評価
左回旋枝に2.5 mmのEESが留置されている(矢印).サブトラクションすることで内腔の評価が可能となり,ステント内に再狭窄がないことがわかる.

ることが必要条件である[6].今後,広く臨床使用されるためには,装置のさらなる改良が求められる.

❹ 冠動脈サブトラクションCTによるステント評価

　冠動脈サブトラクションCTは高度石灰化症例に対して,造影CTの情報から単純CTの情報を差分し,石灰化を除去して血管内腔を描出することで,狭窄性病変の診断を行う技術である.ただし,差分する際には造影CTと単純CTの撮影部位を同一にする必要があり,そのためには心臓を1回転・1心拍で撮影できる320列CTが適している.それでも2回の撮影位置を完全に一致させることは不可能なので,実際にはワークステーションを用いて位置情報の補正・適合を行ったうえで差分を行う[7].冠動脈サブトラクションCTはステントにも有用であり,診断精度が向上することが報告されている[8].前述のように評価困難とされる3.0 mm以下のステントや,高度石灰化の中にステントを留置した病変の評価に有用な可能性がある.図18に実際の症例を提示する.

　冠動脈CTによるステント評価の現状について概説した.技術革新と黎明期における研究者たちの努力により,小径ステント評価ですらCAGに代わる評価法として確立されつつある.一方,冠動脈CTで得られた画像の評価には,ワークステーションによって解析された再構成画像が必要である.解析者は得られたCT元画像の撮影条件,解析に用いられた位相などCT画像の成り立ち,ワークステーションの使用法などを把握したうえで再構成画像を読影する必要がある.ステント評価は画像再構成のなかでも最も困難な作業の1つであり,アーチファクトや解析者の主観が反映される可能性もある.誤った画像解釈を回避することが求められるが,施設ごとの撮影装置,撮影法の違いや習熟度などの要因により,必ずしも良好な画質が得

られていないという側面もある．今後，ステント評価における冠動脈 CT の重要性はいっそう高まることが予想され，現在確立されつつある撮影・画像再構成の普及と，施設間での画質差を解消することが課題である．

（折居　誠，吉岡邦浩）

文　献

1) 日本循環器学会：2022 年循環器疾患診療実態調査報告書 https://www.j-circ.co.jp/jittai_chosa/about/report

2) Shiomi H, et al：The ReACT Trial：Randomized Evaluation of Routine Follow-up Coronary Angiography After Percutaneous Coronary Intervention Trial. JACC Cardiovasc Interv 10：109-117, 2017

3) Cassese S, et al：Prognostic role of restenosis in 10004 patients undergoing routine control angiography after coronary stenting Eur Heart J 36：94-99, 2015

4) 日本循環器学会，他：慢性冠動脈疾患診断ガイドライン（2018 年改訂版）. https://www.j-circ.or.jp/cms/wp-content/uploads/2018/10/JCS2018_yamagishi_tamaki.pdf

5) Takagi H, et al：Diagnostic performance of coronary CT angiography with ultra-high-resolution CT：Comparison with invasive coronary angiography. Eur J Radiol 101：30-37, 2018

6) Motoyama S, et al：Ultra-High-Resolution Computed Tomography Angiography for Assessment of Coronary Artery Stenosis. Circ J 82：1844-1851, 2018

7) Yoshioka K, et al：Subtraction coronary CT angiography for calcified lesions. Cardiol Clin 30：93-102, 2012

8) Amanuma M, et al：Assessment of coronary in-stent restenosis；Value of subtraction coronary computed tomography angiography. Int J Cardiovasc Imaging 32：661-670, 2016

4 冠動脈バイパスグラフト後の評価

❶ 冠動脈バイパス術

冠動脈バイパス術（coronary artery bypass graft；CABG）は虚血性心疾患に対する冠血行再建術としての代表的な治療法であり，狭心症や心筋梗塞の原因となっている冠動脈狭窄・閉塞病変の遠位側にバイパスを作製（血管吻合）して，心筋への血流を増加させることを目的とする．特に左冠動脈主幹部（left main coronary trunk；LMT）病変や多枝病変がよい適応とされる．バイパスに用いられる血管はグラフトとよばれ，血液が不足している領域の心筋に豊富な血液を供給する．CABG は 1945 年に Vineberg が左内胸動脈（left internal thoracic artery；LITA）を心筋内に植え込む手術を行ったことに始まり，1964 年に Kolesov らが現在でも中心的役割を担う左内胸動脈-左前下行枝（LITA-LAD）の CABG を成功させている[1]．それから 50 年以上が経ち，その治療成績も安定している．単独 CABG 全体（総数）の死亡率は 1.52％，初回待機手術の死亡率は 0.81％と報告されている[2]．CABG のグラフトとしてはグラフト総数のうち約 60％が動脈グラフト，約 35％が静脈グラフトである[2]．グラフトに選択される血管は LITA が最も多用される（約 42％）．動脈グラフトでは，次に右内胸動脈（right internal thoracic artery；RITA），橈骨動脈（radial artery；RA），右胃大網動脈（gastroepiploic artery；GEA）の順で選択される．静脈グラフトとしては大伏在静脈（saphenous vein graft；SVG）が用いられる．

C　冠動脈 • 193

術後のグラフトの開存率は LITA で 90.2％，RITA で 75.6％，RA で 79.3％，SVG で 74.3％
と報告されている[3]．一般に動脈グラフトのほうが静脈グラフトを用いるより開存率が高い
が，なかでも LITA グラフトの開存率はとりわけ高く，CABG のゴールドスタンダードとさ
れるゆえんである．開存率から考えると動脈グラフトのみで CABG を行うのが理にかなって
いるように考えられるが，実際には動脈グラフト（LAD）と静脈グラフト（SVG）を併用した術式
が多い（図 19）．これにはいくつかの理由があり，両側の内胸動脈をグラフトとして使った
CABG では手術時間の延長や技術的問題，さらには胸骨への血流低下が生じ，縦隔洞炎の危
険性が高まることが挙げられる[4, 5]．遊離グラフトとして RA は比較的径が大きく，十分なグ
ラフト長が得られ，SVG より開存率も良好とされる．ただし，四肢の筋性動脈であるため攣
縮，動脈硬化を生じやすいこと，また，Allen テスト陽性例では使用できないなどの欠点もあ
る．

❷冠動脈バイパス術前評価

冠動脈の高度狭窄病変の分布と位置は治療方針の根幹をなす事項であり，正確な評価が求め
られる．それ以外にも CABG 前では冠動脈石灰化の分布や程度，そして冠動脈心筋内走行（ブ
リッジ）などの情報も血管吻合の部位を考えるうえで大切である．また，血管の破格〔左上大静
脈遺残（persistent left superior vena cava；PLSVC）など〕や冠動脈以外にも心内血栓の確認などの
情報も安全な手術のために評価しておく必要がある．

人工心肺のカニューラ挿入や遊離グラフトの中枢側の吻合部位となる上行大動脈の状態（石
灰化，粥腫，壁在血栓，解離）および大動脈弓部から大腿動脈の状態，脳合併症リスクとなる頸
動脈病変の評価も重要である．

内胸動脈は CABG における中心的なグラフトであり，術前に十分な径と長さがあることを
確認しておく．また，末梢閉塞性動脈疾患〔閉塞性動脈硬化症（arteriosclerosis obliterans；ASO）〕
を合併している場合には内胸動脈が重要な側副路となることがあり，注意を要する．

❸冠動脈バイパス術後評価

冠動脈バイパス術後の CT 撮影

CABG 後のグラフトの再狭窄評価を行うことは PCI や再手術といった治療戦略を考えるう
えで重要であり，MDCT はその目的に適している．スキャンはレトロスペクティブ心電図同
期スキャンを用いて内胸動脈起始部から心臓全体が入る範囲で行われる．GEA がグラフトと
して利用されている場合には上腹部までスキャン範囲に含める必要がある（図 20）．

一般に LITA を用いたグラフトを中心に術式が構成されるため，内胸動脈起始部から冠動
脈までを俯瞰する必要がある．そのためには VR 画像が最も適した画像表示法といえる．グ
ラフトの評価は吻合部（遊離グラフトでは中枢側と末梢側吻合部）と体部を意識して読影していく．
実際には VR 画像のみで吻合部までを含めたグラフトの良好な開存が十分に確認できることも
ある．しかし，VR 画像のみでは不十分であることが多く，特に吻合部やその近傍を正確に評
価するためには，通常の冠動脈狭窄の評価と同様に元画像，曲面多断面再構成（curved multi-
planar reconstruction；CPR）画像，多断面再構成（multiplanar reconstruction；MPR）画像を総合
的に読影することが肝要である．

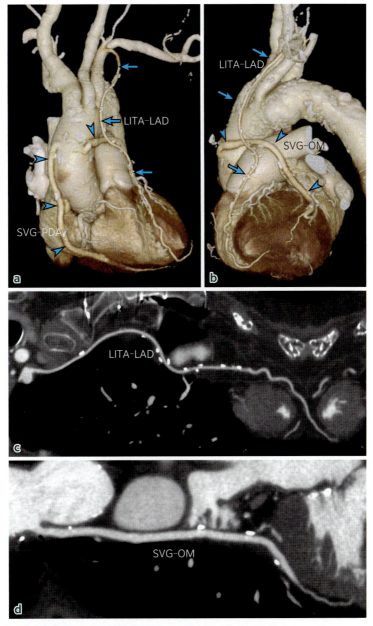

図19 冠動脈バイパス術後（LITA，SVG バイパスグラフト）
a, b. VR 画像，**c, d.** CPR 画像．LITA-LAD（矢印），大動脈-SVG-PDA（矢頭）は良好に開存している．静脈グラフトは動脈グラフトに比べて明らかに径が大きい．

グラフトの開存評価

　CABG 後のグラフト評価において CT は有効であり，グラフト狭窄（>50%）の診断において感度 80〜96%，特異度 95〜98% と報告されている[6,7]．

　静脈グラフト（SVG）は径が大きい．冠動脈の径 2〜5 mm に比べて静脈グラフトは 4〜10 mm である．SVG の遊離グラフトは入手が比較的容易であり，径が大きいために多くの血流を供給できるという利点がある．静脈グラフトは大動脈に直接吻合され，遠位側を目的の冠動脈に

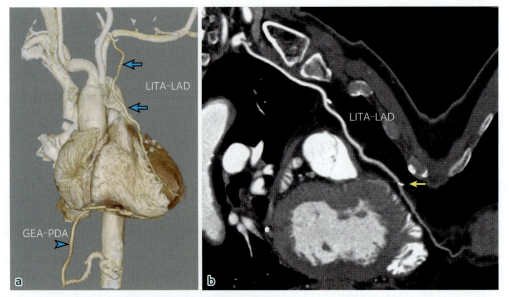

図 20　冠動脈バイパス術後（LITA, GEA バイパスグラフト）
a. VR 画像．LITA-LAD（矢印）と GEA-PDA（矢頭）が認められる．**b.** CPR 画像．LITA-LAD では金属クリップが重なっている部分はグラフト評価が難しい（矢印）．

吻合する．静脈グラフトの問題は，術後数週間でも血栓閉塞することがあり，また，術後1年以内という比較的早期に内膜過形成や血栓による閉塞のようなグラフト不全が起きうることである（図21）．完全閉塞した静脈グラフト自体をCT上で確認することはしばしば困難であるため，読影をする前にまずは術式に関する情報を把握しておく必要がある．そして，静脈グラフトの大動脈との中枢側吻合部はグラフト造影の際にわかりやすいようにリング状のマーカーが置かれていることが多く，マーカー部からの「見えるべきグラフトが見えない」所見がグラフト閉塞診断の手がかりとなることがある（図21, 22）．また，ポーチ状の突出として，閉塞したグラフトの近位部だけが確認できることもある．

　動脈グラフトは開存率が高く，特にLITAの開存は保たれていることが多い．ある程度の長さのある狭窄の検出は難しくないが，吻合部に非常に短い狭窄をきたすことがあり，丁寧に読影することが重要である（図22）．

グラフト評価の障害となる因子
　吻合部は心拍動の影響を受けて評価が難しくなることがある．また，吻合部近傍に強い石灰化がある場合にも吻合部評価が困難となりうる．
　また，CABGにおけるグラフトの近傍には金属のクリップが認められる．クリップがグラフトと重なる部分では評価が困難になることがある（図20）．その一方でクリップはグラフトの走行に一致しており，CTの元画像でグラフトがどこにあるか検出するうえでの手がかりでもある．

自己固有（ネイティブ）冠動脈の評価
　CABG後のグラフト狭窄の治療としてはグラフト拡張が優先されることが多いが，標的病変を元来の固有冠動脈病変として検討することもある．しかし，CABGが行われる患者では自己固有冠動脈に強い石灰化を広範囲に認めることが多く，しばしばCTでの評価は困難

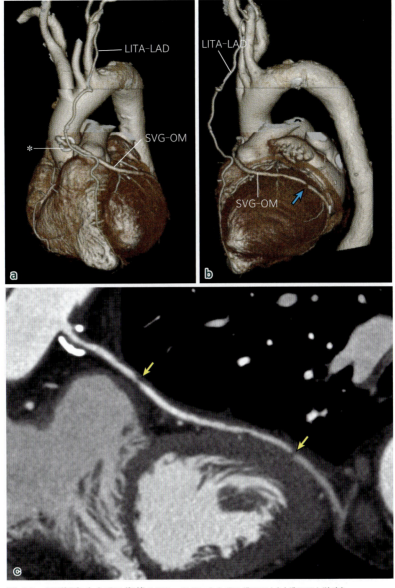

図 21 冠動脈バイパス術後(LITA, SVG バイパスグラフト)(グラフト狭窄)
a, b. VR 画像. LITA-LAD と SVG-OM が認められる. SVG の中枢側吻合部はリング状の高吸収が目印となる(＊). **c.** CPR 画像. SVG には 2 箇所の狭窄病変が認められる(矢印).

である.

　冠動脈狭窄が比較的軽度(<50%)な病変にグラフトを吻合した場合には, 自己固有冠動脈からの拮抗する血流によりグラフトが閉塞するリスクがある. 開存率の高いはずの LITA の閉塞の場合には自己固有冠動脈の狭窄の程度および拮抗する血流についても評価が望まれる.

術後合併症の評価
　胸骨離開と感染(膿瘍, 血腫, 縦隔洞炎)についての評価も必要である. 合併症の評価にはグラフト評価のための VR 画像や CPR 画像は適していない. CT 水平断像(元画像)や MPR 画像

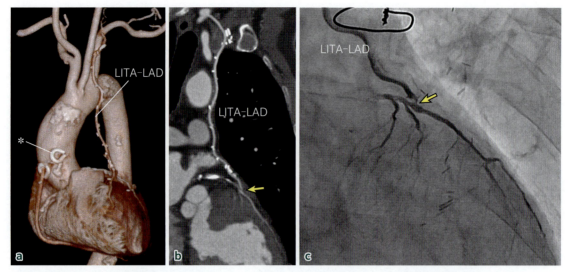

図 22 冠動脈バイパス術後
a. VR画像. LITA-LAD, SVG-PDA, SVG-OM が施行されたが, SVG-OM は中枢側吻合部から閉塞している(*). LITA-LAD は VR 画像では良好に開存しているように見えるが, CPR 画像(**b**)では吻合部に狭窄が疑われる(矢印). グラフト造影(**c**)にて LITA-LAD の吻合部狭窄が確認された(矢印).

で評価することが重要である.

（宇都宮大輔）

文献

1) Buxton BF, et al：The history of arterial revascularization：from Kolesov to Tector and beyond. Ann Cardiothorac Surg 2：419-426, 2013

2) 日本冠動脈外科学会：2020 年度全国アンケート http://www.jacas.org/enquete/2020.html

3) Tinica G, et al：Long-term graft patency after coronary artery bypass grafting：Effects of morphological and pathophysiological factors. Anatol J Cardiol 20：275-282, 2018

4) Taggart DP, et al：Randomized trial to compare bilateral vs. single internal mammary coronary artery bypass grafting：1-year results of the Arterial Revascularisation Trial(ART). Eur Heart J 31：2470-2481, 2010

5) Weiss AJ, et al：A meta-analysis comparing bilateral internal mammary artery with left internal mammary artery for coronary artery bypass grafting. Ann Cardiothorac Surg 2：390-400, 2013

6) Sahiner L, et al：Diagnostic accuracy of 16-versus 64-slice multidetector computed tomography angiography in the evaluation of coronary artery bypass grafts：a comparative study. Interact Cardiovasc Thorac Surg 15：847-853, 2012

7) Schlosser T, et al：Noninvasive visualization of coronary artery bypass grafts using 16-detector row computed tomography. J Am Coll Cardiol 44：1224-1229, 2004

5 石灰化スコアの意義

❶石灰化スコア画像

　冠動脈石灰化をCTによって定量化する手法として石灰化スコアがある．石灰化スコア画像は冠動脈造影CTの前に非造影で撮影され，通常，prospective ECG triggering法を用いて3.0 mm厚の軸位断画像でスキャンされる．その放射線量は低く，典型的な実効線量は1.5 mSv未満である．時間分解能の高いCT装置で石灰化スコア画像を撮影する場合，高速のスパイラルモードを用いて1心拍でのスキャンが可能になり，放射線被曝の低減に寄与する（図23）．

❷Agatstonスコア

　石灰化スコアの算出にはAgatstonスコアが用いられることが多く，Agatstonスコアは石灰化スコア画像で，130 HU以上で3ピクセルの面積をもつ冠動脈石灰化の面積（mm²）に密度係数（1〜4）を乗じて算出される[1]．注意点として，石灰化スコアが0であることは石灰化スコア画像上で冠動脈石灰化が全くないことを意味するわけではない．

　石灰化スコアは病理組織学的研究で検証され，13名の剖検心臓においてCT画像上のカルシウム面積と病理学的なプラーク面積の間に高い相関関係があった（r=0.90，$p<0.001$）と報告されている[2]．石灰化スコアは冠動脈全体のプラーク量を反映する指標と考えられる．Agatstonスコアで100未満は低リスク，100〜400は中等度リスク，400以上は高リスクとされる．

❸石灰化スコアと冠動脈造影CTの読影

　冠動脈石灰化が高度の場合，冠動脈造影CTによる有意狭窄の診断能が低下する可能性がある．石灰化スコアが600以上の場合には600未満のときと比べて冠動脈造影CTによる有意狭窄の診断能が低下することがわかっている[3]．また，有意狭窄の診断における特異度が90%から44%に低下し，陰性適中率が83%から50%に低下することが明らかになっている．そのため，石灰化スコアが高い場合には冠動脈造影CTの読影を慎重に行う必要がある．特に石灰化プラークによる内腔狭窄の程度は過大評価される可能性があることに注意しなければならない．

❹石灰化スコアの予後予測における有用性

　石灰化スコアは患者の予後予測に有用であると報告されている．MESA（Multi-Ethnic Study of Atherosclerosis）は，2000年に開始された45〜84歳までの多民族の男女6,814名を対象としたコホート研究である[4]．参加者の38%が白人，28%がアフリカ系米国人，22%がヒスパニック系，12%が中国系を中心としたアジア人であった．その結果，白人では他の3つの民族に比べて石灰化スコアが高いことがわかった．また，4つの民族すべてで石灰化スコアが従来の危険因子を超えて心血管イベントを予測することが示された．2007年の米国心臓病学財団/米国心臓協会（American College of Cardiology Foundation/American Heart Association；ACCF/AHA）診療ガイドラインのメタアナリシスでは，石灰化スコアが0の群と比べて，心臓死および心筋梗塞の相対的リスクは石灰化スコアが1〜99，100〜400，400〜999および1,000以上の群でそれぞれ1.9倍，4.3倍，7.2倍および10.8倍であった[5]．

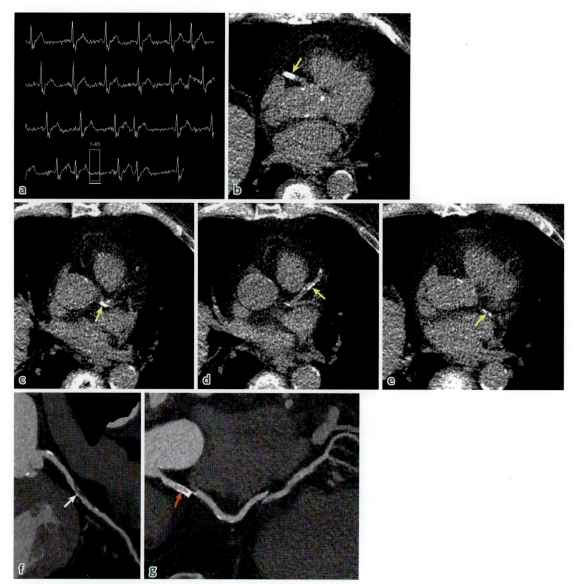

図23 石灰化スコア画像
本石灰化スコア画像は，不整脈（心房細動）がみられるなか，高速のスパイラルモードを用いて1心拍で撮影された（a）．右冠動脈（b），左冠動脈主幹部（c），左前下行枝（d），左回旋枝（e）のそれぞれに石灰化がみられ（黄矢印），Agatstonスコアは冠動脈全体で978であった（CAC-DRS＝A3/N4）．冠動脈造影CTでは左前下行枝に有意狭窄がみられた（f，白矢印）が，石灰化の強い右冠動脈#1には有意狭窄はみられなかった（g，赤矢印）．

　石灰化の存在する冠動脈の数（罹患枝数）が石灰化スコアに合わさると予後層別化を向上すると考えられている．MESAのサブ解析では，同じ石灰化スコアのグループ（1〜100，101〜300，>300）であっても，異なる石灰化の罹患枝数が予後に大きな影響を与えていることがわかった[6]．さらに石灰化の罹患枝数が多いこと，またdiffuse patternの石灰化分布が予後不良と関連していた．こういった研究に基づいてAgatstonスコアと石灰化の罹患枝数との両方を加味したCoronary Artery Calcium Data and Reporting System（CAC-DRS）という重症度評価のス

コアリングが提案されている[7].

❺ 石灰化スコア 0 の意義

石灰化スコア 0 の安全性に関しては議論の余地がある．CONFIRM registry に登録された 10,037 名の検討では，石灰化スコアが 0 の患者を 51% に認めた[8]．これらの症例のうち 84% で冠動脈疾患を認めなかったが，13% で有意狭窄でない動脈硬化を，3.5% で 50% 以上の有意狭窄を，1.4% で 70% 以上の高度狭窄を認めた．また，2.1 年の経過観察中の心血管イベントは，石灰化スコアが 0 で 50% 以上の有意狭窄を有する例で 3.9%，石灰化スコアが 0 で非有意狭窄を有する例では 0.8% であった．以上より，石灰化スコアが 0 であることは，冠動脈疾患が存在しないことや将来心血管イベントが生じないことを必ずしも意味するものではない．石灰化スコアは従来の冠動脈リスク因子と組み合わせて患者のリスク評価に用いることが推奨される．石灰化スコアと冠動脈リスク因子を組み合わせた事前確率の予測モデルが欧米人の患者データに基づいて提案されており，インターネットで簡単にアクセスして利用することができる[9].

❻ 石灰化スコアの適応

石灰化スコアをどのような患者の評価に使用すべきかについて，いくつかのガイドラインが指針を示している．2010 年の ACCF/AHA 診療ガイドライン[10]では，10 年間の心血管イベントリスクが 6～20% の無症候性患者に対する評価に石灰化スコアは class B として推奨されている．また，2010 年の心臓 CT に関する appropriate criteria[11]では，中リスクの無症候性患者および若年性心疾患の家族歴がある低リスク患者に対する石灰化スコアは適切であるとされた．2017 年の SCCT ガイドラインでは，10 年間の心血管イベントリスクが 5～20% である中リスク患者の石灰化スコアが 0 であった場合，低リスクへと再分類される可能性があるという点で，中リスク患者に対しての石灰化スコアは適用されるべきであると提言している[12].

(中村哲士)

文 献

1) Agatston AS, et al：Quantification of coronary artery calcium using ultrafast computed tomography. J Am Coll Cardiol 15：827-832, 1990

2) Rumberger JA, et al：Coronary artery calcium area by electron-beam computed tomography and coronary atherosclerotic plaque area. A histopathologic correlative study. Circulation 92：2157-2162, 1995

3) Arbab-Zadeh A, et al：Diagnostic accuracy of computed tomography coronary angiography according to pre-test probability of coronary artery disease and severity of coronary arterial calcification. The CORE-64(Coronary Artery Evaluation Using 64-Row Multidetector Computed Tomography Angiography)International Multicenter Study. J Am Coll Cardiol 59：379-387, 2012

4) Detrano R, et al：Coronary calcium as a predictor of coronary events in four racial or ethnic groups. N Engl J Med 358：1336-1345, 2008

5) Greenland P, et al：ACCF/AHA 2007 clinical expert consensus document on coronary artery calcium scoring by computed tomography in global cardiovascular risk assessment and in evaluation of patients with chest pain. J Am Coll Cardiol 49：378-402, 2007

6) Blaha MJ, et al：Improving the CAC score by addition of regional measures of calcium distribution：

multi-ethnic study of atherosclerosis. JACC Cardiovasc Imaging 9：1407-1416, 2016

7）Hecht HS, et al：CAC-DRS：coronary artery calcium data and reporting system. An expert consensus document of the society of cardiovascular computed tomography（SCCT）. J Cardiovasc Comput Tomogr 12：185-191, 2018

8）Villines TC, et al：Prevalence and severity of coronary artery disease and adverse events among symptomatic patients with coronary artery calcification scores of zero undergoing coronary computed tomography angiography：results from the CONFIRM（Coronary CT Angiography Evaluation for Clinical Outcomes：An International Multicenter）registry. J Am Coll Cardiol 58：2533-2540, 2011

9）Pre-test probability of CAD（CAD consortium）https://qxmd.com/calculate/calculator_287/pre-test-probability-of-cad-cad-consortium

10）Greenland P, et al：2010 ACCF/AHA guideline for assessment of cardiovascular risk in asymptomatic adults. J Am Coll Cardiol 56：e50-e103, 2010

11）Taylor AJ, et al：ACCF/SCCT/ACR/AHA/ASE/ASNC/NASCI/SCAI/SCMR 2010 appropriate use criteria for cardiac computed tomography. J Am Coll Cardiol 56：1864-1894, 2010

12）Hecht H, et al：Clinical indications for coronary artery calcium scoring in asymptomatic patients：expert consensus statement from the Society of Cardiovascular Computed Tomography. J Cardiovasc Comput Tomogr 11：157-168, 2017

Ｄ 虚血と心筋バイアビリティの評価

1 虚血評価の意義，予後予測

　非侵襲的心筋血流イメージングの診断能については，invasive fractional coronary reserve（FFR）を指標とするメタ解析が行われ，負荷心筋血流 CT と負荷心筋血流 MRI はともに負荷心筋血流 SPECT と同等以上の診断能を有することが示されている[1]．慢性虚血性心疾患の診断において，負荷心筋血流 CT と負荷心筋血流 MRI による非侵襲的心筋血流イメージングは，負荷心筋シンチグラフィよりも高い解像度で心筋虚血を評価できる方法として，近年ますます注目を集めている．

　わが国においても，2018 年に安定冠動脈疾患に対する経皮的冠動脈インターベンション（PCI）について，術前の検査などで機能的虚血の存在が示されていることが算定要件となった．日本循環器学会の「安定冠動脈疾患の血行再建ガイドライン（2018 年改訂版）」においても，虚血評価は高いエビデンスレベルで強く推奨され[2]，さらに，2020 年診療報酬改定では診療ガイドラインに基づく質の高い医療の適切な評価が求められ，待機的 PCI 施行前に適切な虚血評価を行うことは診療報酬面でも重要となっている[3]．冠動脈病変が虚血を生じているか否かを診断するゴールドスタンダードは侵襲的な FFR 検査であるが，プレッシャーワイヤーの操作性，複雑病変の存在，ワイヤーによる病変合併症などの問題もあるため[3]，非侵襲的な心筋血流イメージングや CT-FFR に対する必要性と注目度は最近高まっている．

　慢性虚血性疾患における負荷心筋血流イメージングは，虚血診断，重症度評価に基づく予後予測とリスクの層別化，血行再建の適応判定，治療効果の判定と治療開始後の予後予測などに有用であり，本項では，虚血評価の意義と予後予測における重要性を中心に解説する．

a ● 予後予測とリスクの層別化

　負荷心筋血流イメージングの予後予測における有用性については，古くから心臓核医学の分野で多数の臨床研究が行われてきた．1993 年に Iskandrian らは，冠動脈造影を含むカテーテル検査単独と比較して，運動負荷シンチグラフィによる虚血の範囲を加えたほうが，予後をより正確に評価できると報告した[4]．それ以来，核医学の分野では豊富なエビデンスの蓄積が行われており，2003 年に Hachamovitch らは，負荷心筋 SPECT における左室心筋の占める虚血心筋の割合が 10％を超える患者では，内科的治療と比較して血行再建術を行ったほうが生存利益が大きいと述べている[5]．日本人の虚血性心疾患患者における検討では（J-ACCESS），日本人の心血管イベント発生率は欧米の報告より低いものの，負荷心筋 SPECT における大きな心筋虚血や心機能低下は心血管イベント発生の予測因子であり[6]，冠動脈造影で中等度狭窄病変を認めた場合にも負荷心筋血流 SPECT が正常であれば，年間心血管イベント発生率は 1％未満であることが示されている[7]．一方，10％を超える虚血心筋があり，かつ心機能低下症例（LVEF 30％未満）では年間死亡率が正常例の 50 倍に達することが米国からの報告で示されており，比較的重症度の高い患者では虚血評価と心機能評価を総合的に行うことが重要と考えられている[8]．

　2000 年代になると負荷心筋血流 MRI による心筋虚血評価が行われるようになり，2000 年代半ば以降は予後評価に関する報告もかなり増加した．Lipinski らは負荷心筋血流 MRI によるリスク評価に関するメタ解析を行った．それによると，負荷心筋血流 MRI において虚血を認めない症例の年間心血管イベント発生率が 0.8±0.7％であったのに対し，虚血を有する症例の心血管イベント発生率は 4.9±3.1％であり，オッズ比は 6.5（95％ CI 4.4〜9.6）であった[9]．したがって負荷心筋血流 MRI で虚血が認められない場合，年間心血管イベント発生率は 1％未満であり，負荷心筋血流 MRI が陰性であれば患者のリスクは低いと考えられる．

　負荷心筋血流 MRI においても，心臓核医学と同様に虚血心筋のセグメント数が増加するにつれて心血管イベント発生率が増加する[10]．Vincenti らは負荷心筋血流 MRI における虚血心筋の拡がりと予後の関連を検討し，虚血心筋の範囲が 16 セグメント中 1.5 セグメント（心筋全体の約 9％）までであれば血行再建を行わなくても虚血のない症例と同様の予後であることを示し[11]，虚血の広がりとリスクについては心臓核医学の 10％とほぼ同様の基準が適応できると考えられている．負荷心筋血流 CT の予後評価に関する報告はまだ少ないが，Nakamura らは負荷心筋血流 CT における虚血の程度と将来の心血管イベント発生が密接に関連することを報告しており，今後のさらなるエビデンス蓄積が待たれる[12]．

b ● 血行再建の治療適応

　慢性虚血性心疾患に対する治療には，至適薬物治療と生活習慣の是正を合わせた広義の optimal medical therapy（OMT）と，PCI や冠動脈バイパス術（CABG）による冠動脈血行再建術がある．過去には冠動脈造影による冠動脈の形態的評価に基づいた治療も多く行われていたが，2009 年に報告された FAME 試験[13]において，PCI を受ける多枝冠動脈疾患患者における FFR のルーチン測定が 1 年後の死亡，非致死的心筋梗塞，再灌流の発生率を有意に減少させることが明らかとなり，冠動脈血行再建術による治療は虚血の評価に基づいて実施されることが今日の標準となっている．

　血行再建術前の負荷心筋血流イメージングの主な適応は，虚血の重症度判定，心機能低下に

おける虚血の検出，気絶心筋や冬眠心筋の検出を含む心筋バイアビリティの評価にある[14]．虚血がなければ血行再建術の適応がないが，虚血を認められる場合には心筋虚血領域の大きさが患者の予後や血行再建術の有用性に密接に関連するため，虚血の拡がりを適切に評価する必要がある．特に，心筋血流MRIやCTは心臓核医学検査よりも空間解像度が高いため，範囲の狭い内膜下虚血も拾い上げてしまうことがあり，注意が必要である．虚血心筋が10％に満たない場合には血行再建によりむしろ予後を悪化させる可能性があるため内科的治療が推奨されており[14, 15]，2019年のESCガイドラインにおいても，10％を超える心筋虚血を認めた場合に血行再建の適応になると記載されている[16]．

心筋梗塞によって左室機能が低下し，梗塞領域を灌流する冠動脈に狭窄が認められる症例では，梗塞に陥っていない生存心筋にどの程度虚血が認められるかを判定することが重要である．心筋バイアビリティが保たれれば，血行再建後の予後の改善が期待できるが，心筋バイアビリティが消失した症例では，予後の改善が期待できない[17]．負荷心臓MRI検査は，負荷心筋血流画像と遅延造影画像を比較して，バイアビリティのない梗塞心筋とバイアビリティの保たれた虚血心筋を高い解像度で区別できる利点を有する．

ISCHEMIA試験では，LMT病変が除外され中等度または重度の心筋虚血を有する患者5,179例を早期侵襲的戦略群（冠動脈造影と必要に応じて血行再建術）と早期保存的戦略群（至適内科的治療を優先し必要に応じて冠動脈造影）に無作為に割り付け予後を中央値3.2年間追跡した．その結果，早期侵襲的戦略は早期保存的戦略と比較して，心血管イベントの発生や死亡リスクを減少させる効果は示されなかった[18]．ISCHEMIA試験は，虚血心筋が10％を超えるような中等度または重度の心筋虚血を有する患者であっても，血行再建術が至適内科的治療と比較して必ずしも予後改善をもたらさないという点で，安定冠動脈疾患の治療方針に大きな影響を及ぼした．虚血がみられなかったり虚血が軽度の患者への血行再建は，予後を改善しないだけでなく患者の状態を悪化させる恐れがあり，ISCHEMIA試験後の今日においても，心筋虚血評価が侵襲的な冠動脈造影と血行再建術の前に必ず実施すべき重要な検査であることに変化はない．ただし，LMT病変を除外するには冠動脈CTの有用性が高いことから，冠動脈CTをまず実施してLMT病変を除外し，冠動脈分枝に狭窄が認められた場合に心筋虚血評価を行って，虚血の重症度評価や予後予測を行うことが標準的になっている[19]．

（粉川嵩規，佐久間　肇）

文　献

1) Takx RA, et al：Diagnostic accuracy of stress myocardial perfusion imaging compared to invasive coronary angiography with fractional flow reserve meta-analysis. Circ Cardiovasc Imaging 8：e002666, 2015

2) 中村正人, 他：安定冠動脈疾患の血行再建ガイドライン（2018年改訂版）. 日本循環器学会, 2018

3) 横井宏：今後の虚血性心疾患診療の展望. 日本内科学会雑誌110：247-255, 2021

4) Iskandrian AS, et al：Independent and incremental prognostic value of exercise single-photon emission computed tomographic（SPECT）thallium imaging in coronary artery disease. J Am Coll Cardiol 22：665-670, 1993

5) Hachamovitch R, et al：Comparison of the short-term survival benefit associated with revascularization compared with medical therapy in patients with no prior coronary artery disease undergoing stress myocardial perfusion single photon emission computed tomography. Circulation 107：2900-2907, 2003

6) Nishimura T, et al：Prognostic study of risk stratification among Japanese patients with ischemic heart disease using gated myocardial perfusion SPECT：J-ACCESS study. Eur J Nucl Med Mol Imaging 35：319-328, 2008

7) Matsuo S, et al：Prognostic value of normal stress myocardial perfusion imaging in Japanese population. Circ J 72：611-617, 2008

8) Sharir T, et al：Prediction of myocardial infarction versus cardiac death by gated myocardial perfusion SPECT：risk stratification by the amount of stress-induced ischemia and the poststress ejection fraction. J Nucl Med 42：831-837, 2001

9) Lipinski MJ, et al：Prognostic value of stress cardiac magnetic resonance imaging in patients with known or suspected coronary artery disease：a systematic review and meta-analysis. J Am Coll Cardiol 62：826-838, 2013

10) Kwong RY, et al：Cardiac Magnetic Resonance Stress Perfusion Imaging for Evaluation of Patients With Chest Pain. J Am Coll Cardiol 74：1741-1755, 2019

11) Vincenti G, et al：Stress Perfusion CMR in Patients With Known and Suspected CAD：Prognostic Value and Optimal Ischemic Threshold for Revascularization. JACC Cardiovasc Imaging 10：526-537, 2017

12) Nakamura S, et al：Prognostic Value of Stress Dynamic Computed Tomography Perfusion With Computed Tomography Delayed Enhancement. JACC Cardiovasc Imaging 13：1721-1734, 2020

13) Tonino PA, et al：Fractional flow reserve versus angiography for guiding percutaneous coronary intervention. N Engl J Med 360：213-224, 2009

14) Underwood SR, et al：Myocardial perfusion scintigraphy：the evidence. Eur J Nucl Med Mol Imaging 31：261-291, 2004

15) Moroi M, et al：Coronary revascularization does not decrease cardiac events in patients with stable ischemic heart disease but might do in those who showed moderate to severe ischemia. Int J Cardiol 158：246-252, 2012

16) Knuuti J, et al：2019 ESC Guidelines for the diagnosis and management of chronic coronary syndromes. Eur Heart J 41：407-477, 2020

17) Allman KC, et al：Myocardial viability testing and impact of revascularization on prognosis in patients with coronary artery disease and left ventricular dysfunction：a meta-analysis. J Am Coll Cardiol 39：1151-1158, 2002

18) Maron DJ, et al：Initial Invasive or Conservative Strategy for Stable Coronary Disease. N Engl J Med 382：1395-1407, 2020

19) 中埜信太郎, 他：2022 年 JCS ガイドライン　フォーカスアップデート版安定冠動脈疾患の診断と治療. 日本循環器学会, 2022

コラム　ISCHEMIA 試験をどうとらえるか

ISCHEMIA 試験のデザイン

　International Study of Comparative Health Effectiveness with Medical and Invasive Approaches（ISCHEMIA）試験は，新薬や新デバイスの有効性・安全性を検証するのではなく，安定型虚血性心疾患の領域で今ある治療戦略の是非を問うたプラグマティック試験である[1]. 外来負荷検査で中等度以上の虚血が指摘され，かつ CT で有意狭窄が証明された症例を，早期侵襲的治療を行う群（カテーテル検査後 PCI か CABG を実施）とそのまま外来で保存的加療を行う群にランダム化し，長期予後を追跡している. なお，いずれの群でも至適薬物療法（スタチンの強化など）の実施は徹底された. また，この試験の enroll の際の中等度以上虚血の基準としては，表 5 の指標が用いられている.

D　虚血と心筋バイアビリティの評価 ● 205

表5　ISCHEMIA 試験における中等度以上虚血の基準

①負荷核医学検査による虚血領域が 10%以上
②負荷心エコー検査による虚血領域が 3 セグメント以上
③負荷 MRI 検査による虚血領域が 12%以上
④負荷時に胸部症状が出現し，Bruce protocol stage 2 完了前に連続した 2 誘導で 1.5 mm 以上の ST 低下か 1 mm 以上の ST 上昇

ISCHEMIA 試験の結果

　2012 年 7 月 26 日〜2018 年 1 月 31 日まで 37 か国 320 施設で合計 8,518 例が登録され，5,179 例が無作為化された．早期侵襲的治療群では 96%がほぼ 1 か月以内に CAG を受け，その後 79%が血行再建術を受けた（PCI が 74%，CABG が 26%）．一方で保存的加療群では，症状が不安定化するなど臨床的に必要な状況となった場合にのみ造影や血行再建が実施されることとなっていたが，4 年間の経過のなかで血管造影が必要とされたのは 26%であり，その後 21%の患者に血行再建が実施された．

　この試験の主要評価項目は心血管死亡・心停止，急性心筋梗塞・不安定狭心症入院，心不全入院の複合エンドポイントであった．中央値 3.2 年の追跡期間内で 318 件が侵襲的治療群，352 例が保存的加療群という発生件数であった．ただ，その発生時期は大きく異なっており，6 か月時点では侵襲的治療群で 5.3%，保存的加療群で 3.4%〔群間差 1.9%ポイント，95%信頼区間（confidence interval；CI）0.8〜3.0〕であったのに対して，5 年後の累積イベント率はこの関係性が逆転し，16.4%，18.2%（群間差−1.8%ポイント，95% CI −4.7〜1.0）となった．

ISCHEMIA 試験からのメッセージ

　この試験の実施前は「心筋虚血が証明されている患者を対象としたのだから，血行再建群（侵襲的治療群）のほうが治療成績がよくて当たり前」という予想が多数を占め，実際に試験の結果が公表される直前の診療ガイドラインでも，「広範囲虚血が証明された症例に対する血行再建」は class Ⅰで推奨されていた．しかし試験の結果は予想を覆し，追跡された期間内ではほぼイーブンといえる内容であった．大きなメッセージとしては，①薬物療法やリスク因子の管理を徹底し，見える化することで虚血患者でもイベント数をかなり減らせること，②非侵襲的検査として負荷検査や冠動脈 CT 検査を組み合わせて使用していく機運が高まっていること，などが見えてきている．2021 年以降，虚血性心疾患全般に対して保存的加療を推奨する診療ガイドラインが増えてきているが，患者に寄り添った疾患管理を実施していくには症状を定量的に一定期間ごとにとらえ，至適薬物療法や生活習慣・リスク因子の管理を行っていくことへの理解が求められる．

文　献

1) Maron DJ, et al：Initial Invasive or Conservative Strategy for Stable Coronary Disease. N Engl J Med 382：1395-1407, 2020

（香坂　俊）

❶ CT

a ● 心筋パーフュージョン CT による虚血評価

　心筋パーフュージョン CT（CT perfusion；CTP）は，ヨード造影剤をボーラス静注し，造影剤の心筋ファーストパスの動態から心筋血流分布を描出する検査法である．冠動脈狭窄に伴う心筋血流低下を描出するためには，アデノシンや ATP，ジピリダモールなどの冠血管拡張薬による負荷を行う．CTP にはスタティックとダイナミックの 2 つのアプローチがある（→ 48 頁）．スタティック CTP は冠動脈 CT を撮影できる装置であれば実施可能で，2010 年代前半に多くの臨床研究が行われた．しかし，スタティック CTP には，左室心筋に造影剤が到達する至適タイミングで撮影することが必ずしも容易ではないという問題がある．さらに，正常心筋と虚血心筋の HU 差があまり大きくないうえ，血流評価が定性的ないし半定量的なものに留まるため，左室心筋に生ずる種々のアーチファクトを鑑別して正確な読影を行うには高度の熟練を要する．一方，ダイナミック CTP では造影剤静注後の心筋ファーストパスを連続的に観察するため，撮影タイミングを逸する可能性は低く，定量解析による客観性の高い心筋血流評価が可能である．このため 2010 年代後半以降の CTP の技術的進歩や臨床研究はダイナミック CTP が中心になっている．

　CTP は心筋パーフュージョン MRI と基本原理を同じくし，表在冠動脈狭窄による心筋虚血は，当該動脈の灌流域における内膜下優位の造影不良の存在により診断される（図 24）．CTP は MRI と比べて空間分解能が高いうえ，三次元ボリュームデータという利点を有し，冠動脈と血流異常の関係を把握しやすい．一方で病変コントラストは MRI と比べると低いため，アーチファクト低減や定量評価による客観性向上が MRI 以上に重要である．

　CTP の虚血診断能は，侵襲的 fractional flow reserve（FFR）の低下を伴う狭窄を基準とした報告が多い．FFR は表在冠動脈の機能的狭窄度を表す指標であるため，冠微小循環の影響を受ける心筋パーフュージョン画像の参照基準として理想的ではないが，再灌流治療の適応決定において FFR が事実上のゴールドスタンダードであるという臨床的側面から参照基準として広く受け入れられている．最近のメタ解析によると CTP の FFR の低下を伴う狭窄に対する感度，特異度は，それぞれ 71〜95 %，68〜87 % である[1, 2]．心筋パーフュージョン MRI を参照基準とした CTP の虚血診断能に関する検討は少ないが，セグメントベースで感度 78〜81 %，特異度 75〜94 % と報告されている[3, 4]．

　スタティック CTP に対するダイナミック CTP の最も重要な利点は，単位心筋あたりの心筋血流を mL/min で定量化できることで，ダイナミック CTP から得られた心筋血流は水 PET と高い相関を示す．心筋血流の定量解析により，客観的な虚血診断の閾値を決定することが期待されるが，虚血心筋と遠隔心筋を区別するための最適なカットオフ心筋血流量（myocardial blood flow；MBF）値は研究デザイン，患者背景，冠動脈疾患の有病率，FFR の閾値の違いなどにより研究ごとのばらつきが大きい．さらに，遠隔心筋の負荷時 MBF は，年齢，性別，人種，BMI，インスリン抵抗性，血管拡張薬に対する動脈の反応，側副血行路の存在など，他の要因によっても影響を受ける可能性がある．そのため実際の心筋虚血診断は，狭窄冠動脈との位置関係，病変部の心筋血流絶対値，リモート心筋に対する相対的な血流低下の程度などから総合的に判断する必要がある．

　わが国のガイドラインでは，CTP は他の心筋血流イメージングと同様に冠動脈 CTA で異

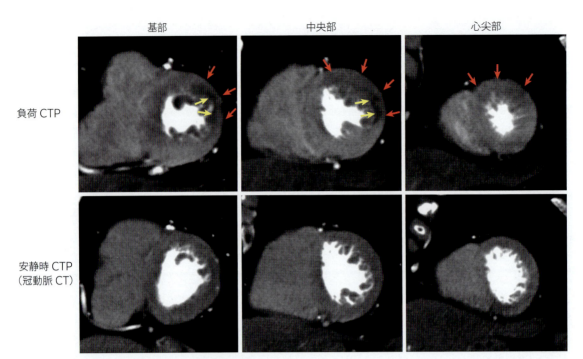

図24　スタティックCTPによる心筋虚血評価
負荷CTPにて前壁から側壁にかけて造影不良を認める(赤矢印). 安静時CTPでは心筋に明らかな血流異常を認めない. 冠動脈CTとの総合診断により左前下行枝と左回旋枝領域の虚血と診断された. 側壁の特に造影不良な部分(黄矢印)は遅延造影MRIにて心筋梗塞であった. なお，負荷CTPで基部中隔に認める低吸収はモーションアーチファクトと考えられた.

常が認められるか，判定が困難な場合に行うことが推奨されている[5]. CTPの利点の1つである冠動脈CTAとの同時評価を臨床で活かすには，冠動脈CTAをまず撮影して，引き続きCTPを実施するかどうかを決定するのがよい. ただし，迅速かつ正確にCTPの必要性を判断し，そこからCTPの準備(負荷薬剤注入ルートの確保，連続的血圧計測など)を始め，実施する柔軟な運用が求められる. 検査の対象を血流評価の必要性が高い患者(検査前確率の高い患者，冠動脈石灰化の強い患者，ステント留置後の患者など)とし，冠動脈CTAの結果にかかわらずCTPを実施するほうが運用は容易であろう.

CTPは冠動脈狭窄の機能的評価だけでなく，リスク層別化に有用である. 中村ら[6]は心筋梗塞や再灌流治療の既往歴がなく，冠動脈疾患疑いにて冠動脈CTとCTPが実施された患者332例を後方視的に検討し，血流異常の重症度は冠動脈狭窄の有無とは独立した予後予測因子であり，冠動脈CTで50％以上の狭窄があり，かつ血流異常を認めると心血管イベント発生率が12.2％/年であったのに対し，狭窄があっても血流異常がなければ1.5％/年だったと報告した. また，遅延造影をCTPに加えて評価することで，CTP単独より正確なリスク層別化が可能であるとしている[7].

b● 遅延造影CTによる心筋梗塞・バイアビリティ評価

遅延造影CTは，ヨード造影剤の投与後数分以降の遅延相の撮影により心筋梗塞や線維化を描出する検査法である. ヨード造影剤はMRIで用いられるガドリニウム造影剤と同様に細胞外液に非特異的に分布するため，遅延造影CTでは原理的に遅延造影MRIと同一の情報を得

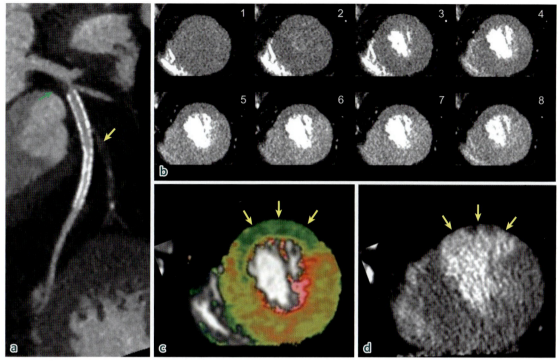

図25 ダイナミックCTPによる虚血評価
左前下行枝へのステント留置後．冠動脈CTでは，左前下行枝近位部に中等度の狭窄(緑矢印)と，閉塞した対角枝(黄矢印)が認められた(a)．ダイナミックCTP元画像では血流異常の指摘は困難だったが(b)，定量解析による血流マップでは閉塞した対角枝領域の血流低下が明らかだった(c)．遅延造影CTにより，血流低下領域に梗塞心筋が確認された．

ることができる．実際，再灌流治療後のAMIや陳旧性心筋梗塞(old myocardial infarction；OMI)において，CTとMRIによる梗塞の分布やサイズは良好な一致を示すことが報告されている[8,9]．ただし，正常心筋と梗塞心筋のHU差が低く(≒30 HU)コントラストはMRIと比べて低いため，造影剤の減量は困難であり，高い診断能を得るためには，低管電圧撮影やデュアルエナジー撮影などを用いて造影効果を高めたり，極力，ノイズやアーチファクトを低減する工夫を施したりすることが重要である(→52頁)．遅延造影CTによる心筋バイアビリティ評価はMRIと同様，遅延造影領域の壁内深達度や円周方向の広がりの視覚的評価により行われる(図25)．CT値などを利用した客観的評価も可能であるが，現時点で確立された方法はない．

遅延造影CTを慢性虚血性心疾患患者の診療にどのように活用するかは今後の検討課題である．心筋梗塞や再灌流治療の既往歴のある患者においては，冠動脈CTの際に遅延造影CTを追加して心筋梗塞の広がりや心筋バイアビリティを評価することは有用と考えられる．一方，冠動脈疾患疑い患者を対象とした冠動脈CTの際に遅延造影CTを追加する意義は明確ではない．Gotoら[10]は心筋梗塞や再灌流治療の既往歴がなく，冠動脈疾患疑いにて冠動脈CTと遅延造影CTが実施された患者389例を後方視的に検討し，遅延造影CTによって，それまで知られていなかった心筋梗塞が72例(19%)に発見されたとしている．また，そのような心筋梗塞の有無は冠動脈狭窄の有無とは独立した予後予測因子であり，冠動脈CTで50%以上の狭窄があり，かつ遅延造影を認めると心血管イベント発生率が13.7%/年だったのに対し，狭窄があっても遅延造影がなければ1.8%/年だったと報告した．

このように遅延造影CTは冠動脈疾患疑い患者のなかでも，より強力な内科的治療や血行再建治療が必要な高リスク患者の同定に役立つ可能性がある．

（北川覚也）

文献

1) Hamon M, et al：Additional diagnostic value of new CT imaging techniques for the functional assessment of coronary artery disease：a meta-analysis. Eur Radiol 29：3044-3061, 2019

2) Celeng C, et al：Anatomical and Functional Computed Tomography for Diagnosing Hemodynamically Significant Coronary Artery Disease：A Meta-Analysis. JACC Cardiovasc Imaging 12：1316-1325, 2019

3) Kim SM, et al：Detection of ischaemic myocardial lesions with coronary CT angiography and adenosine-stress dynamic perfusion imaging using a 128-slice dual-source CT：diagnostic performance in comparison with cardiac MRI. Br J Radiol 86：20130481, 2013

4) Bamberg F, et al：Dynamic myocardial CT perfusion imaging for evaluation of myocardial ischemia as determined by MR imaging. JACC Cardiovasc Imaging 7：267-277, 2014

5) Yamagishi M, et al：JCS 2018 Guideline on Diagnosis of Chronic Coronary Heart Diseases. Circ J 85：402-572, 2021

6) Nakamura S, et al：Incremental Prognostic Value of Myocardial Blood Flow Quantified With Stress Dynamic Computed Tomography Perfusion Imaging. JACC Cardiovasc Imaging 12：1379-1387, 2019

7) Nakamura S, et al：Prognostic Value of Stress Dynamic Computed Tomography Perfusion With Computed Tomography Delayed Enhancement. JACC Cardiovasc Imaging 13：1721-1734, 2020

8) Gerber BL, et al：Characterization of acute and chronic myocardial infarcts by multidetector computed tomography：comparison with contrast-enhanced magnetic resonance. Circulation 113：823-833, 2006

9) Mahnken AH, et al：Assessment of myocardial viability in reperfused acute myocardial infarction using 16-slice computed tomography in comparison to magnetic resonance imaging. J Am Coll Cardiol 45：2042-2047, 2005

10) Goto Y, et al：Prognostic Value of Cardiac CT Delayed Enhancement Imaging in Patients With Suspected Coronary Artery Disease. JACC Cardiovasc Imaging 14：1674-1675, 2021

❷ FFR-CT

　冠血流予備量比（fractional flow reserve；FFR）は冠動脈における最大血流とベースラインの血流との比で表され，FFR≦0.8は冠動脈の機能的な狭窄の指標となっている．近年，冠動脈CTはわが国において急速に普及し，循環器を専門とする施設で広く日常診療に利用されている．この冠動脈CTの情報を用い，これまでカテーテル検査でしか得られなかったFFRをスーパーコンピュータにて算出する技術（FFR-CT）が開発された[1]（→67頁）．

　FFR-CTの算出には，通常の冠動脈CTのデータのみを用いる．冠動脈の解剖学的情報，左心室量や血管径などの情報と，虚血状態での冠動脈内圧・流れをスーパーコンピュータにてシミュレーションした情報の2つを組み合わせて，3Dで冠動脈画像上に暖色系から寒色系への色にてFFRを表示する．現在，臨床で使用可能な冠動脈CTによるFFR算出は，HeartFlow社によって提供されているサービスと，オンサイトで行うキヤノンメディカルシステムズ社によるものが利用可能である．HeartFlow社によるFFR-CTは，コアラボにインターネット回線で画像データを送信し，数時間後に各施設からWeb上で結果を見ることができる．

210 ・ 1　慢性虚血性心疾患

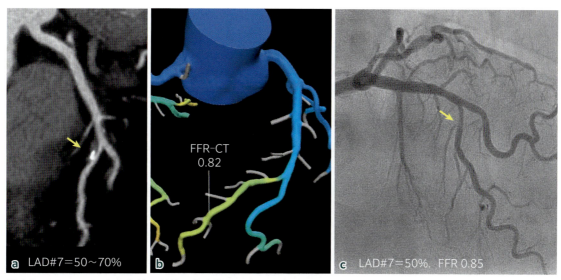

図26 FFR-CTによる左前下行枝の有意狭窄の虚血評価（虚血陰性の症例）
冠動脈CTでは，左前下行枝#7に50〜70％の有意狭窄を認めた（**a**, 矢印）．FFR-CTでは，左前下行枝の末梢までFFR＞0.8であり，虚血陰性の結果であった（**b**）．本症例は，研究目的にカテーテル検査が行われ，冠動脈造影上狭窄度は50％，侵襲的FFRは0.85とFFR-CTと同様に虚血陰性であった（**c**, 矢印）．

a ● FFR-CTによる虚血の診断能

　HeartFlow社のFFR-CTの診断能については2013年のNXT試験（HeartFlow NeXt sTeps Study）によって報告された[2]．この多施設共同試験はカテーテルにて測定される侵襲的FFRをリファレンスとして，FFR-CTが侵襲的FFR≦0.8をどれだけ正しく診断できるかを検討した試験である．冠動脈CTでの中等度狭窄病変（30〜70％）における虚血存在の診断能は陽性適中率63％，陰性適中率92％と報告されており，冠動脈CT＞50％による診断能（陽性適中率37％，陰性適中率91％）と比較しても高い陰性適中率を維持しつつ，陽性適中率を改善させたと報告されている．このように，形態的な狭窄度のみでの判断より正確に侵襲的FFR≦0.8を診断できたと報告されている．

b ● FFR-CTによる虚血評価の実際と予後予測

　次に，実臨床におけるFFR-CTの使用について症例を提示して紹介する．
　図26は，胸痛の精査にて冠動脈CTで左前下行枝#7に有意狭窄を認めたが，FFR-CT＝0.82と虚血陰性と判定された症例である．本症例では研究目的に侵襲的FFRが測定されており，陰性が確認されている．FFR-CTの予後予測については，大規模コホート研究であるADVANCE registryにて，FFR-CT＞0.8の患者では1年後までの予後は良好であると報告されている（心血管死亡/心筋梗塞の発生率0.2％）[3]．FFR-CTのもつ高い陰性適中率と，FFR-CT＞0.8の患者の予後が良好であることを踏まえると，実臨床において本症例の病変は現時点では血行再建の適応にはならず，心臓カテーテル検査も不要と考えられる．
　図27は，FFR-CTと侵襲的FFRにミスマッチが生じていた症例である．胸痛の精査にて左前下行枝#7に有意狭窄を認めたが，FFR-CT＝0.67と虚血陽性と判定された．NXT試験において，FFR-CTの陽性適中率は61％と報告されており[2]，陽性と判定された場合は注意

D 虚血と心筋バイアビリティの評価 ● 211

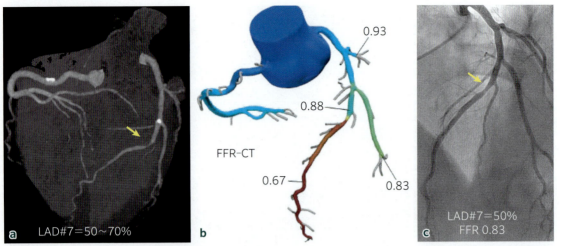

図27 FFR-CTによる左前下行枝の有意狭窄の虚血評価（ミスマッチを呈した症例）
冠動脈CTでは，左前下行枝#7に50〜70％の有意狭窄を認めた（**a**, 矢印）．FFR-CTでは，左前下行枝の狭窄部の末梢から高度のFFR低下を認め，虚血陽性の結果であった（**b**）．本症例は，研究目的にカテーテル検査が行われ，冠動脈造影上狭窄度は50％，侵襲的FFRは0.83と虚血陰性であった（**c**, 矢印）．

が必要である．FFR-CTは冠動脈CTの質に影響を受けるため，FFR-CTのみでなく元画像を踏まえて，総合的に結果を判断する必要がある．本症例では研究目的に侵襲的FFRが測定されており，陰性が確認されているが，冠動脈CTはそもそもカテーテル検査をするかどうかを決めるためのモダリティではない．胸痛のある症例では至適薬物療法を行い，shared decision making（SDM）によって侵襲的な検査の要否は判断すべきである．

FFR-CTは冠動脈CTによって虚血の機能的評価ができる新しい技術である．心筋シンチグラフィや心筋パーフュージョンCTなども心筋において血行学的に有意な冠動脈狭窄を評価できるが，FFR-CTにはいくつかのメリットがある．1つはFFR-CTの算出には通常の冠動脈CTのプロトコールを変える必要がなく，アデノシンの静注や追加の放射線照射も必要ないことである．もう1つは，FFR-CTは負荷イメージングでないと得られない心筋虚血を冠動脈上にピンポイントで表示できることである．このように形態的，機能的情報が同時に得られる"all-in-one"の技術は，不要な冠動脈造影や血行再建を減らすことができる可能性がある．

（三好　亨）

文献

1) Taylor CA, et al：Computational fluid dynamics applied to cardiac computed tomography for noninvasive quantification of fractional flow reserve：scientific basis. J Am Coll Cardiol 61：2233-2241, 2013
2) Norgaard BL, et al：Diagnostic performance of noninvasive fractional flow reserve derived from coronary computed tomography angiography in suspected coronary artery disease：the NXT trial（Analysis of Coronary Blood Flow Using CT Angiography：Next Steps）. J Am Coll Cardiol 63：1145-1155, 2014
3) Patel MR, et al：1-Year Impact on Medical Practice and Clinical Outcomes of FFRCT：The ADVANCE Registry. JACC Cardiovasc Imaging 13：97-105, 2020

コラム　HeartFlow® Planner

　HeartFlow® Planner は，FFR-CT 技術の進歩により PCI 治療前の機能的診断だけでなく PCI 後の血行動態上の改善をコンピュータシミュレーションにより予測可能としたツールである．仮想モデリングにより，血管造影を行う前に複数の治療戦略をリアルタイムでモデル化することで治療計画の立案が可能となり，複数の治療戦略を血管ごとに事前に検討し決定するのに役立つこととなる．単独の病変はもとより複数の病変が治療適応となる場合でも，HeartFlow® Planner ではモデル化し検出された 1 つまたは複数の狭窄部を同時に解析する（治療後の血行動態をシミュレーションする）ことで多くの異なる治療戦略を検討することができる（図 28）．

　実臨床においては症例ベースの報告が散見されていたが，2021 年の EuroPCR で発表された The Precise PCI Plan（P3）study で PCI 後の FFR を正確に推測できることが示されるなど，その臨床応用に対する期待は大きい．

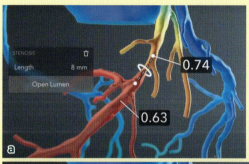
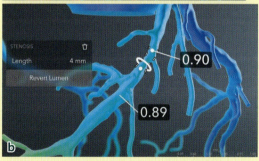

図 28　HeartFlow® Planner を用いた解析
〔HeartFlow® Planner-Demo Video より〕

（川﨑友裕）

| コラム | workstation based computational fluid dynamics |

　近年，CT・MRI 画像を用いて血流動態解析を行う技術が発達している．特に数値流体解析を用いて通常の冠動脈 CT から FFR を計算することが可能となり，HeartFlow 社の FFR-CT はわが国でも保険診療下での使用が認められている．FFR-CT は HeartFlow 本社に画像データを送信しスーパーコンピュータを用いて解析を行っている．一方，通常のワークステーションを用いてオンサイトで解析できる方法も開発されている[1-3]．わが国で開発されたキヤノンメディカルシステムズ社製の CT-FFR（W. I. P.）は，数値流体力学計算に必要な解析条件を流体構造連成解析によって求め FFR 値を算出している．320 列 CT 装置で R-R 間隔の 70～99% で放射線曝射し 1 心拍撮影を行い，R-R 間隔の 70%，80%，90%，99% の画像から解析を行う．CT-FFR はその計算に reduced order one dimensional fluid model を用いワークステーションを用いたオンサイトで FFR 値が算出できる．通常画像の取り込みから FFR 値算出までの所要時間は 30 分～1 時間程度である．わが国で行われた多施設研究でもカテーテル FFR を基準とした場合，通常の冠動脈 CT 単独と比較して CT-FFR による診断精度は有意に高かった[3]．正確な CT-FFR 値算出のため症例によっては血管のセンターラインや内腔のトレースなど手動での修正が必要であり，実臨床で活用するためには解析者間，施設間における客観性の担保や，標準化された解析テクニックやトレーニング法の確立が今後の課題である．

文 献

1) Coenen A, et al：Fractional Flow Reserve Computed from Noninvasive CT Angiography Data：Diagnostic Performance of an On-Site Clinician-operated Computational Fluid Dynamics Algorithm. Radiology 274：674-683, 2015

2) Tang CX, et al：CT FFR for Ischemia-Specific CAD With a New Computational Fluid Dynamics Algorithm：A Chinese Multicenter Study. JACC Cardiovasc Imaging 13：980-990, 2020

3) Fujimoto S, et al：Diagnostic performance of on-site computed CT-fractional flow reserve based on fluid structure interactions：comparison with invasive fractional flow reserve and instantaneous wave-free ratio. Euro Heart J Cardiovasc Imaging 20：343-352, 2019

（川口裕子，藤本進一郎）

❸MRI

a • 負荷心筋パーフュージョン MRI による虚血評価（図 29）

　負荷心筋パーフュージョン MRI は，安静時および ATP などによる薬剤負荷中にガドリニウム造影剤をボーラス静注して左室心筋をダイナミック撮影し，心筋ファーストパス時の心筋造影効果の局所的な低下（perfusion defect）を検出し心筋虚血を診断する検査法である．

負荷心筋パーフュージョン MRI の読影法

　負荷心筋パーフュージョン MRI の読影は，通常，視覚評価で行う．負荷時，安静時の心筋パーフュージョン MRI とこれらと同一断面の遅延造影 MRI を並べて表示し比較しながら読影する．最初に，薬剤負荷が適切であったか確認する．検査時のバイタルサインの記録を参照し，薬剤負荷に対して，心拍数が安静時より 10 bpm 以上増加したか，収縮期血圧が 10 mmHg 以上低下したかを確認する．また，脾臓の最大増強効果が負荷時に低下する splenic

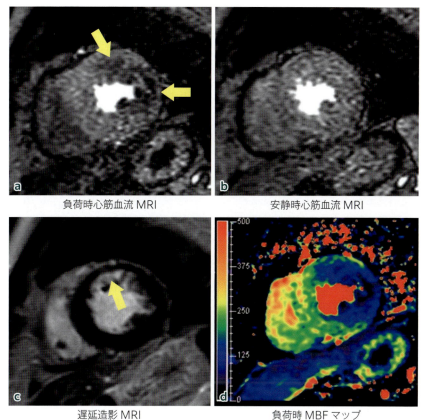

図29 前壁および側壁の心筋虚血

50歳男性．右冠動脈にPCI後の患者．胸部絞扼感が出現し，精査目的で心臓MRIを施行した．遅延造影MRI(c)では前壁に内膜下梗塞を認める(矢印)．負荷時心筋血流MRI(a)では前壁，側壁に梗塞より広い範囲に心内膜下を主体とした造影不良域を認める(矢印)．安静時心筋血流MRI(b)では同領域に造影不良域は認めない．心筋血流MRIの定量解析を行ったところ，前壁，側壁で心筋血流値(MBF)の低下を認めた．対角枝や鈍角枝領域の虚血と診断した．後日施行した侵襲的冠動脈造影では#9，#14に閉塞を認めた．

switch offという現象がみられているかを確認する[1]．これらが確認できない場合，薬物負荷が十分でなかった可能性があり，虚血の所見が認められなくても偽陰性の可能性がある．負荷心筋パーフュージョンMRIでは，表在冠動脈狭窄による心筋虚血は，心筋ファーストパスにおける当該動脈の灌流領域の内膜下優位の造影効果の低下(perfusion defect)として診断される．典型的には心筋虚血を示す負荷時心筋のperfusion defectは左室内腔血液信号のピークから3〜5心拍続き，心内膜下で最も顕著であり，しばしば心外膜側へ向かって徐々に弱くなる勾配を示す．遅延造影MRIで梗塞がみられる場合は，梗塞のない心筋領域で上記のとおり判定する．心筋パーフュージョンMRIは空間分解能が高く冠動脈多枝病変の評価にも優れる．三枝病変では典型的には，全周性に心内膜下優位の負荷時perfusion defectを示すが，表在冠動脈一枝領域あるいは二枝領域の血流異常が顕著になる場合があり診断に苦慮することがある．また，表在冠動脈に狭窄のない微小循環障害の場合も，三枝病変と同様に全周性に心内膜下血流低下を認めることがあり三枝病変との鑑別が難しい[2]．近年，心筋血流MRIの定量解析(図29)

が普及してきており，三枝病変や微小循環障害の診断，鑑別に有用である可能性が示されている[3]．

負荷心筋パーフュージョン MRI の診断能

負荷心筋血流 MRI による冠動脈疾患の診断能については多数の報告がある．冠動脈造影による形態的な狭窄度をリファレンスとした場合の診断能は，メタ解析によると，50%以上の冠動脈狭窄の検出に対する感度・特異度は，それぞれ，1.5T 装置で 82%，75%，3.0T 装置で 90%，79%であり，70%以上の冠動脈狭窄の検出に対する感度・特異度は，それぞれ，1.5T 装置で 86%，77%，3.0T 装置で 91%，74%である[4]．冠血流予備量比（FFR）による冠動脈の機能的狭窄を基準とした場合の診断能は，メタ解析によると，感度，特異度はそれぞれ，89%，87%，AUC は 0.94 である[5]．Ishida ら[6]は，侵襲的冠動脈造影における 70%以上の冠動脈狭窄に対する負荷心筋血流 MRI と SPECT の診断能を比較し，心筋血流 MRI は SPECT と比べ有意に診断能が優れていることを示した（AUC＝0.89〜0.91 vs. 0.71〜0.75，$p<0.05$）．また，単施設ランダム化研究である CE-MARC study でも，冠動脈造影で 50%以上の冠動脈狭窄をリファレンスとした場合，心筋パーフュージョン MRI は SPECT と比べ有意に診断能が優れていた（AUC＝0.89 vs. 0.74，$p<0.0001$）[7]．同様にメタ解析でも，負荷心筋血流 MRI は SPECT と比べ診断能が優れていることが示されている（AUC＝0.97 vs. 0.74）[8]．

負荷心筋パーフュージョン MRI のガイドラインにおける位置づけ

日本循環器学会の「安定冠動脈疾患の血行再建ガイドライン（2018 年改訂版）」では冠動脈疾患の中等度リスクを有する症例に対して，負荷心筋パーフュージョン MRI を含む負荷イメージングを用いた虚血評価を行うことが推奨されている（推奨クラス I，エビデンスレベル A）[9]．ヨーロッパ循環器学会の「慢性冠症候群の診断と治療のガイドライン（2019 年）」では，冠動脈疾患を臨床評価のみで除外できない有症状患者において，負荷心筋パーフュージョン MRI などによる心筋虚血評価は冠動脈疾患診断の初期検査として推奨されている（推奨クラス I，エビデンスレベル B）[10]．アメリカ心臓病学会/アメリカ心臓協会の「胸痛ガイドライン（2021 年）」では，急性冠症候群が除外された急性胸痛あるいは，安定胸痛いずれのシナリオにおいても，既知の冠動脈疾患がなく，冠動脈疾患の中等度以上のリスクを有する患者に負荷心筋パーフュージョン MRI を含む負荷イメージングを実施することが強く推奨されている（推奨クラス I，エビデンスレベル B-NR）[11]．同ガイドラインでは，有意狭窄のない冠動脈があり安定胸痛が持続する INOCA（Ischemia and No Obstructive Coronary Artery）が疑われる患者に対して，定量的負荷心筋パーフュージョン MRI により心筋血流予備能を評価することは，微小血管機能障害の診断とリスク層別化に有効であるとされる（推奨クラス II a，エビデンスレベル B）[11]．一方，米国の多施設レジストリ研究（SPINS）の 2,349 名の後向き解析では，心筋血流 MRI で虚血を認めた患者は認めない患者に比べ 3 倍以上心血管イベントが多く，虚血を認めるセグメントが多いほど心血管イベントが増加したことが示されており，虚血性心疾患患者の心筋虚血の重症度の評価において負荷心筋パーフュージョン MRI が有用であることが示されている[12]．これらを反映して，日本循環器学会の「安定冠動脈疾患の診断と治療のガイドライン フォーカスアップデート版（2022 年）」では，冠動脈疾患の検査前確率・臨床的尤度に基づいた適切な検査選択を行い，中等度以上の事前確率を有する患者に対しては，負荷心筋パーフュージョン MRI を含む負荷イメージングを実施し患者リスク評価を行うことが推奨されている[13]．

216 ● 1 慢性虚血性心疾患

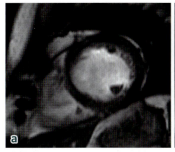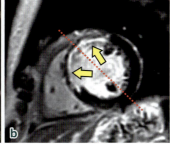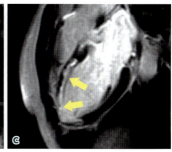

図30　陳旧性前壁中隔梗塞
60歳代男性．6年前に急性心筋梗塞にて左冠動脈前下行枝にPCIを施行された患者．シネMRIの短軸像(**a**)，遅延造影MRIの短軸像(**b**)と前壁中隔の梗塞(矢印)に対する直交断面(**c**)を示す．壁内深達度は75％以上で心尖部では100％である．バイアビリティは乏しいと診断した．

b ● 遅延造影 MRI による心筋バイアビリティ評価(図30)

　遅延造影MRIはガドリニウム造影剤投与後10分程度経過して撮影され，正常心筋の信号値をゼロにすることで心筋梗塞や線維化を高信号領域として描出する方法である．高い空間分解能およびコントラストにより心筋梗塞領域を正確に診断することができ，非侵襲的な梗塞診断のゴールドスタンダードとされる．

遅延造影 MRI の読影法

　遅延造影MRIは，同一断面のシネMRI画像と並べて表示し，比較しながら読影する．遅延造影MRIでは心筋梗塞は，心内膜下を主体とし冠動脈支配に一致した高信号域として認められる(図30)．複数の断面で遅延造影の領域を確認することで心筋梗塞の部位と広がりを正確に診断することができる．梗塞の壁内深達度，生存心筋壁厚の評価は，部分容積現象による過大評価を避けるため，必ず梗塞心筋の直交断面で行う．急性心筋梗塞例における梗塞範囲の評価は，基本的には陳旧性梗塞の評価と同様であるが，no-reflowを示す心内膜下および心筋中層の低信号域(microvascular obstruction；MVO)がみられた場合は，これを梗塞領域に含めて評価する．正常心筋の無信号化(nulling)が不良の場合，梗塞心筋と生存心筋のコントラストが不良となり，梗塞の広がりを正しく評価できなくなるため，遅延造影MRIの撮影においては正しいnullingによる撮影が最も重要である．null pointの設定を厳密に行わなくても正常心筋が黒く描出されるPSIR法の併用も有用である．また，心電図同期不良や息止め不良，撮影断面内に脳脊髄液，胸水，胃内容物などのT1値の長い構造がある場合などでは，高信号のゴーストアーチファクトを呈することがある[14]．このようなアーチファクトが疑われた場合は，位相方向を変えた撮影や多断面での撮影を確認することでアーチファクトと梗塞を鑑別できる場合がある．そのため撮影時にこれらの追加撮影を適切に行うことが重要である．

遅延造影 MRI による心筋バイアビリティ診断

　遅延造影MRIでみられる心筋梗塞の壁内深達度は，再灌流療法後の左室機能回復と逆相関の関係にあり，心筋バイアビリティ評価に用いられる．再灌流治療前に左室機能異常がみられた慢性冠動脈疾患患者50名を対象に遅延造影MRIの梗塞の壁内深達度と再灌流治療後の左室の局所機能回復との関連をみた検討によると，梗塞の壁内深達度が50％を超えると機能回復はほとんどみられない(7.7％，14/182)のに対して，50％未満では66.1％(411/622)の症例で左室壁運動の改善がみられたと報告された[15]．また，急性心筋梗塞患者における報告では遅延造

影MRIでの梗塞の壁内深達度50％をカットオフとした場合，92.0％の正診率で局所の機能回復を予測できることが示されている[16]．一方，心筋梗塞や左室容積の拡張により菲薄化した心筋においては，梗塞の壁内深達度からバイアビリティ評価を行うことは難しい場合が多い．このような場合には生存心筋の壁厚がバイアビリティ評価に役立つ．心筋梗塞後，生存心筋の壁厚が，急性期に3.9 mm以上，慢性期に5.1 mm以上である場合，それぞれ79.6％，88.4％の正診率で機能回復を予測できる[17]．

遅延造影MRIのガイドラインにおける位置づけ

遅延造影MRIによる再灌流療法前の心筋バイアビリティ評価の有用性については，単施設研究によるエビデンスが中心である．本項執筆時点では，ヨーロッパ循環器学会の「再灌流療法に関するガイドライン（2018年版）」において，冠動脈疾患と駆出率低下型心不全を有する患者において再灌流療法を行う前に遅延造影MRIで心筋バイアビリティ評価を行うことは，推奨クラスⅡb，エビデンスレベルB[18]，日本循環器学会の「慢性冠動脈疾患診断ガイドライン（2018年改訂版）」においては，冠動脈疾患を有し，冠動脈血行再建術が適応と考えられる心不全症例に対して血行再建術前に遅延造影MRIを施行することは，推奨クラスⅡa，エビデンスレベルBにとどまる[9]．一方，遅延造影MRIにおける梗塞診断は冠動脈疾患患者の予後予測において有用である．海外の報告では遅延造影MRIで6セグメント以上の領域に心筋梗塞を認めた冠動脈疾患患者は6セグメント以下の患者に比べ，有意に心血管イベントが多かったことが示された[19]．また前述のSPINSレジストリにおいても，心筋血流MRIにおける虚血と，遅延造影MRIにおける梗塞の両方を認めた患者は，認めなかった患者に比べ，年間心血管イベント発症率が4倍以上，心臓MRI後1年間の再灌流療法が施行される割合が10倍以上高かったことが示されている[12]．

（髙藤雅史，石田正樹）

文 献

1) Manisty C, et al：Splenic Switch-off：A Tool to Assess Stress Adequacy in Adenosine Perfusion Cardiac MR Imaging. Radiology 276：732-740, 2015

2) Panting JR, et al：Abnormal subendocardial perfusion in cardiac syndrome X detected by cardiovascular magnetic resonance imaging. N Engl J Med 346：1948-1953, 2002

3) Kotecha T, et al；Assessment of Multivessel Coronary Artery Disease Using Cardiovascular Magnetic Resonance Pixelwise Quantitative Perfusion Mapping. JACC Cardiovascular imaging 13：2546-2557, 2020

4) Kiaos A, et al：Diagnostic performance of stress perfusion cardiac magnetic resonance for the detection of coronary artery disease：A systematic review and meta-analysis. Int J Cardiol 252：229-233, 2018

5) Takx RA, et al：Diagnostic accuracy of stress myocardial perfusion imaging compared to invasive coronary angiography with fractional flow reserve meta-analysis. Circulation Cardiovascular imaging 8：e002666, 2015

6) Ishida N, et al：Noninfarcted myocardium：correlation between dynamic first-pass contrast-enhanced myocardial MR imaging and quantitative coronary angiography. Radiology 229：209-216, 2003

7) Greenwood JP, et al：Cardiovascular magnetic resonance and single-photon emission computed tomography for diagnosis of coronary heart disease（CE-MARC）：a prospective trial. Lancet 379：453-460, 2012

8) Danad I, et al：Diagnostic performance of cardiac imaging methods to diagnose ischaemia-causing coronary artery disease when directly compared with fractional flow reserve as a reference standard：a meta-analysis. Eur Heart J 38：991-998, 2017

9) Yamagishi M, et al：JCS 2018 Guideline on Diagnosis of Chronic Coronary Heart Diseases. Circ J 85：402-572, 2021

10) Knuuti J, et al：2019 ESC Guidelines for the diagnosis and management of chronic coronary syndromes. Eur Heart J 41：407-477, 2020

11) Gulati M, et al：2021 AHA/ACC/ASE/CHEST/SAEM/SCCT/SCMR guideline for the evaluation and diagnosis of chest pain：a report of the American College of Cardiology/American Heart Association Joint Committee on Clinical Practice Guidelines. J Am Coll Cardiol 78：e187-e285, 2021

12) Kwong RY, et al：Cardiac Magnetic Resonance Stress Perfusion Imaging for Evaluation of Patients With Chest Pain. J Am Coll Cardiol 74：1741-1755, 2019

13) Nakano S, et al：JCS 2022 guideline focused update on diagnosis and treatment in patients with stable coronary artery disease. Circ J 86：882-915, 2022

14) Saremi F, et al：Optimizing cardiac MR imaging：practical remedies for artifacts. Radiographics 28：1161-1187, 2008

15) Kim RJ, et al：The use of contrast-enhanced magnetic resonance imaging to identify reversible myocardial dysfunction. N Engl J Med 343：1445-1453, 2000

16) Kitagawa K, et al：Acute myocardial infarction：myocardial viability assessment in patients early thereafter comparison of contrast-enhanced MR imaging with resting(201)Tl SPECT. Single photon emission computed tomography. Radiology 226：138-144, 2003

17) Ichikawa Y, et al：Late gadolinium-enhanced magnetic resonance imaging in acute and chronic myocardial infarction：Improved prediction of regional myocardial contraction in the chronic state by measuring thickness of nonenhanced myocardium. J Am Coll Cardiol 45：901-909, 2005

18) Neumann FJ, et al：2018 ESC/EACTS Guidelines on myocardial revascularization. Eur Heart J 40：87-165, 2019

19) Kelle S, et al：Prognostic value of myocardial infarct size and contractile reserve using magnetic resonance imaging. J Am Coll Cardiol 54：1770-1777, 2009

コラム　STICH トライアルと心筋バイアビリティ

　STICH トライアルは，左室駆出率が 35％未満で冠動脈バイパス術(CABG)が適応となる冠動脈疾患患者 1,212 名において薬物療法単独と薬物療法＋CABG に無作為割付し，総死亡率を比較したランダム化比較試験である[1]．この試験では，当初は 5 年間の中央値での CABG の生存率に対する有益性は示されなかったが，その後 10 年間の長期追跡を評価した報告では，薬物療法単独と比較して CABG の生存率に対する有益性が報告された[2]．2011 年に New England Journal of Medicine に報告された STICH トライアルのサブ解析研究では，SPECT もしくはドブタミン負荷エコー(dobutamine stress echocardiography；DSE)にて心筋バイアビリティ評価が行われた 601 例において，心筋バイアビリティの有無と CABG 後の死亡率低下との関連が評価された．その結果，心筋バイアビリティの有無と CABG 後の予後には有意な関連はみられないことが示された[3, 4]．これを受けて，冠動脈疾患に対する再灌流療法前の画像診断による心筋バイアビリティ評価の意義についての議論の高まりが減衰した．しかし，この研究にはいくつかの問題点が指摘されている[5]．第 1 に，心筋バイアビリティ評価を行うかどうか，および，治療方針決定に心筋バイアビリティの有無を用いるかについて無

作為割付されなかったこと，第2に，心筋バイアビリティがなかったのは114例であり，統計学的検出力が不十分であったこと，第3に，バイアビリティ評価に用いたモダリティがSPECT，もしくはDSEであり，単一のモダリティおよび判定基準による検討ではなかったことなどが挙げられている.

文 献

1) Velazquez EJ, et al：Coronary-artery bypass surgery in patients with ischemic cardiomyopathy. N Engl J Med 374：1511-1520, 2016

2) Petrie MC, et al：Ten-year outcomes after coronary artery bypass grafting according to age in patients with heart failure and left ventricular systolic dysfunction：an analysis of the extended follow-up of the STICH trial(Surgical Treatment for Ischemic Heart Failure). Circulation 134：1314-1324, 2016

3) Bonow RO, et al：Myocardial viability and survival in ischemic left ventricular dysfunction. N Engl J Med 364：1617-1625, 2011

4) Panza JA, et al：Myocardial Viability and Long-Term Outcomes in Ischemic Cardiomyopathy. N Engl J Med 381：739-748, 2019

5) Ryan M, et al：Myocardial viability testing：all STICHed up, or about to be REVIVED? Eur Heart J 43：118-126, 2022

（髙藤雅史，石田正樹）

❹ 局所壁運動

　虚血性心疾患，なかでも心筋梗塞の症例では，適切な治療方針決定や予後予測を行うためには，心機能や局所壁運動異常を正しく評価することが重要である．非侵襲的な心機能評価法には，心エコー検査や心臓MRI検査，核医学検査などがある．心エコー検査は日常臨床で最も多く実施されている心機能評価法で，ベッドサイドでも施行可能であるなど利便性に優れる．ただし心エコー検査では，骨や肺，肥満などの影響で画質が低下したり，観察範囲が制限されたりする場合があり，また検者の技量による影響が大きいなどの欠点がある．MRIによる心機能や局所壁運動の評価には，シネMRIが一般的に用いられる．シネMRIは検者の技量への依存度が低く，任意断面での観察が可能であり，再現性に優れているなど，多くの利点がある．また最近登場したfeature tracking法を用いることで，シネMRIから心筋ストレインを容易に評価できるようになり，より詳細な心筋局所壁運動評価が可能となってきた.

　本項では，心臓MRIを用いた慢性冠動脈疾患における局所壁運動の評価法について概説する.

a ● シネMRIによる局所心筋収縮機能評価

　心臓MRIは，任意断面の画像を得ることが可能で，正確に心臓の長軸断面や短軸断面を設定できる(図31)．また繰り返し検査を行った場合の再現性が高いことから，心機能や局所壁運動の経過観察に優れた検査法である[1]．局所心筋収縮機能評価には，定性的(視覚的)，半定量的および定量的な評価がある．定性的評価では，シネMRIにおいて局所壁運動の異常の有無やその程度を視覚的に判定する．視覚的評価にて局所壁運動は，正常(normal)，低収縮(hypokinesis)，無収縮(akinesis)，奇異性収縮(dyskinesis)，過収縮(hyperkinesis)に分類される．半

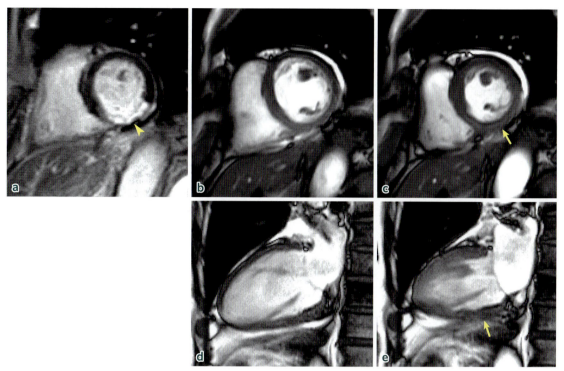

図31　左室下壁の陳旧性心筋梗塞(80歳代男性)
遅延造影MRI(**a**)では，左室下壁に遅延造影域が認められ，陳旧性心筋梗塞が明瞭に描出されている(矢頭)．シネMRI(**b.** 拡張末期の左室短軸像，**c.** 収縮末期の左室短軸像，**d.** 拡張末期の垂直長軸像，**e.** 収縮末期の垂直長軸像)をみると，下壁の壁運動は収縮期において低収縮(hypokinesis)を示している(矢印)．

　定量的評価では，米国心臓協会(American Heart Association；AHA)の17セグメントモデル[2]を用いて，心筋セグメントごとに壁運動を評価し，スコア(過収縮0点，正常1点，低収縮2点，無収縮3点，奇異性収縮4点)を付けてその総和である壁運動スコア(wall motion score；WMS)や各セグメントの平均スコアである壁運動スコア指数(WMS index；WMSI)を算出する．このような左室壁運動の半定量的指標は，慢性冠動脈疾患における予後予測に有用であることが知られている[3]．定性的あるいは半定量的な評価は視覚的評価に基づくが，このような局所壁運動異常の視覚的判定は，隣接領域の過剰運動によってしばしば過大評価されることがあり，診断精度に限界がある．そのため正確な壁運動異常の解析には定量的評価が必要となる．シネMRIでは，心内膜と心外膜のトレースを行うことが容易で，任意の心時相における心室壁厚を再現性高く計測できる．拡張期と収縮期のシネMRIから左室壁厚の計測を行うことにより，収縮期壁厚増加率を算出できる．収縮期壁厚増加率は視覚的な壁運動評価と比較して，より正確で客観的な指標と考えられる．収縮期壁厚増加率をbull's eye表示することによって，左室全体の心筋収縮機能を総合的に評価できる(図32)．

b ● 局所壁運動評価に基づいた心筋バイアビリティ評価

　心筋バイアビリティ(生存能)とは，臨床的には「血行再建術によって左室壁運動が改善すること」と定義される．病態生理には，急性虚血による機能不全である気絶心筋(stunning)と，慢

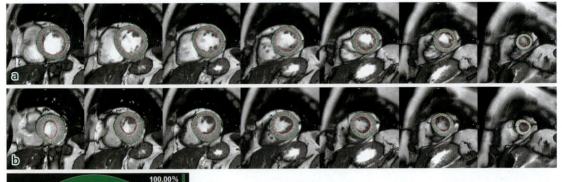

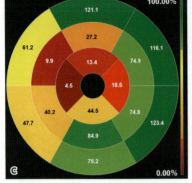

図32　左室前壁中隔の陳旧性心筋梗塞(60歳代男性)における壁厚変化率の評価

拡張末期(**a**)および収縮末期(**b**)のシネMRI(心基部から心尖部の連続スライス断面を左から右に並べて提示している)において，心内膜と心外膜のトレースを行うことで，収縮期壁厚増加率を計測できる〔本症例では心臓画像解析ワークステーションCVI42(circle)を使用〕．**c**は，心筋セグメントごとの平均収縮期壁厚増加率(%)をpolar map表示したもので，左室局所壁運動を総合的に評価できる．本症例では，前壁中隔から心尖部にかけて収縮能低下が認められ，特に中央部の前壁中隔と心尖部の心筋セグメントにおいて，収縮期壁厚増加率が著明に低下していることがわかる．

性虚血による冬眠心筋(hibernation)として理解される病態が基盤にある．心筋バイアビリティの判定は，適切な血行再建術の適応決定や予後予測に有用である．安静時シネMRIにおける拡張末期壁厚減少(<5.5 mm)に基づく心筋バイアビリティ診断は容易に実施可能で，心筋梗塞症例におけるバイアビリティ診断感度は92％と良好である[4]．ただし，その特異度は56％と低く，バイアビリティ診断法としては限界がある[4]．より精度の高い心筋バイアビリティの判定法として，低用量のドブタミン負荷を行う検査法がある．この方法では心エコー検査やシネMRIを用いて，5～10γのドブタミン負荷時に局所壁運動に改善がみられるか否かを評価することで，心筋バイアビリティを判定する．シネMRIによる局所壁運動評価は，心エコー検査と比較してより正確であり，特に壁運動異常が著しい心筋梗塞の症例では，低用量ドブタミン負荷シネMRIの有用性が高い．ただし，局所壁運動の視覚的評価は再現性には限界があるため，左室各領域における安静時と負荷時の壁運動を定量解析することが望ましい．定量解析法としては，収縮期壁厚増加率や後述のタギング法，feature tracking法を用いる方法などがある[5-7]．

c● 心筋ストレイン評価

心筋の動態は，心拍動に伴う個々の心筋線維の変形が複雑に組み合わさった空間的な協調運動を繰り返している．収縮期壁厚増加率のほかにも，このような心筋動態を測定するさまざまな指標が存在するが，その1つに心筋ストレインが挙げられる．心筋ストレイン解析とは，拡張末期を基準として心筋組織の変形の程度を定量化する手法である．心筋ストレインの評価では一般に，左室短軸断面の円周方向(circumferential strain)，厚み方向(radial strain)と，左室長軸方向(longitudinal strain)の3つの方向で表される．左室心筋線維の走行は内膜側で斜めに縦

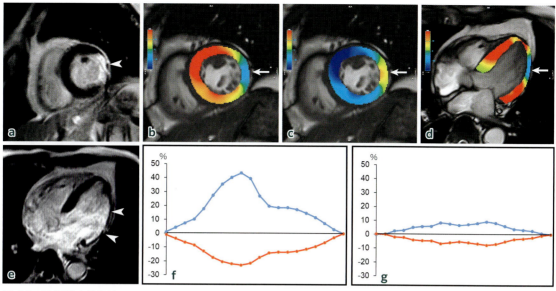

図33 陳旧性心筋梗塞(60歳代男性)における心筋ストレイン評価

遅延造影MRI画像(**a, e**)では，中央部から基部の側壁にかけて遅延造影域が認められ，陳旧性心筋梗塞が同定された(矢頭)．シネMRIにおいて，専用ワークステーション(本症例ではCVI42(circle)を使用)を用い，外膜側と内膜側をトレースし，feature tracking法による心筋ストレインの解析を行った．左室短軸像では，中央部の側壁にてradial strain(**b**)およびcircumferential strain(**c**)の低下が認められた(矢印)．左室水平長軸像においては，中央部から心尖寄りの側壁においてlongitudinal strainの低下が認められた(**d**, 矢印)．心筋セグメントごとに各心時相の心筋ストレイン定量値を評価することが可能で，本症例においては，梗塞を認めない前壁のセグメント(AHAセグメント7)では，radialおよびcircumferentialのpeak strainがそれぞれ43.5%，−22.8%であったのに対し(**f**)，梗塞域を含む側壁セグメント(AHAセグメント12)では，それぞれ9.3%，−7.7%とストレインの低下が認められた(**g**).

走し，外膜側では短軸断面の円周方向に走行する．これら3方向のストレインをそれぞれ解析することで，心周期における心筋組織の変形を詳細に評価できる．MRIによる心筋ストレイン評価法としては，心筋の磁気標識格子の動きを追跡するタギングMRIが従来から用いられてきた[6]．タギング法は，局所壁運動の定量的評価のためのゴールドスタンダードと考えられているが，その解析には労力と時間がかかるなどの課題があった．また，タギング法の標識格子ラインはT1緩和により消失するため，拡張期を適切に評価できない可能性があるなどの欠点もあった．その後，心筋組織の移動を定量化するために，displacement encoding with stimulated echoes(DENSE)[8]やstrain encoded(SENC)[9,10]といった心筋ストレインを解析する手法が開発されたが，タギング法と同様にシネMRIに加えて専用シーケンスを用いて撮影する必要があるなどの課題があり，広く普及するには至らなかった．feature tracking法は，心エコー検査のspeckle tracking法と同様のアルゴリズムを用いて，シネMRIの画像から心筋ストレインを定量評価する，近年開発された心臓MRIの評価方法である(図33)．ルーチン検査で撮影したシネMRIの画像を専用のワークステーションで解析し，心筋ストレインの情報が得られるため，追加の撮影が不要であり，解析時間も短いという利点がある．シネMRIは，心エコー検査と比べて評価可能範囲に制限がなく，検者の技量にも依存しないなどの利点があり，feature tracking法は客観性と再現性が高い心筋ストレイン解析法として期待されている．さらにfeature tracking法による心筋ストレイン解析は，従来のタギング法やDENSE

法で得られる結果と，心筋全体だけでなく局所レベルでも高い精度で一致することが示されている[11, 12]．

（市川泰崇）

文 献

1) Grothues F, et al：Comparison of interstudy reproducibility of cardiovascular magnetic resonance with two-dimensional echocardiography in normal subjects and in patients with heart failure or left ventricular hypertrophy. Am J Cardiol 90：29-34, 2002

2) Cerqueira MD, et al：Standardized myocardial segmentation and nomenclature for tomographic imaging of the heart. A statement for healthcare professionals from the Cardiac Imaging Committee of the Council on Clinical Cardiology of the American Heart Association. Circulation 105：539-542, 2002

3) Dall'Armellina E, et al：Prediction of cardiac events in patients with reduced left ventricular ejection fraction with dobutamine cardiovascular magnetic resonance assessment of wall motion score index. J Am Coll Cardiol 52：279-286, 2008

4) Baer FM, et al：Dobutamine magnetic resonance imaging predicts contractile recovery of chronically dysfunctional myocardium after successful revascularization. J Am Coll Cardiol 31：1040-1048, 1998

5) Barmeyer AA, et al：Myocardial contractile response to increasing doses of dobutamine in patients with reperfused acute myocardial infarction by cardiac magnetic resonance imaging. Cardiology 110：153-159, 2008

6) Ibrahim el-SH：Myocardial tagging by cardiovascular magnetic resonance：evolution of techniques—pulse sequences, analysis algorithms, and applications. J Cardiovasc Magn Reson 13：36, 2011

7) Shaaban M, et al：Multiparametric rest and dobutamine stress magnetic resonance in assessment of myocardial viability. J Magn Reson Imaging 54：1773-1781, 2021

8) Kim D, et al：Myocardial tissue tracking with two-dimensional cine displacement-encoded MR imaging：development and initial evaluation. Radiology 230：862-871, 2004

9) Erley J, et al：Echocardiography and cardiovascular magnetic resonance based evaluation of myocardial strain and relationship with late gadolinium enhancement. J Cardiovasc Magn Reson 21：46, 2019

10) Osman NF, et al：Imaging longitudinal cardiac strain on short-axis images using strain-encoded MRI. Magn Reson Med 46：324-334, 2001

11) Augustine D, et al：Global and regional left ventricular myocardial deformation measures by magnetic resonance feature tracking in healthy volunteers：comparison with tagging and relevance of gender. J Cardiovasc Magn Reson 15：8, 2013

12) Goto Y, et al：Comparison of displacement encoding with stimulated echoes to magnetic resonance feature tracking for the assessment of myocardial strain in patients with acute myocardial infarction. Am J Cardiol 119：1542-1547, 2017

Ⓔ グローバル MPR と心筋血流定量計測の重要性

1 心筋血流予備能と冠血流予備能

　心筋血流予備能（myocardial perfusion reserve；MPR）は，負荷時と安静時の心筋血流量の比として定義される．PET や心筋パーフュージョン MRI などの心筋血流イメージングの定量解析から算出する．一方，冠血流予備能（coronary flow reserve；CFR）は，負荷時と安静時の冠動脈の血流量や血流速の比，あるいは冠静脈洞の血流量の比として定義される．ドップラーワイヤにより冠動脈の血流速を侵襲的に計測したり，エコー，MRI などで非侵襲的に血流速や血

流量を計測することにより得られる．冠動脈病変末梢領域の局所的な MPR/CFR は，冠血流予備量比（FFR）と異なり，冠動脈狭窄の機能的狭窄度と末梢の微小循環障害を合わせた指標と理解される．また，左室全体の MPR/CFR（グローバル MPR/CFR）は微小循環障害を含めた冠動脈疾患の重症度を反映する指標であるが，特に表在冠動脈に狭窄がみられない場合には，微小循環機能を主に反映した指標となる．

2 グローバル MPR を評価する意義

負荷心筋血流 PET を用いた研究によると，冠動脈疾患またはその疑い患者において，グローバル MPR は，主要有害心事故（major adverse cardiovascular events：MACE）および心臓死の優れた予測因子となることが示されている．Murthy らは，アデノシン負荷 [82]Rb 心筋血流PET が施行された 2,783 人の冠動脈疾患またはその疑い患者を中央値 1.4 年間追跡した[1]．グローバル MPR を三分位法により 3 群（2.0 以上の群，1.5〜2 の群，1.5 未満）に分けたところ，MPR が 2.0 以上の患者は，心臓死の発生率が極めて低いことが示された（0.5%/年未満）．一方，MPR が 1.5 未満の患者は，2.0 以上の患者に比べ，心臓死のリスクが 5.6 倍に増加していた[1]．また，Herzog ら[2]は，256 例の冠動脈疾患またはその疑い患者にアデノシン負荷 [13]N-アンモニア心筋血流 PET を行い，心筋虚血の有無とグローバル MPR について予後予測能を評価した．多変量解析によると，"心筋虚血あり"と"グローバル MPR 低下（2.0 未満）"は，年齢や冠危険因子とともに，いずれも，独立した MACE の予測因子であることが示された．また，心臓死の発生については，年齢や冠危険因子，心筋虚血を調整した後も，グローバル MPR 低下は有意な独立予測因子であった[2]．これらにより，グローバル MPR を評価することで心筋虚血の評価のみではとらえられない予後層別化が可能であることが示された．

3 位相コントラストシネ MRI によるグローバル CFR の計測（図34）

心筋血流の約 96% が冠静脈洞を介して右心房に戻るため，冠静脈洞の血流は心筋血流とほぼ等しい．そのため，位相コントラストシネ MRI により負荷時と安静時の冠静脈洞血流を計測することにより放射線被曝や造影剤投与の必要なく，グローバル CFR を定量評価できる．Kato ら[3]は，1.5T MR 装置を用いて，冠動脈疾患が判明している患者 276 人と冠動脈疾患疑い患者 400 人を対象に，冠静脈洞血流計測によるグローバル CFR の予後予測能を検討した．いずれの患者群においても，グローバル CFR が 2.0 未満であること，負荷心筋パーフュージョン MRI での虚血範囲が 10% 以上であることは，いずれも MACE と有意に関連していた．しかし，負荷心筋パーフュージョン MRI や遅延造影 MRI と比較した CFR の予後予測における追加的な意義は十分示されなかった[3]．Indorkar ら[4]はルーチンの負荷心臓 MRI プロトコールに冠静脈洞血流計測によるグローバル CFR 評価を追加する意義を初めて実証した．Indorkar らの研究では，冠動脈疾患またはその疑い患者 507 人を対象に，3.0T MR 装置を用いて，冠静脈洞血流計測によりグローバル CFR を測定し中央値 2.1 年間にわたり予後を追跡した．心筋虚血と遅延造影を調整後，グローバル CFR が中央値 2.2 未満の患者では MACE のリスクが有意に高く，心筋虚血と遅延造影を含むリスク評価モデルに CFR を加えることによりC-index が有意に改善（0.70 → 0.75，$p < 0.01$）した．また，虚血のない患者群と遅延造影のない患者群いずれにおいても，CFR が中央値 2.2 以上と 2.2 未満では年間イベント発生率に有意差が認められた（それぞれ，3.8%対 8.6%，$p = 0.002$，3.9%対 9.3%，$p = 0.001$）ことから，グローバル

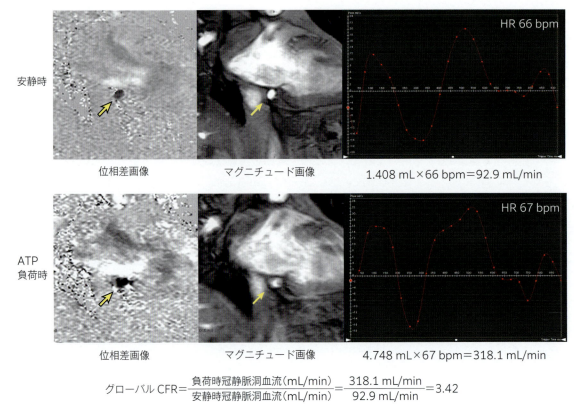

図34 冠静脈洞血流計測によるグローバルCFR計測
62歳男性．安静時の冠静脈洞血流量は92.9 mL/min，ATP負荷時の冠静脈洞血流量は318.1 mL/minであった．グローバルCFRは3.42と計算される．黄色矢印は，冠静脈洞を示す．

CFR測定は，心筋虚血や遅延造影のない患者では特に有用であると思われる[4]．心臓MRIによるグローバルCFR測定の意義を明らかにするためには，より多くの患者を対象に追跡期間のより長い前向き多施設研究が必要と思われる．

4 心筋血流定量計測の重要性

近年，欧米を中心に，ピクセル単位の定量的心筋血流マップが使用可能となっている．負荷心筋パーフュージョンMRIによる冠動脈疾患の診断においては，視覚評価と心筋血流定量解析法はほぼ同等の高い診断能を有すると報告されている[5]．しかし，冠動脈多枝病変では，視覚評価は虚血範囲を過小評価するため診断能が低下する．このような場合，心筋血流定量マップを補助的に用いることで冠動脈多枝病変を適切に検出できることが示されている[6]．また，冠動脈3枝病変とびまん性の微小血管障害の鑑別は視覚評価では困難な場合が多いが，心筋血流定量マップにより負荷心筋血流の絶対値をみることで両者を適切に鑑別できる可能性が示唆されている[7]．さらに，安静時，負荷時の心筋パーフュージョンMRIの定量解析からグローバルMPRを評価できるため，上述のような位相コントラストシネMRIの撮影を行わなくても同様の予後層別化の情報が得られる可能性がある．ただし，現時点では，心筋血流定量解析によるグローバルMPRの予後予測における意義を検討した報告はみられない．

〔伊藤 絵，石田正樹〕

文献

1) Murthy VL, et al：Improved cardiac risk assessment with noninvasive measures of coronary flow reserve. Circulation 124：2215-2224, 2011

2) Herzog BA, et al：Long-term prognostic value of 13N-ammonia myocardial perfusion positron emission tomography added value of coronary flow reserve. J Am Coll Cardiol 54：150-156, 2009

3) Kato S, et al：Stress Perfusion Coronary Flow Reserve Versus Cardiac Magnetic Resonance for Known or Suspected CAD. J Am Coll Cardiol 70：869-879, 2017

4) Indorkar R, et al. Global Coronary Flow Reserve Measured During Stress Cardiac Magnetic Resonance Imaging Is an Independent Predictor of Adverse Cardiovascular Events. JACC Cardiovasc Imaging 12：1686-1695, 2019

5) Biglands JD, et al：Quantitative Myocardial Perfusion Imaging Versus Visual Analysis in Diagnosing Myocardial Ischemia：A CE-MARC Substudy. JACC Cardiovasc Imaging 11：711-718, 2018

6) Kotecha T, et al：Assessment of Multivessel Coronary Artery Disease Using Cardiovascular Magnetic Resonance Pixelwise Quantitative Perfusion Mapping. JACC Cardiovasc Imaging 13：2546-2557, 2020

7) Kotecha T, et al：Automated Pixel-Wise Quantitative Myocardial Perfusion Mapping by CMR to Detect Obstructive Coronary Artery Disease and Coronary Microvascular Dysfunction：Validation Against Invasive Coronary Physiology. JACC Cardiovasc Imaging 12：1958-1969, 2019

コラム　INOCA

　近年，胸痛症状を伴い心筋虚血を示す検査所見を有するが，冠動脈に器質的有意狭窄を認めないINOCA（ischemia with non-obstructive coronary artery disease）が世界的に注目されている[1]．冠循環は大きく①心外膜冠動脈と，②前細動脈，細動脈，毛細血管からなる冠微小循環に区分され，心筋虚血は，心外膜冠動脈の狭窄や冠攣縮，冠微小循環障害（coronary microvascular disease；CMD）が複合的に影響して生じる．INOCA の成因は冠攣縮性狭心症と CMD に大別されるが，CMD は冠動脈に有意狭窄を認めない胸痛患者の原因 2/3 を占めると報告されている[2]．わが国の安定冠動脈疾患のガイドラインによると，胸痛患者では検査前確率が 5～85％ の広い範囲において，冠動脈 CT が推奨され，冠動脈 CT で有意狭窄が見られない場合に INOCA の可能性を考慮する[3]．心筋虚血の診断には負荷心筋血流イメージングが行われ，虚血が認められる患者ではわが国では次のステップとして，カテーテルを用いた冠攣縮誘発試験や CMD の侵襲的診断法が選択されることが多い．侵襲的な CMD 評価では，温度センサー付き圧ワイヤーを冠動脈に挿入して熱希釈曲線から冠血流量を計測し，CFR や微小血管抵抗指数（index of microcirculatory resistance；IMR）を算出する．CFR と IMR の診断は Class IIa で推奨されているが，冠動脈内へワイヤーの挿入を必要とし，合併症や死亡のリスクもゼロではなく，医療コストも比較的高い．心筋血流 PET は MBF（myocardial blood flow）を最も正確に定量評価できる画像診断法であり，米国のガイドラインでは INOCA 疑い患者における心筋血流 PET による CMD の診断は Class IIa の推奨である[4]．また，心筋血流 MRI を用いて安静時と負荷時の MBF を定量評価すれば，心筋血流 PET と同様に負荷時 MBF や MFR（myocardial flow reserve），MVR（microvascular resistance）を算出することが可能となるため，米国のガイドラインでは心筋血流 MRI 定量評価による INOCA 疑い患者の CMD の診断は PET と同様に Class IIa の推奨となっている[4]．

文 献

1) 掃本誠, 他：2023 年 JCS/CVIT/JCC ガイドラインフォーカスアップデート版冠攣縮性狭心症と冠微小循環障害の診断と治療. 日本循環器学会, 2023
https://www.j-circ.or.jp/cms/wp-content/uploads/2023/03/JCS2023_hokimoto.pdf

2) Mileva N, et al：Prevalence of Coronary Microvascular Disease and Coronary Vasospasm in Patients With Nonobstructive Coronary Artery Disease：Systematic Review and Meta-Analysis. J Am Heart Assoc 11：e023207, 2022

3) 中埜信太, 他：2022 年 JCS ガイドライン　フォーカスアップデート版安定冠動脈疾患の診断と治療. 日本循環器学会, 2022
https://www.j-circ.or.jp/cms/wp-content/uploads/2022/03/JCS2022_Nakano.pdf

4) 2021 AHA/ACC/ASE/CHEST/SAEM/SCCT/SCMR Guideline for the Evaluation and Diagnosis of Chest Pain：A Report of the American College of Cardiology/American Heart Association Joint Committee on Clinical Practice Guidelines. Circulation 144：e368-e454, 2021

（佐久間　肇）

2 急性虚血性心疾患

A 概念と治療法の変遷

❶急性冠症候群

　急性冠症候群(acute coronary syndrome；ACS)とは，冠動脈内の血栓形成により冠動脈内腔が狭窄，閉塞し，心筋が虚血，壊死に陥る病態を示す症候群であり[1,2]，不安定狭心症(unstable angina；UA)，急性心筋梗塞(acute myocardial infarction；AMI)，および心臓突然死を包括した疾患概念である．冠動脈の動脈硬化初期には内膜肥厚，脂質沈着およびマクロファージ浸潤によって冠動脈プラークが形成される．動脈硬化の進展の過程でコレステリン結晶や炎症細胞浸潤を伴う壊死性コア(necrotic core)と，それを覆う薄い線維性被膜からなる不安定プラークが形成され，それらが破綻することによって血栓が形成され，ACS が引き起こされると考えられている[3]．

　ACS は急性期の診断や治療の違いから，ST 上昇型心筋梗塞(ST elevation myocardial infarction；STEMI)と 12 誘導心電図での ST 上昇を伴わない非 ST 上昇型急性冠症候群(non-ST elevation ACS；NSTE-ACS)に分けられる．心電図での ST 上昇は冠動脈の閉塞により冠動脈血流が途絶し，貫壁性梗塞をきたしていることを示唆し，数時間で急速に心内膜側から心外膜側に梗塞領域が拡大する[4]．再灌流療法は，梗塞が拡大する前に冠動脈血流を再開させることにより，虚血に陥った心筋を救済する．NSTE-ACS では冠動脈の不完全閉塞または側副血行路からの残存血流が存在するため貫壁性梗塞には至っていないものの，その病態は心筋壊死を伴わないものから血行動態が破綻するものまでさまざまであり，適切なリスク層別化と治療戦略の選択が求められる．

❷心筋梗塞の分類

　2000 年，欧米の学会が共同して心筋梗塞の universal definition を提言し，2018 年に第 4 版として改訂されたが，近年の心筋バイオマーカー測定技術の進歩に伴い，心筋トロポニン陽性に基づく心筋梗塞の定義がなされた[5]．表 1 に示すように，universal definition では心筋梗塞の原因により Type 1〜5 に分類されている．Type 1 はアテローム性動脈硬化に併発した血栓症によるもの，Type 2 は心筋への酸素需要と供給のミスマッチによるものであり，冠動脈狭窄病変における酸素需給のインバランスや冠攣縮，冠動脈解離などにより心筋壊死を伴う心筋障害を認めるものなどが挙げられる．

　なお，心外膜における冠動脈に 50% 以上の狭窄がない状況における心筋梗塞は myocardial infarction with non-obstructive coronary arteries(MINOCA)としてますます注目されており，心筋梗塞患者の 10% 程度を占めるとされる．筆者らは近年，日本循環器学会が行う循環器疾患診療実態調査(The Japanese Registry Of All cardiac and vascular Diseases；JROAD)のデータベースを用いて疫学的に MINOCA の臨床的特徴や院内予後，外的リスク要因として大気汚染の影響を報告している[6]．

表1 心筋梗塞の分類

Type 1	プラーク破綻/びらんからの血栓によるもの
Type 2	酸素需要/供給ミスマッチによるもの（冠攣縮や冠動脈解離，微小循環障害を含む）
Type 3	心筋バイオマーカー未評価での心筋虚血によると考えられる突然死
Type 4a	経皮的冠動脈形成術手技関連性
Type 4b	ステント血栓症
Type 5	冠動脈バイパス術手技関連性

〔Thygesen K, et al：Fourth Universal Definition of Myocardial Infarction(2018). J Am Coll Cardiol 72：2231-2264, 2018 より改変〕

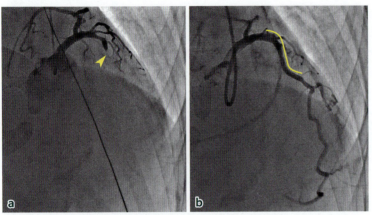

図1 急性心筋梗塞の緊急冠動脈造影，再灌流療法症例
68歳男性，突然の胸痛で緊急搬送となる．12誘導心電図でⅡ，Ⅲ，aVF，V$_{1-6}$のST上昇を認め，緊急冠動脈造影(coronary angiography；CAG)検査を施行したところ，左前下行枝(left anterior descending artery；LAD) seg. 6に完全閉塞所見を認めた(矢頭)．ガイドワイヤー通過後にステント(XIENCE Skypoint 2.75＊38)を留置(bの黄ライン)し，良好な拡張と再灌流が得られた．

❸再灌流療法

　AMIにおける再灌流療法として，現在では経皮的冠動脈インターベンション(percutaneous coronary intervention；PCI)が普及している．STEMIにおいては，血栓溶解療法，PCIを問わず，いかに早期に再灌流を得るかが予後改善において重要であり，わが国では現在，再灌流療法を先行させずに当初からPCIを治療法として選択するprimary PCIがSTEMI治療の主体であると思われる(図1)．NSTE-ACSの治療においては，最大の目標が患者の短期的および長期的な予後改善であることから，有害事象発症リスクを推測して治療戦略を考慮することが重要である．自覚症状，病歴，心電図や血液生化学検査からACSを診断した場合，短期予後，長期予後を推測する各種リスクスコアにより評価を行い，高リスク患者に対しては早期の侵襲的治療戦略を選択する．なお，精神的・肉体的ストレスを誘因とし，一過性の特徴的な心機能障害を呈するたこつぼ心筋症は，しばしば心筋梗塞と類似した自覚症状，心電図変化，心エコー所見を呈することがある．臨床上は心臓カテーテル検査でまず冠動脈閉塞の有無を診断することが多いが，造影CTでの両者の鑑別が可能である症例も存在する(図2)．
　PCIは開発された当初は経皮的冠動脈形成術(percutaneous transluminal coronary angioplasty；

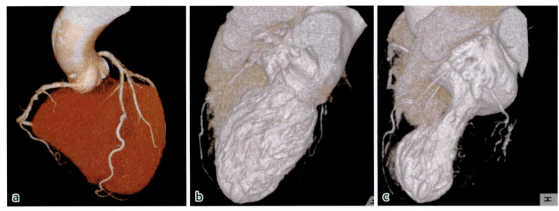

図2 心筋梗塞と類似した12誘導心電図所見を呈したたこつぼ心筋症症例
79歳女性，12誘導心電図でⅠ，Ⅱ，Ⅲ，aV_L，aV_F，V_{2-6}の陰性T波を認め，救急搬送された．造影CTを施行すると，冠動脈に閉塞所見は認めず(**a**)，左室のapical ballooning所見を認め(**b，c**)，たこつぼ心筋症と診断した．

PTCA)とよばれ，バルーンカテーテルを用いた狭窄，閉塞部の拡張術であった．しかし，バルーン拡張術には拡張不十分，冠解離による急性冠閉塞，また高い遠隔期再狭窄率などの問題点があり，その限界を克服するためにさまざまなデバイスが開発されてきた．バルーン拡張術の急性冠閉塞，再狭窄を改善させるために開発されたものが冠動脈ステント留置術であり，1990年代に金属ステント(bare metal stent；BMS)として臨床応用され始めた．現在ではBMS留置後の20〜30％にみられていた遠隔期の再狭窄を改善させるために薬剤溶出性ステント(drug eluting stent；DES)を用いるのが一般的である．

❹ 抗血小板療法

　冠動脈ステントが臨床使用されるようになった当初から，ステント留置急性期に生じるステント血栓症が臨床的に問題であった．さまざまな抗血栓療法が試みられたが，1998年にLeonら[7]によってSTARS試験の結果が発表され，アスピリンとチクロピジンによる抗血小板薬2剤併用療法(dual antiplatelet therapy；DAPT)を行うことによって，ステント血栓症を大幅に減少させることが明らかとなった．現在，DAPTでは，アスピリンに加え，クロピドグレルやプラスグレルを用いることが多い．第1世代DESの時代では，急性期のみならず遅発性ないしは超遅発性のステント血栓症が大きな問題として注目されるようになり，必要とされるDAPT期間は12か月にも及ぶこととなった．その後，生体適合性に優れたDESのポリマーや，ステント自体の改良により，第2世代DESにおいては必要とされるDAPT期間を短縮する試みがなされてきた．わが国で行われた無作為化臨床試験であるSTOPDAPT-2試験では，1か月のDAPT期間と，標準と考えられる12か月DAPTとを比較したところ，1か月DAPT群では出血性事象が有意に低下し，血栓イベントは両群で差を認めなかった[8]．このようなエビデンスが蓄積されてきたことから，現在DES植え込み後のDAPT期間は，出血リスクが高い場合あるいは塞栓リスクが低い場合には1〜3か月で十分とされるようになってきた．

❺ 近年の治療法の変遷

　PCI時に用いる血管内画像診断法として血管内超音波法(intravascular ultrasound；IVUS)や

光干渉断層法（optical coherence tomography；OCT）があるが，OCT は高い空間分解能を有しており，IVUS では描出困難なプラーク性状の観察が可能である．プラーク破綻が原因となる ACS 以外にも，血管内皮細胞の障害や欠損により血栓が形成される「plaque erosion」や内腔に突出する密集した「石灰化プラーク（calcified nodule）」も ACS の原因となることが知られており，プラーク破綻以外の ACS においてはステント留置を避けうる，もしくは避けたほうがよいような症例も指摘されるようになった．ACS 患者の 1/4 程度に認める plaque erosion において，ステント留置を行わない抗血栓療法によって血栓量が減少することが OCT によって示された単施設研究[9]や，3 mm 未満の冠動脈新規病変の治療において薬剤コーテッドバルーン（drug coated balloon；DCB）の DES に対する非劣性[10]が報告されている．患者選択には十分な注意が必要であるものの，金属という異物を血管内に残さない試みも行われていることは注目に値する．抗血栓療法においては，ACS や高出血リスク症例におけるステント留置後の抗血小板療法をプラスグレル単剤とすることの安全性を評価する STOPDAPT-3 試験の結果が近年発表された[11]．XIENCE ステント留置後にプラスグレル単剤とするアスピリンフリー戦略は ACS や高出血リスク症例において 1 か月以内における出血イベントを低減せず，一方でプラスグレル単剤とすることは 1 か月 DAPT に対して心血管イベントにおける非劣性は示されたが，ステント血栓症の発生率においてはアスピリンフリー群のほうが高い傾向がみられた．このことから，冠動脈ステント留置後少なくとも 1 か月間はアスピリンと P2Y12 阻害薬による DAPT が標準的な戦略であることが明らかとなった．

（田畑範明）

文献

1) Davies MJ, et al：Plaque fissuring—the cause of acute myocardial infarction, sudden ischaemic death, and crescendo angina. Br Heart J 53：363-373, 1985

2) Fuster V, et al：The pathogenesis of coronary artery disease and the acute coronary syndromes(1). N Engl J Med 326：242-250, 1992

3) Virmani R, et al：Lessons from sudden coronary death：a comprehensive morphological classification scheme for atherosclerotic lesions. Arterioscler Thromb Vasc Biol 20：1262-1275, 2000

4) Reimer KA, et al：The wavefront phenomenon of ischemic cell death. 1. Myocardial infarct size vs duration of coronary occlusion in dogs. Circulation 56：786-794, 1977

5) Thygesen K, et al：Fourth Universal Definition of Myocardial Infarction(2018). J Am Coll Cardiol 72：2231-2264, 2018

6) Ishii M, et al：Characteristics and in-hospital mortality of patients with myocardial infarction in the absence of obstructive coronary artery disease in super-aging society. Int J Cardiol 301：108-113, 2020

7) Leon MB, et al：A clinical trial comparing three antithrombotic-drug regimens after coronary-artery stenting. Stent Anticoagulation Restenosis Study Investigators. N Engl J Med 339：1665-1671, 1998

8) Watanabe H, et al：Very short dual antiplatelet therapy after drug-eluting stent implantation in patients with high bleeding risk：insight from the STOPDAPT-2 trial. Circulation 140：1957-1959, 2019

9) Jia H, et al：Effective anti-thrombotic therapy without stenting：intravascular optical coherence tomography-based management in plaque erosion(the EROSION study). Eur Heart J 38：792-800, 2017

10) Jeger RV, et al：Drug-coated balloons for small coronary artery disease(BASKET-SMALL 2)：an open-label randomised non-inferiority trial. Lancet 392：849-856, 2018

11) Natsuaki M et al：An Aspirin-Free Versus Dual Antiplatelet Strategy for Coronary Stenting：STOPDAPT-3 Randomized Trial. Circulation 149：585-600, 2024

B 適応とプロトコール

　急性冠症候群(acute coronary syndrome；ACS)やACSが疑われる場合の画像診断の役割には，いくつかのポイントがある．まず，①再灌流治療などの治療前の鑑別診断である．また，②心機能や肺うっ血の程度などの重症度の評価，③治療後の梗塞巣の同定や梗塞サイズの評価，心筋バイアビリティ評価，そして④リスク・エリア(area at risk)の評価，さらには⑤微小血管閉塞や心筋内出血の検出，⑥予後評価などが挙げられる．また，これらの評価には，①胸部X線検査，②心エコー検査，③冠動脈CTAを含む造影CT，④心臓核医学検査，そして⑤心臓MRIなどの画像診断法が用いられるが，本項では，心臓CTと心臓MRIに焦点を当て，急性虚血性疾患の診療に関連する適応と撮影プロトコールについて解説する．

　急性胸痛を発症した患者が救急外来を受診した場合，身体的な所見，症状，病歴，心電図の変化，血中トロポニン値などに基づいて，典型的な急性心筋梗塞(acute myocardial infarction；AMI)と判断できる場合，診断のための非侵襲的な画像検査は通常必要ない．しかし，実際の臨床状況では，これらの項目の一部しか満たさないにもかかわらずACSを完全に除外できないケースがしばしばみられる．このような場合，緊急に診断と治療が必要な鑑別疾患として，急性大動脈解離と急性肺血栓塞栓症が考慮される．2022年に発行された「救急外来を受診した患者への冠動脈CTAの使用に関するSCCTのエキスパートによるコンセンサス文書」によれば，こうした場合，冠動脈CTAが推奨され，特に，急性大動脈解離や急性肺塞栓症のリスクが高い場合，通常の冠動脈CTAの代わりにトリプル・ルールアウトCTAが推奨されている[1]．

　トリプル・ルールアウトCTAの撮影プロトコールには，次の2つのオプションがある[2]．1つは，冠動脈CTAと同じ造影剤注入速度(5〜7 mL/sec)で始めて，後で注入速度を下げる(3 mL/sec)か，造影剤濃度を下げて同様の注入速度で追加注入を行う方法である．もう1つは，ハイピッチスキャンモードが利用可能な場合，1回の造影剤のボーラス注入の間に2回に分けて高速撮影を行う方法(2パスプロトコール)である．2パスプロトコールでは，最初の造影剤注入で肺動脈を撮影し，その後，セカンドパスで大動脈と冠動脈を撮影する．通常の冠動脈CTAと比較して，トリプル・ルールアウトCTAは肺塞栓症や大動脈解離の診断率が高く，冠動脈以外の重要な病変も検出できるメリットがある．ただし，トリプル・ルールアウトCTAは放射線被曝と造影剤の使用量を増加させ，冠動脈CTAの画質低下が生じる場合もあるため，潜在的なリスクと利益を十分に検討し，慎重に実施すべきである．一方，心臓MRIにはこのようなシナリオで撮影が推奨されることはない．

　ACSにおいて，梗塞のサイズは急性期の死亡率や慢性期の死亡率，心不全再入院のリスクと密接に関連しており，予後の重要な要因の1つである．さらに，梗塞部の心筋バイアビリティを評価することは，血行再建術後の機能回復を予測するうえで重要であり，心室リモデリングの発生予測についても重要な情報である．さらに，左室および右室機能の評価，局所壁運動評価，リスク・エリア(area at risk)の描出，微小血管閉塞(microvascular obstruction)や心筋内出血の検出，心筋梗塞の合併症などの評価も急性心筋梗塞に対する血行再建術後に必要な情報である．これらについて心臓MRIは一度の検査で評価が可能である．急性心筋梗塞後の心臓MRIではシネMRIによる心機能と局所壁運動異常の評価，T2強調画像による心筋浮腫の有無，早期造影における微小循環閉塞の有無，遅延造影MRIによる梗塞の部位と範囲を評価することが一般的である．心筋浮腫の評価にはT1/T2マッピングを代替ないし追加で撮影してもよい[3](図3)．

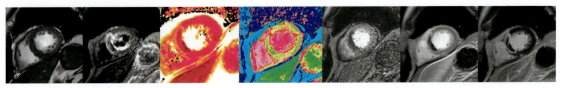

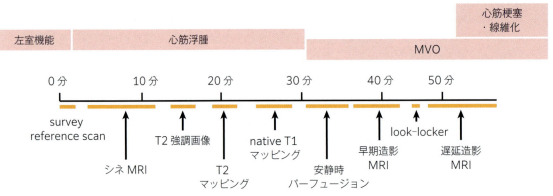

図3　急性心筋梗塞に対する血行再建術後の代表的な心臓MRIプロトコール
シネMRIと遅延造影MRIを基本に，T2強調画像，T1/T2マッピング，安静時パーフュージョン，早期造影MRIを追加する．＊1：撮影必須．＊2：撮影してもよい．

　シネMRIはエコーと異なり肺や骨による影響を受けず任意の撮影断面を設定可能であるため，左室や右室の局所壁運動を死角なく評価できる．シネMRIから得られる左室容積や駆出率などの心機能指標は再現性が高く，現在最も正確な非侵襲的心機能評価法であると考えられている．また，検査時にβ遮断薬など薬剤投与の必要がないので薬剤による修飾のない安静時の心機能・容積の計測が可能であるという利点がある．シネMRIをT2強調画像や遅延造影MRIと比較することにより浮腫領域や梗塞領域と壁運動異常の関連が評価できる．シネMRIによる心機能解析では，左室短軸像を心基部から心尖部まで撮影し，各スライスの心内膜縁と心外膜縁をトレースすることによりディスク総和法を利用するため，心筋梗塞などにより局所壁運動異常を伴う左室でも高い精度と再現性が認められる[4,5]．

　T2強調画像では急性の梗塞と陳旧性の梗塞を鑑別することが可能である．急性の梗塞では心筋浮腫を伴い，T2強調画像で高信号となる．陳旧性の梗塞ではすでに浮腫は消失しておりT2強調画像では高信号とはならない．また浮腫領域とは虚血にさらされた領域，すなわち，リスク・エリア(area at risk)であり，血行再建後では遅延造影領域との差分がsalvageされた心筋と考えることができる[6,7]．

　心筋梗塞急性期に血行再建が行われ，冠動脈閉塞が解除されても心筋への血流回復が得られないno-reflow現象が生じると梗塞心筋組織の毛細血管が破綻し心筋への血流が完全に失われたmicrovascular obstruction(MVO)という状態になる．MVO領域は安静時心筋パーフュージョンMRIではfirst passで血流欠損像として，早期造影MRIや遅延造影MRIでは梗塞中心部の造影不良領域として認められる[8]．

　遅延造影MRIでは，梗塞に伴う心筋の壊死領域(不可逆的障害部位)は高信号を示す．遅延造

影 MRI は空間分解能が高いため，心筋 SPECT で診断が困難な小梗塞や心内膜下梗塞の診断に優れている．心筋梗塞発症 1 か月以内の亜急性期には梗塞巣周辺のリスク領域にも心筋浮腫の影響で造影効果が出るため，梗塞サイズを過大評価する可能性がある点に注意が必要である[8]．

（石田正樹）

文 献

1) Maroules CD, et al：2022 use of coronary computed tomographic angiography for patients presenting with acute chest pain to the emergency department：An expert consensus document of the Society of cardiovascular computed tomography（SCCT）：Endorsed by the American College of Radiology（ACR）and North American Society for cardiovascular Imaging（NASCI）. J Cardiovasc Comput Tomogr 17：146-163, 2023

2) Burris AC 2nd, et al：Triple Rule Out Versus Coronary CT Angiography in Patients With Acute Chest Pain：Results From the ACIC Consortium. JACC Cardiovasc Imaging 8：817-825, 2015

3) Kramer CM, et al：Standardized cardiovascular magnetic resonance imaging（CMR）protocols：2020 update. J Cardiovasc Magn Reson 22：17, 2020

4) Greupner J, et al：Head-to-head comparison of left ventricular function assessment with 64-row computed tomography, biplane left cineventriculography, and both 2-and 3-dimensional transthoracic echocardiography：comparison with magnetic resonance imaging as the reference standard. J Am Coll Cardiol 59：1897-1907, 2012

5) Grothues F, et al：Comparison of interstudy reproducibility of cardiovascular magnetic resonance with two-dimensional echocardiography in normal subjects and in patients with heart failure or left ventricular hypertrophy. Am J Cardiol 90：29-34, 2002

6) Aletras AH, et al：Retrospective determination of the area at risk for reperfused acute myocardial infarction with T2-weighted cardiac magnetic resonance imaging：histopathological and displacement encoding with stimulated echoes（DENSE）functional validations. Circulation 113：1865-1870, 2006

7) Ortiz-Pérez JT, et al：Determinants of myocardial salvage during acute myocardial infarction：evaluation with a combined angiographic and CMR myocardial salvage index. JACC Cardiovasc Imaging 3：491-500, 2010

8) Schulz-Menger J, et al：Standardized image interpretation and post-processing in cardiovascular magnetic resonance-2020 update：Society for Cardiovascular Magnetic Resonance（SCMR）：Board of Trustees Task Force on Standardized Post-Processing. J Cardiovasc Magn Reson 22：19, 2020

9) Wu KC, et al：Prognostic significance of microvascular obstruction by magnetic resonance imaging in patients with acute myocardial infarction. Circulation 97：765-772, 1998

Ⓒ PCI 後評価としての MRI

1 心臓 MRI による急性心筋梗塞の評価

急性心筋梗塞（acute myocardial infarction；AMI）に対する PCI 後の心臓 MRI では，シネ MRI，T2 強調画像，安静時心筋血流 MRI，早期造影 MRI，遅延造影 MRI を含むプロトコー

ルで撮影され，PCI後1週間程度に行われる．最近では，これらに，造影前のT2マッピング，造影前後のT1マッピングが追加されることもある．ステント留置されていたとしても1.5T，3.0Tにかかわらず，この時期にMRIを撮影することは問題ないとされている．日本循環器学会が発行している「急性冠症候群ガイドライン（2018年版）」では，STEMIに対するprimary PCI後の心筋梗塞の評価において，シネMRIと遅延造影MRIは推奨クラスⅡaに位置づけられており[1]，SCMR標準化プロトコールでも必須の撮影方法とされている[2]．一方，SCMR標準化プロトコールでは，T2強調画像，安静時心筋血流MRI，早期造影MRIやT1/T2/T2*マッピングなどによる組織性状評価は，任意に実施するという位置付けである．

このように，AMI後の心臓MRIではシネMRIによる心機能と局所壁運動異常の評価，T2強調画像やT1/T2マッピングによる心筋浮腫および"area at risk"の評価，安静時心筋血流MRIや早期造影MRIによるmicrovascular obstruction（MO）の評価，遅延造影MRIによる梗塞の評価などが通常行われる．

2 心筋浮腫，"area at risk"，心筋salvageの評価

AMIは心筋浮腫を伴い，T2強調画像で高信号が観察される．一方，陳旧性心筋梗塞（old myocardial infarction；OMI）では浮腫は見られず，T2強調画像で高信号は認めない．そのため，AMIとOMIを区別することができる．心筋梗塞後は，発症から1～3か月の間，T2強調画像で高信号が残存し，経時的に信号強度が減少し，外膜側から消失していくとされるが，心筋梗塞発症後約2週間は貫壁性の高信号領域が持続すると言われている．一般に，冠動脈が完全閉塞し再灌流治療が行われなかった場合，それより下流の灌流領域の心筋は虚血状態から最終的に心筋壊死に至るが，そのような心筋領域を，その冠動脈閉塞病変に対応する"area at risk"という．動物実験などの結果から，冠動脈再灌流モデルにおけるT2強調画像における高信号領域（心筋浮腫）は"area at risk"を反映するとされている．AMI後の患者では，T2強調画像で高信号を示す浮腫領域は，PCIが行われなければ梗塞に進展していた可能性のある領域，つまり"area at risk"として評価される[3]．

PCI後のAMI患者で，T2強調画像では"area at risk"が高信号領域として描出され，遅延造影MRIでは不可逆的に梗塞に陥った領域が高信号域として描出される．したがって，"area at risk"と梗塞領域を差分した領域はPCIにより梗塞から免れた"salvage"された心筋と考えることができ再灌流療法の治療効果の指標となる．"心筋salvage"の"area at risk"に対する比は容易に計算でき，"心筋salvage index"という．これまでに多くの研究で，"心筋salvage index"がSTEMI患者のMACE（主要心血管事象）を予測する予後因子として有望であることが報告されている（図4，5）[4]．

T2強調画像による"area at risk"の評価には，発症後2週間以内に高信号領域の範囲が変動しないという前提が必要である．しかし，最近の動物実験の結果から，心筋梗塞発症後2週間以内でもT2強調画像の撮影タイミングによって高信号領域の範囲に経時的な変化がある可能性が報告されている．ブタを用いた再灌流モデルでは，T2強調画像の信号は再灌流直後に上昇し，24時間後にいったん低下し，4日目から再び上昇し，7日目以降は再灌流直後と同程度の範囲で信号上昇が保たれるとする2峰性のパターンを示した[5, 6]．また，同様の傾向が，PCIが実施されたSTEMI患者でも観察されたと報告されている[7]．一方で，多数の患者データを後方視的に解析した調査では，そのような傾向は見られなかったとする報告もあり[8, 9]，

236 ・ 2 急性虚血性心疾患

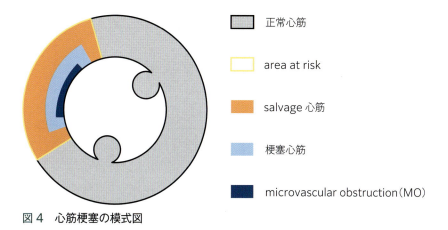

図4 心筋梗塞の模式図

正常心筋
area at risk
salvage 心筋
梗塞心筋
microvascular obstruction (MO)

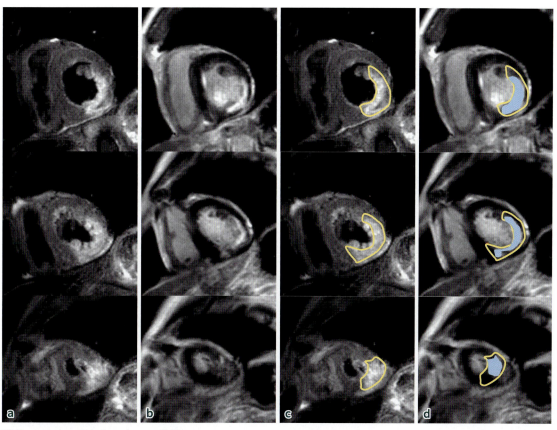

図5 area at risk と salvage 心筋
70歳代男性．AMIにてLCXにPCIが施行された．発症後6日目に心臓MRI施行された．T2強調画像(**a**)で，下側壁に全層性の浮腫を認める．遅延造影MRI(**b**)で内膜下優位に遅延造影が高信号域として描出されている．T2強調画像で黄色の枠で囲んだ範囲(**c**)が"area at risk"に相当し，"area at risk"から梗塞心筋(水色の領域)(**d**)を差し引いた領域が，"salvage 心筋"である．

心筋梗塞後の T2 強調画像での高信号領域が 2 週間程安定するのか否かについて，現時点では結論が出ていない．

3 梗塞サイズと心筋バイアビリティの評価

　遅延造影 MRI は，OMI だけでなく，AMI においても梗塞の有無や範囲を正確に評価できる．AMI を発症し，不可逆的に梗塞に陥った心筋は収縮能を失い，数週間から数か月かけて線維性瘢痕組織に置換される．急性期には，左室心筋の 25％が梗塞になると心不全を生じ 40％が梗塞になると心原性ショックを生じるとされる[10]．また，遠隔期には，AMI により消失した正常心筋の量，すなわち，梗塞サイズが，左室リモデリングと密接に関連する．梗塞サイズがさまざまな臨床エンドポイントや死亡率を予測できることは，多くの研究により示されている．795 例の STEMI 患者を対象とした多施設無作為化試験では，梗塞サイズは死亡率の有意な予測因子であった[11]．また，10 件の無作為化試験のメタ解析(n＝1,889)では，PCI 後の AMI 患者の梗塞サイズとその後の死亡率との関係には強い関連が認められ，梗塞サイズが 5％増加するごとにその後の死亡率が増加した(HR：1.19，95％ CI：1.18～1.20，$p<0.0001$)[12]．梗塞サイズの増大は，心不全入院とも強い関係があった(HR：1.20，95％ CI：1.19～1.21，$p<0.0001$)．この関連は，年齢，性別，糖尿病，高血圧，脂質異常症，喫煙の有無，LAD が責任血管か否か，発症から PCI までの時間，ベースラインの TIMI とは独立していた．しかし，梗塞サイズは再梗塞の発症とは有意な関連は示されなかった．

　AMI 発症直後の遅延造影 MRI では梗塞の範囲を過大評価する可能性がある[13, 14]．梗塞心筋が急性期には腫脹していること，梗塞心筋内に正常心筋細胞がある程度残存している場合には壊死した心筋細胞が線維化に置換される過程でマクロなレベルで高信号となる割合が低下することなどが原因とされる．特に梗塞サイズの変化は梗塞後数週間で観察され最初 1 週間で最も大きい．6～8 週間後には梗塞サイズは一定となる[15, 16]．AMI 後の MRI は通常，発症から 1 週間以内に撮影されるが，この期間に梗塞サイズが大きく変化することは，梗塞サイズの意義を評価するうえでは注意すべきである．

　遅延造影 MRI による梗塞の評価の利点は，高いコントラストと空間分解能により内膜下梗塞でも明瞭に検出できることである．OMI と同様に壁内深達度を評価することにより心筋バイアビリティ(PCI 後遠隔期の局所壁運動の回復)を評価できる．梗塞の壁内深達度が 25％未満であれば，心筋バイアビリティは保たれるが，壁内深達度が 75％以上であれば，心筋バイアビリティは消失している[13]．しかし，壁内深達度が 25～75％の場合の心筋バイアビリティの評価の精度は低く，メタ解析では，AMI における，遅延造影 MRI による心筋バイアビリティ評価は感度 91％であるものの，特異度は 51％にとどまった[17]．また，AMI では梗塞のサイズを過大評価する可能性があり，外膜側の非梗塞心筋に注目することにより心筋バイアビリティ評価の精度が向上する可能性がある．市川らの報告によると，梗塞部のある心筋壁のうち外膜側の非梗塞部の壁厚が 3.9 mm 以上であれば遠隔期の局所心筋壁運動回復の予測能が良好であった[18]．

4 microvascular obstruction と心筋内出血

　心筋梗塞急性期に血行再建が行われ，心外膜冠動脈の閉塞が解除されても心筋微小循環の灌流が十分に回復するとは限らない．心筋梗塞の中心部は，心筋壊死とともに毛細血管も構造的

238 ● 2 急性虚血性心疾患

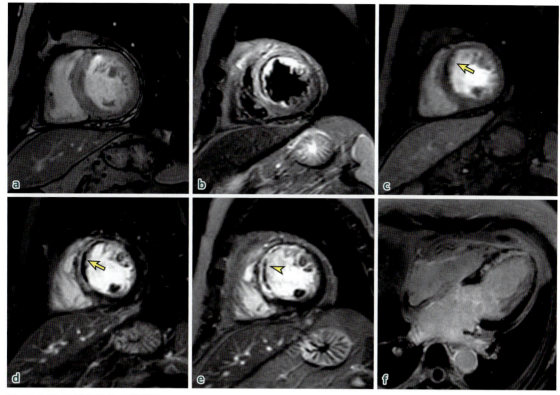

図6　MOを伴う急性心筋梗塞
60歳代男性．AMIにてLADにPCIを施行された．発症後7日目に心臓MRIが施行された．シネMRI(**a**)では，左室壁の菲薄化は認めない．T2強調画像(**b**)では，前壁中隔に全層性に浮腫を認める．安静時心筋血流MRI(**c**)で，前壁中隔の内膜下にMOを認める(矢印)．早期造影MRI(**d**)でもMOを認めるが(矢印)，安静時心筋血流MRIよりもサイズはやや小さく描出されている．遅延造影MRI(**e**, **f**)ではMOの範囲は早期造影MRIよりさらに小さく描出されている(矢頭)．遅延造影MRIでは壁内深達度75％以上の梗塞を認める．

に障害を受け，再灌流を得ても心筋血流が得られない領域が出現し，no reflow現象あるいはMOと呼ばれている[19]．MOは虚血領域が再灌流されることにより，急激に内皮細胞が腫脹，突出することにより，好中球，赤血球，血小板などとともに毛細血管の閉塞を引き起こすことによって生じるとされている(図6)[19, 20]．

　MOの評価には，安静時心筋パーフュージョンMRI，早期造影MRI，遅延造影MRIなどが用いられる．早期造影MRIは，造影剤投与後1, 2分後に比較的長いTIを設定し遅延造影MRIと同じ撮影シーケンスで撮影するものである[21]．MOは，安静時心筋パーフュージョンMRIでは，梗塞領域内に見られる造影不良域として認められ，造影剤投与後2分間は持続的に見られる．一方で，早期造影MRIや遅延造影MRIでは，MOは梗塞中心部の造影不良領域として認められる．

　安静時心筋パーフュージョンMRIは，空間分解能が早期造影MRIや遅延造影MRIなどよりやや劣り，通常，左室短軸断面で3～4スライスで撮影されるため，左室全体をカバーすることができないという問題がある．見た目のMOのサイズは，安静時心筋パーフュージョンMRI(early MO)から遅延造影MRI(late MO)にかけて徐々に小さくなっていく[22]．これは，組織レベルで，造影剤の拡散や側副血行路によりMOの影響が少ない領域へ造影剤が到達する

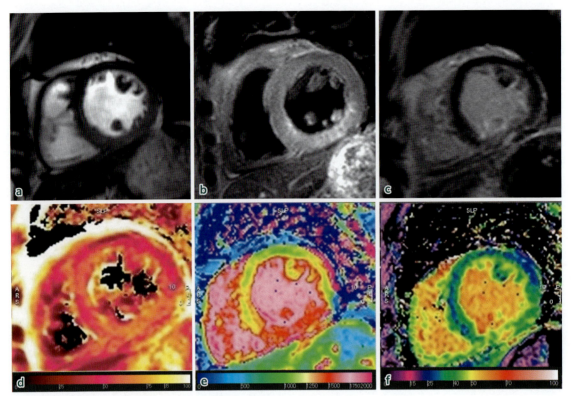

図7　T1/T2マッピングを組み合わせたAMI,評価
70歳代男性．AMIにてRCAにPCIが施行された．発症後7日目に心臓MRIが施行された．シネMRI(**a**)では，左室壁の菲薄化は認めない．T2強調画像(**b**)では，下壁に浮腫を認める．遅延造影MRI(**c**)では浮腫よりも狭い範囲に内膜下梗塞を認める．T2強調画像で高信号を認めた部位に一致して，T2マップ(**d**)ではT2が64 msec程度に延長した領域が，(基準値：46 msec ± 6 msec)，T1マップ(**e**)ではnative T1が1,467 msec程度に延長した領域(基準値：1,242 ± 41 msec)が認められ心筋浮腫領域が明瞭に描出されている．また，ECVマップ(**f**)でも，ECV 44％程度(基準値：29 ± 3.3％)と上昇を認める．

ことが原因とされている．こうした領域では，遅延造影MRIで低信号の領域が小さくなるか，完全に消失しまう場合もありえる．MOのサイズについては，組織学的なMOとearly MOはよく一致するが，late MOは過小評価となることが知られている[23]．そのため，遅延造影MRIにおけるMO(late MO)は，より深刻な微小循環障害を示している可能性が高く，一方，安静時心筋パーフュージョンMRIや早期造影MRIでは，微小循環障害の程度が比較的軽微である場合にも高い感度でMOを検出できる(early MO)．PCIを受けたAMI患者でMOが認められた場合には予後不良であり，MOの程度と心血管イベントは強い関連がある[24]が，予後予測には，early MOよりもlate MOが優れていることが示されている[25]．

AMI後の患者では，MOに加えて，心筋内への出血を生じる場合がある．心筋内出血があると，T2強調画像では高信号域内の低信号部として描出され，このような低信号は，梗塞サイズやMOサイズが大きく，salvage心筋が少なく，左室機能が低下したAMI患者でみられることが多く，有害心事象との関連が強いとされる．しかし，T2強調画像での高信号域内の低信号域は心筋内出血に特異的な所見ではなくMOのみがある場合でも同様の所見を示すことはある．梗塞心筋内の出血の存在をより包括的に評価するためには，鉄の常磁性効果(つま

り出血を意味する)を検出することであり，T2*マッピングを行うと，出血を特異的に検出できる．T2*マッピングを用いた検討では，心筋出血は，MO よりも，退院後の心血管死または新たな心不全と関連していた(HR：5.89，95％有意区間：1.25〜27.74；$p = 0.03$)[26]．

5 T1/T2マッピングによる組織性状評価

T1/T2マッピング技術では心筋組織性状を反映した定量値が得られる．近年，心筋浮腫領域の評価に T1/T2マッピングも用いられるようになっており，T2強調画像よりも正確に心筋浮腫を評価できるという報告がある(図7)[27]．さらに，T1値は T2値よりも値が 20〜30倍大きいため小さい変化も鋭敏に捉えることができることから，線維化など他の要素がない場合，心筋浮腫の検出により有用である．また，native T1, ECV による AMI 後の遠隔心筋の組織性状評価が注目されている．遠隔心筋の native T1値や ECV と全身の炎症反応および早期の LV リモデリングとの間に関連があるというエビデンスが出始めている[28〜30]．これは，遠隔心筋の細胞外液腔が炎症反応により拡大し，早期の LV リモデリングの発生と密接に関連することを示唆するものである．

(粉川嵩規，石田正樹)

文献

1) Kimura K, et al：JCS 2018 Guideline on Diagnosis and Treatment of Acute Coronary Syndrome. Circ J 83：1085-1196, 2019

2) Schulz-Menger J, et al：Standardized image interpretation and post-processing in cardiovascular magnetic resonance-2020 update. Journal of Cardiovascular Magnetic Resonance 22：19, 2020

3) Aletras AH, et al：Retrospective determination of the area at risk for reperfused acute myocardial infarction with T2-weighted cardiac magnetic resonance imaging：histopathological and displacement encoding with stimulated echoes(DENSE)functional validations. Circulation 113：1865-1870, 2006

4) Xiao Z, et al：The prognostic value of myocardial salvage index by cardiac magnetic resonance in ST-segment elevation myocardial infarction patients：a systematic review and meta-analysis. Eur Radiol 33：8214-8225, 2023

5) Fernandez-Jimenez R, et al, Pathophysiology Underlying the Bimodal Edema Phenomenon After Myocardial Ischemia/Reperfusion. J Am Coll Cardiol 66：816-828, 2015

6) Fernandez-Jimenez R, et al：Myocardial edema after ischemia/reperfusion is not stable and follows a bimodal pattern：imaging and histological tissue characterization. J Am Coll Cardiol 65：315-323, 2015

7) Fernandez-Jimenez R, et al：Dynamic Edematous Response of the Human Heart to Myocardial Infarction：Implications for Assessing Myocardial Area at Risk and Salvage. Circulation 136：1288-1300, 2017

8) Carrick D, et al：Temporal Evolution of Myocardial Hemorrhage and Edema in Patients After Acute ST-Segment Elevation Myocardial Infarction：Pathophysiological Insights and Clinical Implications. J Am Heart Assoc 5, 2016

9) Berry C, et al："Waves of Edema" Seem Implausible. J Am Coll Cardiol 67：1868-1869, 2016

10) Caulfield JB, et al：The relationship of myocardial infarct size and prognosis. Circulation 53：1141-1144, 1976

11) Eitel I, et al：Comprehensive prognosis assessment by CMR imaging after ST-segment elevation myocardial infarction. J Am Coll Cardiol 64：1217-1226, 2014

12) Stone GW, et al：Relationship Between Infarct Size and Outcomes Following Primary PCI：Patient-Level Analysis From 10 Randomized Trials. J Am Coll Cardiol 67：1674-1683, 2016

13) Almeida AG, et al：Multimodality imaging of myocardial viability：an expert consensus document from the European Association of Cardiovascular Imaging(EACVI). European Heart Journal-Cardiovascular Imaging 22：e97-e125, 2021

14) Ingkanisorn WP, et al：Gadolinium delayed enhancement cardiovascular magnetic resonance correlates with clinical measures of myocardial infarction. Journal of the American College of Cardiology 43：2253-2259, 2004

15) Engblom H, et al：Rapid initial reduction of hyperenhanced myocardium after reperfused first myocardial infarction suggests recovery of the peri-infarction zone：one-year follow-up by MRI. Circ Cardiovasc Imaging 2：47-55, 2009

16) Ibrahim T, et al：Acute myocardial infarction：serial cardiac MR imaging shows a decrease in delayed enhancement of the myocardium during the 1st week after reperfusion. Radiology 254：88-97, 2010

17) Romero J, et al：CMR imaging assessing viability in patients with chronic ventricular dysfunction due to coronary artery disease：a meta-analysis of prospective trials. JACC Cardiovasc Imaging 5：494-508, 2012

18) Ichikawa Y, et al：Late gadolinium-enhanced magnetic resonance imaging in acute and chronic myocardial infarction. Improved prediction of regional myocardial contraction in the chronic state by measuring thickness of nonenhanced myocardium. J Am Coll Cardiol 45：901-909, 2005

19) Bekkers SC, et al：Microvascular obstruction：underlying pathophysiology and clinical diagnosis. J Am Coll Cardiol 55：1649-1660, 2010

20) Kloner RA, et al：The "no-reflow" phenomenon after temporary coronary occlusion in the dog. J Clin Invest 54：1496-1508, 1974

21) Wu KC：CMR of microvascular obstruction and hemorrhage in myocardial infarction. Journal of Cardiovascular Magnetic Resonance 14：68, 2012

22) Mather AN, et al：Appearance of microvascular obstruction on high resolution first-pass perfusion, early and late gadolinium enhancement CMR in patients with acute myocardial infarction. J Cardiovasc Magn Reson 11：33, 2009

23) Judd RM, et al：Physiological basis of myocardial contrast enhancement in fast magnetic resonance images of 2-day-old reperfused canine infarcts. Circulation 92：1902-1910, 1995.

24) Wu KC, et al：Quantification and time course of microvascular obstruction by contrast-enhanced echocardiography and magnetic resonance imaging following acute myocardial infarction and reperfusion. J Am Coll Cardiol 32：1756-1764, 1998

25) de Waha S, et al：Impact of early vs. late microvascular obstruction assessed by magnetic resonance imaging on long-term outcome after ST-elevation myocardial infarction：a comparison with traditional prognostic markers. Eur Heart J 31：2660-2668, 2010

26) Carrick D, et al：Myocardial Hemorrhage After Acute Reperfused ST-Segment-Elevation Myocardial Infarction：Relation to Microvascular Obstruction and Prognostic Significance. Circ Cardiovasc Imaging 9：e004148, 2016

27) Layland J, et al：Diagnostic Accuracy of 3.0-T Magnetic Resonance T1 and T2 Mapping and T2-Weighted Dark-Blood Imaging for the Infarct-Related Coronary Artery in Non-ST-Segment Elevation Myocardial Infarction. J Am Heart Assoc 6, 2017

28) Chan W, et al：Acute left ventricular remodeling following myocardial infarction：coupling of regional healing with remote extracellular matrix expansion. JACC Cardiovasc Imaging 5：884-893, 2012

29) Carrick D, et al：Pathophysiology of LV Remodeling in Survivors of STEMI：Inflammation, Remote Myocardium, and Prognosis. JACC Cardiovasc Imaging 8：779-789, 2015

30) Coelho-Filho OR, et al：Role of transcytolemmal water-exchange in magnetic resonance measurements of diffuse myocardial fibrosis in hypertensive heart disease. Circ Cardiovasc Imaging 6：134-141, 2013

D MINOCA の評価

❶ MINOCA の疾患概念

AMI が疑われ，高感度トロポニンが陽性にもかかわらず，冠動脈造影で責任病変となりうる器質的狭窄病変が認められない症例が 6～15％ほど存在すると報告されている[1,2]．このような非典型な AMI を示す疾患群として「冠動脈の閉塞を伴わない心筋梗塞（MINOCA）」という用語が 2013 年に提唱され，通常の心筋梗塞とは異なる独立した疾患概念として認識されている．疾患群としての MINOCA を理解し，適切に精査を行うことが，その後の治療方針の選択において非常に重要である．欧米のガイドラインでは MINOCA の診断アルゴリズムについての言及があり，特に心臓 MRI の重要性が強調されている[3,4]．

❷ 診断基準

MINOCA の診断は以下の 3 項目を満たすことでなされる[5]．
① universal definition 第 4 版[6] における AMI の診断基準を満たすこと（心筋トロポニンレベルが健常人の 99 パーセンタイル値を超える一過性の上昇と下降を示すこと）
② 冠動脈造影において表在冠動脈に狭窄度 50％以上の狭窄病変を認めないこと
③ 胸痛などの急性症状の原因となる他の疾患・病態が存在しないこと

❸ 診断アルゴリズム（図 8）

実際の救急診療では，トロポニン陽性で AMI が疑われた患者において冠動脈造影で有意な狭窄病変が認められず，非心臓疾患の関与がない場合を「暫定的 MINOCA（working diagnosis）」として，原因疾患のさらなる検索が求められる．要因となる非心臓疾患としては，敗血症，肺塞栓，胸部外傷などが挙げられる．暫定的 MINOCA と診断したら，冠動脈造影をもう一度注意深く見直して，プラーク破綻や塞栓，特発性冠動脈解離（spontaneous coronary artery dissection；SCAD）による冠動脈閉塞を見落としていないかを検証する必要がある．

次のステップとして，ガドリニウム造影心臓 MRI が非虚血性心筋障害の除外において重要な役割をはたす．鑑別すべき非虚血性心筋障害として心筋炎やたこつぼ心筋症があり，そのほか，心臓 MRI は真の心筋梗塞や他の心筋症の診断においても有用である．また，心臓 MRI で異常を認めない場合も少なくないことも認識しておく必要がある[1,7]．心臓 MRI で非虚血性心筋障害が除外された場合に「真の MINOCA（definite diagnosis）」と診断される．真の MINOCA と診断されれば，虚血機序の原因を探索するために，冠動脈血管内イメージング（OCT や IVUS）を行い，プラーク破綻や SCAD の有無を評価する．また，冠動脈機能評価（アセチルコリン・エルゴノビン負荷試験）を行い冠攣縮や微小循環障害といった冠動脈機能異常の有無も考慮する必要がある．

❹ 心臓 MRI の役割

2020 年版欧州心臓病学会（European Society of Cardiology；ESC）ガイドライン[3] では MINOCA の診断アルゴリズムが提唱されており，暫定的 MINOCA における非虚血性心筋障害の除外過程においての心臓 MRI は class Ⅰ の推奨となっている．2021 年版 AHA/ACC/ASE/

```
トロポニン陽性で急性心筋梗塞が疑われるが冠動脈造影で有意な狭窄病変を認めない
                    ↓
        非心臓疾患(敗血症,肺塞栓,胸部外傷など)を除外
                    ↓
              暫定的 MINOCA(working diagnosis)
                    ↓
        冠動脈造影所見の見直し
        →プラーク破綻,塞栓,特発性冠動脈解離による冠動脈閉塞の除外
                    ↓
        ガドリニウム造影心臓 MRI*
        →心筋炎,たこつぼ心筋症など非虚血性心筋障害の除外
                    ↓
              真の MINOCA(definite diagnosis)
                    ↓
        冠動脈血管内イメージング(OCT,IVUS)
        →プラーク破綻や SCAD の有無を評価
                    ↓
        冠動脈機能評価(アセチルコリン負荷試験)
        →冠攣縮や微小循環障害の有無を評価
```

図 8　MINOCA の診断アルゴリズム
*心臓 MRI は入院早期(入院 2〜4 日)に実施することで心筋浮腫の陽性率が向上する.

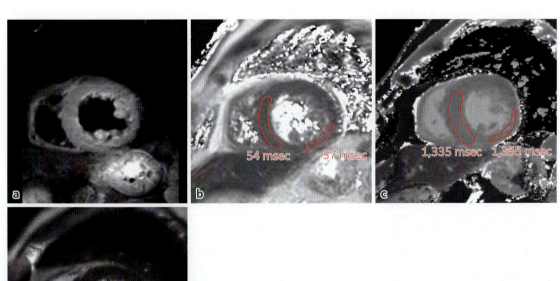

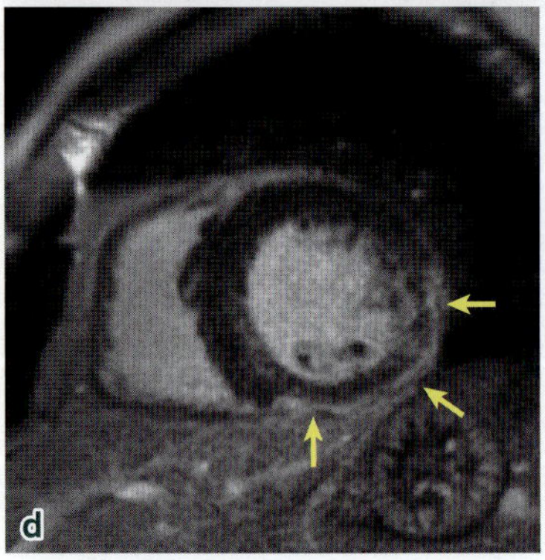

図 9　暫定的 MINOCA から心臓 MRI で除外すべき非虚血性心筋障害：心筋炎

a. STIR-black blood T2 強調画像ではびまん性心筋浮腫のため異常を認識しづらい. **b.** T2 マッピング(施設基準値 40〜45 msec)と **c.** T1 マッピング(施設基準値 1,200〜1,250 msec)では異常値を認め,心筋浮腫の存在を客観的に評価できる. **d.** 遅延造影では左室側壁から下壁にかけて外膜側に遅延造影を認める(矢印).

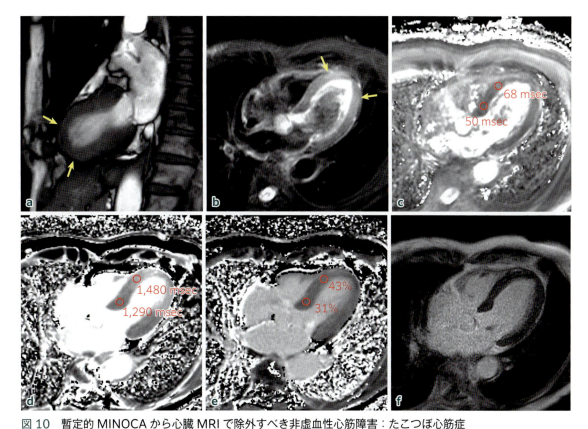

図10 暫定的MINOCAから心臓MRIで除外すべき非虚血性心筋障害：たこつぼ心筋症
シネ（収縮期）で心尖部に無収縮を認める（矢印 **a**）．STIR-black blood T2強調画像（**b**）やT2マッピング（**c**）（施設基準値40〜45 msec）で心尖部優位に心筋浮腫を示唆する異常を認める（矢印）．native T1（**d**）（施設基準値1,200〜1,250 msec），ECV（**e**）（基準値23〜38%）でも心尖部優位の異常値を認める．遅延造影（**f**）でLGEは認めない．

CHEST/SAEM/SCCT/SCMRガイドライン[4]でもMINOCAに対する心臓MRIは強い推奨（class 1）である．一方，2023年JCS/CVIT/JCCガイドライン　フォーカスアップデート版では暫定的MINOCAの診断に対する心臓MRIは推奨クラスⅡa，エビデンスレベルBとされている[8]．

心臓MRIを用いることで，暫定的MINOCAの87%で原因疾患を同定できたと報告されている[9]．除外すべき疾患として心筋炎（図9）とたこつぼ心筋症が重要であり（図10），心臓MRIを用いた報告では，暫定的MINOCAの7〜33%が心筋炎の診断に至り[7,10]，19〜35%はたこつぼ心筋症と診断されている[7]．そのほか，肥大型心筋症（hypertrophic cardiomyopathy；HCM），拡張型心筋症（dilated cardiomyopathy；DCM），心アミロイドーシス，心膜炎も原因疾患となりうる[1]．

MINOCA診療においては，入院早期（入院2〜4日）に心臓MRIを実施することで心筋浮腫の陽性率が向上し，心筋炎やたこつぼ心筋症の診断能が向上することが示唆されており，特にT1マッピング〔native T1と細胞外容積分画（extracellular volume；ECV）マッピング〕による定量的な診断手法の有用性が報告されている[7]．さらに，T2マッピングによる心筋浮腫の評価がMINOCA診療の役に立つ可能性もある[11]．

〔尾田済太郎〕

文 献

1) Pasupathy S, et al：Systematic review of patients presenting with suspected myocardial infarction and nonobstructive coronary arteries. Circulation 131：861-870, 2015

2) Dastidar AG, et al：The role of cardiac MRI in patients with troponin-positive chest pain and unobstructed coronary arteries. Curr Cardiovasc Imaging Rep 8：28, 2015

3) Collet JP, et al：2020 ESC Guidelines for the management of acute coronary syndromes in patients presenting without persistent ST-segment elevation. Eur Heart J 42：1289-1367, 2021

4) Gulati M, et al：2021 AHA/ACC/ASE/CHEST/SAEM/SCCT/SCMR Guideline for the Evaluation and Diagnosis of Chest Pain：A Report of the American College of Cardiology/American Heart Association Joint Committee on Clinical Practice Guidelines. J Am Coll Cardiol 78：e187-e285, 2021

5) Agewall S, et al：ESC working group position paper on myocardial infarction with non-obstructive coronary arteries. Eur Heart J 38：143-153, 2017

6) Thygesen K, et al：Fourth Universal Definition of Myocardial Infarction(2018). Circulation 138：e618-e651, 2018

7) Sörensson P, et al：Early comprehensive cardiovascular magnetic resonance imaging in patients with myocardial infarction with nonobstructive coronary arteries. JACC Cardiovasc imaging 14：1774-1783, 2021

8) 日本循環器学会，他：日本循環器学会/日本心血管インターベンション治療学会/日本心臓病学会合同ガイドライン 2023 年 JCS/CVIT/JCC ガイドライン　フォーカスアップデート版　冠攣縮性狭心症と冠微小循環障害の診断と治療．p39, 2023

9) Pathik B, et al：Troponin-positive chest pain with unobstructed coronary arteries：incremental diagnostic value of cardiovascular magnetic resonance imaging. Eur Heart J Cardiovasc Imaging 17：1146-1152, 2016

10) Tornvall P, et al：Myocarditis or "true" infarction by cardiac magnetic resonance in patients with a clinical diagnosis of myocardial infarction without obstructive coronary disease：A meta-analysis of individual patient data. Atherosclerosis 241：87-91, 2015

11) Galea N, et al：T2-mapping increase is the prevalent imaging biomarker of myocardial involvement in active COVID-19：a Cardiovascular Magnetic Resonance study. J Cardiovasc Magn Reson 23：68, 2021

3 心筋疾患

A 概念と治療法の変遷

❶ 心筋症とは

　心筋症は「心機能障害を伴う心筋疾患」と定義されており，1995 年の WHO/ISFC 合同委員会による心筋症の定義と病型分類によると①拡張型心筋症（dilated cardiomyopathy；DCM），②肥大型心筋症（hypertrophic cardiomyopathy；HCM），③拘束型心筋症（restrictive cardiomyopathy；RCM），④不整脈原性右室心筋症（arrhythmogenic right ventricular cardiomyopathy；ARVC），⑤分類不能の心筋症（unclassified cardiomyopathy）に大別される[1]．また，原因または全身疾患との関連が明らかな心筋症の総称として特定心筋症（specific cardiomyopathy），いわゆる二次性心筋症として区別される．2005 年に本邦で「心筋症：診断の手引きとその解説」が作成され，特発性心筋症は「高血圧や冠動脈疾患などの明らかな原因を有さず，心筋に病変の首座がある一連の疾患」と定義されている[2]．

　現在，本邦では 2019 年に日本循環器学会/日本心不全学会合同ガイドラインとして「心筋症診療ガイドライン（2018 年改訂版）」が公表され，心筋症を「心機能障害を伴う心筋疾患」と定義し，いわゆる「原発性」（以前からの「特発性」）心筋症を，肥大型心筋症，拡張型心筋症，不整脈原性右室心筋症，拘束型心筋症の 4 つに分類した（図 1）[3]．「形態・機能変化」として心肥大・心拡大・収縮能/拡張能低下を画像診断で評価し，「家族歴・遺伝子変異」について十分な検索と評価を行う．その後「鑑別すべき疾患」として二次性心筋症の評価をしっかりと行い，最終的には原発性心筋症と診断する，という診断の流れになる．原発性心筋症の 4 つの基本病態の一部は重複を示していることが特徴であり，例えば同じ遺伝子異常を有していても表現型が肥大型心筋症の場合や，拡張型心筋症のことがある．また，arrhythmogenic cardiomyopathy（ACM）として心臓の形態・機能的には拡張型心筋症と考えられる症例の中で，不整脈原性右室心筋症で多くみられるデスモゾーム関連遺伝子変異などの遺伝子変異を有しており，不整脈のリスクが高いと考えられる症例も存在する[4]．

❷ 心筋症診断のプロセスと診断の重要性

　心筋症の診断プロセスは患者の予後評価や治療方針において非常に重要であり，診断の遅れや誤った診断は適切な治療を受ける機会を逸してしまう．特に近年，心アミロイドーシスやFabry 病に対しては後述する疾患特異的な治療が使用可能となっており，早期診断・早期治療の重要性がクローズアップされている．

　心筋症診断の手順を図 2 に示す．まずは病歴として家族歴を正確に聴取する必要があり，突然死や心筋症の診断のみならず，発症年齢や診断に直接結びつくような特徴的な家族歴（たとえば若年発症の糖尿病が多い→ミトコンドリア病の可能性）についても注意を払う必要がある．家族歴を有する場合には家系図を書くことが望ましい．心筋症は遺伝要因と環境要因の組み合わせにより発症すると考えられている．拡張型心筋症の 30％程度，肥大型心筋症の 50％程度

A 概念と治療法の変遷 • **247**

形態・機能変化
心肥大・心拡大・
収縮能/拡張能低下
家族歴・遺伝子変異
家族性/遺伝性
(既知/未同定
病因遺伝子変異)
非家族性/
非遺伝性
鑑別すべき疾患
(二次性心筋症)
心アミロイドーシス
など
高血圧性心疾患
ファブリー病
ミトコンドリア心筋症
など
虚血性心筋症
心サルコイドーシス
心筋炎
周産期心筋症
薬剤性心筋症
アルコール性心筋症
など
特発性(原発性)
心筋症としての病名
拘束型
心筋症
肥大型
心筋症
拡張型
心筋症
不整脈原性
右室心筋症
・円の重なりは一部重複した病態を示す.
・点線内は，特定心筋疾患に該当する.

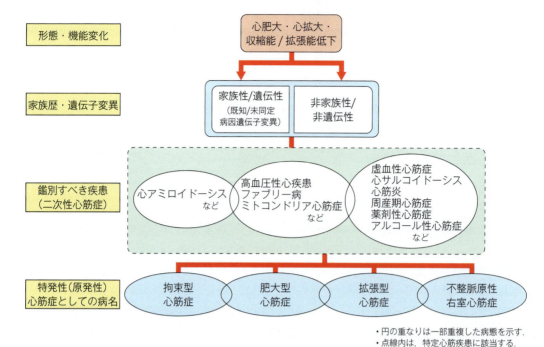

*4つの基本病態に分類できない心筋症を分類不能心筋症(unclassified cardiomyopathy)とする.

図1　心筋症診療ガイドライン(2018年改訂版)における心筋症の定義と分類

〔日本循環器学会/日本心不全学会合同ガイドライン　心筋症診療ガイドライン(2018年改訂版). p12, 図3より〕

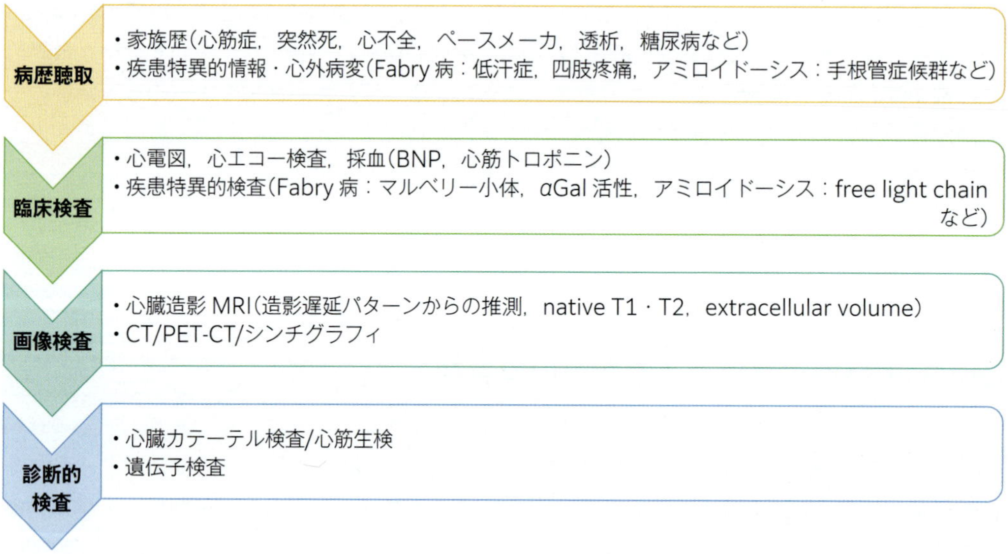

病歴聴取
・家族歴(心筋症，突然死，心不全，ペースメーカ，透析，糖尿病など)
・疾患特異的情報・心外病変(Fabry病：低汗症，四肢疼痛，アミロイドーシス：手根管症候群など)
臨床検査
・心電図，心エコー検査，採血(BNP，心筋トロポニン)
・疾患特異的検査(Fabry病：マルベリー小体，αGal活性，アミロイドーシス：free light chain など)
画像検査
・心臓造影MRI(造影遅延パターンからの推測，native T1・T2，extracellular volume)
・CT/PET-CT/シンチグラフィ
診断的
検査
・心臓カテーテル検査/心筋生検
・遺伝子検査

図2　心筋症診断の手順

に家族歴があるとされている．拡張型心筋症の12〜25%を占めるタイチン(*TTN*)遺伝子を有する症例は初期治療に対する反応は良好で，reverse remodelingという左室収縮が改善するなど比較的予後が良好とされている．一方で核膜内側構成蛋白であるラミンA/C遺伝子

(*LMNA*)変異を有する症例では，伝導障害や重症心不全，致死的不整脈を有するなど予後が悪いと考えられている．肥大型心筋症はサルコメア蛋白遺伝子における遺伝子変異が原因であることが多く，その中で心筋ミオシン重鎖(*MYH7*)遺伝子とミオシン結合蛋白C(*MYBPC3*)遺伝子における変異が多い．サルコメア蛋白遺伝子変異を有する肥大型心筋症症例は遺伝子変異非保有例と比較して，心血管イベントの発生率が有意に高く，予後不良であると報告されている[3]．

　また疾患特異的な情報や心外病変については熟知しておく必要があり，この点に注目した問診や診察が必要である(たとえば手根管症候群や四肢末端の疼痛はそれぞれアミロイドーシスとFabry病を疑うきっかけになる)．その後，心電図や心エコー，採血などの一般的な検査を行う．心電図と心エコーの所見から特定の心筋症の診断に至ることは困難であるが，左室肥大があるにもかかわらず心電図で低電位である場合やapical sparingという心基部の長軸方向ストレインが低下し，相対的に心尖部では保たれている所見を認める場合には心アミロイドーシスを疑う．特異性の高い臨床検査としてFabry病におけるαガラクトシダーゼ活性やALアミロイドーシスのfree light chainなどが挙げられる．

　その後CT/MRI/RIによる画像診断によりさらに心筋症の診断や進行度，リスク評価を行う．それぞれの心筋症における各画像診断の特徴や病態評価の可能性については各項を参考にしていただきたい．特に造影MRIについては心筋症診断に欠かせない検査であり，心機能や形態のみならず，造影遅延像，心筋障害の指標であるnative T1，浮腫の指標であるnative T2，心筋細胞外容積分画(extracellular volume fraction；ECV)の評価が可能で，これらの所見から心筋症の診断，病態，リスク，治療効果判定について多くの研究が報告，実施されている．画像診断を依頼する場合には循環器内科医はどのような疾患を疑って，どのような所見に注目しているかをきちんと検査オーダーに記入し，その依頼に基づいて放射線科医は読影を行うこと，最終診断や患者の経過については循環器内科が読影した放射線科医にフィードバックすることで，その施設における心筋症の診療・画像診断のレベルは格段に向上するのでぜひ実践していただきたい．

　最後に冠動脈造影検査や心筋生検による評価を行う．冠動脈造影については冠動脈病変を有する検査前確率の低い症例では冠動脈CTでも代用可能である．特発性心筋症において心筋生検による特異的な所見はみられないため，確定的な診断は得られず，二次性心筋症の否定や心筋線維化，炎症細胞浸潤，心筋肥大などについて評価を行う．二次性心筋症においては心筋生検による病理学的診断や遺伝子診断による確定的な診断が得られる．二次性心筋症の特徴や疑うポイント，検査所見と治療について表1にまとめているので参考にされたい．原発性心筋症の診断には二次性心筋症の否定が必要であり，肥大型心筋症に類似する二次性心筋症，拡張型心筋症を鑑別すべき二次性心筋症を熟知しておく必要がある(表2，3)．

❸心筋症に対する治療法の変遷

　心筋症における治療の基本は「心不全治療」と「疾患特異的な治療」の2本立てになる．「心不全治療」として利尿剤によるうっ血の管理や，拡張型心筋症のように左室駆出率が低下している心不全症例(heart failure with reduced ejection fraction；HFrEF)には「β遮断薬」「ACE阻害薬/ARB(angiotensin II receptor blocker)またはARNI(angiotensin receptor neprilysin inhibitor)」「ミネラルコルチコイド受容体拮抗薬(mineralocorticoid receptor antagonist；MRA)」「SGLT2阻害

A　概念と治療法の変遷 ● 249

表1 二次性心筋症の鑑別と治療

	ATTR-CM	AL アミロイドーシス	心サルコイドーシス	Fabry 病	ミトコンドリア病
病歴	高齢男性右心不全	利尿剤抵抗性,急速に進行する心不全	中年女性の房室ブロック,心室頻拍	男性の左室肥大家系内に Fabry 病	中枢神経症状を有する左室肥大
家族歴	遺伝性 ATTR あり	なし	なし	あり	あり(難聴,糖尿病)
心外病変	手根管症候群,腰部脊柱管狭窄症,ニューロパチー	ネフローゼ,出血斑,自律神経障害,肝腫大	ぶどう膜炎,BHL,皮膚病変	低汗症,四肢疼痛 角膜混濁,被角血管腫	難聴,ミオパチー 若年発症糖尿病
心電図	伝導障害,心房細動	低電位,伝導障害	房室ブロック/心室頻拍	PQ/Pend-Q 短縮	伝導障害,WPW 症候群
心エコー	全周性に高度(>15 mm)	ATTR-CM よりは軽度な左室肥大	左室中隔基部の菲薄化 心室瘤	全周性/乳頭筋肥大 後壁菲薄化	びまん性の肥大
バイオマーカー	hs-cTnT ↑~↑↑	hs-cTnT ↑↑~↑↑↑ FLC ratio の異常	ACE ↑/sIL2-R ↑	マルベリー小体 αGal 活性/LysoGB3	乳酸/ピルビン酸上昇
MRI	ECV/T1 異常高値 心内膜下 LGE	ECV/T1/T2 高値 心内膜下 LGE	心筋菲薄化部位を中心に LGE	心基部下側壁に LGE 早期では T1 低下	下側壁 LGE?
心筋病理	TTR 沈着 陽性率ほぼ100%	AL 沈着 陽性率ほぼ100%	非乾酪姓肉芽腫 陽性率約20%	空胞変性 渦巻様沈着物	空胞変性,ミトコンドリア形態異常
疾患特異的治療	TTR 安定化/siRNA	化学療法	免疫抑制剤	酵素補充療法	CoQ10 ?/タウリン?

ATTR-CM : transthyretin amyloid cardiomyopathy, BHL : bilateral hilar lymphadenopathy, AL : light-chain amyloid, hs-cTnT : high-sensitivity cardiac troponin T, FLC : free light chain, ACE : angiotensin-converting enzyme, sIL2-R : soluble IL-2 receptor, αGal : alpha-galactosidase, LysoGB3 : globotriaosylsphingosine, ECV : extracellular volume fraction, LGE : late gadolinium enhancement, TTR : transthyretin, siRNA : short interfering RNA, CoQ : coenzyme Q.

薬」の4剤を中心とした治療を行う.特に ARNI は2014年に発表された心不全の標準治療薬である ACE 阻害薬のエナラプリルを比較対照とした PARADIGM-HF 試験で,および SGLT2 阻害薬は糖尿病の有無に関係なくダパグリフロジン(DAPA-HF 試験)およびエンパグリフロジン(EMPEROR-Reduced 試験)がそれぞれ HFrEF に対して有用であることが示されて,HFrEF に対する薬物治療が大きく変わってきている[5].また,エンパグリフロジンおよびダパグリフロジンの,左室収縮力の保持された心不全(heart failure with preserved ejection fraction;HFpEF)に対する有効性も示されている[6, 7].また重症心不全(stage D)に至ってしまった場合には心臓移植が最終的な心不全治療であるが,待機期間が長く,ほとんどの症例は植込み型左室補助人工心臓を装着しながら待機している.従来は心臓移植の橋渡し(bridge to transplant)としてのみ植込み型左室補助人工心臓が保険償還されており,年齢や悪性疾患既往など心臓移植の除外条項に抵触する症例では植込み型左室補助人工心臓の使用は困難であった.

表2　肥大型心筋症類似心筋肥大を示す二次性心筋症

代謝異常	浸潤性疾患
糖原病 　Pompe病，PRKAG2遺伝子異常，Danon病， 　Forbes病 脂質蓄積 　全身性Carnitine欠損症 ライソゾーム病 　ファブリー病	心アミロイドーシス 　家族性，遺伝性TTR，全身性野生型TTR，ALア 　ミロイドーシス
ミトコンドリア病	**炎症性疾患**
MELAS病，MERFF病	急性心筋炎
神経筋疾患	**内分泌疾患**
Friedreich失調症，FHL-I遺伝子異常	糖尿病罹患母体からの出生児 褐色細胞腫，巨人症
Malformation Syndromes	**薬剤**
Ras/MAPK関連蛋白異常 　Noonan症候群，LEOPARD症候群，Castello 　症候群	ステロイド，タクロリムス，ヒドロキシクロロキン

〔日本循環器学会/日本心不全学会合同ガイドライン　心筋症診療ガイドライン（2018年改訂版）．https://www.j-circ.or.jp/cms/wp-content/uploads/2018/08/JCS2018_tsutsui_kitaoka.pdf. 2024年8月閲覧 p17，表10/Elliott PM, et al：2014 ESC Guidelines on diagnosis and management of hypertrophic cardiomyopathy：the Task Force for the Diagnosis and Management of Hypertrophic Cardiomyopathy of the European Society of Cardiology（ESC）. Eur Heart J 2014；35：2733-2779より作成〕

2021年より心臓移植までの橋渡しではなく，植込み型左室補助人工心臓による心不全治療を最終的な治療を目的とするdestination therapyが本邦でも保険償還された．併存する不整脈に対する管理，治療，突然死に対する植込み型除細動器の適応についても個々の症例において考慮する必要がある．特に突然死に対して予防的（一次予防）に植込み型除細動器を検討する場合の画像診断が果たす役割は大きい．

　一方で疾患特異的な治療として閉塞性肥大型心筋症に対するジソピラミドやシベンゾリンといった抗不整脈薬の投与，心筋切除術や経皮的中隔心筋焼灼術（percutaneous transluminal septal myocardial ablation：PTSMA）が実施される．近年ミオシンとアクチンの結合を抑えることで収縮力を下げる心臓ミオシン阻害薬であるmavacamtenが新規治療薬として注目されている[8]．

　二次性心筋症の領域においては多くの新薬が登場し，予後改善や治療方針に大きな影響を与えている（表4）．ALアミロイドーシスに対する異常形質細胞を標的としたダラツムマブ（ヒト型抗CD38モノクローナル抗体）を含む化学治療は従来治療と比較して高い血液学的奏効が得られ，速やかにfree light chainが正常化することが示された[9]．トランスサイレチン型心アミロイドーシスは4量体のトランスサイレチンが不安定化し，単量体になると重合し難溶性のアミロイド線維になることが病態進行のプロセスである．タファミジスはトランスサイレチン4量体を安定化させる薬剤であり，トランスサイレチンの解離および変性を抑制し，新たなトランスサイレチンアミロイド形成を抑制する．タファミジスはプラセボと比較して有意に生命予後を延長させ，QOL低下や運動耐容能低下を抑制した[10]．またトランスサイレチンメッセンジャーRNAを標的として，肝臓からのトランスサイレチンの産生を抑制するsiRNA（small

表 3　拡張型心筋症と鑑別すべき主な二次性心筋症（特定心筋症）

心筋の異常による心筋症		
虚血性心疾患		心筋梗塞，スタニング，ハイバネーション，微小循環障害
ストレスなど		たこつぼ心筋症
妊娠		周産期心筋症
自己免疫疾患		関節リウマチ，多発性筋炎，SLE，混合性結合組織病など
心毒性物質	習慣性物質	アルコール
	重金属	銅，鉄，鉛，コバルト，水銀
	薬剤	抗癌剤，NSAIDs，麻酔薬，抗ウイルス薬など
炎症	感染性	ウイルス性，非ウイルス性心筋炎
	非感染性	サルコイドーシス
浸潤性疾患		アミロイドーシス，ヘモクロマトーシス
内分泌疾患		甲状腺機能亢進症，クッシング病，褐色細胞腫，副腎不全，成長ホルモン分泌異常など
代謝疾患		糖尿病，肥満
先天性酵素異常	ライソゾーム病	ファブリー病
	糖原病	ポンペ病
	ムコ多糖症	ハーラー症候群，ハンター症候群
神経筋疾患，全身症候性		筋ジストロフィー，ラミノパチー，ミトコンドリア病など
機械的負荷（圧負荷・容量負荷）による心筋症		
高血圧		高血圧性心疾患
心臓の構造異常	先天性	先天性弁膜症，その他の先天性心疾患
	後天性	弁膜症
心内膜の異常		好酸球増多心内膜炎（レフレル症候群），心内膜弾性線維症
高心拍出によるもの		重症貧血，甲状腺機能亢進症，骨パジェット病，動静脈瘻，脚気心
不整脈による心筋症		
	徐脈性	洞不全症候群，房室ブロックなど
	頻脈性	心房細動，心房頻拍など

〔日本循環器学会/日本心不全学会合同ガイドライン　心筋症診療ガイドライン（2018 年改訂版）．https://www.j-circ.or.jp/cms/wp-content/uploads/2018/08/JCS2018_tsutsui_kitaoka.pdf. 2024 年 8 月閲覧 p61，表 40 より〕

interfering RNA）治療薬であるパチシラン（静注薬），ブトリシラン（皮下注製剤）が遺伝性アミロイドポリニューロパチーに対して適応を有している[11, 12]．今後アミロイドを標的とした抗体療法や CRISPER-Cas 9 を用いたトランスサイレチン遺伝子編集も注目を集めている[13]．

　心サルコイドーシスに対しては画像診断で活動性を有する症例には炎症の抑制を目的に免疫抑制剤を使用する．主にプレドニゾロンが用いられることが多いが，炎症の改善が得られない効果不十分な場合や，プレドニゾロンによる副作用により使用できない場合には，メトトレキ

表4　二次性心筋症に対する疾患特異的治療

２次性心筋症	疾患特異的治療
AL アミロイドーシス	ダラツムマブを含む化学療法
ATTR アミロイドーシス	野生型：TTR 安定化薬(タファミジス) 変異型：TTR 安定化薬(タファミジス) 　　　　TTR サイレンサー(パチシラン，ブトリシラン)
心サルコイドーシス	免疫抑制剤(ステロイド，メトトレキサート，アザチオプリン)
Fabry 病	酵素補充療法(アガルシダーゼα，アガルシダーゼβ) シャペロン療法(ミガーラスタット)
ポンペ病	酵素補充療法(アルグルコシダーゼα，アバルグルコシダーゼα)
ムコ多糖症	酵素補充療法(パビナフスプα)

AL：light-chain amyloid，ATTR：transthyretin amyloid，TTR：transthyretin.

サートやアザチオプリンが用いられる．治療効果については経時的に PET-CT を行いながら総合的に判断する．心機能が低下して治療開始するよりも心機能が保持された状態で開始されたほうが予後良好であり，こちらも早期診断が重要である[14]．

心 Fabry 病に対しては酵素補充療法が行われ，左室筋重量の減少または安定，局所左心機能の改善，心筋内のグロボトリアオシルセラミド(Gb3)蓄積の減少，運動耐容能の改善が認められる．心病変に限った治療開始基準として左室肥大，不整脈，心筋の線維化(心臓造影 MRI で評価)を発症している場合とされている．また，一部の遺伝子変異例においては変異酵素蛋白の細胞内での安定性を高めることで，自前の変異蛋白の酵素活性を高める治療法である薬理学的シャペロン療法(ミガーラスタット)が承認されている[15]．

心筋症における画像診断の役割は重要性を増してきており，診断や病態把握・予後予測のみならず，将来的には画像所見から遺伝子変異を予測したり，最適な治療を予測するなどの個別化医療につながることが期待される．

二次性心筋症に共通する点は，疾患特異的治療を行っても完治が得られないことから，早期診断・早期治療が望まれ，臨床経過や画像診断を元に適切な診断に至ることが重要で，病態の進行や治療効果判定における画像診断が果たす役割については臨床的にも注目度が高い．

(髙潮征爾，辻田賢一)

文 献

1) Richardson P, et al. Report of the 1995 World Health Organization/International Society and Federation of Cardiology Task Force on the Definition and Classification of cardiomyopathies. Circulation 93：841-842, 1996

2) 厚生労働省難治性疾患克服研究事業特発性心筋症調査研究班：北畠顕，友池仁暢(編)：心筋症：診断の手引きとその解説．かりん舎，2005

3) 日本循環器学会/日本心不全学会合同ガイドライン 心筋症診療ガイドライン(2018 年改訂版)，2019

https://www.j-circ.or.jp/cms/wp-content/uploads/2018/08/JCS2018_tsutsui_kitaoka.pdf

4) Corrado D, Perazzolo Marra M, et al：Diagnosis of arrhythmogenic cardiomyopathy：The Padua criteria. Int J Cardiol 319：106-114, 2020.

5) 日本循環器学会/日本心不全学会合同ガイドライン 2021 年 JCS/JHFS ガイドライン フォーカスアップデート版 急性・慢性心不全診療，2021 https://www.j-circ.or.jp/cms/wp-content/uploads/2021/03/JCS2021_Tsutsui.pdf

6) Anker SD, et al：Empagliflozin in Heart Failure with a Preserved Ejection Fraction. N Engl J Med 385：1451-1461, 2021

7) Solomon SD, et al：Dapagliflozin in Heart Failure with Mildly Reduced or Preserved Ejection Fraction. N Engl J Med 387：1089-1098, 2022

8) Olivotto I, et al：Mavacamten for treatment of symptomatic obstructive hypertrophic cardiomyopathy （EXPLORER-HCM）：a randomised, double-blind, placebo-controlled, phase 3 trial. Lancet 396：759-769, 2020

9) Kastritis E, et al：Daratumumab-Based Treatment for Immunoglobulin Light-Chain Amyloidosis. N Engl J Med 385：46-58, 2021

10) Maurer MS, et al：Tafamidis treatment for patients with transthyretin amyloid cardiomyopathy. N Engl J Med 379：1007-1016, 2018

11) Adams D, et al：Patisiran, an RNAi therapeutic, for hereditary transthyretin amyloidosis. N Engl J Med 379：11-21, 2018

12) Adams D, et al：Efficacy and safety of vutrisiran for patients with hereditary transthyretin-mediated amyloidosis with polyneuropathy：a randomized clinical trial. Amyloid 23：1-9, 2022

13) Gillmore JD, et al：CRISPR-Cas9 In Vivo Gene Editing for Transthyretin Amyloidosis. N Engl J Med 385：493-502, 2021

14) Yazaki Y, et al：Central Japan Heart Study Group. Prognostic determinants of long-term survival in Japanese patients with cardiac sarcoidosis treated with prednisone. Am J Cardiol 88：1006-1010, 2001

15) 日本先天代謝異常学会（編）：ファブリー病診療ガイドライン 2020．診断と治療社，2021

B 適応とプロトコール

　代表的な非虚血性心筋疾患には心筋症，心筋炎，薬剤性の心筋障害をはじめとする腫瘍循環器（onco-cardiology）に関する病態が挙げられる．MRI による心形態・心機能評価，遅延造影 MRI による他の検査にて評価困難な場合の虚血性心筋症と非虚血性心筋症の鑑別は Minds の推奨グレード A，遅延造影 MRI による非虚血性心筋症の評価，T2 強調画像による心筋炎の評価は推奨グレード B であり，心筋疾患の診断・評価には心臓 MRI の施行が勧められる．

　心筋症は不適切な心室の肥大や拡大を呈し，機械的あるいは電気的機能障害を伴うような多彩な心筋疾患群である．その原因は遺伝的要因を含めさまざまで，心臓にのみ病態が限局している場合もあれば全身疾患の一部の場合もあり，心不全や心臓血管死をはじめとする心臓の活動障害を引き起こす．肥大型心筋症（HCM），拡張型心筋症（DCM），心サルコイドーシス，心アミロイドーシスなどは特に臨床的に遭遇する機会が多い．心筋症治療についてはエビデンスの確立していない疾患も多いが，近年は心アミロイドーシスに対する治療薬も開発されるなどの治療の選択肢が出てきて，心筋症診断の重要性は高まっている．心筋性状の評価を目的に行われる心筋生検は，特に侵襲的な手技である．まずは生検によるリスクを回避するために画像診断による評価が優先され，なかでも心臓 MRI は重要な役割を担う．

254 ● 3 心筋疾患

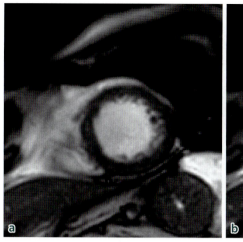
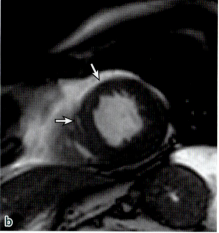

図3 陳旧性心筋梗塞(前壁中隔)のシネ MRI
a. シネ MRI 左室短軸像(拡張末期)，**b.** シネ MRI 左室短軸像(収縮末期)．
心筋壁運動評価にて梗塞部の壁運動低下が認められる(矢印)．

　心筋炎はウイルス感染(コクサッキー B ウイルス，アデノウイルス，C 型肝炎ウイルス，新型コロナウイルスなど)によって引き起こされることが多いが，薬剤性や好酸球性心筋炎，巨細胞性心筋炎などの非感染性の要因でも発症する[1,2]．原因に応じて治療法も異なり，心筋炎は慢性期の合併症として DCM に至ることがあるため，適切な治療につながるように早期に正確な診断を行うことが求められる．心筋炎においても心筋症と同様に心臓 MRI は多くの情報を提供する．

❶心筋疾患における MRI プロトコール

シネ MRI

　左室二腔，三腔，四腔，短軸像を基本断面とする．シネ MRI は拡大心，肥大心における心筋壁の厚さを正確に計測でき，心筋壁厚の不均等や心室瘤などの形状評価に優れる．また，心筋壁と内腔の境界はクリアであり，正確な心室容積，駆出率を算出できる．局所壁運動の低下や弁尖の動きも明瞭に描出される(図3)．feature tracking 法を用いることでシネ MRI から心筋ストレインの解析を行うことも可能となってきており，ストレイン解析の心筋症診断における有用性が示されている[3,4]．

black blood T2 強調画像/STIR 画像

　心筋の浮腫，炎症を評価するために black blood T2 強調画像(STIR 画像)が有用である．特に急性心筋梗塞(acute myocardial infraction；AMI)において有用性が高いが，心筋炎や心サルコイドーシスの活動性炎症をみるためにも用いられる(図4)．ただし，心内腔内膜側では血液成分が低信号化しづらいため高信号のアーチファクトとなり，特に内膜側の心筋評価は困難となることがある．また，びまん性の心筋の浮腫，炎症は視覚的には正常部との比較ができず評価が難しくなる点にも注意が必要であり，可能であれば後述の T2 マッピングと併せて評価することが望ましい．

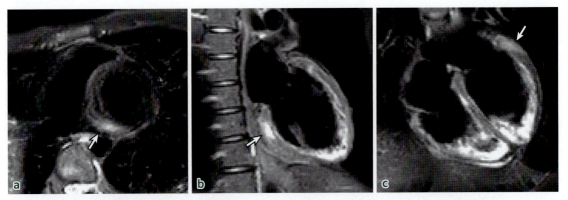

図4 急性心筋炎の black blood T2 強調画像
a. black blood T2 強調左室短軸像，b. black blood T2 強調二腔像，c. black blood T2 強調四腔像．
心基部下壁，心基部側壁に black blood T2 強調画像での高信号域を認め（矢印），心筋の炎症，浮腫と考えられる．

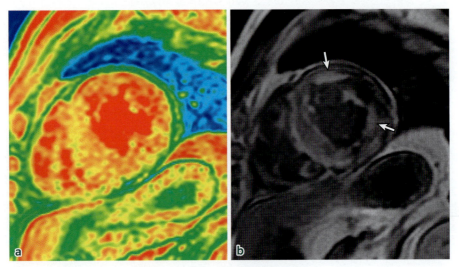

図5 心アミロイドーシスの T1 マッピングと遅延造影 MRI
a. native T1 マッピング，b. 遅延造影 MRI 左室短軸像．
T1 マッピングにおいて，左室心筋では native T1 時間の上昇がみられる（native T1 time：1,164 msec（施設基準値：925±33 msec））．遅延造影では内膜下に遅延造影がみられる（矢印）．

T1 マッピング

　T1 マッピングは主に MOLLI 法を用いて組織（心筋）の T1 値を計測するものであり，これを native T1 値とよぶ．心筋がダメージを受けると，組織の細胞外液と細胞内液のバランスが崩れ，組織の native T1 値は上昇するが，心筋症をはじめとする心筋疾患において native T1 値が上昇することが多い（図5）．ただし，左室肥大の診断における T1 マッピングの推奨度は日本医学放射線学会のガイドライン上では「弱（C）」とされている[5]．これは native T1 値は施設ごとに基準値が異なること，疾患特異性に乏しいことなどが理由として挙げられている．しかし，造影剤を使用せずに心筋のダメージを検出できることの有用性は高く，心筋疾患の評価においてはルーチンプロトコルの1つとして実施することが期待されている．特に心アミロイ

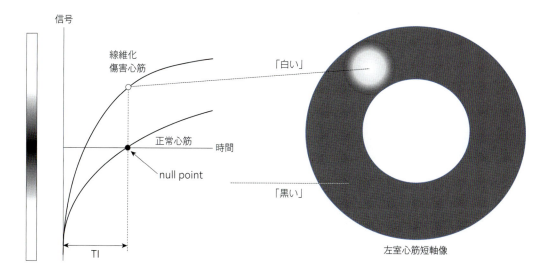

図6 遅延造影 MRI のシェーマ

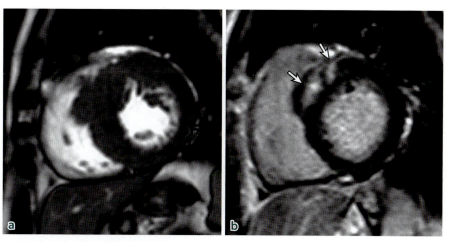

図7 肥大型心筋症の遅延造影 MRI
a. シネ MRI 左室短軸像，**b.** 遅延造影 MRI 左室短軸像．
正常心筋の信号がゼロになるように TI を設定することで，線維化・傷害心筋を明瞭な異常増強域（遅延造影）として描出することができる（矢印）．

ドーシスでは際立った異常高値を示すことが多く，診断において有用である[6]．

T2 マッピング

T1 マッピングと同様に T2 値を計測するものが T2 マッピングである．心筋炎では心筋の炎症・浮腫を反映して T2 値の延長がみられる[7, 8]．T2 マッピングは T1 マッピングほど広く用いられてはいないが，特に心筋炎の評価において施行される．また，免疫チェックポイント阻害薬関連の心筋炎の評価においても T1 マッピング，T2 マッピングとも有用性が示されている[9]．

遅延造影

反転回復（inversion recovery）法が主に用いられる．ガドリニウム造影剤を注入して 10〜15

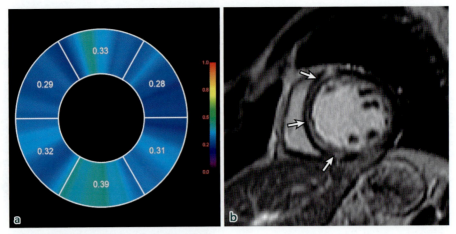

図8 拡張型心筋症におけるECVの上昇
a. ECVマップ，**b.** 遅延造影MRI左室短軸像．
ECVマップではびまん性のECV上昇を認める．遅延造影MRIでは中隔中間層に線状のLGEを認める（矢印）．

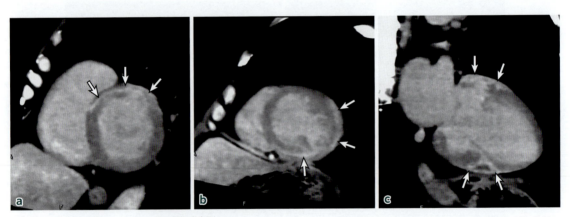

図9 心サルコイドーシスのCT遅延造影（LIE）
a. 左室短軸像（心基部），**b.** 左室短軸像（中間部），**c.** 左室長軸像．
左室心筋外膜側を中心にCT遅延造影（LIE）がみられる（矢印）．
〔熊本大学より提供〕

分後に正常心筋信号の縦磁化成分がゼロとなるように反転回復時間（inversion time；TI）を設定することで，心筋傷害・線維化病巣を遅延造影として高信号に描出できる（図6, 7）．myocardial delayed enhancement（MDE）という用語も遅延造影と同義で用いられる．

細胞外容積分画

細胞外容積分画（ECV）は造影前後の心筋および血液（心内腔）のT1値およびヘマトクリット（Hct）値から下記の式により算出される．心筋がダメージを受け，細胞外液腔が増加した状態ではECVが高値となる（1.5TのMRIにおいてECVの正常値は25.3±3.5％）（図8）[10]．

$$ECV(\%) = (1-Hct) \times (1/T1_{myo\ post} - 1/T1_{myo\ pre})/(1/T1_{blood\ post} - 1/T1_{blood\ pre}) \times 100$$

※ $T1_{myo\ post}$：心筋の造影後のT1値，$T1_{myo\ pre}$：心筋の造影前のT1値，$T1_{blood\ post}$：血液の造影後のT1値，$T1_{blood\ pre}$：血液の造影前のT1値

❷ 心筋疾患における CT プロトコール

CT 遅延造影

dual energy CT を中心に CT による遅延造影の臨床的有用性が示されてきている（図 9）[11]．ECV についても 1/T1 の代わりに CT 値を用いることで MRI と同等の算出が可能とされており，CT においても心筋傷害の定量評価が可能となってきている．

LIE（late iodine enhancement）に定まったプロトコールはないが，450〜550 mgI/kg のヨード造影剤を注入したのち 6〜7 分後にスキャンが行われていることが多い[11]．

（加藤真吾，宇都宮大輔）

文 献

1) Cooper LT Jr.：Myocarditis. N Engl J Med 360：1526-1538, 2009

2) Matsumori A：Hepatitis C virus infection and cardiomyopathies. Circ Res 96：144-147, 2005

3) Kamide H, et al：Impairment of right ventricular strain evaluated by cardiovascular magnetic resonance feature tracking in patients with interstitial lung disease. Int J Cardiovasc Imaging 37：1073-1083, 2021

4) Oda S, et al：Identification and Assessment of Cardiac Amyloidosis by Myocardial Strain Analysis of Cardiac Magnetic Resonance Imaging. Circ J 81：1014-1021, 2017

5) 日本医学放射線学会編：心血管. 画像診断ガイドライン 2021 年版：165-208, 2021

6) Oda S, et al：Cardiovascular magnetic resonance myocardial T1 mapping to detect and quantify cardiac involvement in familial amyloid polyneuropathy. Eur Radiol 27：4631-4638, 2017

7) Park CH, et al：Diagnosis of acute global myocarditis using cardiac MRI with quantitative t1 and t2 mapping：case report and literature review. Korean J Radiol 14：727-732, 2013

8) Luetkens JA, et al：Comparison of Original and 2018 Lake Louise Criteria for Diagnosis of Acute Myocarditis：Results of a Validation Cohort. Radiol Cardiothorac Imaging 1：e190010, 2019

9) Kato S, et al：Acute Myocarditis by Immune Checkpoint Inhibitor Identified by Quantitative Pixel-Wise Analysis of Native T1 Mapping. Circ Cardiovasc Imaging 14：e012177, 2021

10) Sado DM, et al：Cardiovascular magnetic resonance measurement of myocardial extracellular volume in health and disease. Heart 98：1436-1441, 2012

11) Oda S, et al：Myocardial Late Iodine Enhancement and Extracellular Volume Quantification with Dual-Layer Spectral Detector Dual-Energy Cardiac CT. Radiol Cardiothorac Imaging 1：e180003, 2019

Ⓒ 拡張型心筋症

❶ 臨床像

拡張型心筋症（dilated cardiomyopathy；DCM）は厚生労働省の指定難病 57 番として取り上げられている[1]．左心室の心筋に変性が生じ，間質線維が増加することによって，収縮能の低下と心腔の全体的な拡張を示す心筋症である．ただし，心筋梗塞，弁膜症，高血圧などを原因とする心筋障害や先行するその他の心筋症（例：拡張相の肥大型心筋症）は除外する必要がある．拡張型心筋症の原因はいまだ特定されておらず，画像診断を含む臨床所見と除外診断によってその診断が下されている．他方で，心筋蛋白にかかわる遺伝子の異常，慢性心筋炎や免疫学的異

常などの関与が強く疑われる症例があり，このような場合には若年発症や家族内発症を認める[2, 3]．アルコール多飲歴が指摘される場合もある．

拡張型心筋症は肥大型心筋症に次いで頻度の高い特発性心筋症であり，5,000人に1人程度が罹患するといわれている．中高年の男性に多い傾向があるが，上述のような遺伝子異常が明らかな場合や家族内発症例では若年者でも生じる．

拡張型心筋症の患者は，呼吸困難や浮腫などの心不全症状で来院することがほとんどであり，一部は重症不整脈で救急搬送される．主には心電図や画像診断で虚血性心疾患を除外したのちに精査が進められ，上述のような基礎疾患やその他の心筋症を鑑別して，拡張型心筋症の診断が下される．心筋生検は拡張型心筋症の有用な組織診断法であるが，採取できるサンプルが小さいこと，心筋線維化の生じている部位を採取できない場合があること，心筋線維化はその他の心筋疾患の終末像でもあることから，画像診断を含む臨床情報と併せて組織像を判断すべきである．

拡張型心筋症の原因がいまだ確定されておらず，心筋線維の変性と間質線維化が進行していくために，抜本的な治療法は確立されていない[1, 4]．心不全への対症療法として，安静保持，β遮断薬や利尿薬の投与などが施行され，近年では抗線維化製剤の使用が試みられ始めた[4]．禁酒や体重コントロールなどの患者や家族の協力も欠かせない．重症不整脈を合併した症例には，植込み型除細動器や再同期機能付き除細動器の植え込みが積極的に行われている．また，若年症例では心臓移植が施行されている．

拡張型心筋症は治療抵抗性であり，心不全の増悪や不整脈の頻発などが生じるために予後は不良である．5年生存率は70％強とされているが[1]，入院症例の予後はさらに不良であり，移植や再同期機能付き除細動器の植え込みなどの治療法を適切に行うべきである．そのためには拡張型心筋症のリスク層別化が欠かせない．MRIを主とする画像診断は拡張型心筋症のリスク層別化に有用であり，診断のみならず治療法の選択や効果判定に寄与する[5]．

❷画像診断

a●心エコー

心エコーは拡張型心筋症に限らず，胸痛を主訴とする緊急症例を除けば，心疾患あるいはその疑い症例に対して最初に施行される有用な画像検査である．心エコーの臨床経験はきわめて豊富であり，形態学的な観察，心臓内の血流評価，左室駆出率(left ventricular ejection fraction；LVEF)や容積の定量，ストレイン解析などにより拡張型心筋症の診断や重症度評価に大きく貢献する．心エコーの欠点は心筋の組織性状を認識できないことや検者間の数値データにばらつきが生じる点である．また，今のところ左室駆出率以外のリスク層別化に関して定見は得られていない．

b●核医学・CT・冠動脈造影検査

拡張型心筋症の診断に対する核医学，CTおよび冠動脈造影検査の役割は限定的であるが，虚血性心疾患を鑑別するには必要不可欠な検査である．特に冠動脈CTは侵襲度が低く，冠動脈疾患への陰性適中率も高いので，その除外には有用である[6]．冠動脈造影検査は引き続き心筋生検を施行できるので，臨床的に診断が困難な症例では推奨される．心筋血流シンチグラフィも心不全の原因検索や虚血性心疾患の確認に有用であるが，拡張型心筋症の血流低下や欠

260 ● 3 心筋疾患

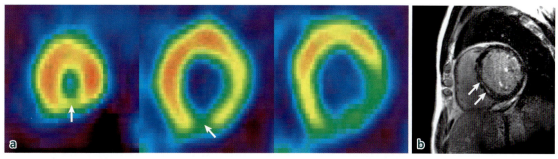

図10 拡張型心筋症の核医学所見と MRI 所見
心筋血流の核医学検査では虚血性心疾患の区別は難しい（a 矢印）．遅延造影 MRI では拡張型心筋症に典型的な心筋中層の造影効果を認める（b 矢印）．

損の分布が虚血性疾患と類似することもあるので注意が必要である（図10a）．核医学検査は，使用薬剤を変えることにより交感神経機能や脂肪酸代謝の評価もでき，これらの所見が拡張型心筋症の重症度や予後と相関するとの報告がある[7]．しかし予後予測に関しては MRI の有用性がきわめて高く，核医学検査は MRI 非対応型のペースメーカや除細動器が埋め込まれた患者に限定された使用になると考える．

c・MRI

MRI は心エコーに引き続き施行され，拡張型心筋症の診断や重症度判定に最も有用な画像診断法である．MRI の特長は①壁運動を再現性高く定量的に解析できること，②心筋障害のうち最も重症な置換型線維化あるいは心筋瘢痕を高空間分解能で描出できること，③間質線維化も定量的に評価できることである．これらの特長を引き出す撮影法を以下に記述する．

シネ MRI

シネ MRI は心筋と心腔血液の良好なコントラストをもとに，比較的高い時間分解能で壁運動の観察を可能としている．心エコーに比べて時間分解能は劣るが，検者および解析者間のばらつきが有意に少なく，再現性が高い．そのため，MRI が施行された症例に対しては，シネ MRI が心機能評価のゴールドスタンダードであるとされている．拡張型心筋症は，シネ MRI では球形に近い左室心腔の拡大を示し，心筋厚はほぼ保たれているが，壁運動は全周性に低下している．また左室拡大による二次性・機能性の僧帽弁閉鎖不全も観察できる．通常の有症状の僧帽弁閉鎖不全と比較して，弁の運動が正常であることと心肥大がないことが，拡張型心筋症に起因する僧帽弁閉鎖不全の特徴である．現在では心エコーと同様の手法を用いて，シネ MRI からストレイン解析も可能となっている．シネ MRI は steady state free precession (SSFP) 撮影法で得られることが多く，T2/T1 という組織コントラストを提供している．今後はシネ MRI にテクスチャ解析などの後処理を適用して，組織性状の解析が行われる可能性がある．

遅延造影

遅延造影 MRI は心臓 MRI の主役である．遅延造影は，ガドリニウム造影剤の静注 10 分後より inversion recovery (IR) 法を用いた撮影を行い，置換型線維化を明瞭に描出する撮影技術である．拡張型心筋症は心基部・心室中隔の中層に線状の遅延造影を示すのに対し（図10b，

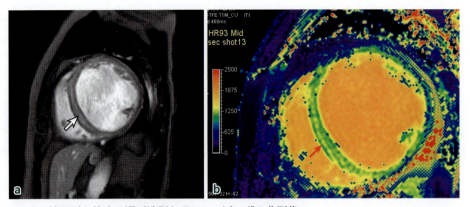

図11 拡張型心筋症の遅延造影とT1マッピングの典型像
遅延造影MRIでは拡張型心筋症に典型的な心筋中層の造影効果を認め（a 矢印），この領域ではT1値は他の領域よりも大きな値を示す（b 1,200 ms vs. 1,150 ms 矢印）．

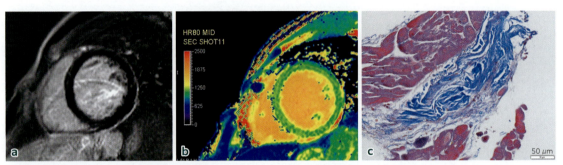

図12 遅延造影を示さない拡張型心筋症
心筋の遅延造影は認めないが（a），心筋のT1値は1,160 msと施設基準（平均1,050 ms）より明らかに上昇している（b）．心筋生検では典型的な心筋線維化を認める（c）．

11a），心筋梗塞は内膜下優位あるいは貫壁性で血管支配に一致した強い遅延造影を呈する[6]．したがって，遅延造影MRIは心不全の原因が拡張型心筋症なのか虚血性心疾患なのかを鑑別できる最も有用な検査として確立されている．また，その他の心不全や不整脈の原因疾患，例えば心筋炎，ARVCやサルコイドーシスなどと拡張型心筋症の鑑別にも，遅延造影MRIは有用である[8]．さらに遅延造影がみられる症例や広範な症例では，予後が不良であることも知られている[5]．遅延造影MRIは拡張型心筋症およびその疑い症例に対して必須の画像診断法である．

　拡張型心筋症が遅延造影を示す頻度は約30％である．これは拡張型心筋症のリスク層別化には有用であるが，残る70％では遅延造影MRIのみでは診断できないことを意味する（図12）．既述のシネMRIや臨床情報を総合して診断する必要がある．また側壁が造影される症例や内膜下近傍に斑状の遅延造影を示す症例もあり，拡張型心筋症の原因やタイプの差異を反映している可能性がある（図13）．若年発症や家族内発症の拡張型心筋症では，広範な心筋中層の遅延造影に加えて心筋菲薄化を伴うことが経験される（図14）．

　遅延造影MRIの限界として，第1に腎機能障害患者にガドリニウム造影剤を使用できないことが挙げられる．心不全が進行して腎血流が低下し，その結果，腎機能障害を合併した症例

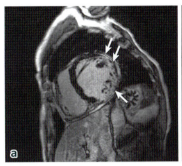
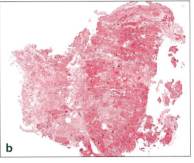
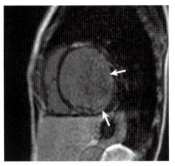

図13 非典型的な遅延造影を示した拡張型心筋症
遅延造影MRIでは左室側壁などの非典型的な位置に造影効果があったが（a矢印）、心筋生検では拡張型心筋症に合致するとされた（b）．

図14 小児の拡張型心筋症
広範な心筋の遅延造影と非薄化を認める（矢印）．

では遅延造影MRIは施行しがたい．第2に，遅延造影MRIの組織分解能が，最も重症な心筋障害である置換型線維化と心筋組織が比較的保たれている組織との間のコントラストに依存しているため[8]，拡張型心筋症で広く観察できるびまん性・間質線維化を描出できない．この点は，後述するT1マッピングが補うと報告されている．第3に遅延造影MRIの造影効果は定量的ではない．視覚的には，拡張型心筋症と心筋梗塞やサルコイドーシスの遅延造影の強さは明らかに異なり，その差異は線維化の程度の違いを反映すると推定されるが，IR法を用いてコントラストを得ているために，正確な定量値を得ることは困難である．しかし今なお，その撮影の簡便さや明瞭な画像コントラストから，拡張型心筋症を含む心筋症の診断において遅延造影MRIをしのぐ画像診断法は見当たらない．

T1マッピング

T1マッピングは組織や物質のT1値を測定し画像化するMRI技術である．T1値はMRIの磁場強度や撮影法に依存するが，各施設で正常者の心筋T1値を得ておけば，病的な心筋をT1値という定量値で評価することができる．拡張型心筋症では，主に心筋線維化がT1値の上昇に寄与するとされている[4,9]．遅延造影を示す心筋は当然，正常者の心筋よりも高いT1値を示すが，造影されない心筋でも有意に高い（図11b, 12b）[9]．また，造影前後でT1マッピングを撮影すれば，心筋の細胞外容量を計算することができ，この値はMRIの磁場強度や撮影法の影響を最小限にして心筋線維化を評価できる．以上より，拡張型心筋症のびまん性・間質線維化がT1マッピングで評価できると考えられる．また，このT1値は心機能と相関するので，心機能の低下の原因となるような線維化を反映している可能性がある[9]．さまざまな心筋症や弁膜症で心筋T1値は上昇するので，T1マッピングで拡張型心筋症を診断することは困難だが，その他のMRI所見と合わせればその診断と重症度評価に有用である[10]．

〔天野康雄，大森裕子，鈴木康之，松本直也〕

文 献

1) 難病情報センター：特発性拡張型心筋症（指定難病57） https://www.nanbyou.or.jp/entry/3985
2) Holmstrom M, et al：Late gadolinium enhanced cardiovascular magnetic resonance of lamin A/C gene mutation related dilated cardiomyopathy. J Cardiovasc Magn Reson 13：30, 2011

3) Tsukada B, et al：High prevalence of chronic myocarditis in dilated cardiomyopathy referred for left ventriculoplasty：expression of tenascin C as a possible marker for inflammation. Hum Pathol 40：1015-1022, 2009

4) Cojan-Minzat BO, et al：Non-ischemic dilated cardiomyopathy and cardiac fibrosis. Heart Fail Rev 26：1081-1101, 2020

5) Gulati A, et al：Association of fibrosis with mortality and sudden cardiac death in patients with nonischemic dilated cardiomyopathy. JAMA 309：896-908, 2013

6) McCrohon JA, et al：Differentiation of heart failure related to dilated cardiomyopathy and coronary artery disease using gadolinium-enhanced cardiovascular magnetic resonance. Circulation 108：54-59, 2003

7) Imamura Y, et al：Prognostic value of iodine-123-metaiodobenzylguanidine imaging and cardiac natriuretic peptide levels in patients with left ventricular dysfunction resulting from cardiomyopathy. Jpn Circ J 65：155-160, 2001

8) Cummings KW, et al：A pattern-based approach to assessment of delayed enhancement in nonischemic cardiomyopathy at MR imaging. Radiographics 29：89-103, 2009

9) Yanagisawa F, et al：Non-contrast-enhanced T_1 mapping of dilated cardiomyopathy：comparison between native T_1 values and late gadolinium enhancement. Mag Reson Med Sci 18：12-18, 2019

10) Li S, et al：T1 Mapping and Extracellular Volume Fraction in Dilated Cardiomyopathy：A Prognosis Study. JACC Cardiovasc Imaging 15：578-590, 2022

コラム　LVNC は疾患か？

　左室緻密化障害(left ventricular non compaction；LVNC)は，胎生期に左室心筋の緻密化が生じず，心筋の菲薄化と広範で深い肉柱を形成し，心不全，不整脈あるいは血栓形成を高頻度にきたす病態である(図 15)．家族性で小児期より発症する LVNC は独立した疾患と思われるが，遺伝子的に肥大型心筋症や心房中隔欠損と共通する状態，粗大な肉柱を有する拡張型心筋症，あるいは無症状であり心エコーで心筋の菲薄化と深い肉柱形成を有する場合には，疾患としての LVNC とすべきかどうかには議論がある．心エコーや MRI で緻密化の程度を測定することで LVNC を形態学的に診断する試みが報告されているが，疾患としての LVNC は典型的な症状と若年発症を加味して診断すべきと考える．

　2023 ESC ガイドライン[1] では，LVNC は一般的な心筋症とは考えないと明記されている．これまで LVNC と呼ばれてきたものは，単独あるいは他の異常と関連して起こりうる表現型の特徴であり，運動選手や妊娠中など後天的に生じた過剰な左室の hypertrabeculation を表すのにも用いられてきた．しかし，一過性あるいは成人発症の場合には，「hypertrabeculation」と呼ぶことを推奨している．

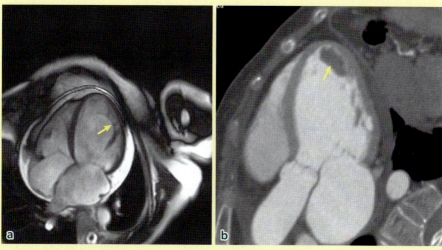

図15　左室緻密化障害
シネ MRI では心尖部から側壁に深い肉柱を認める(**a**,矢印).血栓溶解療法前の CT では血栓を **a** の領域に一致して認める(**b**,矢印).

文献
1) Arbelo E, et al：2023 ESC Guidelines for the management of cardiomyopathies. Eur Heart J 44：3503-3626, 2023

（天野康雄）

D 肥大型心筋症

　肥大型心筋症(hypertrophic cardiomyopathy；HCM)は，500 人に 1 人と頻度の高い心筋症で，半数程度に家族歴があり，心筋サルコメア蛋白遺伝子などの突然変異により生じる．多くの症例は無症状で，死亡率は年 1％，生命予後は一般人と同様であるが，一部に心房性や心室性不整脈，突然死，心不全，血栓塞栓症などの心血管イベントを生じ，特に若年者の突然死の最も多い原因である．

　HCM は，左室または右室心筋の肥大と，心肥大に基づく左室拡張障害を特徴とする疾患である[1]．臨床的には，心エコーまたは心臓 MRI で，15 mm 以上の最大左室壁厚(HCM の家族歴がある場合は 13 mm 以上)と定義され，高血圧や大動脈弁狭窄症(aortic stenosis；AS)，蓄積疾患などの左室肥大を生じる二次性心筋症を除外し診断される[2]．

　HCM の病型はさまざまであるが，臨床上，閉塞性肥大型心筋症(hypertrophic obstructive cardiomyopathy；HOCM)，非閉塞性肥大型心筋症(non-obstructive HCM)，心室中部閉塞性心筋症(midventricular obstruction；MVO)，心尖部肥大型心筋症(apical hypertrophic cardiomyopathy；APH)，拡張相肥大型心筋症(dilated phase of HCM；D-HCM)の 5 つの表現型分類が用いられている[2]．HOCM は，安静時または誘発時に 30 mmHg 以上の左室流出路圧較差を認めるもので，HCM 全体の 30％を占める．non-obstructive HCM では圧較差を認めず，頻度としては最も高い．MVO は，肥大に伴う心室中部の内腔狭窄があり，狭窄部で 30 mmHg 以上の圧較

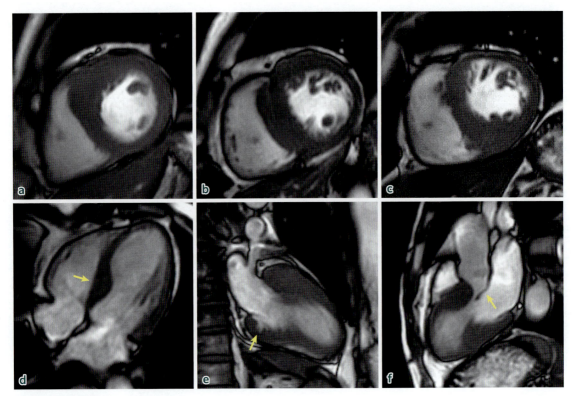

図16 シネMRI
a. 前壁と中隔の右室接合部の肥厚がみられる．**b.** 前壁の肥厚，非対称性中隔肥厚（ASH）がみられる．**c.** 下壁の肥厚を認める．**d.** 中隔の局所肥厚がみられる（矢印）．**e.** 前壁の肥厚と下壁にmyocardial cryptを認める（矢印）．**f.** 僧帽弁収縮期前方運動（SAM）がみられる（矢印（三腔像））．

差を認め，APHは，心尖部に限局した肥大を認める．D-HCMは，HCMの経過中に，肥大した心室壁厚が減少，菲薄化し，心室内腔が拡大，左室収縮力低下〔left ventricular ejection fraction（LVEF）<50%〕をきたし，拡張型心筋症様病態を呈するもので，10%程度の症例にみられる．

HCMの画像診断は，従来，心エコー検査が主体に行われていたが，近年，心臓MRIが多用されてきている．心エコーでは，左室壁の肥厚と拡大のない左室を認め，連続波ドプラ法により左室流出路の圧較差が計測される．心臓MRIは，空間分解能が高く，肺や胸壁などによる妨げがなく撮影でき，壁厚を正確に計測できるため，心エコーで観察困難な部位や局所に限局した肥大の評価も可能で，心の形態や機能の詳細な評価にも有用である．さらに心臓MRIは，遅延造影MRIにより局所の心筋線維化や瘢痕を検出でき，心筋障害の同定にも優れる．

❶ 心臓MRI

a ● シネMRIによる形態評価（図16）

シネMRIでは，通常の短軸像，長軸二腔像，四腔像のほか，左室流出路を含む三腔像を撮影し，左室の形態を評価する．まず，左室肥大の有無を判断し，肥大を認めた場合は左室肥大の部位，分布，範囲を評価し，最大壁厚の計測を行う．また右室壁肥厚，僧帽弁の形態，乳頭筋の異常，左室心尖部瘤，左室中部閉塞の有無などを評価する．

心臓 MRI は空間分解能に優れるため，特に心エコーで観察がしにくい前側壁，心尖部，後部中隔に限局した肥大の評価に有用である．通常，壁厚の測定は短軸像で行い，最大壁厚が 15 mm 以上か否かを確認する．最大壁厚が 13〜15 mm での症例で，遺伝子異常，左室流出路閉塞，HCM の家族歴を認めることがあり，注意が必要である．一方，壁厚が 30〜50 mm に及ぶ例もあり，特に最大壁厚 30 mm 以上は突然死の独立した危険因子であるため，壁厚の正確な測定は重要である．

HCM では，壁肥厚はどの部位にも生じるが，最も多いのは左室基部前壁中隔とこれに連続する前壁の自由壁である．次いで左室中部の下部中隔が多い．通常，非対称的肥大を呈し，肥厚は局所的で，非連続的に散在性にみられる．特に，心室中隔の壁厚が側壁に対して 1.3 倍以上ある所見は，非対称性中隔肥大(asymmetric septal hypertrophy；ASH)とよばれ HCM に特徴的とされる．肥厚の範囲は，半数の症例で左室の半分以下であり，10〜15% の症例では 1〜2 セグメントの局所に限局した肥厚がみられる．また，心尖部に限局する例もある[3, 4]．左室心筋重量(left ventricular mass；LV mass)は，局所肥厚のみの症例では正常であり，HCM では，LV mass の増加が必ずしもみられないことに注意が必要である．また，右室の肥厚(>8 mm)も少数例で認め，中隔との接合部に多いが，全周性にみられることもある．しかし現在，右室肥厚の臨床的意義は不明である．

左室流出路圧較差は，心エコーの連続波ドプラで計測されるが，心臓 MRI は HOCM の圧較差を生じる要因について形態的な情報をもたらす．僧帽弁前尖の収縮期前方運動(systolic anterior motion；SAM)の頻度が高く，僧帽弁前尖の過伸長が 1/3 の症例にみられ，その他，前乳頭筋が直接僧帽弁弁尖に付着する異常，心尖から伸びた筋束が心基部の前壁中隔に付着する異常など，僧帽弁や乳頭筋の異常が左室流出路狭窄の原因となっていることがある[3-5]．HCM 患者の心不全症状の主な原因は左室流出路狭窄であり，薬物治療抵抗性の HOCM では，外科的中隔心筋切除術(surgical septal myectomy)やアルコール中隔焼灼術(alcohol septal ablation)が考慮される．心臓 MRI で検出される僧帽弁や乳頭筋などの構造異常の情報は，圧較差を減ずる治療法の適応，術式の選択や決定のうえで重要な役割をはたす．

HCM は，米国の報告では 5% 程度の頻度で心尖部瘤を認める．シネ MRI の長軸像で検出され，APH に伴うものと，MVO に伴い砂時計様の心室瘤として認められるものがある．心尖部の壁の菲薄化がみられ，これは心筋の線維化が主体の貫壁性瘢痕を反映している．心室瘤の横径は 1〜6 cm 程度で，心エコーでは小さな心尖部瘤を見逃しやすく，半数程度の検出能である．心室瘤は心室頻拍を生じる経路となり，瘤内に形成された血栓は脳梗塞の塞栓源となる．心室瘤のある患者は，ない患者に比べ突然死や血栓塞栓症などの有害事象が年 6% 生じ，3 倍のリスクがあるとの報告がある[6]．筆者らの施設の MVO 症例の検討でも，1/4 程度に心尖部瘤を認め，心尖部瘤のある症例では，ない例に比べ HCM 関連死が 3.5 倍，突然死が 5 倍であり，心血管イベントのハイリスクであった[7]．

b ● 遅延造影 MRI による心筋性状評価(図 17)

HCM の遅延造影 MRI は，間質線維化と置換性線維化を反映している．心筋壁内の冠動脈異常により微小血管障害を生じ，さらに心筋虚血により心筋細胞壊死，心筋の線維化をきたすと考えられている．HCM 患者の 60〜80% は遅延造影陽性であり，遅延造影は左室心筋量の平均 9% 程度である[8-10]．遅延造影のパターン，分布，部位はさまざまであるが，通常，冠動脈

D 肥大型心筋症 ● 267

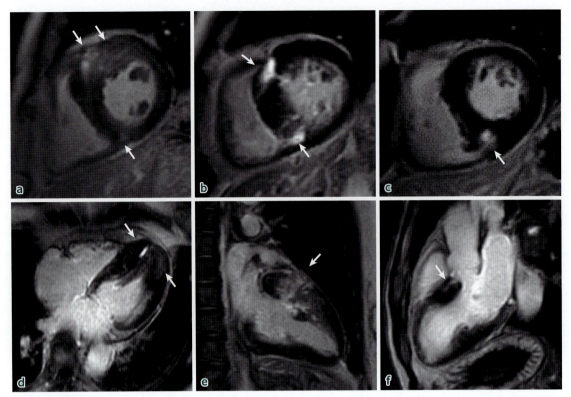

図17 遅延造影MRI
a. 前壁と中隔の右室接合部に斑状の遅延造影がみられる．**b.** 中隔の右室接合部に斑状の遅延造影がみられる．**c.** 下壁に斑状の遅延造影を認める．**d.** 肥厚した心尖部に淡い斑状の遅延造影を認める．**e.** 前壁の中層主体に斑状の遅延造影を認める．**f.** 肥厚した前壁中層に線状の遅延造影がみられる（三腔像）．

の分布に一致しない．遅延造影の部位は，左室壁の肥厚部にみられることが多く，心室中隔と自由壁が30％以上で最も多い．また心室中隔の左室と右室接合部に斑状にみられることが多く，心尖部に限局してみられることもある．遅延造影は，典型的には肥厚した部位の心筋中層に認めるが，貫壁性の遅延造影も半数程度にみられる[8, 10]．HCMでは，遅延造影の定性評価に加え，定量評価が重要である．定量法として定まったものはないが，正常心筋の平均信号強度の6 SD以上の信号強度の部位を遅延造影とするgrey-scale threshold法が，再現性が高く視覚評価と一致しており，使用されることが多い[11]．

c ● 各表現型分類の心臓MRI画像

閉塞性肥大型心筋症（図16f, 図17f）
　収縮期前方運動による左室流出路狭窄を認めることが多く，狭窄部での加速血流がシネMRIで低信号のflow voidとしてみられることがある．僧帽弁や乳頭筋の形態異常がみられることもある．

非閉塞性肥大型心筋症（図16a〜c, 図17a〜c）
　非対称性中隔肥大（ASH）を認めることが多く，局所的心筋肥厚が散在性にみられる．壁肥厚部と右室接合部に斑状の遅延造影を認めることが多い．

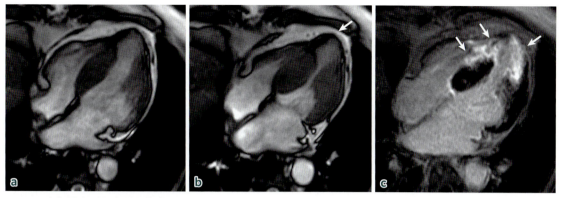

図 18　中部閉塞型肥大型心筋症(四腔像)

a. シネ拡張末期，**b.** シネ収縮末期，**c.** 遅延造影 MRI．シネ MRI で，左室中部の肥厚があり，収縮期に内腔の高度狭窄がみられる(**a**, **b**)．心尖部は菲薄化し，瘤を形成している(矢印)．遅延造影 MRI(**c**)で，菲薄化した心尖部に貫壁性の遅延造影を認める(矢印)．菲薄部と肥厚部の境界にも斑状に遅延造影がみられ，右室心尖部にも遅延造影を認める．

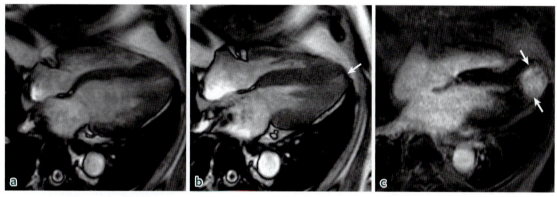

図 19　心尖部肥大型心筋症(四腔像)

a. シネ拡張末期，**b.** シネ収縮末期，**c.** 遅延造影 MRI．シネ MRI(**a**, **b**)で，心尖部の肥厚と小さな心尖部瘤がみられる(矢印)．収縮期にはスペード様の左室がみられる．遅延造影 MRI(**c**)で，肥厚した心尖部に遅延造影がみられる(矢印)．

心室中部閉塞性心筋症(図18)

左室中部に著明な壁肥厚がみられ，収縮期に中部レベルの内腔が消失する．心尖部に心室瘤を生じると砂時計様の左室内腔を呈する．

心尖部肥大型心筋症(図19)

心尖部に限局した肥厚を認め，収縮期に左室内腔がスペード型を呈する．先端に心尖部瘤を形成することがある．遅延造影は肥厚した心尖部に斑状にみられることが多いが，瘤では菲薄化した壁に貫壁性の遅延造影を認める．

拡張相肥大型心筋症(図20)

左室拡大と左室収縮能低下(LVEF<50%)がみられる．壁厚は薄くなっているが，局所的肥厚を認める例もあり，D-HCM への移行期をみている可能性がある．遅延造影 MRI では広範な左室線維化を反映し，広範な遅延造影をしばしば貫壁性に中隔や左室自由壁に認める．また遅延造影は，左室壁の中層や心外膜側に主にみられる[12]．

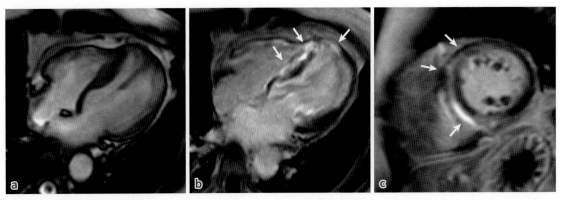

図20 拡張相肥大型心筋症
a. シネMRI（拡張期：四腔像），b. 遅延造影MRI（四腔像），c. 遅延造影MRI（短軸像）．シネMRI（a）で，左室拡大と中隔の一部で壁肥厚を認めるが，他部位に肥厚はみられない．遅延造影MRI（b, c）で，左室中隔，前壁に中層から心外膜側主体に広範な遅延造影を認める．

d ● 予後予測

　遅延造影は予後に対して重要な情報を与える．広範な遅延造影は，突然死やD-HCMの予測因子であり，遅延造影陰性は突然死の低リスクであり，植込み型除細動器（implantable cardioveter defibrillator；ICD）治療の回避に寄与する．

　若年者の突然死の最も多い原因はHCMであり，以前の研究で，遅延造影陽性例は，陰性例に比べ，ホルター心電図の非持続性心室頻拍が7倍多いと報告された[13]．その後の研究で，遅延造影陽性は突然死のリスクを有意に増加させることが示された[14-16]が，HCM患者の半数以上が遅延造影陽性であり，一次予防のICDの適応を考慮する際，遅延造影陽性は実用的な植込み指標にはなり得ない．また，右室接合部に限局した遅延造影と予後を検討した研究では，右室接合部の遅延造影は，突然死を含む心血管イベントと関連はみられず[17]，いまのところ，予後と関連する特定の遅延造影のパターンはない．一方Chanら[15]は，約1,300例のHCM患者を3年間追跡し，遅延造影の範囲は突然死，全死亡と有意な相関があることを示した．特に左室心筋重量（LV mass）の15%以上の広範囲な遅延造影を認める例では，遅延造影陰性例に比べ突然死のリスクが2倍であり，従来の突然死リスク因子をもたない症例においても同様の突然死のリスクを認めた．また遅延造影陰性例は，心血管イベントの発症リスクが低いことも示された．

　従来，HCM患者の突然死の5つの危険因子として，①HCMに伴う突然死の家族歴，②原因不明の失神，③著明な左室肥大（≧30 mm），④ホルター心電図による非持続性心室頻拍，⑤運動中の血圧異常反応が挙げられている．近年の研究で，左室流出路閉塞，心臓MRIの広範な遅延造影MRI，拡張相に移行したHCM，左室心尖部瘤（左室中部閉塞に伴うものを含む）などが，突然死のリスク因子としての可能性を指摘されている．2018年のわが国の「心筋症診療ガイドライン」では，左室壁厚30 mm以上の著明な肥大は主要リスク因子の1つであり，1項目で一次予防のICDの適応とされている．また修飾因子として，左室流出路閉塞（心エコー検査にて30 mmHg以上の圧較差），心臓MRIで広範な遅延造影，D-HCM，心室瘤が挙げられ，主要リスク因子1つと同時にみられる場合，一次予防のICDの積極的適応として推奨している[2]．

　海外では，左室収縮能低下（LVEF<50%）を生じた肥大型心筋症をend-stage HCMとし，

4%にみられるとの報告がある．end-stage HCM には，左室拡大と壁の菲薄化を伴う D-HCM 症例と，左室拡大なく壁肥厚がある左室収縮能低下例が含まれ，年間死亡率 11%，年 10% の ICD 作動があり，いずれも同様に心血管イベントが多く予後が悪い．end-stage HCM へ移行する要因として，有症状，左室拡大，左室壁厚が大，end-stage HCM の家族例が挙げられている[12]．LV mass が 20% 以上の広範な遅延造影は，左室収縮能が維持されている症例が end-stage HCM へ将来移行する予測因子であり，10% の遅延造影の増加でハザード比 1.8 との報告もある[14, 15]．

e●遺伝子キャリア

　HCM の患者家族のスクリーニングにも心臓 MRI は有用である．左室肥大の有無を正確に判断でき，HCM の診断ができるほか，遺伝子キャリア（genotype positive-phenotype negative；G＋P－）を検出するのにも役立つ可能性がある．キャリアでは，左室肥大を認めないが，心筋陥凹（myocardial crypt）や僧帽弁弁尖の過伸長がみられるとの報告がある．myocardial crypt は左室心筋内にみられる幅の狭く深い陥凹で，血液で充満されており，心基部下壁に多くみられ，複数認めることもある．健常人にも認めるが，HCM，特にキャリアで頻度が高いという報告もある[18]．HCM の家族歴があり，形態異常がみられる例では，肥大の顕性化の監視のため心臓 MRI の再検や，場合により HCM の診断を確定するための遺伝子検査を考慮する．左室肥大のないキャリアでは，全例遅延造影陰性であるが，T1 マッピングにより計測される ECV が増加しているとの報告もあり，心臓 MRI が今後キャリアの検出に役立つ可能性がある[19]．

f●鑑別診断

　左室肥大の鑑別疾患には，スポーツ心臓（athlete heart），高血圧心，心アミロイドーシス，Fabry 病などがある．スポーツ心臓は，全身的トレーニングによる左室肥大であり，全周性に対称性肥大をきたすが壁厚は通常 15 mm 以下で，左室リモデリングを伴うが，通常遅延造影陰性である．また，運動中止により 2 mm 以上壁厚が縮小し肥大が改善する所見はスポーツ心臓を示唆する．高血圧心では全周性の対称性肥大がみられ，壁厚は 15〜16 mm 程度が多く，降圧治療により肥大が退縮，改善する．また SAM や左室流出路の閉塞所見は高血圧心では非常にまれである．心アミロイドーシスでは，求心性肥大がみられ，広範な心内膜下の遅延造影を認める．また，著明な肥大に比して，心電図の肥大所見が欠如している．Fabry 病では，求心性肥大を呈し，遅延造影は心基部下側壁に限局することが多い．最近普及してきている T1 マッピングで測定される native T1 値は，心アミロイドーシスでは著明高値，Fabry 病で低値，高血圧心や HCM では軽度高値のことが多く，疾患の鑑別の有力な一助となる．

　HCM において，心臓 MRI の果たす役割は大きい．正確な診断を可能とするほか，遅延造影 MRI は心筋障害の評価，さらに予後予測にも有用である．特に突然死予防のための ICD の適応，HOCM における治療法の選択など，治療方針の決定の際の助けにもなる．心エコーで診断のつかない HCM 疑い症例，心エコー診断例でも禁忌事項がなければ一度は心臓 MRI で心筋性状を評価し，経年的変化をきたす疾患であることを念頭に，必要に応じてフォローすることが望まれる．近年普及しつつある T1 マッピングの意義は，HCM ではまだ十分明らかで

D　肥大型心筋症●271

はないが，キャリアの早期発見，治療介入の可能性などの報告もあり，今後の研究成果が待たれる．

（渡邉絵里）

文 献

1) 北畠　顕，他（編）：厚生労働省難治性疾患克服研究事業特発性心筋症調査研究班：心筋症：診断の手引きとその解説．北海道大学大学院医学研究科循環病態内科学，2005

2) 日本循環器学会，他：心筋症診療ガイドライン（2018 年改訂版）．2019

3) Maron MS, et al：Hypertrophic cardiomyopathy phenotype revisited after 50 years with cardiovascular magnetic resonance. J Am Coll Cardiol 54：220-228, 2009

4) Rowin EJ, et al：The hypertrophic cardiomyopathy phenotype viewed through the prism of multimodality imaging：clinical and etiologic implications. JACC Cardiovasc Imaging 13：2002-2016, 2020

5) Maron MS, et al：Mitral valve abnormalities identified by cardiovascular magnetic resonance represent a primary phenotypic expression of hypertrophic cardiomyopathy. Circulation 124：40-47, 2011

6) Rowin EJ, et al：Hypertrophic cardiomyopathy with left ventricular apical aneurysm：implications for risk stratification and management. J Am Coll Cardiol 69：761-773, 2017

7) Minami Y, et al：Clinical implications of midventricular obstruction in patients with hypertrophic cardiomyopathy. J Am Coll Cardiol 57：2346-2355, 2011

8) Maron MS, et al：Clinical profile and significance of delayed enhancement in hypertrophic cardiomyopathy. Circ Heart Fail 1：184-191, 2008

9) Moon JC, et al：Toward clinical risk assessment in hypertrophic cardiomyopathy with gadolinium cardiovascular magnetic resonance. J Am Coll Cardiol 41：1561-1567, 2003

10) Choudhury I, et al：Myocardial scarring in asymptomatic or mildly symptomatic patients with hypertrophic cardiomyopathy. J Am Coll Cardiol 40：2156-2164, 2002

11) Moravsky G, et al：Myocardial fibrosis in hypertrophic cardiomyopathy：accurate reflection of histopathological findings by CMR. JACC Cardiovasc Imaging 6：587-596, 2013

12) Harris KM, et al：Prevalence, clinical profile, and significance of left ventricular remodeling in the end-stage phase of hypertrophic cardiomyopathy. Circulation 114：215-225, 2006

13) Adabag AS, et al：Occurrence and frequency of arrhythmias in hypertrophic cardiomyopathy in relation to delayed enhancement on cardiovascular magnetic resonance. J Am Coll Cardiol 51：369-374, 2008

14) Weng Z, et al：Prognostic value of LGE-CMR in HCM：a meta-analysis. JACC Cardiovasc Imaging 9：1392-1402, 2016

15) Chan RH, et al：Prognostic value of quantitative contrast-enhanced cardiovascular magnetic resonance for the evaluation of sudden death risk in patients with hypertrophic cardiomyopathy. Circulation 130：484-495, 2014

16) Mentias A, et al：Late gadolinium enhancement in patients with hypertrophic cardiomyopathy and preserved systolic function. J Am Coll Cardiol 72：857-857, 2018

17) Chan RH, et al：Significance of late gadolinium enhancement at right ventricular attachment to ventricular septum in patients with hypertrophic cardiomyopathy. Am J Cardiol 116：436-441, 2015

18) Maron MS, et al：Prevalence and clinical profile of myocardial crypts in hypertrophic cardiomyopathy. Circ Cardiovasc Imaging 5：441-447, 2012

19) Ho CY, et al：T1 measurements identify extracellular volume expansion in hypertrophic cardiomyopathy sarcomere mutation carriers with and without left ventricular hypertrophy. Circ Cardiovasc Imaging 6：415-422, 2013

E たこつぼ心筋症

　たこつぼ心筋症は「ストレス心筋症」としてわが国から報告された急性で可逆性の左室収縮機能不全であり，重大な冠動脈疾患を伴わず，感情的・身体的ストレスを契機に発症することを特徴とする[1]．近年では，少数例ではあるが，ポジティブな感情を引き起こすストレス要因でも発症することが報告されている．Mayo Clinicと日本循環器学会から診断基準が提唱されており，いずれも褐色細胞腫，心筋炎に伴うものは除外とされているが，脳血管疾患については扱いが異なる[2,3]．たこつぼ心筋症のMRI診断には，①シネMRIでの典型的な壁運動異常（apical ballooning）の存在，②T2強調画像または早期造影MRIでの心筋浮腫の存在，③遅延造影MRIで正常心筋の信号強度の5SDを超えるような梗塞や線維化が存在しないことが重要である（図21）．

❶ シネMRI

　心エコーと比較した利点は，体型や肺疾患などの影響を受けにくく，客観性があり精度の高い指標が得られることである．たこつぼ心筋症の急性期には，心尖部領域の収縮低下を生じる一方で心基部の過収縮を生じ，左室流出路に圧較差をきたすことがある[4]（図22）．したがって，たこつぼ心筋症に伴うショック・心不全の場合は，その原因が収縮不全によるのか，左室流出路狭窄によるのかを鑑別することがきわめて重要である．カテコラミン，血管拡張薬を使用中であれば中止を考慮し，不用意なカテコラミン使用は避けなければならない．シネMRIでは明瞭に左室流出路狭窄，ジェット血流が確認でき，位相コントラストシネMRIを追加することで，通常のマグニチュード画像のほかに位相差画像が得られ，血流測定も可能である．また，左室心尖部領域の収縮低下は心腔内心尖部に血流うっ滞をもたらし，心尖部に血栓を形成することがある[5]．心内膜に密着した壁在血栓の場合もあれば，心腔内に一部浮遊した突出型血栓の場合もある．心尖部血栓遊離から全身塞栓症を引き起こすことも報告されており，早期に心腔内血栓の有無を評価し，適切な抗凝固薬を投与するのが望ましい．

　欧米の多施設共同研究では，たこつぼ心筋症239症例に心臓MRIが撮影され，4つの壁運動異常（ballooning）パターンが確認された〔apical ballooning：197人（82％），biventricular ballooning：81人（34％），mid ventricular ballooning：40人（17％），basal ballooning：2人（1％）〕．これら

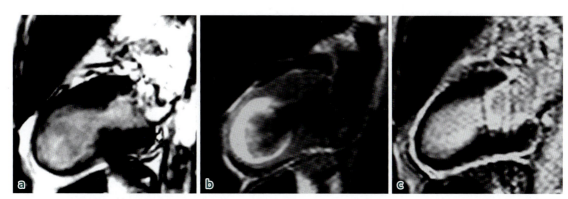

図21　たこつぼ心筋症のMRI
a. シネMRI．**b.** T2強調画像．**c.** 遅延造影MRI．

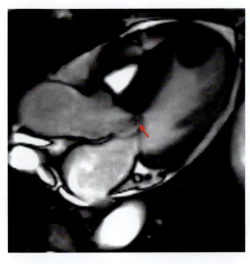

図22 たこつぼ心筋症のシネMRI
心室中隔基部肥厚，僧帽弁収縮期前方運動に伴う左室流出路血流ジェットと心尖部血栓を合併している．

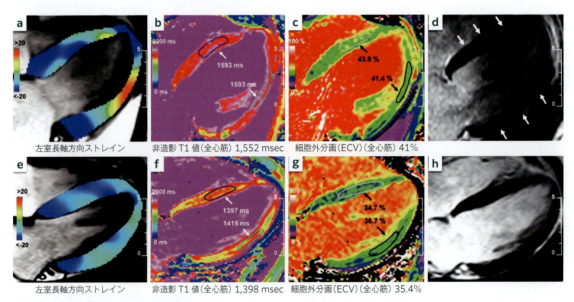

図23 非典型的たこつぼ心筋症症例
左室中部に無収縮が認められたたこつぼ心筋症のMRI．上段：急性期，下段：亜急性期．左室中部に限局した壁運動低下，同部位に一致して高度のT1，ECV上昇，淡い遅延造影を認める．亜急性期にはこれらの所見は顕著に改善している．
a, e. feature tracking法，**b, f.** T1マッピング，**c, g.** ECVマッピング，**d, h.** 遅延造影MRI．一過性の広範な心筋浮腫と左室中部側壁の壁運動異常を呈している．

の壁運動異常は慢性期には改善したが，右室に壁運動異常（biventricular ballooning）を認めた81人においては，左室のみに壁運動異常を認める症例と比較して入院期間が長いなど，重症度が高く，右室機能障害の有無はたこつぼ心筋症の重症度評価において重要な所見と考えられる[6]．シネMRIは，特に心エコーでは描出の難しい心尖部の評価だけでなく右室機能を正確に評価・計測できる特長がある．feature tracking法を用いれば，心エコー同様の心筋ストレイン評価が可能であり，LVEFではわからない収縮異常を検出できる手法として注目されている（図23）．

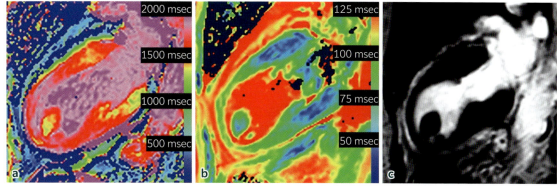

図 24 たこつぼ心筋症（心尖部血栓合併）における T1, T2 マッピング
a. T1 マッピング，b. T2 マッピング，c. 遅延造影 MRI．

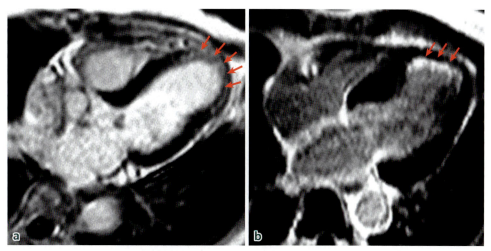

図 25 たこつぼ心筋症と心筋梗塞における心筋遅延造影像の差異
a. たこつぼ心筋症，b. 前壁中隔心筋梗塞．

❷ T2 強調画像

　T2 強調画像は組織の浮腫を診断する方法で，たこつぼ心筋症では壁運動異常部位に一致して心筋に高信号が認められる．血液は T2 緩和時間が長く高信号を示すため，心腔内の血液信号を抑制する black-blood 法が用いられる．しかし，black-blood 法は血液の流れによる位置移動から血液信号を抑制する方法であるため，高度の左室収縮能低下により血流停滞がみられると心腔内血液が高信号を示し，心内膜下側心筋の浮腫と区別が難しい場合がある．こうした症例では，シネ MRI と T2 強調画像を並べて表示し，心内膜縁の位置を把握して心筋浮腫の有無を判断することが重要である．また，T2 強調画像による浮腫評価はアーチファクトが多い問題が従来から指摘されており，特にびまん性浮腫評価について改善の余地があった．近年，非造影 T1 マッピングが心筋浮腫を安定的に検出できる方法として注目されており，より正確なたこつぼ心筋症診断が可能となり，重症度の把握にも有用である[7]．また，造影前後における左室心筋，左室内腔血液の T1 値を測定し，血液検査での Hct 値を用いて補正すること

で，ECV を算出できる．水分増加を反映する心筋 T2 緩和時間を定量的に表示する T2 マッピングも心筋浮腫の診断には有用で，線維化によっても延長がみられる T1 マッピングと比べて，浮腫の診断の特異度が高い（図 24）．

❸遅延造影 MRI

遅延造影 MRI において遅延造影がみられないことが特徴とされてきたが，近年の報告では，たこつぼ心筋症急性期の 9〜22％の症例で心筋に淡い遅延造影がみられるとされている[6, 8]（図 25）．典型的なたこつぼ心筋症の最大の鑑別疾患は急性前壁心筋梗塞（特に左前下行枝が心尖部を回り込んだ，いわゆる"wrapped left anterior descending artery"）であるが，たこつぼ心筋症において認められる遅延造影は心筋梗塞のような明瞭な高信号ではないため，急性心筋梗塞との鑑別は困難ではない．急性期に認める遅延造影は慢性期にほぼ消失するが，遅延造影を有する症例は慢性期の壁運動異常遷延に関与すると考えられる．

（中森史朗）

文 献

1) Sato H, et al：Takotsubo type cardiomyopathy due to multivessel spasm. In：Kodama K, et al（eds）：Clinical aspect of myocardial injury：from ischemia to heart failure. pp56-64, Kagaku Hyoronsha, 1990

2) Bybee KA, et al：Systematic review：transient left ventricular apical ballooning：a syndrome that mimics ST-segment elevation myocardial infarction. Ann Intern Med 141：858-865, 2004

3) Kawai S, et al：Takotsubo Cardiomyopathy Group. Guidelines for diagnosis of takotsubo（ampulla）cardiomyopathy. Circ J 71：990-992, 2007

4) El Mahmoud R, et al：Prevalence and characteristics of left ventricular outflow tract obstruction in Tako-Tsubo syndrome. Am Heart J 156：543-548, 2008

5) Santoro F, et al：Left Ventricular Thrombi in Takotsubo Syndrome：Incidence, Predictors, and Management：Results From the GEIST（German Italian Stress Cardiomyopathy）Registry. J Am Heart Assoc 6：e006990, 2017

6) Eitel I, et al：Clinical characteristics and cardiovascular magnetic resonance findings in stress（takotsubo）cardiomyopathy. JAMA 306：277-286, 2011

7) Ferreira VM, et al：Non-contrast T1-mapping detects acute myocardial edema with high diagnostic accuracy：a comparison to T2-weighted cardiovascular magnetic resonance. J Cardiovasc Magn Reson 14：42, 2012

8) Nakamori S, et al：Prevalence and signal characteristics of late gadolinium enhancement on contrast-enhanced magnetic resonance imaging in patients with takotsubo cardiomyopathy. Circ J 76：914-921, 2012

Ｆ 不整脈原性右室心筋症〔ARVC（ARVD）〕

不整脈原性右室心筋症（arrhythmogenic right ventricular cardiomyopathy；ARVC/不整脈原性右室異形成，arrhythmogenic right ventricular dysplasia；ARVD）は，右室の拡大と機能低下があり，右室起源の心室不整脈による致死性不整脈や突然死を特徴とする心筋症である[1-3]．遺伝的要因があり，心筋細胞間の接着に関与するデスモソーム関連遺伝子や，Ca^{2+} ハンドリング蛋白であるリアノジン受容体（RyR2）遺伝子の異常が明らかになっている[4]．2019 年に日本不整

表5 診断基準となる6カテゴリー

1. 形態，機能異常と構造上の異常
2. 特徴的な心筋組織性状
3. 再分極異常
4. 脱分極，伝導異常
5. 心室性不整脈
6. 家族歴

以上の6カテゴリーについて各々大基準，小基準がある．
確定診断：大基準2，あるいは大基準1＋小基準2，あるいは小
基準4（別カテゴリーから）
ボーダーライン：大基準1＋小基準1，あるいは小基準3（別カテ
ゴリーから）
疑い：大基準1，あるいは小基準2（別カテゴリーから）

脈心電学会より公表されたエキスパートコンセンサスでは，ARVCは不整脈原性心筋症（arrhythmogenic cardiomyopathy：ACM）の首座として述べられている[5]．心室頻拍や心室細動など致死的不整脈が出現して若年者の突然死の原因となることもあるため，病初期の診断と適切な治療が重要である．診断に必要な画像上の特徴を知るうえで心臓MRIとCTの役割はきわめて大きい．

❶診断・病態・組織的特徴

基本となる診断基準2010年のタスクフォースでは6つのカテゴリーと大基準・小基準からなる（表5, 6）[6]．

心臓MRIでの大基準を用いた診断感度は68〜76％，小基準で79〜89％と高率である（特異度は85〜97％）[7]．ACMの疾患概念は表7に示す通りで，変性の首座が左室か右室かで名称が異なる．また組織的な変性か，遺伝子異常かによっても区分される[5]．

ARVCでは右室心筋における脂肪浸潤と線維化が主たる変化で，右室自由壁心外膜側から始まり，次第に心内膜側に貫壁性病変を生じる．心筋障害の進展は瘢痕部分での右室局所壁運動異常から始まり，右室全体の拡大を伴う広範な壁運動異常となる．左室壁運動異常を呈することもあるが，主に中隔部分に多く認める．ARVCの好発部位（図26）は"triangle of dysplasia"とよばれる右室流出路（right ventricular outflow tract：RVOT），右室下壁，右室心尖部とされていたが[1, 2]，昨今では左右心室の境界部分のある後下壁から右室心尖部とされている[3]．当初，特異的変化として右室心筋の脂肪変性が挙げられたが，脂肪変性は特異的な変化ではなく，高齢者や肥満者にも認められている．したがって心臓MRIによる上行大動脈や右室への脂肪浸潤の評価のみでは診断的価値は低い．

❷心臓MRIでの主たる特徴

ARVCの特徴的所見は古典的にも述べられており[8]，右室全体の機能低下と拡大に加えて，右室の局所的かつ微細な特徴はakinesis（無収縮）とdyskinesis〔右室心筋が局所的に収縮期に拡張期の外縁より突出する（bulging）〕，dyssynchronous（収縮ピークが右室心筋局所で異なる）と表現される（図27a, b）．これらの局所壁運動異常は心エコー所見にも共通するが，その場所は明示されていない．先述の"triangle of dysplasia"は右室造影による二次元解析がもとになってい

F 不整脈原性右室心筋症〔ARVC（ARVD）〕 ● 277

表 6　ARVC の形態，機能，構造上の異常の診断基準

	大基準	小基準
心エコー	限局性の右室壁運動消失，奇異性壁運動，心室瘤 かつ下記のいずれか 1 つ（拡張終末期） 　1）PLAX（傍胸骨長軸像）RVOT（右室流出路）が 32 mm 以上；体表面積補正（PLAX/BSA）で 19 mm/m^2 以上 　2）PSAX（傍胸骨短軸像）RVOT が 36 mm 以上；体表面積補正（PSAX/BSA）で 21 mm/m^2 以上 　3）右室面積変化率（FAC）が 33％以下	限局性の右室運動消失，奇異性壁運動 かつ下記のいずれか 1 つ（拡張終末期） 　1）PLAXRVOT が 29〜32 mm；体表面積補正（PLAX/BSA）で 16〜19 mm/m^2 　2）PSAXRVOT が 32〜36 mm；体表面積補正（PSAX/BSA）で 18〜21 mm/m^2 　3）FAC が 33〜40％
MRI	限局性の右室壁運動消失，奇異性壁運動，非同期右室収縮 かつ下記のいずれか 1 つ 　1）右室収縮末期容積/BSA（体表面積）が 110 mL/m^2 以上（男性），100 mL/m^2 以上（女性） 　2）右室駆出率が 40％以下 右室造影：限局性の右室壁運動消失，奇異性壁運動，心室瘤	限局性の右室壁運動消失，奇異性壁運動，非同期右室収縮 かつ下記のいずれか 1 つ 　1）右室収縮末期容積/BSA が 100〜110 mL/m^2 以上（男性），90〜100 mL/m^2 以上（女性） 　2）右室駆出率が 40〜45％

PLAX：parasternal long-axis，RVOT：right ventricular outflow tract，BSA：body surface area，FAC：fraction area change

表 7　不整脈原性心筋症（ACM）の概念

心室障害の首座		
右室（ARVC）	**両室（ABVC）**	**左室（ALVC）**
細胞レベルでの障害		
desmosome intercalated disc ion channel		cytoskeleton sarcoplasmic reticulum sarcomere ion channel mitochondria
遺伝子レベルの異常		
PKP2, JUP DSC2, DSG2, DSP, SCN5A	*PLN*	*LMNA, DSP, FLNC, TMEM43, LDB3, Desmin, α-actinin, BAG3, NKX2-5, RBM20, SCN5A, KCNQ1, KCNH2, TRPM4, Mitochondrial Mutations*

病態の首座により，ARVC，ALVC，ABVC に分かれる．原因遺伝子，細胞レベルでの障害が表現される病原型により異なる．
ABVC：arrhythmogenic both ventricular cardiomyopathy
ALVC：arrhythmogenic left ventricular cardiomyopathy
〔Towbin JA, et al：2019 HRS expert consensus statement on evaluation, risk stratification, and management of arrhythmogenic cardiomyopathy. Heart Rhythm 16：e301-e372, 2019 より改変〕

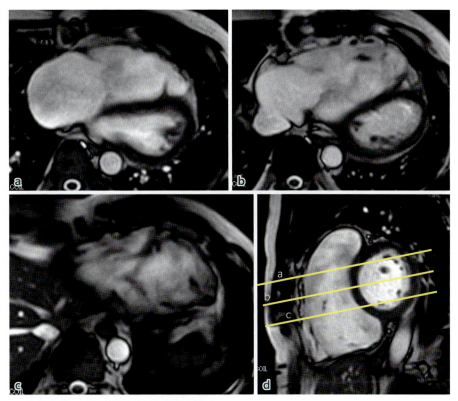

図26 ARVCの好発部位と特徴的断面
a, d. 右室流出路, b. 右室心尖部, c. 右室下壁.

た．昨今の相次ぐ組織所見と心臓MRI所見の対比からは，右室自由壁と三尖弁直下には心外膜から変化が生じているが，右室心尖部と心内膜は比較的温存されているとの報告がある[9]．特に右室心尖部の病変が出現する前に左室自由壁や側壁の病変が有意に多く，"triangle of dysplasia"ではなく「右室心尖部の変位」が特徴所見であるとしている[5]．三尖弁輪直下の壁運動異常，いわゆるアコーディオン・サインは心筋の小領域の異常に基づく局所的な"しわ"を表すサインであり，ARVCの特徴的な所見である[10]（図28）．

ACMは形態異常，組織異常，遺伝子異常の3系統から生まれてきた概念で，表7に示すように左右の障害の優位性と遺伝子異常には関連性があることがわかっているが，左右双方の心筋が同様の障害を受けることになる[11]．実際，ARVCの早期においてもすでに左室の病変が76％にも認められ（図29），その大半は進行した状態であることがわかっている[12]．

ARVCの左室病変は多くの場合，壁運動異常のない下壁および側壁に遅延造影像として認める（図30）．中隔遅延造影は左室優位のARVCでは50％以上の症例で認めるが，右室優位のARVCではほとんど認めない[12]．ARVCの左室の線維化を伴った脂肪浸潤は左室側壁の心外膜に菲薄化を伴って認めることが多いとされる[9]．遅延造影や脂肪浸潤については診断基準に採択されていないが，理由は①もともと薄い右室壁の性状評価が困難であること，②遅延造影の検出シーケンスで脂肪と線維化の区別が困難であり，読影者間のばらつきも大きいこと，③遅延造影の存在はARVC以外の疾患でも認める非特異的所見であることなどが挙げられている．とはいえ，右室遅延造影は最大88％の患者に観察され，左室遅延造影は最大で61％に

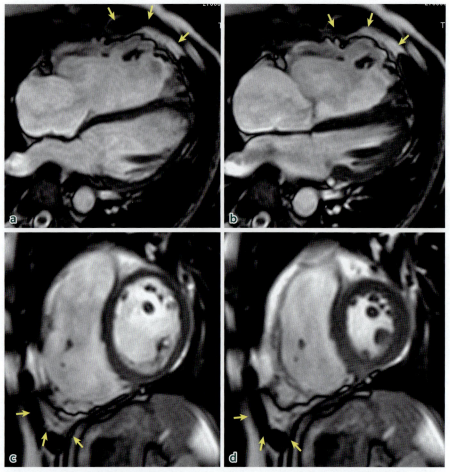

図27　ARVCの特徴的な心臓MRI所見
右室自由壁の局所壁運動が心時相で異なるため，拡張期 bulging（**a, c**）や収縮期 dyskinesis（**b**），aneurysmal change（**d**）などを生じる（矢印はいずれも所見を示す）．

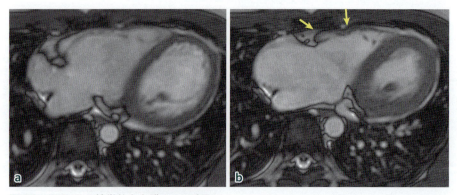

図28　ARVCの特徴的な心臓MRI所見
a. 拡張期，**b.** 収縮期．右室三尖弁直下の自由壁に粗糙な肉柱があり，壁運動は異時性（いびつ）でアコーディオン様を呈している（**a, b**）．右室全体に病変が及んでいない時期に認める．

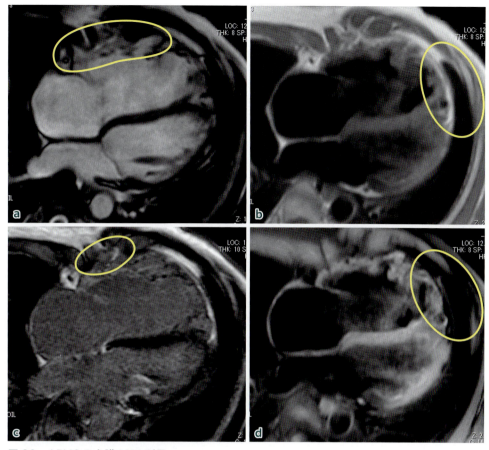

図29 ARVCの心臓MRI所見
右室自由壁，三尖弁直下の自由壁にdyskinesis領域がある(**a**)．遅延造影陽性であり(**c**)，T1-TFE法では右室前面に広く脂肪組織が広がる(**b.** 丸囲み．脂肪抑制像で消失(**d**))．

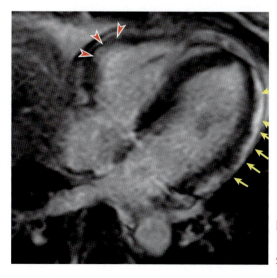

図30 ARVCの左室病変
この症例では遅延造影は三尖弁直下の右室瘤状部の心内膜側(赤矢頭)，左室側壁の心外膜側(黄矢印)に認める．

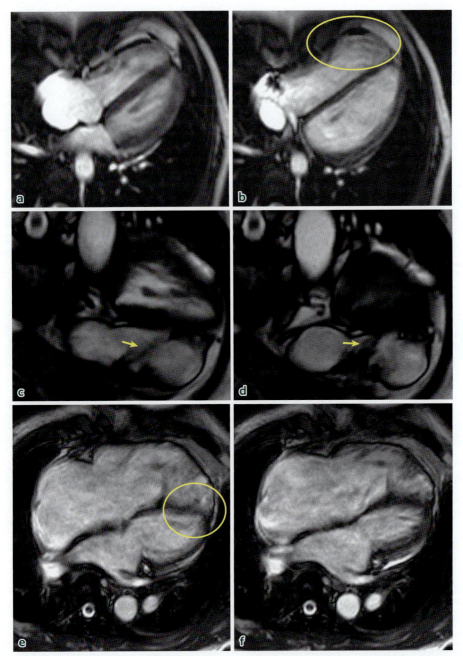

図 31 形態的に ARVC と鑑別すべき疾患
a, b. 漏斗胸．内側に向かう剣状突起により，拡張期に心尖部が圧排され瘤状にみえている．**c, d.** モデレータバンドによる心尖部瘤様所見．**e, f.** 三尖弁形態異常による高度逆流に伴う右室拡大と右室心尖部が左室心尖部を巻き込む butterfly 所見（**e**. 拡張期，**f**. 収縮期）．

報告されており[13]，ARVC での遅延造影の存在価値は小さくない．実際，遅延造影は ARVC の管理にも有用であると考えられ，組織学的な右室遅延造影と，電気生理学的検査での心室性不整脈の発生部位とが関係していると報告されている[14]．

次に心臓 MRI での ARVC を診断する際の注意すべきポイントを述べる．心臓 MRI での診

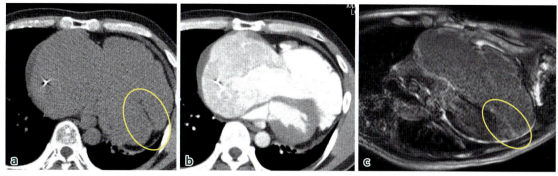

図32 ARVCのCT画像と心臓MRI遅延造影
a, b. ARVCのCT四腔像（**a.** 非造影，**b.** 造影）．中隔への脂肪組織の浸潤（丸囲み）．**c.** 心臓MRI四腔像．中隔部分は遅延造影がみられる．

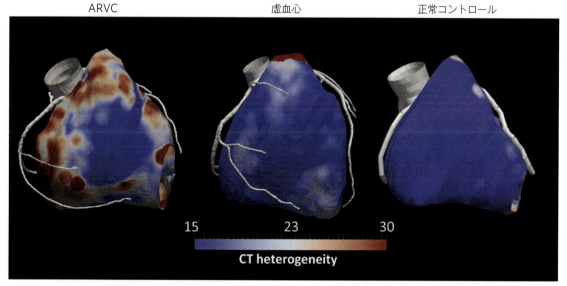

図33 各疾患での右室心筋の組織マッピング
ARVCでは他疾患（運動誘発性心室性不整脈や正常コントロール）に比較して組織の不均一性が高いことがわかる．
〔Venlet J, et al：RV Tissue Heterogeneity on CT：A Novel Tool to Identify the VT Substrate in ARVC. JACC Clin Electrophysiol 6：1073–1085, 2020 より改変〕

断はガイドラインでも形態診断の一助とされているが，ゴールドスタンダードではない．ほかのカテゴリー評価（心電図，不整脈，組織など）とともに診断すべきであり，形態異常のみ認める場合には過大評価にならぬように，その他の所見に気を配るべきである．形態的には漏斗胸〔pectus excavatum（図31a, b）〕やモデレータバンドによる右室自由壁の偽瘤化（図31c, d），水平長軸像で右室心尖部が左室を回り込むようにみえるbutterfly所見（図31e, f）などがある．butterfly所見は水平長軸の心臓下側で認められる．ただし，心サルコイドーシスや拡張型心筋症などでも右室浸潤様所見があるので注意が必要である[15]．

❸ CT

先述のタスクフォース[6]や2019年ESCのエキスパートコンセンサス[5]にはCTについての

記載はないが，ARVCの特徴的な所見である右室モデレータバンドや肉柱の形態，心筋への心膜下脂肪浸潤，右室流出路および自由壁の菲薄化，右室拡大と壁運動異常は心臓MRI同様にみられる（図32）．心筋への脂肪浸潤はARVC以外に心筋梗塞症後変化，生理的集積（16〜43%），脂肪腫などでもみられるため，右室にみられるヘリカルCT所見を包括的スコア化すると診断特異度が上がると報告されている[16]．昨今，多列検出器CT（multidetector-row CT；MDCT）での右室脂肪自動解析ソフトによれば，右室自由壁の脂肪推定量はARVCではコントロール（虚血性心疾患，正常）に比較して有意に多く，ARVCの診断能としては右室拡張末期容量よりも感度・特異度が高いとされ，右室中壁脂肪8.4%をカットオフに用いると，感度94%，特異度92%であった[17]．治療面からは心室頻脈へのvoltageマッピングを用いたCT画像とのフュージョンイメージングで，ARVCは特に遅延電位（late potential；LP）陽性（不整脈器質部位とされる）部位と自由壁の脂肪の不均一性が相関することが報告されている．CT値の25 Hounsfield unit（HU）をカットオフとするとLP陽性部位の検出は感度72%，特異度74%であり，CTで脂肪の不均一性があればARVCの診断能は感度100%，特異度82%であることから，不整脈出現に関するサブストレート部位の同定に有用とされている（図33）[18]．

　このようにARVCでは今後，治療も念頭においた画像診断が求められてくる．

（谷口泰代）

文献

1) Gemayel C, et al：Arrhythmogenic right ventricular cardiomyopathy. J Am Coll Cardiol 38：1773-1781, 2001

2) Basso C, et al：Arrhythmogenic right ventricular cardiomyopathy. Dysplasia, dystrophy, or myocarditis? Circulation 94：983-991, 1996

3) Marchlinski FE, et al：Electroanatomic substrate and outcome of catheter ablative therapy for ventricular tachycardia in setting of right ventricular cardiomyopathy. Circulation 110：2293-2298, 2004

4) Corrado D, et al：Molecular biology and clinical management of arrhythmogenic right ventricular cardiomyopathy/dysplasia. Heart 97：530-539, 2011

5) Towbin JA, et al：2019 HRS expert consensus statement on evaluation, risk stratification, and management of arrhythmogenic cardiomyopathy. Heart Rhythm 16：e301-e372, 2019

6) Marcus FI, et al：Diagnosis of arrhythmogenic right ventricular cardiomyopathy/dysplasia：proposed modification of the task force criteria. Circulation 121：1533-1541, 2010.

7) Bluemke DA：ARVC：Imaging diagnosis is still in the eye of the beholder. JACC Cardiovasc Imaging 4：288-291, 2011

8) Pennell D, et al：Right ventricular arrhythmia：emergence of magnetic resonance imaging as an investigative tool. Eur Heart J 18：1843-1845, 1997

9) Te Riele ASJM, et al：Mutation-positive arrhythmogenic right ventricular dysplasia/cardiomyopathy：the triangle of dysplasia displaced. J Cardiovasc Electrophysiol 24：1311-1320, 2013

10) Groenink M, et al：The "accordion sign," a new tune in arrhythmogenic right ventricular dysplasia/cardiomyopathy magnetic resonance imaging? J Am Coll Cardiol 53：1300-1301, 2009

11) Sen-Chowdhry S, et al：Left-dominant arrhythmogenic cardiomyopathy：an under-recognized clinical entity. J Am Coll Cardiol 52：2175-2187, 2008

12) Lindstrom L, et al：Left ventricular involvement in arrhythmogenic right ventricular cardiomyopathy — a scintigraphic and echocardiographic study. Clin Physiol Funct Imaging 25：171-177, 2005

13) Marra MP, et al：Imaging study of ventricular scar in arrhythmogenic right ventricular cardiomyopa-

thy：comparison of 3D standard electroanatomical voltage mapping and contrast-enhanced cardiac magnetic resonance. Circ Arrhythm Electrophysiol 5：91-100, 2012

14) Tandri H, et al：Noninvasive detection of myocardial fibrosis in arrhythmogenic right ventricular cardiomyopathy using delayed-enhancement magnetic resonance imaging. J Am Coll Cardiol 45：98-103, 2005

15) Steckman DA, et al：Utility of cardiac magnetic resonance imaging to differentiate cardiac sarcoidosis from arrhythmogenic right ventricular cardiomyopathy. Am J Cardiol 110：575-579, 2012

16) Nakajima T, et al：Utility of ECG-gated MDCT to differentiate patients with ARVC/D from patients with ventricular tachyarrhythmias. J Cardiovasc Comput Tomogr 7：223-233, 2013

17) Cochet H, et al：Automated Quantification of Right Ventricular Fat at Contrast-enhanced Cardiac Multidetector CT in Arrhythmogenic Right Ventricular Cardiomyopathy. Radiology 275：683-691, 2015

18) Venlet J, et al：RV Tissue Heterogeneity on CT：A Novel Tool to Identify the VT Substrate in ARVC. JACC Clin Electrophysiol 6：1073-1085, 2020

コラム　NDLVC

　欧州心臓病学会(ESC)のガイドラインでは，心筋症は「冠動脈疾患，高血圧，弁膜症，先天性心疾患がなく，心筋に構造的・機能的な異常が認められる心筋障害」と定義され，二次性心筋症を含めて心筋症の表現型による分類が行われている[1]．これまで心筋症は，肥大型心筋症，拡張型心筋症(DCM)，不整脈原性右室心筋症，拘束型心筋症，分類不能(左室緻密化障害とたこつぼ型心筋症)の5つに大別されてきた[2]．しかし，心臓MRIや心筋生検で明らかな心筋疾患が認められるにもかかわらず，心筋症の5つの分類のどれにも該当しない症例が少なからず生じる問題があった．こうした背景から，2023年のESCガイドラインでは，NDLVC(non-dilated left ventricular cardiomyopathy)が肥大型心筋症，DCMに並ぶ心筋症表現型として追加された．NDLVCは左室拡大がみられないが，非虚血性の左室線維化や脂肪変性を認める場合(左室機能障害の有無は問わない)，または左室線維化を伴わない左室機能障害の場合と定義されている．NDLVCは新しく提唱された概念であるため，有病率についてはまだ明らかになっていないが，従来の基準でDCMや不整脈原性左室心筋症に分類されてきた症例もかなりNDLVCに移行すると考えられている．NDLVCの診断には左室線維化や脂肪変性の評価が必要になるため，その診断には遅延造影MRIやT1マッピングを含むMRI検査が重要となる．NDLVCの予後に関する報告は現時点では限られているが，最近CastrichiniらはDCM 227例とNDLVC 235例の心臓突然死または心室性不整脈の発生を後方視的に解析し(追跡期間中央値81か月)，DCM患者の予後はNDLVC患者と比較して有意に不良であったと報告している[3]．また，両群間のLGEの頻度に差はみられなかったが，中隔のLGEは独立した予後予測因子であり，DCM患者のLGEは中隔に，NDLVC患者のLGEは自由壁に有意に多く認められたと述べている．

文　献

1) Arbelo E, et al：2023 ESC Guidelines for the management of cardiomyopathies. Eur Heart J 44：3503-3626, 2023

2) Elliott P, et al：Classification of the cardiomyopathies：a position statement from the European Society Of Cardiology Working Group on Myocardial and Pericardial Diseases. Eur Heart J 29：270-276, 2008

3) Castricini M, et al：Magnetic resonance imaging characterization and clinical outcomes of dilated and arrhythmogenic left ventricular cardiomyopathies. J Am Coll Cardiol 83：1841-1851, 2024

（佐久間　肇）

Ⓖ 心筋炎

心筋炎は心筋の炎症性疾患であり，心膜まで炎症が進展すると心膜心筋炎とよばれる．炎症は広義においては，虚血や機械的外傷，心筋症などを含めた，あらゆる原因による損傷ののちに認められるが，狭義の心筋炎は，ウイルス・細菌などの感染，薬物などの外的要因，免疫反応を活性化する因子にさらされることにより生じる心筋の炎症を指す．心筋炎は①臨床病型，②病因，③組織に基づく3つの分類がある（表8）．特に，臨床病型として軽症から劇症型，そして急性期から慢性期までさまざまな病態・重症度を示すため確定診断は困難なことも多い．軽症のまま経過することもある一方で，劇症型心筋炎となり突然死の原因ともなる．また，2023年改訂版のわが国のガイドラインにおいて，従来「慢性心筋炎」と表記されていた疾患概念が「慢性活動性心筋炎」として再定義され，発症から30日を境界として定義された．慢性活動性心筋炎は拡張型心筋症や不整脈原性右室心筋症の原因の1つとして鑑別が必要である[1]．

心筋炎ではうっ血，白血球の浸潤と浮腫や壊死といった病理組織変化を認めるが，これらは先に述べた原因に特異的なものではなく，心臓MRIによって検出される所見も原因それぞれに特異的なものではない．しかし，炎症の範囲やこれらの病理組織変化に伴う心筋実質の変化を検出することができる非侵襲的検査法として心臓MRIは心筋炎の診断上，重要な役割をもつといえる．

❶ 心筋炎の診断（図34）

心筋炎の症例は，胸痛や呼吸困難などの心症状に先行して，風邪様症状や悪心・嘔吐・腹痛・下痢など消化器症状を認めることがある．無症状で経過する場合や，心不全や突然死とな

表8 心筋炎の分類

臨床病型分類	病因分類	組織分類
急性心筋炎 　顕性 　　劇症型 　不顕性 慢性活動性心筋炎 　遷延性 　不顕性 慢性心筋炎 慢性炎症性心筋症（炎症性拡張型心筋症を含む） 心筋炎後心筋症	感染性 　ウイルス 　細菌 　真菌 　リケッチア 　スピロヘータ 　原虫，寄生虫 　その他の感染症 非感染性 　化学物質 　　薬物（ワクチンを含む） 　　その他の化学物質 　過敏性反応 　全身性疾患 　　膠原病，川崎病 　　サルコイドーシスなど 　放射線，熱射病 　原因不明 　特発性	リンパ球性 巨細胞性 好酸球性 肉芽腫性

〔日本循環器学会，他：2023年改訂版心筋炎の診断・治療に関するガイドライン．p16, https://www.j-circ.or.jp/cms/wp-content/uploads/2023/03/JCS2023_nagai.pdf（2024年8月閲覧）〕

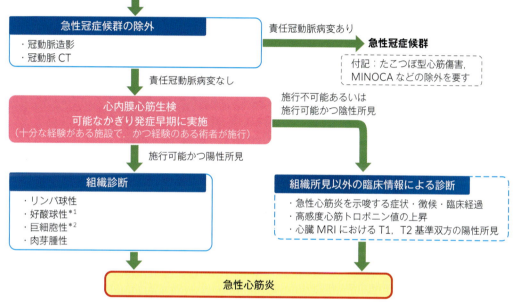

図34　急性心筋炎の診断アルゴリズム

MINOCA：myocardial infarction with non-obstructive coronary arteries
*1：詳細はガイドラインの第6章1.3 診断，*2：詳細はガイドラインの第6章2.3 診断を参照.
〔日本循環器学会，他：2023年改訂版心筋炎の診断・治療に関するガイドライン．p45, https://www.j-circ.or.jp/cms/wp-content/uploads/2023/03/JCS2023_nagai.pdf（2024年8月閲覧）〕

る症例もある．

　胸痛などの胸部症状を認める場合は心筋炎を疑い，心電図検査を施行する．通常，心筋炎や心膜心筋炎を合併する場合には経過中に何らかの異常所見を示す．同時に血液生化学検査において，CRP上昇やAST，LDH，CK-MB，心筋トロポニンの上昇を認めるかを確認する．心エコーにおいて壁運動低下や壁肥厚を認めることがあり，心膜炎を合併する場合，心囊液の貯留を認める．心エコー検査は繰り返しての観察が可能であり，臨床経過を追ううえで重要な検査であるが，ウィンドウが制限されることにより十分な観察が困難である場合がある．「2023年改訂版心筋炎の診断・治療ガイドライン」[1]においては，急性心筋炎の診断のアルゴリズムが提示されている．2009年版のガイドラインにおいては，画像診断は心エコー検査について記載があるのみであったが，2023年版では心エコー図検査に加えて，心臓MRIが非侵襲的検

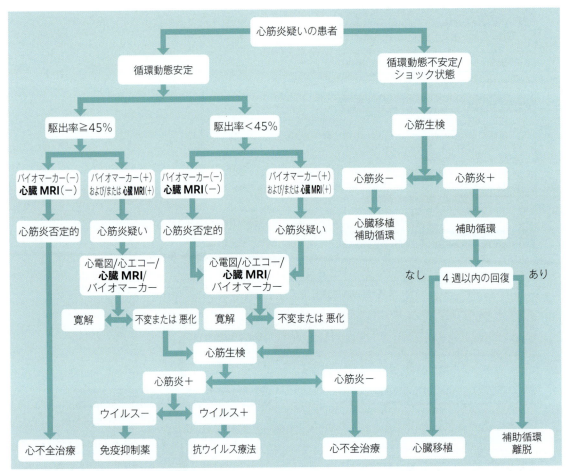

図 35　米国の心筋炎診断と治療のアルゴリズム
〔Friedrich MG, et al：Cardiovascular Magnetic Resonance in Myocarditis：A JACC White Paper. J Am Coll Cardiol 53：1475-1487, 2009 より作成〕

査の項目として提唱され，急性冠症候群の除外目的に冠動脈CT，冠動脈造影が記載されている．病理学的確定診断には，心内膜心筋生検における①多数の大小の単核細胞の浸潤，②心筋細胞の断裂・融解・消失，③間質の浮腫（時に線維化）の所見が必要となる．炎症による変化として認められる浮腫・うっ血/充血・壊死/線維化を非侵襲的に検出することができる心臓MRIは心筋炎診断において有用であり，2009年にLake Louise Criteria（LLC）[2]が提唱され，今日ではMRIによる非侵襲的画像診断の重要性が認識されている（図35）[3]．Lake Louise Criteriaは2018年に改訂され，心臓MRIによる実質病変の検出がより重要視されている（後述）．

❷ 心筋炎診断における心臓 MRI

心臓MRIは両心室の質量，体積，および機能を非侵襲的に定量化するためのゴールドスタンダードであり，*in vivo* での心筋実質の評価に有用である[4]．心筋実質組織の変化の空間的分布を把握できる点で，心臓MRIは心筋炎の診断において非常に重要な役割を担っている．心筋炎を特定または除外し，その急性度や範囲，重症度を評価することができ，さらには予後情

報を提供することが可能である.

以下に, 心臓 MRI の各撮影法によって得られる所見について述べる.

a ● 左室の形態と機能評価モジュール

balanced steady-state free precession(bSSFP)法を用いた画像は, SNR が高く, 血液と心筋のコントラストが高いためシネ MRI が推奨されている[5]. 合併症のない心筋炎の場合は, 左室および右室の収縮能は正常, あるいは正常下限程度であることも多く, 経胸壁心エコー検査では評価することが困難な場合がある. 心臓 MRI はウィンドウに制限がなく, どの方向からも描出が可能であり, 正確な定量的評価が可能であることから, 機能異常の評価に適している. さらに, 正確で再現性のある右室の定量評価と右室拍出量の測定も可能である[6].

b ● 組織性状診断モジュール

T2 強調画像

非造影 T2 強調画像は, 炎症性疾患における浮腫や滲出液などの体液蓄積を視覚化することが可能である. 心筋炎の患者は通常, 局所的または全体的な高信号を示す. その信号強度(signal intensity;SI)は同じスライスの骨格筋をリファレンスとして, 心筋の SI と骨格筋の SI の比が 2 倍以上であれば有意に高信号である[7]. 急性心筋炎における SI 比の増加は, 可逆的な損傷といえる浮腫から心筋が回復することによる左室機能回復の優れた予測因子であるとの報告がある[8].

ガドリニウム造影 T1 強調画像(早期像)

ガドリニウム注射後の早期(注射後 20 秒〜3 分の間)に取得された free breath, black blood, 高速スピンエコー法を使用して, 心筋の炎症の局在および程度を視覚化することが可能である[9]. これらのガドリニウム取り込みの増加は, 炎症によるうっ血(充血), 間質への流入・流出速度の低下(毛細血管漏出および浮腫), 透過性が亢進した細胞膜を介した細胞内への拡散, および瘢痕と化した組織容積が増加することによる分布容積の増加などによって引き起こされる.

遅延造影 MRI

遅延造影イメージングは, ガドリニウム注入後 10 分以上経過した時点で撮影する. 増強された部位は, 急性壊死または慢性瘢痕の不可逆的な心筋傷害を示し, 病理組織所見の変化と相関している[10]. 心筋炎病変の局所分布は, 心筋梗塞とは異なり心内膜下を基本とはせず, 冠動脈支配領域とは一致しない[11]. 心筋炎を検出するための遅延造影の感度は, 一般にガドリニウム造影 T1 強調画像早期像および T2 強調画像よりも低いものである. 一方で, 遅延造影の局所分布は非虚血性損傷に非常に特異的であり, 外膜寄りに存在したり, 多発性に認めたり, 時に貫壁性の病変を示すことがある.

c ● T1 マッピング/T2 マッピング

パラメトリックマッピングともよばれる T1 および T2 緩和時間の定量化は, 心筋組織の病理を評価するための非常に有用なオプションである[12]. 非造影の native T1 と T2, および造影後 T1 は, 心筋浮腫と線維症のバイオマーカーといえる. native T1 は浮腫を含む多くの要因によって規定され, 急性心筋炎において T1 値は高値を示す[13]. native T1 と ECV を算出

することで，遅延造影イメージングでは過小評価されていた隠れた心筋障害を検出することが可能である[14]．

d • Lake Louise Criteria(LLC)

心臓 MRI によって視覚化された情報をより適確に共通の認識基準のもとに評価するため，2006 年に心臓 MRI による心筋炎の診断に関する国際コンセンサスグループが立ち上げられ，2009 年に心筋炎を疑う症例に対する心臓 MRI の適応，診断のための心臓 MRI プロトコール，心臓 MRI 所見報告に用いる用語の統一，そして心臓 MRI による心筋炎の診断基準が提唱された．この診断基準が LLC である[2]．2009 年版 LLC(LLC 2009)では① T2 強調画像による浮腫(edema)，②造影剤投与後早期の T1 強調画像による充血/毛細血管漏出(hyperemia/capillary leak)，③遅延造影による不可逆的心筋障害(necrosis/scar)の組織変化と関連のある 3 つの所見のうち，2 つ以上を満たせば心筋炎による心筋細胞の障害，または瘢痕と診断される．3 つのうち 1 つの基準を満たす場合，またどの所見も認めない場合でも，発症からまもなく臨床上心筋炎を強く疑う場合は 1〜2 週間後に心臓 MRI を再検することを推奨する．左室機能障害，または心嚢液貯留を認める場合は心筋炎を示唆する所見として定義された．2009 年当時では，この診断基準の診断精度は 78％(感度 67％，特異度 91％)と推定されていた．その後も LLC 2009 は臨床面，研究面において用いられ，その有用性について蓄積されたデータが報告され，診断精度 83％(感度 80％，特異度 87％)[15]との報告が出された．また別の報告では，この診断基準が感度 78％，特異度 88％，AUC(area under the curve)83％であり，必要以上の冠動脈造影や心筋生検といった侵襲的処置を避けることにつながったとされている[16]．

LLC 2009 は基準自体は有効であったが，信号強度のみを用いる組織診断だけではびまん性の変化の検出が困難である点が問題であった．骨格筋との信号強度比を用いた鑑別は可能であるものの，骨格筋自体の炎症を合併することによる偽陰性の可能性が残っていた．さらに，炎症を伴わない心筋症においても炎症と同様な画像所見をきたすケースも存在していた．技術の進歩によりパラメトリックマッピング法が可能となったことを踏まえて，2018 年に Lake Louise Criteria が改訂された(LLC 2018)[17]．浮腫を示す T2 関連の項目として心筋 T2 緩和時間のグローバルまたは局所的な増加または T2 強調心臓 MRI 画像の信号強度の増加，心筋の障害(充血や壊死/瘢痕)を示す T1 関連の項目として心筋 T1(native T1)の増加，細胞外容積分画(ECV)，または遅延造影が採用され，少なくとも 1 つの T2 ベースの基準と少なくとも 1 つの T1 ベースの基準を満たすことが診断基準とされた．表 9 に LLC 2009 と LLC 2018 との比較を示す[17]．T1 と T2 両方の項目を満たすことは急性心筋炎の特異性を高めることとなる．どちらか一方が陽性の場合は，臨床経過を加味して検討することにより心筋炎検出の精度が増すこととなる．新旧の LLC を比較検討した報告[18]では，LLC 2009 の感度 72.5％，特異度 96.2％，LLC 2018 の感度 87.5％，特異度 96.2％であり，有意に感度の上昇が認められた．わが国でも 2023 年に「2023 年改訂版心筋炎の診断・治療に関するガイドライン」[1]が公開され，心臓 MRI を用いた心筋炎の画像診断基準が LLC2018 を引用する形で記載された．

図 36 に 64 歳，男性の急性心筋炎の症例を示す．T1 関連の心臓 MRI 画像では native T1 値が 1,419 msec，ECV は 38.3％と増加し，中隔に遅延造影を認める．T2 関連画像は T2 強調画像において中隔から下壁にかけての高信号を認める．T1，T2 ともに基準を満たし，心筋炎と診断した．急性心筋炎における浮腫や充血の多くは可逆性であり，発症から時間が経過するほ

表9　新旧 Lake Louise Criteria 比較表

LLC2009 （①②③どれか2項目）	LLC2018（①②両方）	診断する現象
主項目		
① T2 強調画像[a)b)どちらか] 　a）局所的な T2 高信号 　b）全体の T2 信号強度比≧2.0	① T2 関連画像[a)b)どちらか] 　a）局所的な T2 高信号 　b）局所的か全体の心筋 T2 緩和 　　時間の増加	心筋浮腫
②早期ガドリニウム増強（EGE） 　心筋/骨格筋の信号強度比（EGE 　ratio）≧4.0 ③遅延ガドリニウム増強（遅延造影） 　非虚血パターンの遅延造影陽性	② T1 関連画像[a)b)c)どれか] 　a）局所的か全体の native T1 　　緩和時間の増加 　b）局所的か全体の ECV 増加 　c）非虚血パターンの遅延造影陽性	T1 増加：浮腫，充血/毛細血管漏出，壊死，線維化 EGE：充血，毛細血管漏出 遅延造影：壊死，線維化（急性細胞外浮腫） ECV 増加：浮腫，充血/毛細血管漏出，壊死，線維化
補助項目		
・心囊液貯留	・心囊液貯留 or ・遅延造影，T1 マッピングか T2 　マッピングでの心膜高信号 or	心膜炎
・シネ画像での左室収縮期壁運動 　異常	・シネ画像での左室収縮期壁運動 　異常	左室機能障害

〔Ferreira VM, et al : Cardiovascular Magnetic Resonance in Nonischemic Myocardial Inflammation : Expert Recommendations. J Am Coll Cardiol 72 : 3158-3176, 2018 より改変〕

ど検出が困難となることがある．心臓 MRI の所見の有無だけで判定するのではなく，病状の経過を考慮したうえで陽性所見を判定し診断する点には注意を要する．

❸慢性心筋炎

　これまで述べてきたように，ガイドラインや LLC により診断が行われているものの，心筋炎は感染性・免疫性または毒性といったさまざまな原因から生じ，診断や治療法，予後予測において十分とはいえない状況である．また，急性心筋炎の場合は炎症を検出することが主体となり，ある意味特徴的な所見を得ることができるが，数か月以上持続する心筋炎，慢性心筋炎においては多岐にわたる変化を認め，鑑別診断が容易ではない．日本循環器学会によるガイドライン[1]の提唱に基づき，臨床経過・生検による病理所見，心筋シンチグラムによる活動性炎症の検出などにより診断される．慢性心筋炎において認められる心筋実質の変化も心臓 MRI により検出することは可能であり，スクリーニング，心筋症との鑑別を目的として非侵襲的に行うことができる点で有用である．

　急性および慢性心筋炎においての心臓 MRI の有用性，その所見について述べてきた．繰り返しとなるが心臓 MRI は非侵襲的に心筋実質の変化を検出することが可能であり，心臓全体でも局所でも変化を検出できるという点においても心筋炎（心膜心筋炎）の診断における非常に有用なツールとなる．循環動態が安定していることが条件とはなるが，心筋炎を疑う症例にお

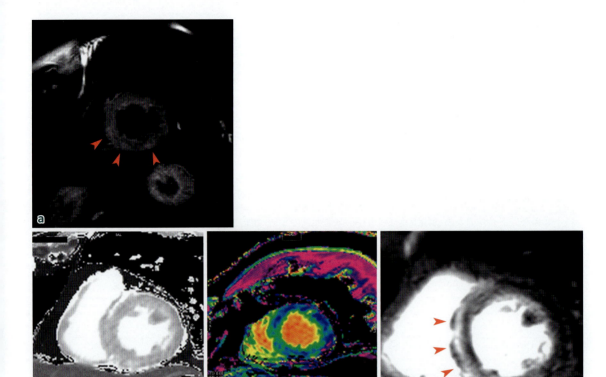

図36　急性心筋炎症例(64歳，男性)

a. T2-based imaging．**a.** T2 STIR．T2 信号強度増加(矢頭)．**b.**~**d.** T1-based imaging．**b.** T1 マッピング．native T1 増加(1,419 msec)．**c.** ECV マッピング．ECV 増加(38.3%)．**d.** 遅延造影．遅延造影陽性(矢頭)．
〔日本大学医学部附属板橋病院より提供〕

いて積極的に心臓MRIを施行することは早期診断・治療に重要であり，予後を改善することにつながるものと考える．

(國本　聡)

文　献

1) 永井利幸，他：2023年改訂版心筋炎の診断・治療に関するガイドライン．
2) Friedrich MG, et al：Cardiovascular magnetic resonance in myocarditis：A JACC White Paper. J Am Coll Cardiol 53：1475-1487, 2009
3) Kindermann I, et al：Update on myocarditis. J Am Coll Cardiol 59：779-792, 2012
4) Friedrich MG, et al：Cardiac magnetic resonance assessment of myocarditis. Circ Cardiovasc Imaging 6：833-839, 2013
5) Kramer CM, et al：Standardized cardiovascular magnetic resonance imaging(CMR)protocols：2020 update. J Cardiovasc Magn Reson 22：17, 2020
6) Grothues F, et al：Interstudy reproducibility of right ventricular volumes, function, and mass with cardio-

vascular magnetic resonance. Am Heart J 147 : 218-223, 2004

7) Abdel-Aty H, et al : Diagnostic performance of cardiovascular magnetic resonance in patients with suspected acute myocarditis : comparison of different approaches. J Am Coll Cardiol 45 : 1815-1822, 2005

8) Vermes E, et al : Predictive value of CMR criteria for LV functional improvement in patients with acute myocarditis. Eur Heart J Cardiovasc Imaging 15 : 1140-1144, 2014

9) Friedrich MG, et al : Contrast media-enhanced magnetic resonance imaging visualizes myocardial changes in the course of viral myocarditis. Circulation 97 : 1802-1809, 1998

10) Mahrholdt H, et al : Cardiovascular magnetic resonance assessment of human myocarditis. Circulation 109 : 1250-1258, 2004

11) Laissy JP, et al : Differentiating acute myocardial infarction from myocarditis : diagnostic value of early- and delayed-perfusion cardiac MR imaging. Radiology 237 : 75-82, 2005

12) Moon J, et al : Myocardial T1 mapping and extracellular volume quantification : a Society for Cardiovascular Magnetic Resonance(SCMR)and CMR Working Group of the European Society of Cardiology consensus statement. J Cardiovasc Magn Reson 15 : 92, 2013

13) Ferreira VM, et al : Native T1-mapping detects the location, extent and patterns of acute myocarditis without the need for gadolinium contrast agents. J Cardiovasc Magn Reson 16 : 36, 2014

14) Radunski UK, et al : T1 and T2 mapping cardiovascular magnetic resonance imaging techniques reveal unapparent myocardial injury in patients with myocarditis. Clin Res Cardiol 106 : 10-17, 2017

15) Lagan J, et al : Clinical applications of multi-parametric CMR in myocarditis and systemic inflammatory diseases. Int J Cardiovasc Imaging 34 : 35-54, 2018

16) Kotanidis CP, et al : Diagnostic accuracy of cardiovascular magnetic resonance in acute myocarditis : a systematic review and meta-analysis. JACC Cardiovasc Imaging 11 : 1583-1590, 2018

17) Ferreira VM, et al : Cardiovascular magnetic resonance in nonischemic myocardial inflammation : expert recommendations. J Am Coll Cardiol 72 : 3158-3176, 2018

18) Luetkens JA, et al : Comparison of original and 2018 Lake Louise Criteria for diagnosis of acute myocarditis : results of a validation cohort. Radiol Cardiothorac Imaging 1 : e190010, 2019

コラム　COVID-19 と心筋炎

　新型コロナウイルス感染症(COVID-19)は，2020 年 1 月に日本で第 1 例が報告されて以降，約 4 年の経過を経る中で，COVID-19 に関する知見は日々追加・更新され，治療薬が開発されワクチン接種が可能となった．基礎疾患を合併する症例や高齢症例に重症化例を認める場合があるが，軽症の症例がほとんどとなっている．日本においては，2023 年 5 月 8 日に COVID-19 が第 2 類感染症から第 5 類に取扱いが変更となり，インフルエンザと同等になって 1 年が経過する中，感染症例に関する臨床経験が海外のみでなく日本においても数多く報告されている．

　初期の COVID-19 では，SARS-CoV-2 の感染により肺炎や急性呼吸窮迫症候群(acute respiratory distress syndrom ; ARDS)を引き起こし，さらにサイトカインストームおよび凝固異常をきたし，血栓塞栓性イベントの結果として多臓器不全を引き起こす症例が認められた．心血管疾患(cardiovascular disease ; CVD)と COVID-19 の重症度の間には強い相関関係があり，心筋トロポニン高値を認める心臓損傷を示唆する心筋炎を疑う多くの報告があった．ワクチン接種が開始となる前の初期の報告においては，心エコーや心臓 MRI による評価が行われていないデータが多く，心筋トロポニン上昇を認めた症例が心筋炎であるかの確定は困難だが，COVID-19 感染による心筋炎と推測される 38 の報告

のメタ解析[1]においては 1,000 人あたり 2.76 例に心筋炎が疑われ，コントロール群の心筋炎発病率 100 万人あたり 0.861 例と比較して有意に多いと言える.

COVID-19 に対するワクチン接種の有効性は小児症例を含め世界各国から報告され，発症と重症化の予防効果が確認されている. その一方で，ワクチン接種後に認められる副反応や後遺症も報告されており，中でも心筋炎・心膜炎は重篤な副反応として注目されています. イスラエルの報告では，ワクチン接種後の心筋炎の推定発生率は 10 万人あたり 2.13 例で，16 歳から 29 歳までの男性患者で発生率が高く，心筋炎のほとんどの症例は，重症度が軽度または中等度であった[2]. ワクチン接種症例における心筋炎に関するメタ解析においては，100 万人あたり 19.7 例の発病率であり，男性に多く平均年齢は 24.8 歳と比較的若年者に多い傾向を認めた. COVID-19 感染症例に比較して，ワクチン接種後の心筋炎ではステロイドや免疫抑制薬の投与例・補助循環併用例やショック状態に至る症例が少なく，致死率も 2% と低値で軽症例がほとんどであったと報告されている[1].

心筋炎はコロナウイルス感染やワクチン接種に伴う憂慮すべき合併症・副反応であるが，心臓の障害と炎症反応は必ずしも一致しておらず，SARS-CoV-2 や mRNA ワクチン接種によって誘発される心筋炎のメカニズムを理解するには，さらなる研究が必要と思われる. これらの心筋炎の診断において心臓 MRI により心筋病変が検出された報告が数多くなされており，前項(→ 290 頁)で述べた Lake Louise Criteria に基づく心筋炎の診断が場合によっては非造影撮影によっても可能であることから，今後ますます心臓 MRI 検査の診断的価値が高まることが予想される.

COVID-19 感染症の重症度が軽症化してきていることは事実であり，感染による心筋炎の合併例の頻度は低下し，ワクチンの接種数も今後減少していくことが予想されるが，現時点で第 11 波とされる感染増加を認めており，今後も高齢者そして基礎疾患のある方へのワクチン接種は行われていくことが予想される. 重症度は高くはないとはいえ，感染あるいはワクチン接種に伴う合併症・副反応として心筋炎の診断は重要であり，症状，心電図，検査データから鑑別診断の 1 つとして注意していくことが必要と考える. 心筋炎を疑う場合には，可能であれば心臓 MRI による診断を検討してみることをお勧めする. (2024 年 7 月)

文 献

1) Ishisaka Y, et al：Overview of SARS-CoV-2 infection and vaccine associated myocarditis compared to non-COVID-19-associated myocarditis：A systematic review and meta-analysis. International Journal of Cardiology 395：131401, 2024

2) Witberg G, et al：Myocarditis after Covid-19 Vaccination in a Large Health Care Organization. New England Journal of Medicine 385：2132-2139, 2021

（國本　聡）

H 心臓サルコイドーシス

❶ 心臓サルコイドーシスとは

サルコイドーシスは，原因不明の炎症性肉芽腫性疾患であり，病理組織学的には非乾酪性類上皮細胞肉芽腫が特徴的である. 肺，リンパ系，皮膚，目，さらには心臓を含むあらゆる臓器に発生する可能性がある[1]. 発症には人種差や地域差が報告されており，わが国では推定有病

率は人口 10 万人あたり 7.5～9.3 人である[2]．

　サルコイドーシス患者において，心臓サルコイドーシス合併は臨床的に約 5％と認識されるが，剖検または画像検査で見つかる症例は少なくとも 25％はあるといわれている[3, 4]．心臓サルコイドーシスによる臨床症状は，無症候性から胸痛，呼吸困難，失神，動悸，心臓突然死までさまざまである．心房性および心室性不整脈などの伝導障害や心不全を引き起こす可能性があるため，サルコイドーシスと診断された患者は，問診，心電図検査などを含めた心臓病変のスクリーニングを受けることが推奨されている[1]．

❷診断基準

　これまでいくつかのガイドラインと診断基準が提案されているが，日本サルコイドーシス/肉芽腫性疾患学会(Japan Society of Sarcoidosis and other Granulomatous Disorders：JSSOG)により改訂されたガイドラインをもとに，日本循環器学会から 2016 年に心臓限局性心臓サルコイドーシス診断の手引きを含むガイドライン(JMHW/JSSOG 2015)が報告されている(表 10)[5]．これとは別に，米国不整脈学会(Heart Rhythm Society：HRS)は，2014 年に専門家のコンセンサスステートメントを発表している(表 11)[6]．いずれの指針も診断経路は，組織病理学的診断および臨床的診断に大別され，後者には，心電図検査，心エコー検査，心臓 MRI，[18]F-fluorodeoxyglucose(^{18}F-FDG)を用いた陽電子放出断層撮影(positron emission tomography：PET)もしくは[67]Ga シンチグラフィなどが含まれる．心内膜心筋生検は心臓サルコイドーシスの診断に非常に特異的だが，侵襲的手法であり，感度は約 20～30％とそれほど高くないため[7]，心臓 MRI または，[18]F-FDG PET を含めた臨床診断が重要となる(図 37)[8]．原因不明の心不全の際に，心臓 MRI をゲートキーパーとして心臓サルコイドーシスを含めた非虚血性心筋症の診断に用い，遅延造影陽性の場合に造影パターンから心臓サルコイドーシスが疑わしければ，活動性評価のために[18]F-FDG PET をさらに行うという流れで診断を行う．治療介入後はステロイドの効果判定に[18]F-FDG PET を，遅延造影の異常増強域が広範囲である症例では瘤化など形態評価フォロー目的に MRI が撮影される．

❸MRI

　MRI を用いた心臓サルコイドーシス評価の一般的なプロトコールを図 38 に示す．MRI を用いて心筋疾患を評価する際には，まずシネ MRI を用いて心臓の形態や機能の評価を行う．左室に瘤形成などの形態変化がある場合でも正確に，高い再現性で心機能評価が可能である．また，従来は主に左室や右室の形態評価や容量解析に用いられてきたシネ画像に，feature tracking 法を用いることで左室の局所的なストレイン解析が後ろ向きに解析可能となり，心臓サルコイドーシスへも応用されてきている[8]．

　ガドリニウム造影剤は心筋細胞へ取り込まれず，血管内から細胞外液腔へ移行し，投与後 10 分程度で平衡状態となる．遅延造影 MRI では，投与後 10 分前後で撮影し，平衡相における細胞外の間質腔への造影剤の分布を評価する．心臓サルコイドーシス病変では線維化，肉芽腫，浮腫などのさまざまな局所病態により心筋細胞外の間質腔が広がるため，相対的高信号域(遅延造影)として描出される(図 39)．遅延造影の有無は診断基準の主項目の 1 つである．遅延造影は相対的に細胞外間質腔容積が増加した状態を反映するが，疾患特異的ではなく，特に心臓限局性サルコイドーシスの場合は，他の心筋症との鑑別が難しいことがある．サルコイドー

H　心臓サルコイドーシス　●　295

表 10　心臓サルコイドーシスの診断指針

心臓病変の臨床所見
心臓所見は主徴候と副徴候に分けられる．次の 1)または 2)のいずれかを満たす場合，心臓病変を強く示唆する臨床所見とする．（Ⅱ章 3.2 各種臓器におけるサルコイドーシスを示唆する臨床所見　c. 心臓病変の臨床所見の項目に該当）
1)主徴候(a)～(e) 5 項目中 2 項目以上が陽性の場合．
2)主徴候(a)～(e) 5 項目中 1 項目が陽性で，副徴候(f)～(h) 3 項目中 2 項目以上が陽性の場合．

心臓所見

1. 主徴候

(a)高度房室ブロック(完全房室ブロックを含む)または致死性心室性不整脈(持続性心室頻拍，心室細動など)
(b)心室中隔基部の菲薄化または心室壁の形態異常(心室瘤，心室中隔基部以外の菲薄化，心室壁の局所的肥厚)
(c)左室収縮不全(左室駆出率 50%未満)または局所的心室壁運動異常
(d)^{67}Ga citrate シンチグラフィまたは ^{18}F-FDG PET での心臓への異常集積
(e)ガドリニウム造影 MRI における心筋の遅延造影所見

2. 副徴候

(f)心電図で心室性不整脈(非持続性心室頻拍，多源性あるいは頻発する心室期外収縮)，脚ブロック，軸偏位，異常 Q 波のいずれかの所見
(g)心筋血流シンチグラフィ(SPECT)における局所欠損
(h)心内膜心筋生検：単核細胞浸潤および中等度以上の心筋間質の線維化

心臓サルコイドーシスの診断指針
1)組織診断(心筋生検陽性)
　心内膜心筋生検あるいは手術などによって心筋内に乾酪壊死を伴わない類上皮細胞肉芽腫が認められる場合，心臓サルコイドーシス(組織診断)とする(付記⑥も参照)．
2)臨床診断(心筋生検陰性または未施行)
　(1)心臓以外の臓器で類上皮細胞肉芽腫が陽性であり，かつ上記の心臓病変を強く示唆する臨床所見を満たす場合，または，(2)呼吸器系あるいは眼でサルコイドーシスを強く示唆する臨床所見があり，かつ特徴的な検査所見(ガイドラインの**表 1**)の 5 項目中 2 項目以上が陽性であって(ガイドラインのⅡ章 3.1 サルコイドーシスの診断基準[p.9]参照)，上記の心臓病変を強く示唆する臨床所見を満たす場合に，心臓サルコイドーシス(臨床診断)とする．

付記
①虚血性心疾患と鑑別が必要な場合は，冠動脈検査(冠動脈造影，冠動脈 CT あるいは心臓 MRI)を施行する．
②心臓以外の臓器でサルコイドーシスと診断後，数年を経て心臓病変が明らかになる場合がある．そのため定期的に心電図，心エコー検査を行い，経過を観察する必要がある．
③心臓限局性サルコイドーシスが存在する．
④^{18}F-FDG PET は，非特異的(生理的)に心筋に集積することがあるため撮像条件に注意が必要である．撮像方法は，日本心臓核医学会の「心臓サルコイドーシスに対する ^{18}F FDG PET 検査の手引き」に準拠する．
⑤乾酪壊死を伴わない類上皮細胞肉芽腫が心内膜心筋生検で観察される症例は必ずしも多くない．したがって複数のサンプルを採取することが望ましい．
⑥心内膜心筋生検あるいは手術などによって心筋内に乾酪壊死を伴わない類上皮細胞肉芽腫が認められ，かつ，既知の原因の肉芽腫および局所サルコイド反応を除外できている場合，サルコイドーシスの組織診断群として扱う(ガイドラインの「Ⅱ章 3.1 サルコイドーシスの診断基準[p.9]参照)．
⑦^{18}F-FDG PET の現在の保険適用の範囲は，「心臓サルコイドーシスにおける炎症部位の診断が必要とされる患者」と規定されていることに注意が必要である．

〔日本循環器学会，他：2016 年版心臓サルコイドーシスの診療ガイドライン．p42, https://www.j-circ.or.jp/cms/wp-content/uploads/2020/02/JCS2016_terasaki_h.pdf(2024 年 8 月閲覧)〕

表 11　米国不整脈学会による心臓サルコイドーシス診断の専門家のコンセンサスステートメント

1. 組織診断
　心筋生検による非乾酪性類上皮細胞肉芽腫の確認
2. 臨床診断
　a）心臓以外の臓器からの組織診断確定
　かつ
　b）以下の項目のどれか1つ以上陽性
　　1）ステロイド反応性の心筋症あるいは房室ブロック
　　2）原因不明のLVEF＜40％
　　3）原因不明の持続性心室頻拍
　　4）高度房室ブロック
　　5）PETでの心筋の局所的な集積
　　6）心臓MRIの遅延造影陽性
　　7）ガリウムシンチグラフィ陽性
　かつ
　c）他の心筋症が除外されている

〔Birnie DH, et al：HRS expert consensus statement on the diagnosis and management of arrhythmias associated with cardiac sarcoidosis. Heart Rhythm 11：1305-1323, 2014 より改変〕

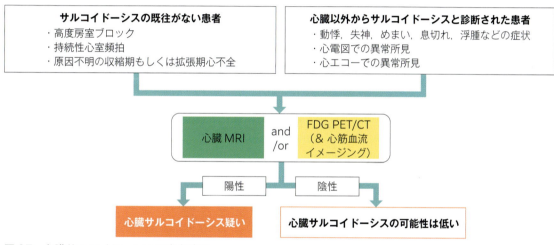

図 37　心臓サルコイドーシスの臨床診断

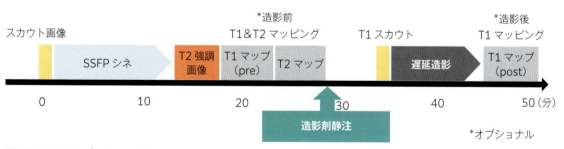

図 38　MRIのプロトコール

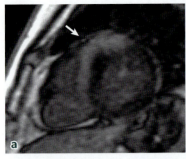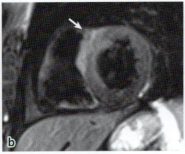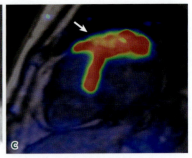

図39 遅延造影 MRI，T2 強調画像，^{18}F-FDG PET の比較
a. 遅延造影 MRI．**b.** T2 強調画像．**c.** ^{18}F-FDG PET と遅延造影 MRI の重ね合わせ画像の心基部側の左室短軸像．前壁～中隔に心外膜側優位，右室・左室接合部に遅延造影がみられる(矢印)．T2 強調画像で高信号，^{18}F-FDG の明瞭な集積があり，活動性の高い心臓サルコイドーシスだと判断できる(矢印)．

シス病変は心筋のどの部位にも発症する可能性があるが，特に心基部の中隔および側壁に存在する中層や心外膜側優位の遅延造影陽性所見が，比較的特異度が高いとされている[9-11]．また，右室心筋に連続する遅延造影は心臓サルコイドーシスに特異的な所見である[12]．遅延造影の評価において，右室病変や左室の心外膜側病変は心臓周囲脂肪の高信号との鑑別が難しい場合があり，脂肪抑制併用で心臓周囲脂肪の高信号を抑制することで鑑別可能となる．心臓サルコイドーシス患者 649 人から収集されたメタ解析では，遅延造影の感度，特異度はそれぞれ 93%，85%と高い結果を示している[11]．

遅延造影があるサルコイドーシス患者では，経過で全死因死亡リスクや催不整脈性イベントの発生率が有意に高い[13]．また，遅延造影の範囲が広いとイベント発生率が高くなる[14]．

遅延造影の評価は心臓サルコイドーシスの診断に有用であるが，活動性の判定は困難である．T2 強調画像を用いた活動性炎症性病変の評価が行われており，視覚的評価だけではなく，脾臓との比を用いた半定量評価[15]，T2 マッピングを用いた定量評価[16]が報告されている．ただし T2 強調画像は不整脈や動きの影響を受けやすく，心内膜下では非緻密部の遅い血流部分が高信号に見えるなど，アーチファクトに注意して評価する必要がある．

❹ ^{18}F-FDG PET

^{18}F-FDG はグルコースの類似体であり，細胞内への取り込みはグルコーストランスポーター(glucose transporter；GLUT)の発現が関与している．サルコイドーシスを含む炎症性疾患ではマクロファージ，リンパ球，顆粒球などの炎症細胞の活性化により ^{18}F-FDG の取り込みが増加する．心筋細胞もエネルギー源の一部をグルコースに依存しているため，心臓サルコイドーシス病変を正確に評価する目的で，生理的な ^{18}F-FDG の集積を抑制するための事前準備が推奨されている[17]．糖代謝ではなく脂肪酸代謝を優位にするため，長期絶食(18 時間以上が望ましい)，低炭水化物食(炭水化物<5 g)を基本として，高脂肪食を追加する施設もある．一般的なプロトコールを図 40 に示す．

心筋への生理的な ^{18}F-FDG の集積はびまん性もしくは心基部優位の集積が多く，限局性集積や不均一な集積がみられた場合，陽性と判断する．心筋血流シンチグラフィで血流低下部位に一致する ^{18}F-FDG の集積がみられた場合，より確信度が増す．右室心筋への生理的集積頻

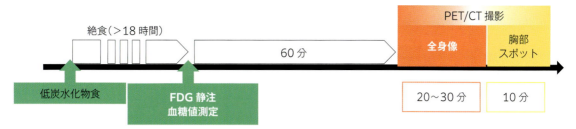

図40　FDG PET/CT のプロトコール

度は低く，右室心筋への局所集積はより心臓サルコイドーシスに特異的である[18]．偽陽性の原因は，生理的集積が抑えられていない場合の心基部優位の集積，乳頭筋への生理的集積，心筋虚血，肥大型心筋症，たこつぼ心筋症などが挙げられる．

　心臓サルコイドーシス患者891人から収集されたメタ解析では，^{18}F-FDG PETの感度，特異度はそれぞれ84％，83％と報告されている[19]．

　^{18}F-FDG PETでは，活動性病変を反映した画像が得られるため，ステロイドなどの抗炎症療法に対する反応性評価にも有用である．ただし，ステロイド使用中には絶食による心筋の生理的集積抑制が不良となる例がしばしば経験され，評価の際に注意を要する．また，全身を撮影することで，肺門，縦隔，鎖骨上窩などのリンパ節やその他の臓器のサルコイドーシス病変も検出可能であるため，全身分布を合わせて評価することでより確信度が上がる（図40）．

❺ ^{67}Ga シンチグラフィ

　^{67}Gaの炎症病変への明確な集積機序は解明されていないが，炎症組織での血流の増加，毛細血管の透過性亢進，白血球への取り込みなどが関与しているといわれている．よって，^{67}Gaの集積により，活性化マクロファージや類上皮細胞肉芽腫の存在が示唆され，線維化・瘢痕化すると集積は減少するとされ，2006年に改訂された「サルコイドーシスの診断基準と診断の手引き」における「心臓病変の診断の手引き」から主徴候の1つとして採用されている．PETに比べて空間分解能が低いこともあり，診断が困難な症例も多く，実際過去に報告されている診断能も決して高くはない．しかし，SPECT撮影やSPECT/CTの利用により従来と比較して診断能の向上が得られる（図41）[20]．^{18}F-FDG PETとの比較では，^{67}Gaは生理的集積による偽陽性がないことが最大のメリットである．

❻ 心筋血流シンチグラフィ

　心臓サルコイドーシス診断の副徴候の1つとして，心筋血流シンチグラフィにおける心筋障害評価が挙げられる．生存心筋に血流依存性に集積するトレーサ（^{201}Tl，^{99m}Tc-MIBI，^{99m}Tc-tetrofosmin）を利用することで，心臓サルコイドーシス病変は集積低下領域として描出される．ただし，集積低下は，心筋梗塞やその他の心筋症でも観察されることがあり，診断特異性は高くない．冠動脈支配と一致しない集積低下領域がある場合は心臓サルコイドーシスを疑うきっかけとなる．一般には単独での評価ではなく，^{18}F-FDG PETと組み合わせて使用されることが多く，診断能の向上に寄与する．

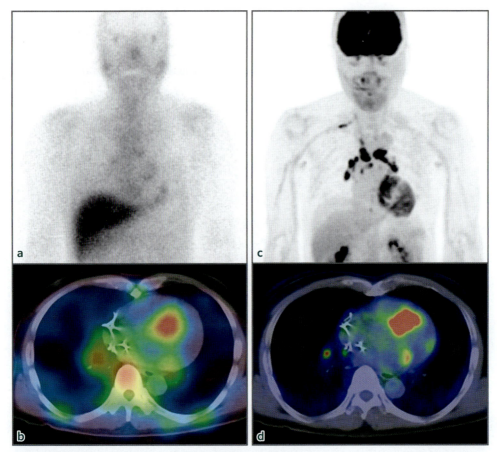

図41 ^{67}Ga シンチグラフィと ^{18}F-FDG PET/CT の比較
a. ^{67}Ga シンチグラフィの正面像，b. CT と重ね合わせた axial 画像，c. ^{18}F-FDG PET/CT の maximum intensity projection 像，d. axial 像．^{67}Ga シンチグラフィでは肺門，縦隔のリンパ節，左室基部の中隔および側壁から下壁に集積亢進病変が認められる．^{18}F-FDG PET/CT では右鎖骨上窩，肺門，縦隔リンパ節，左室心筋中隔および側壁から下壁に集積亢進病変を認める．

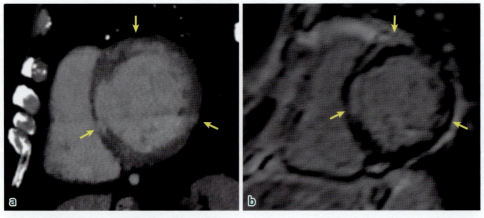

図42 遅延造影 CT と遅延造影 MRI の比較
a. 遅延造影 CT，b. 遅延造影 MRI の心基部側の左室短軸像．いずれも前壁，中隔，側壁に遅延造影像が明瞭に認められる（矢印）．

❼ 遅延造影 CT

　MRI に比して CT は被曝というデメリットと，コントラスト分解能が劣るため大量の造影剤を要する点が問題であったが，低管電圧撮影により，被曝を低減し造影コントラスト向上が可能となった．低管電圧撮影ではノイズ増加が画質劣化を引き起こしていたが，逐次近似再構成法を用いることで，ノイズのみ低減させ，病変部分のコントラストノイズ比が向上する（図42)[21]．特に，MRI 非対応のペースメーカなどのデバイス留置症例では，MRI に代わる選択肢となりうる．PET 同様に，CT では包括的に全身のリンパ節腫大や他臓器病変の有無を心臓病変とともに一度の検査で評価可能である．

　心臓サルコイドーシスの診断は組織診断，臨床診断の 2 つに大別される．生検の感度が低いことから，画像診断を主体とした臨床診断の意義は大きく，現在は MRI と ^{18}F-FDG PET/CT を中心に，マルチモダリティによる診断が行われている．

（真鍋　治，真鍋徳子）

文　献

1) Drent M, et al：Challenges of Sarcoidosis and Its Management. N Engl J Med 385：1018-1032, 2021

2) 森本泰介，他：2004 年サルコイドーシス疫学調査．日サ会誌 27：103-108, 2007

3) Statement on sarcoidosis. Joint Statement of the American Thoracic Society（ATS），the European Respiratory Society（ERS）and the World Association of Sarcoidosis and Other Granulomatous Disorders（WASOG）adopted by the ATS Board of Directors and by the ERS Executive Committee, February 1999. Am J Respir Crit Care Med 160：736-755, 1999

4) Silverman KJ, et al：Cardiac sarcoid：a clinicopathologic study of 84 unselected patients with systemic sarcoidosis. Circulation 58：1204-1211, 1978

5) Terasaki F, et al：JCS 2016 Guideline on Diagnosis and Treatment of Cardiac Sarcoidosis—Digest Version. Circ J 83：2329-2388, 2019

6) Birnie DH, et al：HRS expert consensus statement on the diagnosis and management of arrhythmias associated with cardiac sarcoidosis. Heart Rhythm 11：1305-1323, 2014

7) Ardehali H, et al：A positive endomyocardial biopsy result for sarcoid is associated with poor prognosis in patients with initially unexplained cardiomyopathy. Am Heart J 150：459-463, 2005

8) Oyama-Manabe N, et al：The Role of Multimodality Imaging in Cardiac Sarcoidosis. Korean Circ J 51：561-578, 2021

9) Patel MR, et al：Detection of myocardial damage in patients with sarcoidosis. Circulation 120：1969-1977, 2009

10) Okasha O, et al：Myocardial Involvement in Patients With Histologically Diagnosed Cardiac Sarcoidosis：A Systematic Review and Meta-Analysis of Gross Pathological Images From Autopsy or Cardiac Transplantation Cases. J Am Heart Assoc 8：e011253, 2019

11) Hulten E, et al：Presence of Late Gadolinium Enhancement by Cardiac Magnetic Resonance Among Patients With Suspected Cardiac Sarcoidosis Is Associated With Adverse Cardiovascular Prognosis：A Systematic Review and Meta-Analysis. Circ Cardiovasc Imaging 9：e005001, 2016

12) Zhang J, et al：Cardiac Magnetic Resonance Imaging for Diagnosis of Cardiac Sarcoidosis：A Meta-Analysis. Can Respir J 2018：7457369, 2018

13) Coleman GC, et al：Prognostic Value of Myocardial Scarring on CMR in Patients With Cardiac Sarcoid-

osis. JACC Cardiovasc Imaging 10：411-420, 2017

14）Kazmirczak F, et al：Assessment of the 2017 AHA/ACC/HRS Guideline Recommendations for Implantable Cardioverter-Defibrillator Implantation in Cardiac Sarcoidosis. Circ Arrhythm Electrophysiol 12：e007488, 2019

15）Tonegawa-Kuji R, et al：T2-weighted short-tau-inversion-recovery imaging reflects disease activity of cardiac sarcoidosis. Open Heart 8：e001728, 2021

16）Puntmann VO, et al：T1 and T2 Mapping in Recognition of Early Cardiac Involvement in Systemic Sarcoidosis. Radiology 285：63-72, 2017

17）Kumita S, et al：Recommendations for ^{18}F-fluorodeoxyglucose positron emission tomography imaging for diagnosis of cardiac sarcoidosis—2018 update：Japanese Society of Nuclear Cardiology recommendations. J Nucl Cardiol 26：1414-1433, 2019

18）Manabe O, et al：Right ventricular ^{18}F-FDG uptake is an important indicator for cardiac involvement in patients with suspected cardiac sarcoidosis. Ann Nucl Med 28：656-663, 2014

19）Kim SJ, et al：Diagnostic performance of F-18 FDG PET for detection of cardiac sarcoidosis：A systematic review and meta-analysis. J Nucl Cardiol 27：2103-2115, 2020

20）Momose M, et al：Usefulness of 67Ga SPECT and integrated low-dose CT scanning（SPECT/CT）in the diagnosis of cardiac sarcoidosis. Ann Nucl Med 21：545-551, 2007

21）Aikawa T, et al：Delayed contrast-enhanced computed tomography in patients with known or suspected cardiac sarcoidosis：A feasibility study. Eur Radiol 27：4054-4063, 2017

Ⅰ 心アミロイドーシス

1 疾患概念

❶病態

　アミロイドーシスは線維構造をもつ不溶性蛋白であるアミロイド線維が，臓器に沈着することによって機能障害を引き起こす疾患の総称である．現在，30種類以上のアミロイド前駆蛋白が同定されており，前駆蛋白によって病型や臨床像，治療法などが異なる．心アミロイドーシスは心筋の間質にアミロイド線維が沈着し，心機能が障害された状態を指す．心肥大に伴う拡張能障害を主体とした難治性の進行性心不全をきたし，進行すると収縮能も低下する．また，刺激伝導系障害も高頻度に合併する．心アミロイドーシスは近年，非常に注目されている．その理由として，①心不全のなかに多く潜在している，②画像診断，特に心臓MRIと[99m]Tc-ピロリン酸シンチグラフィが有用，③新しい治療薬の開発，などが挙げられる．2020年3月には世界に先駆けてわが国より「心アミロイドーシス診療ガイドライン」が刊行された[1]．

❷主要病型

　心アミロイドーシスをきたすアミロイド前駆蛋白は限られており，主要な病型として以下の3タイプがある（表12）．

a●ALアミロイドーシス（AL）

　ALアミロイドーシスは免疫グロブリン軽鎖（light-chain）を前駆蛋白とするアミロイドーシ

302 ● 3 心筋疾患

表12 心アミロイドーシスの主要な病型

	ALアミロイドーシス（AL）	野生型トランスサイレチン型アミロイドーシス（野生型ATTR）	遺伝性ATTRアミロイドーシス（遺伝性ATTR）
前駆蛋白質	免疫グロブリン軽鎖	野生型トランスサイレチン	変異型トランスサイレチン
後天性/遺伝性	後天性	後天性・加齢関連	遺伝性
臨床背景	骨髄腫などの形質細胞異常	高齢男性，手根管症候群，心房細動，大動脈弁狭窄症	末梢神経障害，家族歴，集積地（熊本・長野県），手根管症候群
心臓MRI	心肥大（対象性・非対称性），左室内膜下優位のびまん性遅延造影，右室壁や左房壁の遅延造影 dark blood pool，native T1・ECV の異常高値，心基部優位の心筋障害		
^{99m}Tc-ピロリン酸シンチグラフィ	多くは異常集積なし（一部で軽度集積あり）	多くは異常集積あり（病初期や一部の遺伝性ATTRでは異常集積を認めない）	
治療	化学療法（ダラツムマブなど）自家末梢血幹細胞移植	対症療法，蛋白安定化薬	肝移植，蛋白安定化薬，遺伝子サイレンシング療法

スで，異常形質細胞より産生されたモノクローナル抗体が原因となる．血中や尿中の Bence Jones 蛋白が補助診断に用いられるが，近年では血中の free light chain（FLC）の計測が使用可能となり，診断効率が向上している．AL の心病変は進行が早く，予後不良であるが，化学療法の進歩〔プロテアソーム阻害薬（ボルテゾミブ），抗 CD38 モノクローナル抗体（ダラツムマブ）など〕により，AL の予後は以前よりもかなり改善している[2]．

b●野生型トランスサイレチン型アミロイドーシス（野生型ATTR）

野生型 ATTR は野生型のトランスサイレチンを前駆蛋白とする非遺伝性のアミロイドーシスである（旧病名：老人性アミロイドーシス）．野生型 ATTR は高齢の男性に好発し，アミロイド沈着による手根管症候群を高率に合併する．近年，高齢者の難治性心不全の基礎疾患として多く潜在していることが明らかとなり，注目されている．治療薬としてトランスサイレチン四量体安定化薬であるタファミジスの有効性が示されている[3]．

c●遺伝性トランスサイレチン型アミロイドーシス（遺伝性ATTR）

遺伝性 ATTR は変異型のトランスサイレチンを前駆蛋白とするアミロイドーシスで，家族性ポリアミロイドニューロパチーともよばれる．日本，ポルトガル，スウェーデンが3大集積地とされてきたが，近年では世界各地で報告が増えている．国内では熊本県と長野県に遺伝的フォーカスがある．末梢神経，自律神経，心臓，消化管，眼が主な罹患臓器であり，遺伝子型により表現型はさまざまである．現在，140 種類以上の遺伝子型が存在し，わが国では Val-30Met 型が最も多い．治療薬として核酸医薬（siRNA 製剤）であるパチシランの有用性が報告されている[4]．

❸頻度

剖検例において 80 歳以上の約 25％において心筋内にアミロイド沈着を認めたと報告されて

いる[5]．また，左室駆出率が保たれた心不全（HFpEF）のなかに心アミロイドーシスが多く存在しており，80歳以上のHFpEFの32%に心筋内アミロイド沈着が確認されたとする報告もある[6]．大動脈弁狭窄症に潜在する心アミロイドーシスにも注目が集まっており[7]，経カテーテル大動脈弁置換術（transcatheter aortic valve implantation；TAVI）を実施した高度大動脈弁狭窄症患者の14〜16%に心アミロイドーシスの合併があったという報告がある[8]．心アミロイドーシスは心不全のなかに多く潜在し，そのほとんどが診断に至らず，適切な治療を受けていない現状にあると推察される．

2 画像診断

❶診断アルゴリズム

心アミロイドーシスの診断においては，臨床所見から「疑うこと」が最も重要である．高齢男性の原因不明の心肥大，HFpEF，手根管症候群，房室ブロック，心房細動といった所見がレッドフラグとして提唱されている[9, 10]．臨床所見から心アミロイドーシスが疑われる場合は心臓MRIの実施が望まれる[11]．また，^{99m}Tc-ピロリン酸シンチグラフィはATTR心アミロイドーシス（野生型ATTRと遺伝性ATTRの両方）の診断に有用であり，M蛋白の検出はALの診断に不可欠である．画像診断で心アミロイドーシスが疑われる場合は組織生検（腹壁脂肪，皮膚，消化管，心筋など）を実施することで病理学的にアミロイド沈着を証明し，病型診断（アミロイドタイピング）を行う．病型がATTRの場合はトランスサイレチン遺伝子検査により遺伝性ATTRか野生型ATTRかを判定する．

❷心臓MRI

a●シネMRI

シネMRIでは心基部優位の心肥大をきたすことが多い．対称性・全周性の心肥大が典型的とされるが，非対称性の心肥大をきたすことも多く，肥大型心筋症との鑑別に注意が必要である[12]．右室壁や心房中隔にも肥大を生じやすい．心肥大の程度はALよりATTRのほうが強い傾向がある．左室壁運動は保たれることが多いが，進行期には左室駆出率低下をきたし，心嚢液や胸水を伴うことも多い．

b●遅延造影

遅延造影の典型的所見として，①左室内膜下優位のびまん性遅延造影，②右室壁や左房壁の遅延造影，③心腔の低信号化（dark blood pool）が挙げられる（図43）．遅延造影は間質へのアミロイド沈着と内膜下優位の虚血性変化（線維化）を反映しており，遅延造影の存在・程度は心アミロイドーシスの予後予測因子とされる．遅延造影は病期の進行とともに内膜下から貫壁性に変化すると考えられ，病期によってさまざまな遅延造影所見を呈することが示唆される[13]．そのため，非典型的な遅延造影所見を呈する症例も少なくない．また，dark blood poolに起因するTI設定のエラーをきたしやすく，コントラストが不適切な遅延造影画像となる場合がある．この対策としてphase-sensitive inversion recovery（PSIR）シーケンスの使用が推奨されている[13]．心アミロイドーシスの診断において，遅延造影は中心的な役割をはたすが，①早期病変は検出できない，②非典型な遅延造影所見も少なくない，③びまん性障害では過小評価

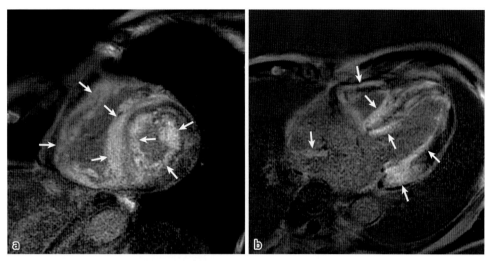

図43 心アミロイドーシスの遅延造影像
左室内膜下優位のびまん性遅延造影，右室壁や左房壁の遅延造影，心腔の dark blood pool といった典型的な所見を認める（矢印）．遅延造影は心基部優位に認める．

となる，④ TI 設定エラーを生じやすい，⑤定量的評価が難しい，⑥腎機能障害ではガドリニウム造影剤を使用できない，といった限界があることも認識する必要がある．遅延造影の限界を補う技術として T1 マッピングが注目されている．

c ● T1 マッピング

心アミロイドーシスでは native T1，ECV とも異常高値を示すことが多く，特に中隔測定もしくはグローバル測定における ECV が 40％を超える場合は心アミロイドーシスが強く疑われる（図44）．ATTR 心アミロイドーシスと肥大型心筋症との鑑別能は，native T1 で AUC 0.87（95% CI 0.82～0.91），ECV で AUC 0.91（95% CI 0.87～0.94）と非常に高く，他のパラメータと総合評価することで，鑑別能はさらに向上すると考えられる[14]．native T1 と ECV はともに死亡率と相関があり，特に ECV は独立した予後予測因子である[14]．心アミロイドーシスの病型（AL や ATTR）により，T1 マッピングの所見は若干異なると報告されているが，オーバーラップも大きく，病型診断は難しい．T1 マッピングは遅延造影よりも病変の検出感度が高く，心アミロイドーシスの早期診断に貢献する技術と考えられる．native T1 と ECV は心アミロイドーシスの重症度や予後と相関を示すため，リスク評価や経過モニター，治療効果判定など診療マネジメントへの活用が期待されている．

❸ 99mTc-ピロリン酸シンチグラフィ

99mTc-ピロリン酸はカルシウムに親和性を有する物質であり，古くから骨疾患や急性心筋梗塞の評価に使用され，一般的には骨シンチグラフィや心筋梗塞シンチグラフィとして知られている．この 99mTc-ピロリン酸シンチグラフィは ATTR 心アミロイドーシスの検出にきわめて有用であると報告され脚光を浴びている[15]．99mTc-ピロリン酸投与の 1～3 時間後に撮影した planar 像で肋骨と同等以上の集積を認めた場合を陽性と判定する．Gillmore ら[16]の研究によれば，99mTc-ピロリン酸シンチグラフィを用いた ATTR 心アミロイドーシスの診断能は感度

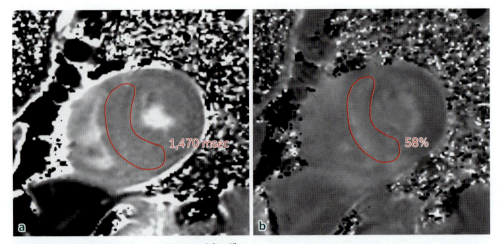

図44　心アミロイドーシスのT1マッピング
native T1(**a**．施設基準値 1,200～1,250 msec)，ECV(**b**．基準値 23～28％)とも著明な異常高値を呈する（中隔測定）．

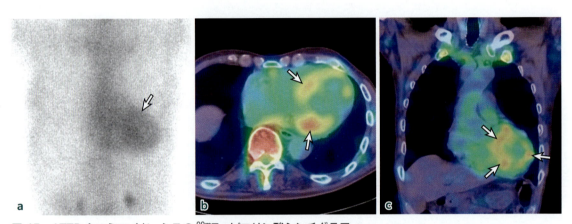

図45　ATTR心アミロイドーシスの^{99m}Tc-ピロリン酸シンチグラフィ
a. planar 正面像，**b.**, **c.** SPECT/CT フュージョン画像．心筋に一致した異常集積像を認める（矢印）．

99％，特異度86％とされ，ALを除外した場合，陽性適中率は100％と報告されている．^{99m}Tc-ピロリン酸の心筋集積の程度は独立した予後因子であることも明らかとなっている[17]．planar像だけでなくSPECTを追加することで，心筋への集積をより正確に評価でき，さらにSPECT/CTフュージョン画像を作成することで確信度高く診断することが可能になる[18]（図45）．2020年10月よりトランスサイレチン型心アミロイドーシスの診断に対する^{99m}Tc-ピロリン酸シンチグラフィが保険収載となった．

❹ 遅延造影 CT

　近年，心臓CTを用いて心臓MRIと同等の遅延造影やECVの評価が可能となっており[19]，心アミロイドーシスの診断への応用が進められている[20, 21]．遅延造影CTでは，心臓MRIと同様，左室内膜下優位のびまん性遅延造影が観察される．また，ECVも異常高値をきたすこ

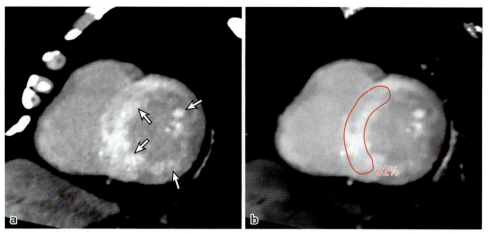

図46 心アミロイドーシスの遅延造影CT
遅延造影CT(a)では左室心筋壁にびまん性の異常造影効果を認める(矢印). CT-ECV(b)は異常高値を示している(中隔測定).

とが多い(図46). TAVI予定の大動脈弁狭窄症患者における潜在性心アミロイドーシスの検出において, TAVIプランニングCTに追加するCT-ECV解析の有用性が報告されている[21,22]. 心アミロイドーシスを合併した大動脈弁狭窄症群のCT-ECVは合併のない群と比べて有意に高く($42.1±5.6\%$ vs. $28.6±3.4\%$, $p<0.01$), その鑑別能はAUC 0.99(95% CI 0.97~1.00)ときわめて高かった. CTは心臓MRIと比べて簡便でアクセス性がよく, 心臓MRIの実施が困難な心不全症例や心臓植込み型デバイス挿入後の症例, ガドリニウム造影剤が使用できない透析中の症例にも安全に実施でき, 臨床的な実用性が高い技術である.

(尾田済太郎)

文献

1) 日本循環器学会, 他:2020年版 心アミロイドーシス診療ガイドライン. 2020
   https://www.j-circ.or.jp/cms/wp-content/uploads/2020/02/JCS2020_Kitaoka.pdf
2) Kastritis E, et al:Daratumumab-based treatment for immunoglobulin light-chain amyloidosis. N Engl J Med 385:46-58, 2021
3) Maurer MS, et al:Tafamidis treatment for patients with transthyretin amyloid cardiomyopathy. N Engl J Med 379:1007-1016, 2018
4) Adams D, et al:Patisiran, an RNAi therapeutic, for hereditary transthyretin amyloidosis. N Engl J Med 379:11-21, 2018
5) Tanskanen M, et al:Senile systemic amyloidosis affects 25% of the very aged and associates with genetic variation in alpha2-macroglobulin and tau:a population-based autopsy study. Ann Med 40:232-239, 2008
6) Mohammed SF, et al:Left ventricular amyloid deposition in patients with heart failure and preserved ejection fraction. JACC Heart Fail 2:113-122, 2014
7) Ternacle J, et al:Aortic stenosis and cardiac amyloidosis:JACC review topic of the week. J Am Coll Cardiol 74:2638-2651, 2019
8) Scully PR, et al:Prevalence of cardiac amyloidosis in patients referred for transcatheter aortic valve replacement. J Am Coll Cardiol 71:463-464, 2018

9) Witteles RM, et al：Screening for transthyretin amyloid cardiomyopathy in everyday practice. JACC Heart Failure 7：709-716, 2019

10) Ruberg FL, et al：Transthyretin amyloid cardiomyopathy：JACC state-of-the-art review. J Am Coll Cardiol 73：2872-2891, 2019

11) Oda S, et al：Trends in diagnostic imaging of cardiac amyloidosis：emerging knowledge and concepts. Radiographics 40：961-981, 2020

12) Martinez-Naharro A, et al：Magnetic resonance in transthyretin cardiac amyloidosis. J Am Coll Cardiol 70：466-477, 2017

13) Fontana M, et al：Prognostic value of late gadolinium enhancement cardiovascular magnetic resonance in cardiac amyloidosis. Circulation 132：1570-1579, 2015

14) Martinez-Naharro A, et al：Native T1 and extracellular volume in transthyretin amyloidosis. JACC Cardiovasc Imaging 12：810-819, 2019

15) Singh V, et al：State-of-the-art radionuclide imaging in cardiac transthyretin amyloidosis. J Nucl Cardiol 26：158-173, 2019

16) Gillmore JD, et al：Nonbiopsy diagnosis of cardiac transthyretin amyloidosis. Circulation 133：2404-2412, 2016

17) Castano A, et al：Multicenter study of planar technetium 99m pyrophosphate cardiac imaging：predicting survival for patients with ATTR cardiac amyloidosis. JAMA Cardiol 1：880-889, 2016

18) Tsuda N, et al：Utility of single-photon emission computed tomography/computed tomography fusion imaging with ^{99m}Tc-pyrophosphate scintigraphy in the assessment of cardiac transthyretin amyloidosis. Circ J 82：1970-1971, 2018

19) Oda S, et al：Myocardial late iodine enhancement and extracellular volume quantification with dual-layer spectral detector dual-energy cardiac CT. Radiol Cardiothorac Imaging 1：e180003, 2019

20) Oda S, et al：Late iodine enhancement and myocardial extracellular volume quantification in cardiac amyloidosis by using dual-energy cardiac computed tomography performed on a dual-layer spectral detector scanner. Amyloid 25：137-138, 2018

21) Oda S, et al：Quantification of myocardial extracellular volume with planning computed tomography for transcatheter aortic valve replacement to identify occult cardiac amyloidosis in patients with severe aortic stenosis. Circ Cardiovasc Imaging 13：e010358, 2020

22) Scully PR, et al：Identifying cardiac amyloid in aortic stenosis：ECV quantification by CT in TAVR patients. JACC Cardiovascular Imaging 13：2177-2189, 2020

J Fabry 病

　Fabry 病は，α-ガラクトシダーゼ A（GLA）の酵素活性低下・欠損により引き起こされるライソゾーム病である．酵素活性の低下によって全身の細胞にグロボトリアオシルセラミド（Gb3）が蓄積して発症する．*GLA* 遺伝子は X 染色体上に存在するため，X 連鎖性遺伝形式をとる．

　Fabry 病は当初，「古典型」として知られている重度の臨床表現型をもつ男性患者で報告された．古典型 Fabry 病患者は GLA 活性が欠損もしくは著しく低下しており，血管内皮細胞，心筋細胞，神経節細胞などさまざまな細胞に糖脂質が蓄積し，全身に臨床症状を呈する[1]．古典型に加え，かつては腎亜型・心亜型が分類されていたが，現在では腎亜型と心亜型を合わせて遅発型と分類するのが一般的である．遅発型では，成人期以降より心肥大のみを呈するものから末期心不全に進行するものまで臨床的多様性がある．女性ヘテロ患者では，症状の進行は男性と比べると遅い傾向にあるが，男性患者と同様に臨床的多様性を認める[2]．いずれの型も心

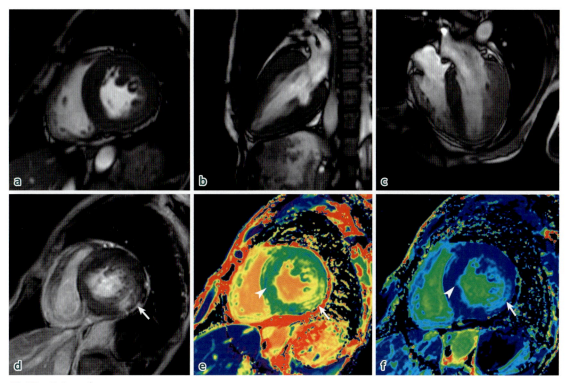

図47 Fabry病
60代女性．3.0T MRI画像．**a.** シネ画像（拡張末期短軸像），**b.** シネ画像（収縮末期長軸像），**c.** シネ画像（拡張末期四腔断面像），**d.** 遅延造影MRI（基部短軸像），**e.** native T1マップ（基部短軸像），**f.** 細胞外液分画マップ（基部短軸像）．
シネ画像（**a**～**c**）で左室壁肥厚，乳頭筋の肥厚を認める．左室壁運動は良好であった．心基部下側壁に斑状の遅延造影を認める（**d**，矢印）．native T1は中隔（**e**，矢頭）で約1,100 msec，下側壁（**e**，矢印）で約1,300 msecと計測された（当機種での正常心筋のnative T1値：1,250 msec）．心筋細胞外液分画は中隔（**f**，矢頭）で25％，下側壁（**f**，矢印）で33％と計測された．

病変は進行性に増悪し，心不全や不整脈が問題となる．
　本疾患は早期からの酵素補充療法で長期予後の改善が見込めるため，早期診断がきわめて重要である．2018年には薬理学的シャペロン療法が承認された．

❶画像所見（図47）

　Fabry病の心病変では，心筋細胞や刺激伝導系，内皮細胞への糖脂質蓄積と，それに伴うマクロファージやTリンパ球の間質への浸潤が生じる．その結果，進行性の心肥大，左室心筋虚血，心筋線維化，収縮・拡張機能不全，心電図異常などが生じる．形態的にはびまん性の左室肥大を示すことが多いが，非対称性の中隔肥大がみられる場合もある[3]．乳頭筋の肥大もみられる．
　遅延造影MRIでは一般的に心筋の梗塞や線維化を視覚的に評価でき，心筋疾患の鑑別や予後予測などに有用である．Fabry病では，心基部の下側壁で，中層から心外膜下優位の遅延造影が認められることが特徴的である[4]．病態の進行とともに，他の領域にも遅延造影が広がることがある．遅延造影が認められない患者は，認められる患者に比べて左室機能が保たれており，さらに酵素補充療法の効果が高いことが知られている．しかし，線維化の存在のみに基づ

いて酵素補充療法から除外することに関しては議論の余地がある[5].

　近年，T1マッピングによる心筋評価が行われている．T1マッピングによって，遅延造影MRIでは描出が困難であった軽度の心筋線維化や，ガドリニウム造影剤を使用できない腎障害などの症例の心筋評価も可能となった．多くの心疾患では心筋のT1値は上昇するが，Fabry病では心筋への糖脂質沈着を反映してT1値が低下するため，他の心疾患との鑑別に有用である．心筋肥大がない場合でも約半数の患者で低値を示すことから，早期発見の可能性を高めることが期待されている[6, 7]．一方で，線維化が進行した領域ではT1値が上昇し"pseudo normalization"となる．造影前後のT1マッピングから得られるT1値とHct値から求められる心筋細胞外液分画は，正常範囲内を示すことが多いが，線維化した領域では上昇する．

　T2強調画像では，遅延造影の好発部位と同様に，心基部の下側壁で高信号を呈することがあり，T2マッピングでも同部位の高値を示す．T2が延長した領域は一般に炎症や浮腫を反映している．また，遅延造影領域でのT2高値と血中トロポニン値が相関することが報告されており，同部位で慢性炎症が起きていることが推測される[8].

❷鑑別診断

　形態的には高血圧性心疾患，大動脈弁狭窄，心アミロイドーシス，肥大型心筋症などの心肥大をきたす疾患が鑑別となるが，いずれもT1値は低値を呈さない．遅延造影のパターンも異なり，肥大型心筋症では右室接合部や肥厚の著しい部位，心アミロイドーシスでは全周性の心内膜側に遅延造影を認めることが多い．また，心筋T1低値を示す疾患として鉄沈着があるが，鉄沈着ではT2*値が著明に短縮することが鑑別点となる．Fabry病の診断は，MRI検査以外ですでに行われていることがほとんどではあるが，特徴的なMRI所見を理解しておくことは日常臨床において重要である．

（穴場比奈野，大田英揮）

文献

1) Ortiz A, et al：Fabry disease revisited：Management and treatment recommendations for adult patients. Mol Genet Metab 123：416-427, 2018

2) Desnick RJ：Fabry disease：α-galactosidase A deficiency. In：Rosenberg RN, et al(eds)：Rosenberg's Molecular and Genetic Basis of Neurological and Psychiatric Disease, 6th Ed. pp575-587, Academic Press, London, 2020

3) Linhart A, et al：New insights in cardiac structural changes in patients with Fabry's disease. Am Heart J 139：1101-1108, 2000

4) Moon JCC, et al：Gadolinium enhanced cardiovascular magnetic resonance in Anderson-Fabry disease. Evidence for a disease specific abnormality of the myocardial interstitium. Eur Heart J 24：2151-2155, 2003

5) Koeppe S, et al：MR-based analysis of regional cardiac function in relation to cellular integrity in Fabry disease. Int J Cardiol 160：53-58, 2012

6) Messroghli DR, et al：Clinical recommendations for cardiovascular magnetic resonance mapping of T1, T2, T2* and extracellular volume：A consensus statement by the Society for Cardiovascular Magnetic Resonance(SCMR)endorsed by the European Association for Cardiovascular Imaging(EACVI). J Cardiovasc Magn Reson 19：75, 2017

7) Sado DM, et al：Identification and assessment of Anderson-Fabry disease by cardiovascular magnetic

resonance noncontrast myocardial T1 mapping. Circ Cardiovasc Imaging 6：392-398, 2013

8) Nordin S, et al：Cardiac Fabry Disease With Late Gadolinium Enhancement Is a Chronic Inflammatory Cardiomyopathy. J Am Coll Cardiol 68：1707-1708, 2016

Ⓚ 筋ジストロフィー

1 概念

筋ジストロフィーは筋線維の変性・壊死を主たる病変とし，臨床的には進行性の筋力低下をとる遺伝性疾患群である．筋ジストロフィーには多数の疾患が含まれており，筋細胞のジストロフィン蛋白複合体に遺伝的異常をきたし，病理学的には筋壊死，変性，再生を繰り返しながら脂肪変性，線維化が進行し，筋萎縮や筋力低下を呈する．

代表的な病型としてジストロフィノパチー（Duchenne 型筋ジストロフィー/Becker 型筋ジストロフィー/女性ジストロフィノパチー），肢帯筋型筋ジストロフィー，先天性筋ジストロフィー（福山型，Ullrich 型，メロシン欠損型など），筋強直性ジストロフィー，顔面肩甲上腕型筋ジストロフィー，Emery-Dreifuss 型筋ジストロフィー，眼咽頭筋型筋ジストロフィーが挙げられる[1].

2 各論

❶ Duchenne 型筋ジストロフィー/Becker 型筋ジストロフィー

Duchenne 型筋ジストロフィー（Duchenne muscular dystrophy；DMD）/Becker 型筋ジストロフィー（Becker muscular dystrophy；BMD）は骨格筋，心筋細胞において細胞膜とアクチン線維とを連結する役割を担っているジストロフィンの異常により細胞膜の脆弱化，細胞障害が生じる．DMD ではジストロフィンが完全に欠損し，BMD では少量存在する．遺伝は X 連鎖潜性（劣性）遺伝をとる．

DMD は出生した男児の 3,000 人に 1 人の割合でみられ，筋ジストロフィーのなかで最も多い．2～3 歳頃に下肢筋力の低下で発症し，12 歳までに車椅子生活となり，呼吸不全や心不全により 15～25 歳までに死亡する．BMD は DMD の 1/10 の頻度で，6～20 歳で発症する．

心臓においては心筋細胞膜の障害によって心筋細胞の壊死が起こり，結合組織や脂肪組織へ置換されていき，90％近くの症例で拡張型心筋症（DCM）を合併する[2]．DMD/BMD では呼吸ケアの進歩により呼吸機能を原因とする死亡が減少し，心筋症による心不全や不整脈が最大の死因となっている．

筋ジストロフィーにおいては初回診断のほか，経時的観察において心エコーが主に用いられるが，DMD/BMD 患者では側彎，呼吸不全，肥満によりエコー画像が描出困難になる傾向があるほか，検者間での再現性の問題もあり，再現性が高く，解剖学的評価，心機能評価，組織性状の評価が低侵襲に施行可能な心臓 MRI が考慮される[3,4].

MRI による機能・形態評価では DMD で左室拡大，びまん性の収縮能低下のほか，局所的に壁運動が低下する場合は下壁から側壁で低下を認め，年齢とともに進行する[5]．形態変化として，DMD において緻密化障害が 28％の患者でみられ，緻密化不良/緻密化領域の比が年に 0.36 増加すると報告されている[6]．DMD/BMD ともに緻密化障害を有する症例では左室駆出

K 筋ジストロフィー ● 311

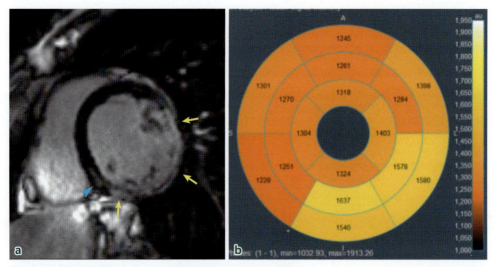

図48　20歳代，男性，Becker型筋ジストロフィー患者
遅延造影（a）では下壁から側壁に貫壁性の遅延造影を認める（矢印）．下壁中隔中層にも線状の遅延造影あり（矢頭）．T1マッピングのブルズアイ表示（b）では下壁から側壁のT1値上昇を認める．

率が低い傾向にあり，39か月の観察期間中に左室駆出率低下が緻密化障害のない症例よりも進行することや，緻密化障害の存在が予後不良因子であることが報告されている[7]．

タギング法およびシネ画像からのfeature tracking法を用いたストレイン評価では，明らかな収縮能異常を認めない症例でも左室基部や中部のcircumferential strain（CS）の低下を検出することが可能である[8-11]．

組織評価では，遅延造影を用いてエコーでの収縮能異常を認める前から線維化を高い感度で描出可能であり，DMD/BMDにおいて遅延造影は72％に検出されている[12, 13]．遅延造影は主に左室後壁，側壁の中層から外膜側にみられ（図48）[14]，この理由は不明であるものの，ジストロフィンの障害が均一でなく，後壁から側壁に集中している可能性や，後壁に機械的ストレスがかかることなどが考えられている[15]．また，遅延造影は経年的に外膜側・中層病変から貫壁性を示していくことや，中隔など他の領域でも観察されるようになる[16]．この後壁外膜側優位な遅延造影はウイルス性心筋症などでも特徴的にみられ，本症に特異的な所見ではないものの，エンテロウイルスによる心筋炎ではジストロフィンの破壊が報告[17]されており，同様の病態を見ている可能性がある．遅延造影陽性患者では左室リモデリングおよび不整脈が増加するとともに，遅延造影を広範囲に認める患者では心室性不整脈が多いと報告されている[18]．T1マッピングでは，DMD患者では中隔や側壁でnative T1値およびECV上昇を認めるほか，遅延造影による線維化が検出されない症例でnative T1値が上昇を認めることがあり，native T1値は線維化の早期検出に有用である[19]．筋ジストロフィーの病態として筋壊死・変性・再生の過程で炎症が生じるとされ[20]，DMDでT2強調dark-blood法ないしT2マッピングを用いての心筋の炎症・浮腫が報告されている[21-23]．

筋ジストロフィーの心病変診断におけるCTの有用性については確立されておらず，若年であることや被曝の観点から経時的評価に向いていないものの，DMDにおいてCT遅延造影がMRI同様に描出されたと報告[24]されていること，近年ではCT遅延造影も低被曝かつMRI同

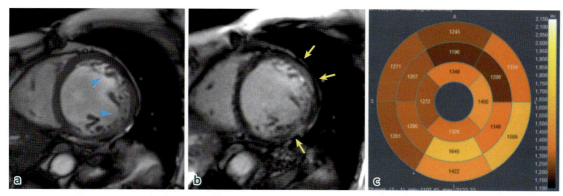

図49　50歳代，女性，DMD/BMDの保因者
シネ画像(**a**)では下壁から側壁で肉柱形成が目立ち(矢頭)，遅延造影(**b**)では側壁で淡い造影効果を認める(矢印)．T1マッピングのブルズアイ表示(**c**)では下壁から側壁のT1値上昇がみられる．

様の遅延造影描出が可能となりつつあることから，エコーや心臓MRIの代替検査として今後用いられる場面が増加する可能性がある．

DMD/BMDの女性保因者(図49)では骨格筋の筋力低下を伴わずにDCMなどの心臓病を発症するリスクがあり[25]，47%に遅延造影もしくは左室駆出率低下がみられたとされることから[26]，青年期までに心電図および心臓イメージングを用いた形態・組織評価を行うとともに，定期的なフォローが望まれている[4]．

❷ 先天性筋ジストロフィー

先天性筋ジストロフィー(congenital muscular dystrophy；CMD)には福山型，Ullrich型，メロシン欠損型などがあり，臨床的，遺伝学的かつ生化学的にも不均一な遺伝性筋疾患で，出生時または乳児期早期から認める筋緊張低下(フロッピーインファント)，運動発達遅滞，進行性筋力低下を特徴とする．

福山型筋ジストロフィーはわが国における小児期筋ジストロフィーでDMDに次いで頻度が高い[27]．心臓病変では10歳以降に左室の主に前壁・後壁線維化が現れ[28]，15歳以上では左室収縮能の低下をきたすものの，DMDよりは進行が緩徐である[27]．心臓MRI所見のまとまった報告はないが，病理所見では緻密化障害を認めたとの報告があり[29]，筋ジストロフィー患者では緻密化障害の有無に着目するとともに，緻密化障害を有する場合には神経筋疾患に伴う心病変も鑑別を要する．

❸ Emery-Dreifuss型筋ジストロフィー

Emery-Dreifuss型筋ジストロフィー(Emery-Dreifuss muscular dystrophy；EDMD)では核膜の蛋白をコードする遺伝子の変異により核膜が不安定となり，機械的ストレスにさらされる心・骨格筋で異常を認め，上腕-腓骨型の筋萎縮および筋力低下，肘・足関節・後頸部の早期関節拘縮，心刺激伝導異常や心筋症をきたす[30]．ラミン(*LMNA*)遺伝子などいくつかの責任遺伝子が知られており，遺伝形式は常染色体顕性(優性)・潜性遺伝，X染色体潜性遺伝がある．*LMNA*の変異はラミノパチーとよばれ，EDMDのほか，肢帯筋型筋ジストロフィー，脂肪組織や末梢神経などが侵される一連の変性疾患を引き起こすことが知られており，特に心臓は侵

されやすい臓器で，DCM を含む心筋疾患が併発することがある．

心病変は筋力低下に先行して出現し，DCM，房室伝導異常，心臓突然死[31, 32]のほか，上室性の不整脈が挙げられる[33, 34]．不整脈のためペースメーカや ICD 留置が先行されている経緯があり，心臓 MRI 所見についての報告は少ないが，EDMD 少数例の報告において，早期には左室拡大および収縮能低下や線維化はみられなかった[35]とされる一方で，原因遺伝子の1つである LMNA 遺伝子異常保因者において，遅延造影は心基部の心室中隔中層に認めること，拡張能や左房拡大に相関するほか[36, 37]，遅延造影がなくても ECV が増加していたとの報告がある[38, 39]．

❹ 筋強直性ジストロフィー

筋強直性ジストロフィー（myotonic dystrophy；MD）はミオパチー（筋萎縮や筋力低下），ミオトニア（筋硬直），多臓器障害の3つの特徴を呈する常染色体顕性遺伝性疾患である．成人期で最も頻度の高い筋ジストロフィーで，有病率はおおむね 8,000 人に1人とされる[40]．19 番染色体の DMPK 遺伝子にある CTG 3 塩基リピートの伸長が原因の筋強直性ジストロフィー1型（MD1）と3番染色体の CCTG 4 塩基リピートの伸長を原因とする筋強直性ジストロフィー2型（MD2）に分類される．MD2 はわが国では数例であるため，以下 MD1 について記載する．

心病変では伝導障害が多く，上室性・心室性不整脈両方が起きやすく，致死性不整脈が生命予後に最も関与し，心臓突然死は年 0.56％と報告されている[41]．

心臓 MRI では心電図異常がなくても何らかの異常ないし線維化を呈することがあり，緻密化障害のほか[42]，遅延造影では中隔から心基部の下側壁の中層に遅延造影を認めるほか，内膜側や全層性遅延造影も報告されている[43, 44]．ほかには ECV の増加，T2 値上昇がみられたとの報告がある[45]．これらの画像所見からは筋ジストロフィーの各病型の他，ウイルス性心筋炎や心サルコイドーシス，Chagas 病，特発性 DCM が鑑別に挙げられる．

（太田靖利）

文献

1) 難病情報センター：筋ジストロフィー（指定難病 113）
   https://www.nanbyou.or.jp/entry/4523 [accessed November 23, 2021]

2) Connuck DM, et al：Characteristics and outcomes of cardiomyopathy in children with Duchenne or Becker muscular dystrophy：a comparative study from the Pediatric Cardiomyopathy Registry. Am Heart J 155：998-1005, 2008

3) 日本神経学会，他（監），「デュシェンヌ型筋ジストロフィー診療ガイドライン」作成委員会（編）：デュシェンヌ型筋ジストロフィー診療ガイドライン
   https://www.neurology-jp.org/guidelinem/dmd.html [accessed November 23, 2021]

4) Feingold B, et al：Management of cardiac involvement associated with neuromuscular diseases：a scientific statement from the American Heart Association. Circulation 136：e200-e231, 2017

5) Lamacie MM, et al：The added value of cardiac magnetic resonance in muscular dystrophies. J Neuromuscul Dis 6：389-399, 2019

6) Statile CJ, et al：Left ventricular noncompaction in Duchenne muscular dystrophy. J Cardiovasc Magn Reson 15：67, 2013

7) Kimura K, et al：Prognostic impact of left ventricular noncompaction in patients with Duchenne/Becker muscular dystrophy—prospective multicenter cohort study. Int J Cardiol 168：1900-1904, 2013

8) Ashford MW, et al：Occult cardiac contractile dysfunction in dystrophin-deficient children revealed by cardiac magnetic resonance strain imaging. Circulation 112：2462-2467, 2005

9) Hor KN, et al：Circumferential strain analysis identifies strata of cardiomyopathy in Duchenne muscular dystrophy：a cardiac magnetic resonance tagging study. J Am Coll Cardiol 53：1204-1210, 2009

10) Hagenbuch SC, et al：Detection of progressive cardiac dysfunction by serial evaluation of circumferential strain in patients with Duchenne muscular dystrophy. Am J Cardiol 105：1451-1455, 2010

11) Siegel B, et al：Myocardial strain using cardiac MR feature tracking and speckle tracking echocardiography in Duchenne muscular dystrophy patients. Pediatr Cardiol 39：478-483, 2018

12) Silva MC, et al：Myocardial delayed enhancement by magnetic resonance imaging in patients with muscular dystrophy. J Am Coll Cardiol 49：1874-1879, 2007

13) Silva MC, et al：Myocardial fibrosis progression in Duchenne and Becker muscular dystrophy：a randomized clinical trial. JAMA Cardiol 2：190-199, 2017

14) Mertens L, et al：Early regional myocardial dysfunction in young patients with Duchenne muscular dystrophy. J Am Soc Echocardiogr 21：1049-1054, 2008

15) Yilmaz A, et al：Cardiac involvement in patients with Becker muscular dystrophy：new diagnostic and pathophysiological insights by a CMR approach. J Cardiovasc Magn Reson 10：50, 2008

16) Florian A, et al：Left ventricular systolic function and the pattern of late-gadolinium-enhancement independently and additively predict adverse cardiac events in muscular dystrophy patients. J Cardiovasc Magn Reson 16：81, 2014

17) Badorff C, et al：Dystrophin disruption in enterovirus-induced myocarditis and dilated cardiomyopathy：from bench to bedside. Med Microbiol Immunol 193：121-126, 2004

18) Menon SC, et al：Predictive value of myocardial delayed enhancement in Duchenne muscular dystrophy. Pediatr Cardiol 35：1279-1285, 2014

19) Olivieri LJ, et al：Native T1 values identify myocardial changes and stratify disease severity in patients with Duchenne muscular dystrophy. J Cardiovasc Magn Reson 18：72, 2016

20) 中村昭則：DMD の病態. Prog Med 40：1011-1017, 2020

21) Mavrogeni S, et al：Myocardial inflammation in Duchenne Muscular Dystrophy as a precipitating factor for heart failure：a prospective study. BMC Neurol 10：33, 2010

22) Mavrogeni S, et al：Oedema-fibrosis in Duchenne Muscular Dystrophy：Role of cardiovascular magnetic resonance imaging. Eur J Clin Invest 47：eci. 12843, 2017

23) Wansapura JP, et al：Left ventricular T2 distribution in Duchenne muscular dystrophy. J Cardiovasc Magn Reson 12：14, 2010

24) Iriart X, et al：Combined computed tomography angiography and cardiac magnetic resonance imaging for diagnosis of acute myocarditis in a child with Duchenne myopathy. Pediatr Cardiol 30：1030-1031, 2009

25) Florian A, et al：Cause of cardiac disease in a female carrier of Duchenne muscular dystrophy：myocarditis versus genetic cardiomyopathy without skeletal myopathy? Circulation 129：e482-484, 2014

26) Florian A, et al：Cardiac involvement in female Duchenne and Becker muscular dystrophy carriers in comparison to their first-degree male relatives：a comparative cardiovascular magnetic resonance study. Eur Heart J Cardiovasc Imaging 17：326-333, 2016

27) Yamamoto T, et al：Cardiac involvement in Fukuyama muscular dystrophy is less severe than in Duchenne muscular dystrophy. Brain Dev 39：861-868, 2017

28) Nakanishi T, et al：Cardiac involvement in Fukuyama-type congenital muscular dystrophy. Pediatrics 117：e1187-1192, 2006

29) Amiya E, et al：Fukutin gene mutations that cause left ventricular noncompaction. Int J Cardiol 222：727-729, 2016

30) Bonne G, et al：Emery-Dreifuss muscular dystrophy, laminopathies, and other nuclear envelopathies. Handb Clin Neurol 113：1367-1376, 2013

31) Maggi L, et al：LMNA-associated myopathies：the Italian experience in a large cohort of patients. Neurology 83：1634-1644, 2014

32) van Rijsingen IAW, et al：Risk factors for malignant ventricular arrhythmias in lamin a/c mutation carriers a European cohort study. J Am Coll Cardiol 59：493-500, 2012

33) Boriani G, et al：Clinical relevance of atrial fibrillation/flutter, stroke, pacemaker implant, and heart failure in Emery-Dreifuss muscular dystrophy：a long-term longitudinal study. Stroke 34：901-908, 2003

34) Funakoshi M, et al：Emerin and cardiomyopathy in Emery-Dreifuss muscular dystrophy. Neuromuscul Disord 9：108-114, 1999

35) Smith GC, et al：Primary myocardial dysfunction in autosomal dominant EDMD. A tissue doppler and cardiovascular magnetic resonance study. J Cardiovasc Magn Reson 8：723-730, 2006

36) Captur G, et al：Lamin missense mutations-the spectrum of phenotype variability is increasing. Eur J Heart Fail 20：1413-1416, 2018

37) Holmström M, et al：Late gadolinium enhanced cardiovascular magnetic resonance of lamin A/C gene mutation related dilated cardiomyopathy. J Cardiovasc Magn Reson 13：30, 2011

38) Raman SV, et al：Mid-myocardial fibrosis by cardiac magnetic resonance in patients with lamin A/C cardiomyopathy：possible substrate for diastolic dysfunction. J Cardiovasc Magn Reson 9：907-913, 2007

39) Fontana M, et al：CMR-verified interstitial myocardial fibrosis as a marker of subclinical cardiac involvement in LMNA mutation carriers. JACC Cardiovasc Imaging 6：124-126, 2013

40) Meola G, et al：Myotonic dystrophies：An update on clinical aspects, genetic, pathology, and molecular pathomechanisms. Biochim Biophys Acta 1852：594-606, 2015

41) Petri H, et al：Cardiac manifestations of myotonic dystrophy type 1. Int J Cardiol 160：82-88, 2012

42) Choudhary P, et al：Structural and electrical cardiac abnormalities are prevalent in asymptomatic adults with myotonic dystrophy. Heart 102：1472-1478, 2016

43) Hermans MCE, et al：Structural and functional cardiac changes in myotonic dystrophy type 1：a cardiovascular magnetic resonance study. J Cardiovasc Magn Reson 14：48, 2012

44) Cardona A, et al：Myocardial fibrosis by late gadolinium enhancement cardiovascular magnetic resonance in myotonic muscular dystrophy type 1：highly prevalent but not associated with surface conduction abnormality. J Cardiovasc Magn Reson 21：26, 2019

45) Schmacht L, et al：Cardiac involvement in myotonic dystrophy type 2 patients with preserved ejection fraction：detection by cardiovascular magnetic resonance. Circ Cardiovasc Imaging 9：e004615, 2016

Ⓛ 全身疾患の心臓 involvement

1 全身疾患と心臓障害

　心臓障害が生じ得る全身疾患は多岐にわたり，表13のように分類される．本項ではこれらのうち一部の疾患について詳説する．

2 心臓障害が生じ得る代表的な全身疾患

❶高血圧症と心臓障害

　高血圧が心臓に与える主たる影響として動脈硬化と心肥大がある．高血圧は血管壁に機械的ストレスを与えることで血管内皮細胞の損傷や低比重リポ蛋白（low density lipoprotein；LDL）の酸化を引き起こし，それらを介して血管拡張作用の低下や血管壁の肥厚（酸化 LDL 蓄積や平

表 13　心臓障害が生じうる全身疾患

1. 血管系	高血圧症, 血栓症など
2. 代謝異常	糖尿病, 脂質異常症, 病的肥満など
3. ホルモン異常	甲状腺機能異常症, Cushing 症候群, アルドステロン症, 褐色細胞腫など
4. 自己免疫疾患(膠原病)	関節リウマチ(rheumatoid arthritis；RA), 全身性強皮症(systemic sclerosis；SSc), 全身性エリテマトーデス(systemic lupus erythematosus；SLE), 多発性筋炎/皮膚筋炎(polymyositis/dermatomyositis：PM/DM), 混合性結合組織病(mixed connective tissue disease：MCTD)
5. 炎症性疾患	サルコイドーシス, 血管炎など
6. 栄養不良および　　ビタミン欠乏症	ビタミン B$_1$ 欠乏症(脚気), セレン欠乏症, カルニチン欠乏症など
7. 遺伝性疾患	Marfan 症候群, Fabry 病, ヘモクロマトーシスなど
8. 毒物および薬物の影響	アルコール, 抗精神病薬, 化学療法など
9. 感染症	感染性心内膜炎, ウイルス性心筋炎, 心血管梅毒など
10. 腫瘍性疾患	カルチノイド症候群, 心臓腫瘍(原発/転移)
11. アミロイドーシス	
12. 多臓器連関	心腎連関, 心肺連関, 心肝連関など

滑筋細胞増殖)を促進する. その結果, 動脈が「硬化」し, その拡張能が低下する. 高血圧が心肥大を引き起こすメカニズムは, 心臓にかかる圧力負荷に対する適応反応に基づいている. 高血圧状態が続くと左心室にかかる後負荷が増大し, ポンプ機能を維持するために心筋細胞が肥大する. 高血圧による心肥大は, 長期的には心筋間質におけるコラーゲンの蓄積を促進し, 心臓の硬化や機能低下を引き起こすことがある.

　高血圧は冠動脈疾患のリスク因子であるため, 高血圧患者に対して心臓 CT によって冠動脈における動脈硬化の有無や程度を評価することが求められる. 心臓 MRI も高血圧性心疾患(hypertensive heart disease；HHD)の評価において欠かせない診断ツールであり, 左心室の形態(壁厚, 心筋重量), 心機能, 僧帽弁収縮期前方運動(systolic anterior movement；SAM)の有無, 遅延造影の有無, T1 マッピング異常の有無などを調べることを可能にする[1]. HHD と肥大型心筋症(HCM)の鑑別が問題になることがあるが, 心臓 MRI はそれらの鑑別にも有用である. HHD は HCM に比べて, 中心性・対称性の心肥大を示すことが多く, 左室流出路狭窄や異常遅延造影, 異常 native T1・ECV を示すことが少ないと考えられている. 文献によると, 壁厚 15 mm 以上の心肥大症例では左室心筋重量の増加(HHD vs. HCM：110±27 g/m^2 vs. 91±31 g/m^2), SAM がないこと, mid-wall fibrosis がないことが HHD の独立した予測因子であることが示されている[2]. また T1 マッピングが HHD と HCM の鑑別において有用であり, HCM は HHD と比べ T1 値の上昇がみられるという報告がある[3]. アルドステロン症などの二次性高血圧症においても心筋への影響を評価すること(図50)は患者のマネジメントを行ううえで重要である.

L　全身疾患の心臓 involvement　•　317

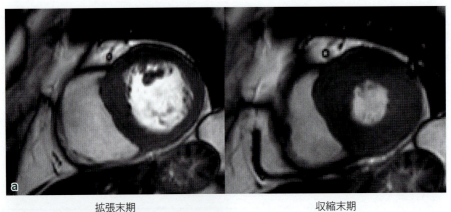

拡張末期　　　　　　　　　　　収縮末期

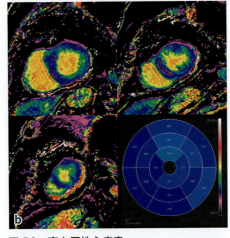

心基部	中央部
心尖部	ブルズアイマップ

図50　高血圧性心疾患

a. シネ MRI（左室短軸像）．**b.** native T1 画像（左室短軸像）．
70 代女性．患者は 4 年前より治療抵抗性高血圧を有し，二次性高血圧症の精査を受け，原発性アルドステロン症と診断された．自覚症状はないが，心電図で左室肥大，血液検査で BNP 48 pg/mL，心臓超音波検査で左室肥大と左室駆出率 72％を指摘されたため，精査目的に 3.0T 造影心臓 MRI 検査を受けた．シネ MRI で左心室の中心性心肥大（最大壁厚 11 mm）が認められ（**a**），左室収縮能異常や弁運動異常はみられなかった．T1 マッピングで global native T1 は 1,268 msec（施設基準：1,294±30 msec），T2 マッピングで global T2 は 48.7 msec（施設基準：46±4 msec），global ECV は 24％（施設基準：26.8±5％）であり（**b**），いずれも正常範囲内であった．

❷糖尿病と心臓障害

　糖尿病が心臓に与える主たる影響として，動脈硬化と心不全がある．糖尿病が動脈硬化を引き起こすメカニズムは，主に高血糖とインスリン抵抗性に基づいている．高血糖状態が続くと，主に炎症により血管内皮細胞が損傷を受け LDL の酸化および蓄積が促進され，動脈硬化が進行する．インスリン抵抗性があると，インスリンの血管拡張作用が低下し，また脂質代謝異常が生じやすくなり LDL コレステロールの増加が動脈硬化を促進する．糖尿病が心不全を引き起こす原因は多岐にわたるが，主に高血糖状態，インスリン抵抗性による脂質代謝異常（脂肪毒性），慢性炎症，ミトコンドリア機能障害がその原因として考えられている．これらのメカニズムが複合的に作用し，心筋の機能低下や線維化を促進し，心不全のリスクを高める．

表14 膠原病における心臓障害

	SSc	SLE	PM/DM	MCTD	RA
心筋障害	◎	○	◎	◎	○
伝導障害	◎	○	◎	○	△
冠動脈病変	×	○	×	○	○
心外膜炎	○	◎	△	◎	△
弁膜症	×	○	×	△	△
左室機能不全による肺高血圧	◎	○	○	◎	△
心筋障害の病態	心筋の線維化	免疫複合体による血管炎	心筋への炎症細胞浸潤	SLE様からSSc様まで多彩	肉芽腫形成・壊死時に線維化

〔黒羽根彩子, 他：膠原病の心病変を診る. 心エコー 9：196-203, 2008 より改変〕

糖尿病患者は無症候性の冠動脈疾患や糖尿病性心筋症を有することがあるため，非侵襲的画像検査による早期発見と適切な治療が重要である．超音波検査で評価される頸動脈の内膜中膜肥厚（intima media thickness；IMT）が大きいほど冠動脈疾患の頻度が増加するという報告があり[4]，IMT は冠動脈疾患の精査を要する患者を検討するうえで参考になる．心臓 CT は糖尿病患者において表在冠動脈病変の有無を評価するために推奨される．心臓 MRI は心機能評価や心筋虚血，心筋梗塞・線維化などの評価に優れている．糖尿病患者の心臓 MRI 検査では心筋虚血や心筋梗塞だけでなく，冠血流予備能が患者の予後予測に重要であるという報告がある[5]．心臓 MR スペクトロスコピーを用いた心筋脂肪蓄積の評価が試みられており[6]，糖尿病性心筋症の診断に寄与する可能性がある．

❸膠原病と心臓障害

膠原病はさまざまな心臓障害を合併するが，それぞれの膠原病で心臓障害の種類や病態が異なる（表14）．全身性エリテマトーデス（systemic lupus erythematosus；SLE）や多発性筋炎/皮膚筋炎（polymyositis/dermatomyositis；PM/DM）は血管や心筋の炎症が主たる病態であり，心筋炎，心外膜炎，弁膜症などがみられる．SLE における心筋炎は心不全を来すことは少ないが，臨床症状を欠く軽度な心筋炎が高頻度に生じ，抗 SSA 抗体と心筋炎発症リスクとの関連も指摘されている．PM/DM の心筋炎は高頻度に合併し，経過中に顕在化する例も多く，初期評価は必ず行う必要がある．PM と DM では PM のほうが高頻度に心筋炎がみられ，欧米では PM に合併した心不全が多く報告されている[8]．一方，全身性強皮症（systemic sclerosis；SSc）における心筋障害は心筋の線維化が特徴であり，心筋線維化が心筋の硬化を促進する．SSc の心筋障害の主たる原因は血管リモデリングと微小冠動脈の血管攣縮である．SSc では心筋障害の表現型として左室拡張障害が最も高頻度にみられる．心病変の有無が SSc 患者の予後に影響するという報告がある[9]．

膠原病患者では上記のようなさまざまな心筋障害が生じ得るが，自覚症状がなく種々の検査により初めて検出されるような軽症例も多いと言われている．心病変を合併する可能性がある

L 全身疾患の心臓 involvement • 319

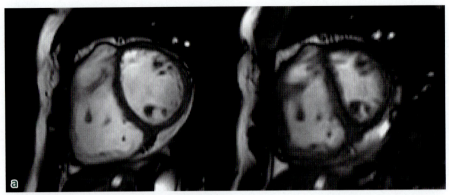

| 拡張末期 | 収縮末期 |

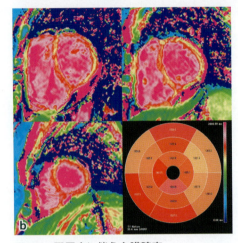

心基部	中央部
心尖部	ブルズアイマップ

図 51　膠原病に伴う心臓障害
a. シネ MRI（左室短軸像）．**b.** native T1 画像（左室短軸像）．
30 代女性．患者は 20 代から混合性結合組織病と診断されステロイド治療などを受けていた．発症から 2 年後に労作時の呼吸困難感が出現し，心臓超音波検査で三尖弁収縮期圧較差 88 mmHg，右心カテーテル検査で平均肺動脈圧 39 mmHg がみられ，混合性結合組織病による肺高血圧症と診断されたため，右心機能評価目的に心臓 MRI 検査を受けた．シネ MRI（**a**）では右室容積は拡大し（97.1 mL/m^2），左室収縮能，右室収縮能は低下していた（LVEF 45％，RVEF 37％）．収縮期に心室中隔は左室側へ偏位し，右室 pressure overload の状態を反映していると考えられた．T1 マッピングでは global native T1 が 1,357 msec（**b**），ECV が 35.9 と上昇がみられ，膠原病によるびまん性の左室線維化の可能性が示唆された．

膠原病患者では心病変の初期スクリーニングを施行し，その診断・重症度評価を行うことが推奨される．SSc では左室拡張障害が高頻度に認められるため，心臓超音波検査では左室収縮障害のみではなく，E/E' や左房容積係数など拡張障害の指標も評価する必要がある．左室拡張障害は肺高血圧の原因となり，肺動脈性肺高血圧との鑑別が必要になることがあるため注意を要する．心臓 MRI や心臓 CT は膠原病の心臓障害同定に有用である．膠原病患者において心筋障害がある場合には心臓 MRI で心筋に遅延造影や T1 マッピングでの異常が認められることがある（図 51）．冠動脈疾患を合併しうる SLE や RA の場合には心臓 CT による冠動脈評価が推奨される．

表15 全身性血管炎における心臓障害

	TA	PN	MPA	GPA	EGPA
障害血管	大血管	中型血管	小型血管	小型血管	小型血管
心筋炎	△	△	△	△	◎
冠動脈病変	◎	◎	△	△	△
伝導障害	△	◎	△	△	○
心外膜炎	△	◎	×	×	◎
弁膜症	◎	×	△	△	△

〔Miloslavsky E, et al：The heart in vasculitis. Rheum Dis Clin North Am 40：11-26, 2014 より改変〕

❹血管炎と心臓障害

　主な全身性血管炎における心臓障害の特徴を**表15**に示す．心病変の合併症が最も多くみられるのは，大動脈炎症候群(aortitis syndrome, or Takayasu arteritis；TA)と好酸球性多発血管炎性肉芽腫症(eosinophilic granulomatosis with polyangiitis；EGPA)である．TA では経過中に約半数の患者が大動脈弁閉鎖不全症，冠動脈炎，心筋炎などの心病変を経験するとされている．特に，TA 患者の活動期には心血管系の合併症が増加し，これが予後に大きな影響を与える．EGPA では心筋炎，心膜炎を主とする心病変が高頻度にみられ，生命予後にも影響する重要な合併症である．軽症例も含めると心病変は EGPA の 60％以上にみられるという報告もある[11]．多くは無症候性であるが，心筋障害により不整脈や心不全にいたることは稀ではないため，心病変の初期評価を行うことが推奨される．結節性動脈周囲炎(polyarteritis nodosa；PN)では心外膜炎，冠動脈炎，それに続発する間質性心筋炎，線維症がみられるが，純粋な心筋炎は稀である．多発血管炎性肉芽腫症(granulomatosis with polyangiitis；GPA)や顕微鏡的多発血管炎(microscopic polyangiitis；MPA)では心膜炎や心筋炎，冠動脈炎が報告されているが，その頻度は低い．Behçet 病(Behçet's disease；BD)は 5％前後に心病変を合併するが，BD における心臓合併症は多岐にわたり，心膜炎，心内血栓，心筋梗塞，心内膜炎，心筋炎，心筋線維症，冠動脈瘤などが報告されている．

（中村哲士，橋本直起）

文 献

1) Zdravkovic M, et al：Cardiac magnetic resonance in hypertensive heart disease：time for a new chapter. Diagnostics 13：137, 2022

2) Rodrigues JC, et al：Hypertensive heart disease versus hypertrophic cardiomyopathy：multi-parametric cardiovascular magnetic resonance discriminators when end-diastolic wall thickness ≥15 mm. Eur Radiol 27：1125-1135, 2017

3) Hinojar R, et al：T1 Mapping in Discrimination of Hypertrophic Phenotypes：Hypertensive Heart Disease and Hypertrophic Cardiomyopathy. Circ Cardiovasc Imaging 8：e003285, 2015

4) Einarson TR, et al：Prevalence of cardiovascular disease in type 2 diabetes：a systematic literature review of scientific evidence from across the world in 2007-2017. Cardiovasc Diabetol 17：83, 2018

L 全身疾患の心臓 involvement ● 321

5) Kasami R, et al：Relationship Between Carotid Intima-Media Thickness and the Presence and Extent of Coronary Stenosis in Type 2 Diabetic Patients With Carotid Atherosclerosis but Without History of Coronary Artery Disease. Diabetes Care 34：468-470, 2011

6) Kato S, et al：Incremental prognostic value of coronary flow reserve determined by phase-contrast cine cardiovascular magnetic resonance of the coronary sinus in patients with diabetes mellitus. J Cardiovasc Magn Reson 22：73, 2020

7) Gao Y, et al：Metabolic syndrome and myocardium steatosis in subclinical type 2 diabetes mellitus：a 1H-magnetic resonance spectroscopy study. Cardiovasc Diabetol 19：70, 2020

8) Yamasaki Y, et al：Longterm survival and associated risk factors in patients with adult-onset idiopathic inflammatory myopathies and amyopathic dermatomyositis：experience in a single institute in Japan. J Rheumatol 38：1636-1643, 2011

9) Steen VD, et al：Severe organ involvement in systemic sclerosis with diffuse scleroderma. Arthritis Rheum 43：2437-2444, 2000

10) 黒羽根彩子, 他：膠原病の心病変を診る. 心エコー 9：196-203, 2008

11) Dennert RM, et al：Cardiac involvement in Churg-Strauss syndrome. Arthritis Rheum 62：627-634, 2010

12) Miloslavsky E, et al：The heart in vasculitis. Rheum Dis Clin North Am 40：11-26, 2014

Ⓜ onco-cardiology

　がん薬物療法の進歩により, 担がん患者の生命予後は改善した一方で, がん治療関連心機能障害(cancer therapy-related cardiac dysfunction；CTRCD)の予防と早期治療介入の重要性が認識されている. アンスラサイクリン系薬剤による心筋障害は組織学的変化を伴い非可逆的な臨床経過を示す予後不良タイプとされており, チロシンキナーゼ阻害薬をはじめとする分子標的薬も心毒性を有しているものが多く, さらに免疫チェックポイント阻害薬(immune checkpoint inhibitors；ICIs)による心筋炎や血管炎などの心血管系に対する重篤な副作用も明らかにされている. 放射線療法は組織の線維化・硬化を促す作用があるため, 心機能低下や冠動脈狭窄, 心膜炎などの心血管合併症(radiation induced heart disease；RIHD)を引き起こす. RIHD は, 放射線療法から長年経過してから発症することが多く, 因果関係の証明が困難であるが, 累積放射線量が 30 Gy を超えている場合などは, RIHD を鑑別に挙げる必要がある. 現在, CTRCD に特異的な画像検査法は確立されていないが, 心臓 MRI は心エコーよりも高い再現性をもって正確な心機能・心膜評価ができ, 心筋浮腫・線維化などの組織性状診断に優れている.

❶MRI による心機能評価

　現在, CTRCD には「LVEF がベースラインよりも 10％ポイント低下して 53％を下回る」という定義が一般的に用いられている[1]. 心エコー検査は簡便かつ繰り返し施行できるため, 臨床現場においては心機能を評価する画像診断法として広く普及しているが, 2D エコーによる LVEF 計測の再現性は低いことが知られている. 一方, シネ MRI は体型や肺疾患などの影響を受けにくく, 組織のコントラストが明瞭で, 客観性のある精度の高い指標が得られるため, 心機能評価のゴールドスタンダードとされている. 心膜疾患, 心臓腫瘍や, がんの心臓への浸潤や転移の診断にも有用である.

　近年, LVEF は早期の CTRCD をとらえるにはあまり鋭敏な指標ではないとも報告されている. 心エコー検査の指標のなかで, 抗がん剤投与後の左室長軸方向ストレイン(global longitudinal strain；GLS）の相対的な低下（10〜15％）が，将来的な LVEF 低下ならびに心不全発症の予測因子であったと報告されている[2]．現在，その使用が推奨されており，GLS の相対的低下が 15％以上であれば，LVEF 低下のいかんにかかわらず薬剤性心筋症の存在を疑うべきであり，一方 GLS の相対的低下が 8％に満たない場合は CTRCD を疑わないと明記されている[1]．免疫チェックポイント阻害薬（ICIs）関連心筋炎患者の 60％以上で，発症時 LVEF は保たれており，高度の左室収縮能低下はまれとされている．Awadalla ら[3]の研究では，ICIs 関連心筋炎患者では，LVEF 低下にかかわらず GLS は低下していることを明らかにしており，GLS 低下の存在は将来の心臓死や重大な心血管イベントの発生と密接な相関を有し，患者の予後予測とリスク層別化に役立つとも報告している．最近では，feature tracking 法を用いてシネ MRI 画像を解析し，心エコー同様心筋ストレインを定量評価することが可能である．左室拡張機能の指標が CTRCD の診断や経過観察，予後予測に有用であるというデータが乏しいのと同様に，右室機能評価も CTRCD の診療に有用であるというデータは乏しい．しかし，チロシンキナーゼ阻害薬による肺高血圧症の合併率を考慮すると，シネ MRI による正確な右室機能評価も重要と思われる．

❷MRI による心筋組織性状評価

心臓 MRI のもう 1 つの特徴は，組織性状の可視化に優れ，心エコーでは評価できない心筋組織性状評価ができることである．心臓腫瘍の診断においては，粘液腫は T2 強調画像で高信号，脂肪腫は T1 強調画像で高信号を呈する．遅延造影 MRI は最も正確に心筋梗塞，線維化巣を検出できる画像診断法であり，循環器診療において非常に重要な位置を占めている．がん薬物療法による心筋障害においては特異的な遅延造影のパターンは確立されていないが，トラスツズマブによる心筋症では側壁の心筋中層に遅延造影の分布が多く認められたという報告がある[4]．しかし，CTRCD を対象とした研究では，LVEF と遅延造影の有無に密接な関連性はなく，早期診断には有用でない可能性がある．近年，心筋 T1・T2 緩和時間マッピングが心筋浮腫・線維化を安定的に診断できる方法として注目され，また造影前後の T1 計測からは ECV を定量評価できる．アンスラサイクリン投与後，徐々に T1，T2 値が上昇し，その後 LVEF が低下することが報告されており，アンスラサイクリン投与後早期より潜在的薬剤性心筋障害の存在が示唆されている（図 52）[5, 6]．一方で，Altaha ら[7]の縦断研究では，CTRCD 発症群では非造影 T1，T2，ECV の経時的変化率が高いと報告しているが，健常者でもこれらの心筋組織パラメータの経時的変化を認めるため，早期診断とその臨床応用に向けてパラメトリックマッピング技術の精度向上が必要であると結論づけている．

心臓 MRI は最も正確に急性心筋炎の診断やリスク層別化ができる画像診断法であり，臨床的診断価値が高い．また，一般的な急性心筋炎では，約 80％の症例で遅延造影像を有すると報告されている．一方で，Escudier ら[8]は ICIs 関連心筋炎患者の 23％にしか遅延造影像を認めないことを報告している．ICIs 関連心筋炎患者 103 例の後ろ向き研究では，48％の患者に遅延造影を認め，28％の患者に T2 強調画像での高信号域が認められた．本研究では，遅延造影の存在，パターン，そして T2 強調画像での高信号は，将来の重大な心血管イベントと関連しなかったと報告されている[9]．

以上の結果より，遅延造影 MRI や T2 強調画像のみでは，ICIs 関連心筋炎を除外できない．近年，ICIs 関連心筋炎における T1，T2 マッピングの有用性に関する報告が散見されるが，

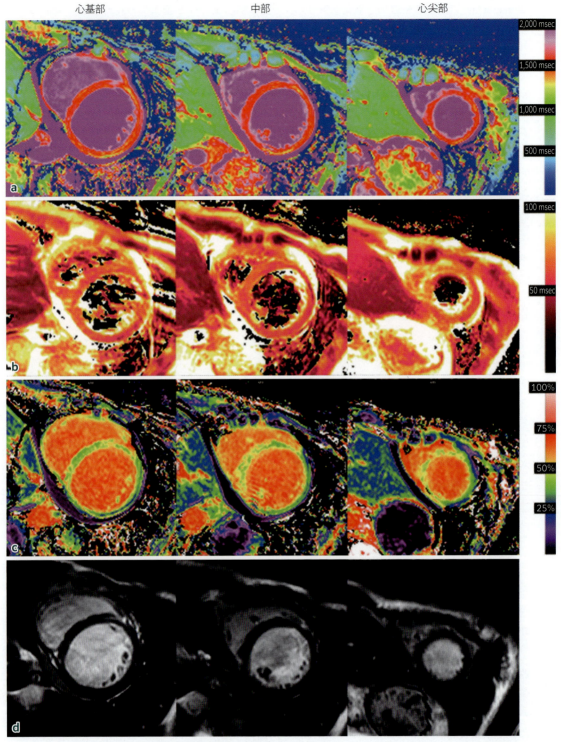

図52　アンスラサイクリン系抗がん剤使用後の心毒性
a. T1マッピング，**b.** T2マッピング，**c.** ECVマッピング，**d.** 遅延造影MRI．
左室全心筋において，T1およびT2値の高度な上昇，細胞外容積分画（ECV）の増加が認められる．また，心室中隔において心筋中層の線状遅延造影がみられる．

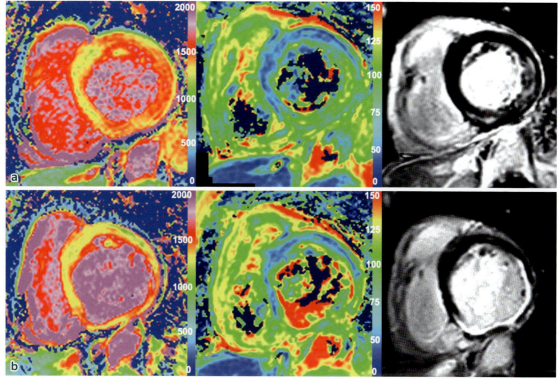

図 53　ICIs 関連心筋炎の T1, T2 マッピングおよび遅延造影 MRI 所見
a. ICIs 関連心筋炎発症時, **b.** ICIs 関連心筋炎発症 1 か月後. T1 マッピング（左）, T2 マッピング（中央）, 遅延造影 MRI（右）. 左室下側壁を中心に, T1 および T2 値の高度な上昇と淡い遅延造影が認められる. 発症 1 か月後には T1, T2 値の低下がみられるものの, 比較的広範な内膜下遅延造影が残存し, 中隔側の下壁には心室瘤の形成が認められる.

システマティックレビューや大規模試験はなく, 今後良質なエビデンスを待つ必要がある（図53）.

❸ MRI による冠動脈形態評価

　冠動脈 MRA の最大の利点は, 放射線被曝の心配がなく, ヨード系造影剤を用いなくても高いコントラストで冠動脈の形態情報が得られ, 冠動脈壁に高度石灰化があっても狭窄診断が妨げられないことである. 悪性腫瘍と動脈硬化発症に共通するメカニズムとして, 慢性炎症が介在していることが指摘されている[10]. 冠動脈プラークの検出や不安定性評価の診断における有用性も報告されており, 冠動脈病変のスクリーニング・モニタリングに適した検査法と考えられる.

　被曝がないことや検査の再現性が高いことは心臓 MRI の利点であるが, 検査時間の長さやコストの問題が欠点として挙げられる. 腫瘍循環器関連のガイドラインやステートメントにおいても, 心臓 MRI の有用性についての言及はあるものの, 撮影時期などの撮影法をルーチンで使用するかといった推奨はなされていない. 今後は, 標準化された検査・撮影法の確立が期待される.

（中森史朗）

文 献

1) Zamorano JL, et al：2016 ESC Position Paper on cancer treatments and cardiovascular toxicity developed under the auspices of the ESC Committee for Practice Guidelines：The Task Force for cancer treatments and cardiovascular toxicity of the European Society of Cardiology(ESC). Eur Heart J 37：2768-2801, 2016

2) Thavendiranathan P, et al：Use of myocardial strain imaging by echocardiography for the early detection of cardiotoxicity in patients during and after cancer chemotherapy：a systematic review. J Am Coll Cardiol 63：2751-2768, 2014

3) Awadalla M, et al：Global longitudinal strain and cardiac events in patients with immune checkpoint inhibitor-related myocarditis. J Am Coll Cardiol 75：467-478, 2020

4) Fallah-Rad N, et al：Delayed contrast enhancement cardiac magnetic resonance imaging in trastuzumab induced cardiomyopathy. J Cardiovasc Magn Reson 10：5, 2008

5) Galán-Arriola C, et al：Serial magnetic resonance imaging to identify early stages of anthracycline-induced cardiotoxicity. J Am Coll Cardiol 73：779-791, 2019

6) Nakamori S, et al：Noncontrast CMR for detecting early myocardial tissue injury in a swine model of anthracycline-induced cardiotoxicity. JACC Cardiovasc Imaging 12：2085-2087, 2019

7) Altaha MA, et al：Can quantitative CMR tissue characterization adequately identify cardiotoxicity during chemotherapy?：Impact of temporal and observer variability. JACC Cardiovasc Imaging 13：951-962, 2020

8) Escudier M, et al：Clinical features, management, and outcomes of immune checkpoint inhibitor-related cardiotoxicity. Circulation 136：2085-2087, 2017

9) Zhang L, et al：Cardiovascular magnetic resonance in immune checkpoint inhibitor-associated myocarditis. Eur Heart J 41：1733-1743, 2020

10) Elkeles A：Cancer and atherosclerosis. Br J Cancer 10：247-250, 1956

4 心膜疾患

A 適応とプロトコール

　心膜疾患の画像検査は，一般的に心エコーにより簡便に行われてきたが，近年の機器の性能向上に伴いCT/MRI検査が臨床で依頼される場面が増えてきている．エコーでは，検者の技量やエコーウィンドウによる観察範囲の制限などの問題があるが，CT/MRIでは，死角なく心臓全体および縦隔を再現性高く評価することが可能である．適応となる主な心膜疾患としては，心膜嚢胞や心タンポナーデ，心膜炎，心膜腫瘍などが挙げられる．これらの心膜疾患は，臨床症状や心電図所見，画像所見などを併せて診断される．CT/MRIによる画像診断では，一般的な心筋の性状や運動評価に加えて，心膜の肥厚や形態，造影効果や石灰化の有無，心嚢液貯留の程度などが重要な評価項目となる．

❶ CT

　CTは石灰化の検出に非常に優れており，またその高い空間分解能から心膜の形態，肥厚の評価にも広く用いられてきている．撮影法は一般的な冠動脈CTと同様に，高分解能で撮影し，心拍動によるアーチファクトを軽減するために心電図同期を併用することが推奨される．レトロスペクティブ心電図同期撮影法によりすべての心時相を撮影すれば，複数心位相の画像再構成が可能となり，心筋壁運動の評価もできるが，被曝低減には留意しなくてはならない．造影CTに関しては，通常の平衡相のタイミングで撮影を行うが，腫瘍などがあれば追加で動脈相の撮影を行うことで詳細な血流情報を得ることができる．また，病変の造影効果を正確に評価するには，石灰化などによる高吸収と区別するため，単純CTと造影CTの両方を撮影し，比較読影することが望まれる．

❷ MRI

　MRIは，CTよりも分解能や石灰化の検出能は劣るが，心膜の形態や造影効果のほかに，高い組織コントラストによる性状評価（液体や脂肪成分との区別）や心筋を含めた動きの評価が可能である．一般的な心臓MRI検査と同様，シネMRIによる心臓の形態・機能評価に加えて，心膜の厚みを計測するために，T1強調画像もしくはT2強調画像を用いた長軸や短軸での複数断面の撮影が推奨される．明らかな心膜肥厚が同定された場合は，タギングシネMRIを用いて心膜と心筋の滑りの有無を評価することが，収縮性心膜炎の徴候の診断に有用とされている[1]．さらに，呼吸運動下のリアルタイムシネイメージングも収縮性心膜炎の診断に有用とされている[2]．これは，深吸気から深呼気の呼吸サイクル下に心中部の左室短軸シネ画像を高時間分解能（60 msec以下）で撮影することで，収縮性心膜炎の独特の徴候である心室の相互依存性の評価に有用とされている．心筋や心膜の造影効果の評価には遅延造影MRIを用いるが，脂肪抑制の有無で撮影することで，心膜の炎症による造影効果と心臓周囲脂肪による高信号を区別するのに役立つ．腫瘍が同定されている場合は，腫瘍の性状評価として脂肪抑制T2強調画像を撮影したり，血流情報を得るため腫瘍部のパーフュージョンMRIや早期遅延造影MRI

を追加で撮影したりすることも有用である[3].

(城戸倫之)

文献

1) Glower DD : Sticking points in magnetic resonance diagnosis of constrictive pericarditis. J Thorac Cardiovasc Surg 151 : 1356-1357, 2016
2) Francone M, et al : Assessment of ventricular coupling with real-time cine MRI and its value to differentiate constrictive pericarditis from restrictive cardiomyopathy. Eur Radiol 16 : 944-951, 2006
3) Kramer CM, et al : Standardized cardiovascular magnetic resonance imaging (CMR) protocols : 2020 update. J Cardiovasc Magn Reson 22 : 17, 2020

B 心膜疾患

❶ 心膜の解剖

　心膜疾患を解説する前に，まずは一般的な心膜の解剖を理解することが重要である(図1)．心臓周囲を包む膜として，心筋内側に心内膜，心筋の外側に臓側心膜(心外膜)が存在している．この臓側心膜は大動脈基部で反転し，壁側心膜となり，両者に包まれた腔を心膜腔とよぶ．心膜腔内には心囊液が存在しており，通常は心臓の拍動による摩擦から心筋を保護する潤滑油のような役割をはたしている．これら臓側心膜，心膜腔，壁側心膜の3つが合わさって，漿膜性心膜となる．さらに漿膜性心膜の外側を線維性心膜(心囊)が覆っており，大動脈基部に結合している．これら漿膜性心膜と線維性心膜を合わせて心膜とよぶ．このように心膜は多層性であるが，CTやMRIでは通常1層の薄い膜構造として描出される．心膜の肥厚などが起こると心膜の同定は容易になるが，CTやMRIの画像で，心膜を構成するそれぞれの膜を分離することは困難である．炎症などにより心囊液の貯留が起こった場合には，心膜腔が拡大するため，心膜腔内側の臓側心膜と外側の壁側心膜＋線維性心膜を画像上分離することが可能となる(図2)．また，心膜周囲には脂肪組織がみられ，心筋と心膜の間には心外膜下脂肪(epicar-

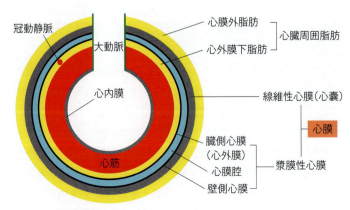

図1　心膜の解剖

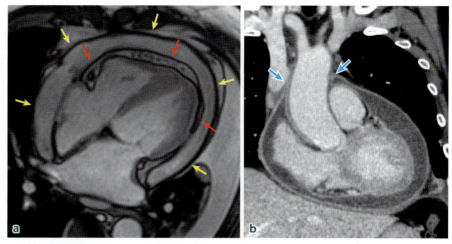

図2 心膜の構造
a. シネMRI(横断像)．心囊液の貯留を認め，臓側心膜(赤矢印)と壁側心膜＋線維性心膜(黄矢印)が分離できている．臓側心膜の内側の高信号は心外膜下脂肪，心膜の外側の高信号域は心膜外脂肪組織である．**b.** 造影CT(冠状断像)．造影効果を伴う心膜肥厚を認め，心囊液が貯留している．臓側心膜が大動脈基部で反転し壁側心膜と連続することで心膜腔を形成していることがよくわかる(青矢印)．

dial fat)が存在しており，内部を冠動脈や冠静脈が走行している．さらに心膜の外側には心膜外脂肪(paracardial fat)が存在し，両者を合わせて心臓周囲脂肪(pericardial fat)とよぶ．T1強調画像にて高信号となることが多いこれら脂肪組織の分布を知っておくことも，MRIを読影する際には重要となる．

❷心膜囊胞

心膜囊胞の多くは先天性で，心膜の発生過程で形成される．心膜腔との交通がないものは心膜囊胞，交通が残存している場合は心膜憩室とよばれる．両者の鑑別は経時的サイズ変化などの経過観察で行われるが，いずれも症状などがなければ病的意義は乏しく，治療の必要はない．心膜囊胞は縦隔のどこにでも発生しうるが，右心横隔膜角が好発部位である(図3)．画像所見は，境界明瞭な単房性囊胞性腫瘤で内部は水と同じ濃度/信号を呈し，造影効果は認められない．気管支原性囊胞，食道囊胞などの前腸囊胞や胸腺囊胞など，他の囊胞性病変との鑑別には発生部位が重要であるが，右心横隔膜角以外に発生した場合の鑑別は画像上困難である．

❸心タンポナーデ

心タンポナーデは心膜腔内に多量の液貯留が生じることで，心囊内圧が上昇し，心臓の拡張不全や心拍出量低下をきたした状態である．通常は心膜腔内には15～50 mL程度の心囊液が存在しているが，外傷や大動脈解離などにより急速に液貯留が起こった場合では，100～200 mL程度でもタンポナーデ症状をきたす．逆に感染や腫瘍などにより慢性に心囊液貯留が生じた場合は，心膜が徐々に伸展するため大量に心囊液が貯留しても症状をきたさないことがある．そのため心タンポナーデの診断においては，心囊液の貯留量だけに注目するのでなく，シネMRIなどによる左室心筋の壁運動低下の有無なども併せて読影する必要がある．外傷や

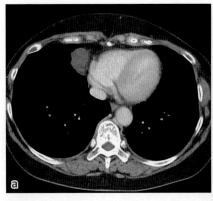
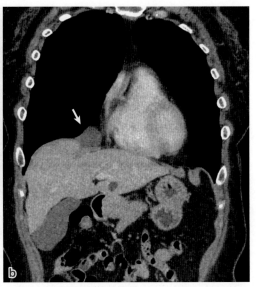

図3 心膜囊胞
60歳代，男性．スクリーニングの胸部CTにて縦隔腫瘍を指摘された(a)．造影CT(b)にて右心横隔膜角に3 cm大の境界明瞭な水濃度(CT値10 HU)の低吸収腫瘤あり(矢印)．内部に明らかな造影効果は認めない．発生部位とも併せ典型的な心膜囊胞の所見である．

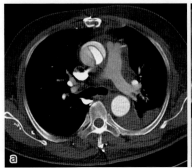
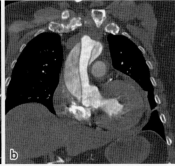
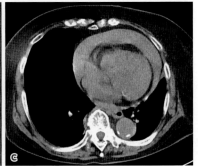

図4 Stanford A型大動脈解離に伴う心タンポナーデ
80歳代，男性．急性大動脈解離の疑いで造影CTを施行．胸部上行大動脈に造影される解離腔が広がっており，Stanford A型偽腔開存型解離の所見(a, b)．心膜腔には単純CTで高吸収な液貯留を認め，血性心囊液貯留が疑われる(c)．心エコーにて壁運動の低下を伴っており，心タンポナーデの状態であった．

Stanford A型大動脈解離などに伴う心タンポナーデでは，心膜腔内に血性の心囊液貯留が生じるため，通常の心囊液よりも高いCT値を示す(図4)．

❹急性心膜炎

　急性心膜炎は，ウイルス感染などが原因で心膜に急性炎症が生じ，胸痛や呼吸困難，発熱などの症状をきたす疾患である．その他の原因としては，細菌や結核，膠原病，放射線治療などが挙げられる．急性心筋梗塞後に生じる場合もあり，Dressler症候群とよばれる．一般的にウイルス性の急性心膜炎は対症療法で治癒し，予後良好であるが，炎症が遷延すると後述する収縮性心膜炎へ移行する場合があり，注意が必要である．診断は一般的に心電図や心エコーで行われるが，診断が確定できない場合にはCTやMRI検査も検討される．CTやMRIの所見としては，水濃度/信号の心囊液貯留と比較的均一な心膜肥厚，肥厚した心膜の造影効果を認

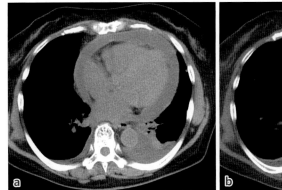
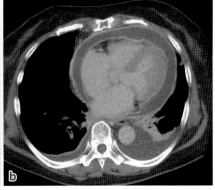

図5　急性心膜炎(CT)
40歳代，女性．胸痛と発熱を主訴に来院．単純CTにて心囊液貯留と心膜の均一な肥厚あり(**a**)．造影CTにて肥厚した心膜に造影効果を認めた(**b**)．心電図や血液検査と併せて急性心膜炎と診断された．

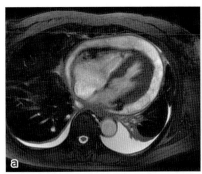
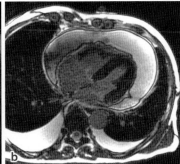
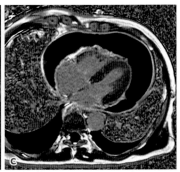

図6　急性心膜炎(MRI)
50歳代，男性．胸痛，呼吸困難あり．シネMRIにて心膜肥厚と心囊液貯留あり．両側胸水も貯留している(**a**)．inversion recovery(IR)法による遅延造影(**b**)では，極端に長いT1値を呈する心囊液や胸水も高信号として描出されるが，phase sensitive inversion recovery(PSIR)法による遅延造影(**c**)では，水成分は低信号となるため，心膜の造影効果がより明瞭に描出されている．

めることが多い(図5, 6)．血性を示唆するような濃度/信号の心囊液貯留や不整な心膜肥厚をみた場合は，癌性心膜炎などの腫瘍性病変の可能性を疑う必要がある(図7)．MRIでは心膜炎と併せて，心筋炎の所見の有無に関しても評価することができる．

❺収縮性心膜炎

　急性心膜炎の経過で炎症，治癒の遷延が生じると，心膜の線維化や石灰化，癒着による心膜腔の閉塞などをきたす場合がある．こうして持続的な心臓の拡張障害をきたした場合，収縮性心膜炎と診断される．CTは肥厚した心膜や心膜の石灰化を描出するのに有用であるが，心膜の肥厚や石灰化を伴わない症例もあり，心膜炎の既往の有無，心筋壁運動，静脈の怒張，胸腹水貯留，うっ血肝などの拡張障害に伴う右心不全徴候の所見などと併せて読影することが重要である．心膜の肥厚がみられた場合，造影効果を伴うことが多い(図8)．MRIでは心膜の肥厚や造影効果のほか，心筋壁運動の異常を併せて評価することができる(図9)．また，呼吸下に

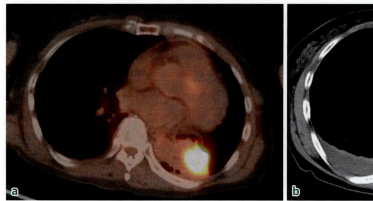
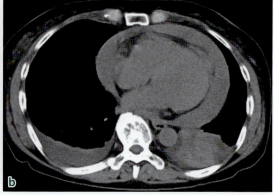

図7 肺癌の心膜転移
PET-CTにて左肺下葉の原発性肺癌にFDGの高集積あり(**a**)．単純CTでは心膜に明らかな結節や不整はみられないが，心嚢液がやや高吸収を呈しており，血性心嚢液が疑われた(**b**)．心嚢穿刺にて癌性心膜炎と診断された．

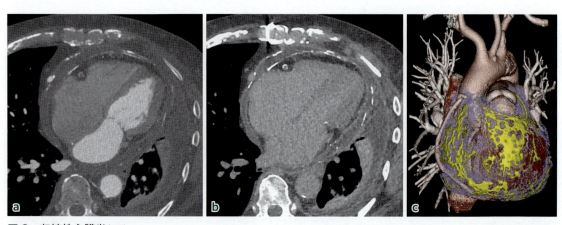

図8 収縮性心膜炎(CT)
60歳代，男性．心臓CTにて心嚢液貯留と心膜の石灰化あり(**a**)．造影平衡相(**b**)で心膜の造影効果が明瞭化している．VR画像(**c**)にて，心膜に広範な石灰化(黄色部分)が広がっていることがわかる．こののち，外科的心膜切除術が施行された．

リアルタイムシネMRIを撮影することで，吸気早期に中隔壁が左室側に偏位し，呼気早期に右室側に偏位するventricular couplingや，拡張早期の中隔の平坦化(flattening)を呈する場合があり，拘束型心筋症との鑑別に有用とされる[1]．いずれにしても，心膜肥厚や石灰化の有無だけで収縮性心膜炎と診断しないことが重要である．

❻ 先天性心膜欠損

心膜欠損症はまれな先天性疾患であり，剖検や胸部手術時に偶然発見されることが多い．多くが心膜欠損と同時に胸膜の欠損を伴っており，左側の欠損が右側や横隔膜部欠損に比べて多い．胸痛や呼吸困難などの症状をきたすこともあるが，一般的には無症状で経過する．CTやMRIでは心膜自体の欠損を描出することができれば，診断可能である(図10)．また，心膜欠損により心臓は患側に偏位するため，患側を下にした側臥位撮影を行うことで，心臓の偏位を

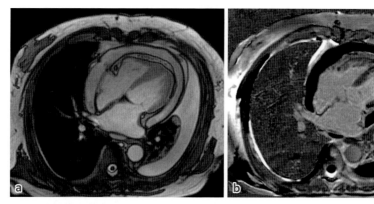

図9　収縮性心膜炎(MRI)
70歳代，男性．心不全症状あり．シネMRI(a)にて心膜の肥厚と心嚢液貯留あり．心筋壁運動には拡張不良あり．左胸水貯留とそれに伴う左肺下葉の無気肺も認める．遅延造影(PSIR法)にて心膜の造影効果を認める(b)．

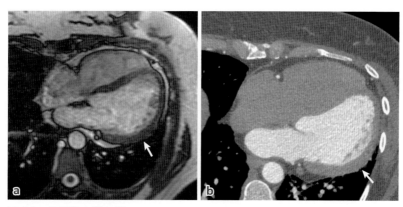

図10　先天性心膜欠損
40歳代，男性．心エコー検査にて心膜欠損疑いと診断されている．シネMRI(a)，心臓CT(b)では，左室側壁の背側への偏位を認める．同部では心膜や心臓周囲脂肪の同定が困難となっている(矢印)．

より明瞭に描出することができる．

❼ 心膜腫瘍

　原発性の心膜腫瘍は非常にまれであり，良性腫瘍としては脂肪腫，奇形腫，線維腫，血管腫などが挙げられる．心膜の悪性腫瘍のほとんどは，肺癌，乳癌，リンパ腫などからの転移や浸潤であり，原発巣の同定が画像診断では重要である．原発性心膜悪性腫瘍としては，心膜中皮腫の頻度が高いが，悪性中皮腫全体の1％未満である．アスベスト曝露が一因とされているが，曝露歴が明らかでない症例も存在し，関係は確立されていない．心膜中皮腫の画像所見としては，びまん性の不整な心膜肥厚や心膜の造影効果，心嚢液貯留などが認められるが，リンパ腫や肉腫などの他の悪性腫瘍や転移でもみられる非特異的所見であり，鑑別には生検などに

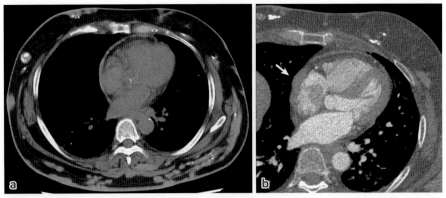

図 11 デスモイドの心膜転移
単純 CT(**a**)にて胸部皮下に石灰化を伴い多発する結節影や腫瘤影を認める．心膜にも石灰化を伴う肥厚あり．心臓 CT(**b**)では，心膜に不整な肥厚を認め(矢印)，腫瘍性病変が疑われる所見である．デスモイドの心膜転移と診断されている．

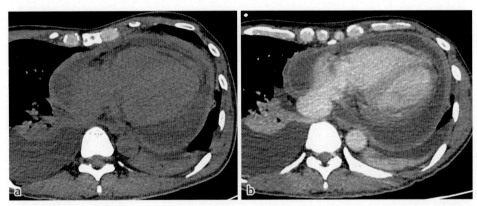

図 12 肺癌の心膜転移
40 歳代男性．肺癌(ステージⅣ)の精査にて CT 施行．単純 CT(**a**)にて心嚢液貯留とその外側にびまん性の心膜(壁側心膜＋線維性心膜)肥厚あり．造影 CT(**b**)では，少量の液貯留にて分離された 2 層の造影される膜構造(壁側心膜と線維性心膜)が明瞭に描出されている．

よる組織学的精査が必要である(図 11, 12)．

(城戸倫之)

文献

1) Kramer CM, et al：Standardized cardiovascular magnetic resonance imaging(CMR)protocols：2020 update. J Cardiovasc Magn Reson 22：17, 2020

5 構造的心疾患

Ⓐ 概念と治療法の変遷

　構造的心疾患(structural heart disease)は心臓カテーテル治療の発展から生まれた概念であり，心臓の構造的な異常を原因とする疾患を指す．具体的には弁膜症をはじめ，先天性心疾患や閉塞性肥大型心筋症などを含んだものと考えることができる．こうした疾患は薬物治療による効果は期待できないため，必然的に開胸手術ないしカテーテル治療が必要であり，これまでの歴史でさまざまな治療法が考案され実施されてきた．特に，開胸手術からカテーテル治療への変化という流れは，より低侵襲となるものであり，治療を受ける患者にとってはハードルが低くなることを意味する．つまり低侵襲な治療が，超高齢者だけのものではなくなるということである．

　こうした疾患のカテーテル治療において，心エコーを含む画像診断は必須のものであり，特に術前検査として近年 CT の重要性が認識されてきている．

　本項では，CT や MRI による診断を要する代表的な構造的心疾患を挙げ，その治療法の変遷を紹介し，そのなかで CT や MRI といった画像診断が果たす役割の変化にも触れてみたい．

❶ 弁膜疾患

a ● 大動脈弁狭窄症

　大動脈弁狭窄症(aortic stenosis；AS)の治療法として人工弁の移植が考案され，その研究は心臓外科黎明期である 1950 年代前半にまでさかのぼり，1961 年にはボール弁の臨床使用が発表された[1]．その後，ディスク弁，傾斜型ディスク 1 葉弁と開発が進み，現在，機械弁のほとんどは傾斜型ディスク 2 葉弁であり，そののち血栓形成リスクが低いとされる On-X 弁なども開発されている．こうした機械弁には抗血栓療法が必要であり，たとえ On-X 弁であってもワルファリンの投与が必須となるが，その至適投与量には個人差があり食事や併用薬の影響も大きいため，外来での定期的な凝固能チェックが欠かせない．なお，人工弁の開放角はほぼ一定であり，単純 CT でも確認が可能である(図1)．

　一方，血栓形成のリスクがほとんどなくワルファリンの投与が不要であるのが生体弁であり，ウシ心膜やブタ弁を利用して開発され 1970 年代から市販されている．これらの生体弁は抗血栓性に優れる一方，石灰化や耐久性の問題があり 10 年程度を目途に再手術が必要となる．しかし，抗石灰化処理は進歩し，石灰化や劣化の問題は改善されつつある．

　こうしたなかで，カテーテルによる大動脈弁留置術(transcatheter aortic valve implantation；TAVI)が 2002 年に Cribier らにより報告された．当初は手術リスクの高い症例に対するカテーテル治療として紹介されたが，その後バルーン拡張型人工生体弁，自己拡張型生体弁などが同時に開発された．わが国にも前者として SAPIEN，後者として Cor valve がほぼ同時期に導入され，基本的な構造はフレーム内に生体弁を折り畳んで入れたものとなっている．

　機械弁による人工弁置換術においては，そのサイズ決定に際して，最終的には術中に用いる人工弁輪用サイザーによって決定される．しかし TAVI において実測は困難であるため，術

閉鎖時　　　　　　　　開放時

MPR

VR

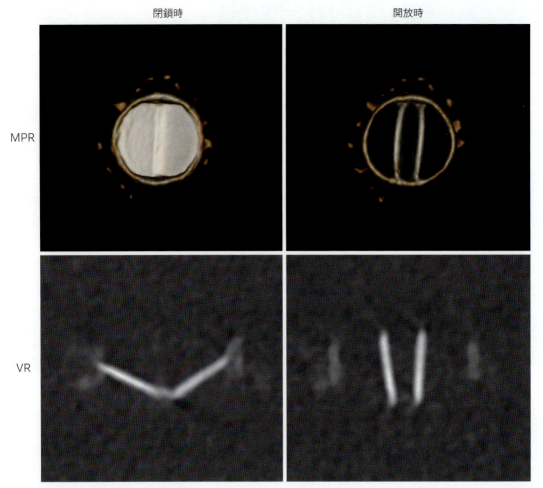

図1　CTによる機械弁（2葉弁）の評価

　前の画像診断によるサイズ予測が重要である．特に術中の合併症である大動脈弁輪破裂は致命的であり，またTAVI術後の弁輪部逆流の存在は予後不良であることから，精度の高いサイズ予測が必須である．当初は心エコー検査によりなされていたが，のちにCTの有用性が報告されてからはCTによる計測が必須とされている．CTによる計測は他の多くの合併症（冠動脈閉塞，房室ブロック，アクセスルートのトラブルなど）を回避するためにも重要であり，Society of Cardiovascular Computed Tomography (SCCT) のガイドラインでもその計測方法が詳細に示されている[2]．
　このような人工弁開発の変遷のなかで，開胸手術における人工弁選択にも変化が現れてきている．生体弁は石灰化や劣化という現象が必発であるため，その植え込みの際には再手術の可能性の低い高齢者や，抗血栓療法が困難で再手術を覚悟した症例に対して選択されるものであった．しかし，生体弁の開発の進歩による耐久性の改善や，生体弁劣化に伴う機能不全症例に対するTAVIによる再手術であるvalve-in-valve implantationの普及により，以前よりも低い年齢層において生体弁が選択される傾向にある．なお，このvalve-in-valve implantationにおいてもCT計測が重要であるが，生体弁が外巻きか内巻きかによって冠動脈閉塞などの合

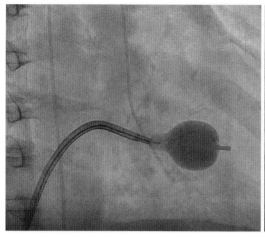
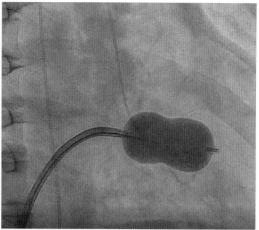

図2　イノウエバルーンを用いた交連切開術

併症の発生頻度が異なることが報告されており，このような生体弁の特徴も理解してサイズ予測や合併症発生のリスクを検討する必要がある．

b●僧帽弁狭窄症

僧帽弁狭窄症は，そのほとんどがリウマチ熱の罹患を原因としていたため，レンサ球菌感染症に対する抗菌薬治療が一般的になるにつれ著明に減少した．

病態としては僧帽弁尖の炎症による狭窄がきたす左室への血流の流入障害であり，外科的な交連切開術や弁置換術がなされてきたが，初めてのカテーテル治療として経皮的僧帽弁交連切開術（percutaneous transluminal mitral commissurotomy；PTMC）がInoueら[3]によって行われ，現在に至っている（図2）．その適応に際しては，重症度と弁尖の石灰化，弁下部組織の肥厚の程度などの評価が重要であるが，これらのほとんどは心エコー検査によってなされている．

c●僧帽弁閉鎖不全症

僧帽弁閉鎖不全症（mitral regurgitation；MR）に対する治療は，大動脈弁に対するものと同様に弁置換術と弁形成術があり，弁形成術は大動脈弁のそれよりも普及している．弁形成術として1991年に考案されたedge-to-edge repairは，僧帽弁の弁尖同士を縫い合わせて行われるものであり，前尖と後尖の中央部を縫い合わせるdouble orifice technique[4]と交連部で縫い合わせるmagic sutureなどがあるが，これらの考え方が，その後のカテーテル的にクリップを用いるMitra Clipにつながっている．

Mitra Clipを行うための弁尖の形態評価や術中の手技は経胸壁および経食道の心エコー検査が重要であるが，近年治験が進みつつあるカテーテルによる僧帽弁置換術（transcatheter mitral valve replacement；TMVR）に対しては術前評価としてCT計測が必須と考えられる．しかし，植え込みデバイスによって測定ポイントが異なり，何を計測すべきかまだ議論の余地がある．

d●三尖弁閉鎖不全症

三尖弁閉鎖不全症は右室圧そのものが低いため，僧帽弁閉鎖不全症ほど閉鎖術の必要性は求

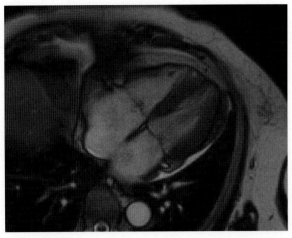

図3　MRIでみる心房中隔欠損症

められなかった．しかし近年，未治療の三尖弁閉鎖不全症の症例における予後が不良であることが論じられ[5]，その治療が積極的に考えられるようになった．

これまでも三尖弁形成術は，僧帽弁や大動脈弁の治療に付随して行われることが多く，よほどの重症例でない限り単独で行われるケースはまれであった．しかし，欧米で行われはじめた経カテーテル三尖弁置換術はわが国でも治験が進行しつつあり，その治療適応やデバイス選択の過程においてCTやMRIなどの画像診断のはたすべき役割も議論されると考えられる．

❷先天性心疾患

a●心房中隔欠損症

心房中隔欠損症（atrial septal defect；ASD）は成人で発見される先天性心疾患のうち最も多いものとされている．治療は従来，外科的開心術によってなされてきたが，現在は閉塞栓を用いたカテーテル治療が主流である．しかし，デバイスを安定させるための適切な辺縁が存在しない場合や肺静脈還流異常の合併など，解剖学的にカテーテル治療が困難とされた場合に外科的手術となることが多い．欠損孔の大きさや位置，辺縁の長さの計測には心エコー検査が有用であるが，肺静脈還流異常の合併の有無まで合わせて評価するためにはCTやMRI（図3）が有用である．

❸閉塞性肥大型心筋症

閉塞性肥大型心筋症（hypertrophic obstructive cardiomyopathy；HOCM）の診断・治療において，閉塞部位の確認だけでなく，流出路閉塞の機序の解明は重要である．特に中隔の非対称性肥大だけでなく，異常筋束や異常乳頭筋，異常腱索などが複合体としてかかわっている場合には，心筋切除を含めた外科的手術が望ましい．これらが形態的にどのように関与しているかを心エコーだけでなくCTを用いて解析することが，治療方針決定において重要である（図4）．

❹左心耳閉鎖術

心原性脳梗塞では左心耳内の血栓によるものが最も多い原因の1つであるが，血栓の存在を確認するためには心エコーだけでは困難なことが多く，造影CTも有用である．

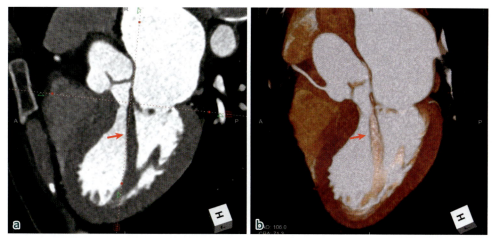

図4 左室流出路狭窄の原因となる異常乳頭筋
a. MPR．**b.** VR．

　また血栓形成の予防のためには抗凝固療法が必須となるが，抗凝固療法が困難なケースも存在する．このような症例に対して左心耳閉鎖術が実施されている．

　経カテーテル的左心耳閉鎖術（left atrial appendage occlusion；LAAO）においては，中隔穿刺の位置や，左心耳の位置，左心耳の形態（chicken wing，cactus，windsock，cauliflower）を理解し，シミュレーションする必要がある．そのためにもこれらの形態評価が重要であり，また左心耳の入口部の径の測定はデバイスのサイズ決定においても必要となるため，これらにもCTは有用である．

〈井口信雄〉

文献

1) Starr A, et al：Mitral replacement：the shielded ball valve prosthesis. J Thorac Cardiovasc Surg 42：673-682, 1961
2) Blanke P, et al：Computed Tomography Imaging in the Context of Transcatheter Aortic Valve Implantation(TAVI)/Transcatheter Aortic Valve Replacement(TAVR)：An Expert Consensus Document of the Society of Cardiovascular Computed Tomography. JACC Cardiovasc Imaging 12：1-24, 2019
3) Inoue K, et al：Clinical application of transvenous mitral commissurotomy by a new balloon catheter. J Thorac Cardiovasc Surg 87：394-402, 1984
4) Alfieri O, et al：The double-orifice technique in mitral valve repair：a simple solution for complex problems. J Thorac Cardiovasc Surg 122：674-681, 2001
5) Taramasso M, et al：The growing clinical importance of secondary tricuspid regurgitation. J Am Coll Cardiol 59：703-710, 2012

B 経カテーテル大動脈弁留置術(TAVI)

TAVIはこれまで複数のランダム化比較試験において,短期から中期において外科的大動脈弁置換術(surgical aortic valve replacement;SAVR)と比較して同等か,より良好な臨床成績を収めており,外科手術リスクにかかわらず,より若年者への適応が拡大している[1, 2].2020年3月に発表された,日本循環器学会「2020年改訂版弁膜症治療のガイドライン」[3]でも,ゲートキーパーとしての外科手術リスクスコアは削除され,75歳以下はSAVR,80歳以上はTAVIを第1に検討することが明記された.2021年12月現在ではエドワーズ社のサピエン3,自己拡張型デバイスであるMedtronic社のEvolut™ Pro+システムが承認を受け使用されている.

TAVI術前CTはTAVI候補患者の精査において重要な役割を担い,大動脈弁輪などの大動脈弁複合体,上行大動脈,大動脈基部などの正確な測定値が得られ,これらは生体弁のサイズ選択に重要である.また,アクセス経路(経大腿動脈,経鎖骨下,経心尖部)に関する有用な情報をもたらす[4, 5].

本項では,大動脈弁複合体を各構造に分けて説明する.

❶ TAVI 術前 CT

a • 弁輪(図5)

TAVI術前評価における大動脈弁輪径の測定は,歴史的に大動脈血管造影,経胸壁心エコー検査(transthoracic echocardiography;TTE)あるいは経食道心エコー(transesophageal echocardiography;TEE)が行われてきたが,その多くで測定値は一致しない[6].これらの二次元的検査に大きな限界があるのは,大動脈弁輪が円形ではなく楕円形を呈しているためと考えられている.まずは心電図同期造影CTの収縮期データにて右冠尖・左冠尖・無冠尖すべての最下点(hinge points)を通るannulus planeを作成する[7].これらの3つのhinge pointsを結んだ仮想弁輪はvirtual basal ringともいわれている.

その後,サイジングと石灰化の評価を行う.一般的にバルーン拡張型のTAVI弁では面積(area)を,自己拡張型のTAVI弁では周囲径(perimeter)をもとに弁サイズを選択する.石灰化の大きい症例ではバルーン拡張型TAVI弁であれば,underfilling(造影剤量をnominal volumeより減らすこと)を検討する.

b • Valsalva 洞(図6)

右冠尖・左冠尖・無冠尖それぞれの冠尖の大きさを測定する.同時に弁尖の石灰化の評価を行う.Valsalva洞が小さい症例では冠動脈閉塞のリスクやValsalva洞破裂のリスクにもなる.二尖弁の症例ではrapheの石灰化も評価を行い,rapheが開かない可能性も考慮したサイジングを行う.最終的にはTAVI施行の際にバルーン大動脈弁形成術(balloon aortic valvuloplasty;BAV)でバルーンサイジングを行うことも検討する.

c • ST-junction(図7)

ST-junctionが狭い症例で,バルーン拡張型TAVI弁のステントフレームからはみ出たバルーンの肩が接触して上行大動脈に解離や破裂が生じることがある[8].石灰化の量が多い場合は特に注意を要する.人工弁サイズを選択するうえで,弁輪サイズのみならずST-junctionが

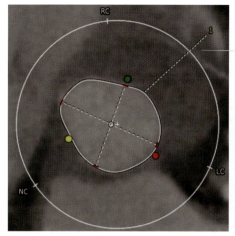

図5 annulus plane
面積と周囲径を測定し，TAVI弁を選択する．

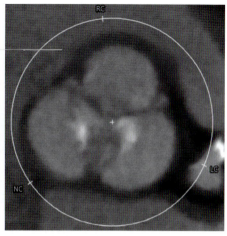

図6 Valsalva洞
右冠尖(RC)・左冠尖(LC)・無冠尖(NC)それぞれの冠尖の大きさを測定する．

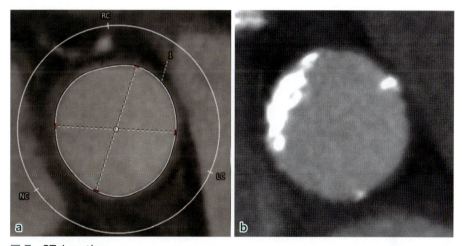

図7 ST-junction
bのような石灰化を伴う所見を認めた際には弁サイズの規定因子となる可能性がある．

その規定因子となることを忘れてはならない．

d● 左室流出路(図8)

　左室流出路(left ventricular outflow tract；LVOT)の評価は弁輪破裂を予防するうえで非常に重要である．弁輪破裂をきたした症例における術前CTの特徴として，弁輪からLVOTに連なる石灰化と，さらにその石灰化が心外膜脂肪側に位置していたことが報告されている[9]．弁輪破裂は予後が非常に悪い合併症であり，CT所見でLVOTの石灰化が強く，弁輪破裂のリスクがある症例ではバルーン拡張型TAVI弁ではなく，自己拡張型のTAVI弁を選択するといった検討が必要と思われる．

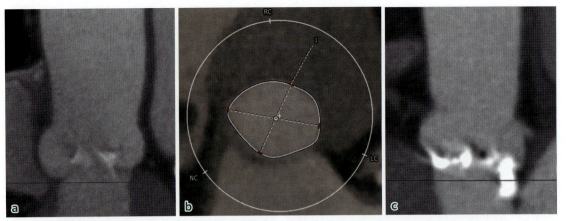

図8 左室流出路
a. 弁輪からLVOTにかけて石灰化はなし，**b.** LVOT断面，**c.** 弁輪からLVOTへ連なる石灰化を認める．本症例では自己拡張型のTAVI弁を選択した．

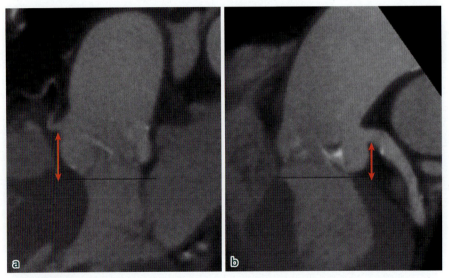

図9 冠動脈
a. 右冠動脈，**b.** 左冠動脈．弁輪から垂直の距離で冠動脈の高さを評価している．

e ● 冠動脈（図9）

　冠動脈の高さについては10〜12 mm以下の場合が冠動脈閉塞のリスクを考慮すべきカットオフとしている報告がある[10]．弁輪からの高さを測定して判断する．冠動脈閉塞の原因としては自己弁尖による圧排がほとんどであり，術前の評価は非常に重要である．閉塞リスクが高いと判断される場合には経皮的冠動脈インターベンション（percutaneous coronary intervention；PCI）のデバイスにてプロテクションを行うことなどの対策を検討する必要がある．

f ● perpendicular view（図10）

　perpendicular viewを得ることは，手技を行ううえで非常に重要である．CTは三次元デー

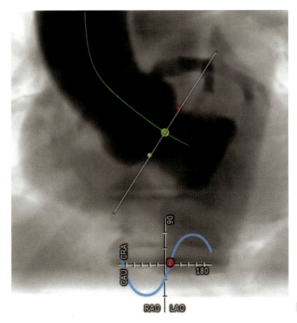

図10 perpendicular view

タをもつため，この perpendicular view を術前に予測することが可能である．TAVI 術中の造影にて perpendicular view の確認は可能であるが，造影剤使用量が多ければ多いほど，術後の急性腎障害の頻度が高くなり，また，TAVI 術後の予後が不良であると報告されている[11]．TAVI 術前 CT で perpendicular view を予測することにより，実際の TAVI 手技時の造影剤量を減らすことは非常に重要である．

g●アクセスルートの評価(図11)

　TAVI における最も一般的なアクセスルートは，経大腿動脈アプローチであり，アクセス経路の評価において最も重要な測定値は，腹部大動脈〜両側腸骨動脈〜大腿動脈の最小内腔径である．体軸横断像では正確な最小内腔径を測定できないため，手動あるいは自動ソフトウェアを用いて血管走行に対して正確に直角となる cross-section 画像を再構成することが正確な血管内腔径の測定に不可欠である．これを正確に行わないと血管径を過大評価するリスクがある．石灰化の程度を CT で詳細に検討し，経大腿動脈アプローチが可能か否か十分に検討する必要がある．石灰化の乏しい大腿動脈では最小内腔径よりも 10% 以上太いシースを使用すると血管合併症が多いとされる．血管の石灰化が強ければさらに余裕が必要とされている[12]．

　屈曲度の評価は 3D CT にて行う．ある程度の蛇行はガイドワイヤーを使用すれば，血管が引き伸ばされてシースの挿入は可能となることが多い．しかし，高度の石灰化を伴う場合は引き伸ばされない可能性もあり注意すべきであることと，デバイス通過時の注意が必要である．限局性の解離や腹部大動脈瘤，胸部大動脈瘤を認めることもあり，デバイスの通過するすべての血管を確認する必要がある．

　経大腿動脈アプローチが困難と考えられた場合，経心尖部アプローチ，経大動脈アプローチ，経鎖骨下動脈アプローチなどによる TAVI 手技を行うため，各血管の評価を行う必要がある．

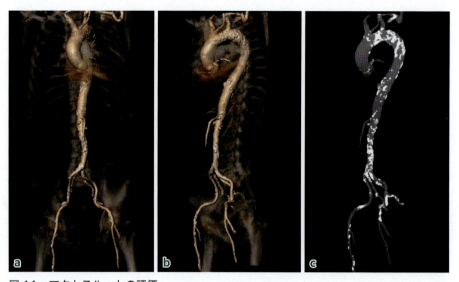

図11 アクセスルートの評価
血管径，蛇行の程度，瘤や解離の所見，石灰化の程度などを評価する．

h● 心臓外所見

　ハートチームで治療法の選択を検討するうえで，侵襲性や麻酔方法（全身麻酔か局所麻酔）の点においても肺野の評価は非常に重要である．日本循環器学会の「2020年改訂版弁膜症治療のガイドライン」においてもTAVIを考慮する患者背景として閉塞性換気障害や間質性肺炎が挙げられている．全身麻酔や手術侵襲による急性増悪や抜管困難リスクがあるため，これらを回避できる局所麻酔下でのTAVIの有用性はきわめて大きいと考えられる．また，TAVIが検討される患者は高齢であることが多く，心臓外病変が偶発的に認められることがあり，TAVI術前CTでの悪性病変の頻度は4％程度と報告されている[13]．心疾患以外が予後規定因子となる可能性があり，TAVIの適応に慎重な判断を要するケースもしばしば経験される．心臓以外を含めた全身を包括的にみたうえで治療を考えていく必要があり，心臓外病変の評価も忘れてはならない．

❷ TAVI術後CT

　術中の合併症の多くは血管造影や心エコー検査によって判断される．一方で術後の血管合併症の検出にはCTが有効である．仮性動脈瘤や解離の所見などが見つかることがあり，重篤化する前に合併症を発見することで早期治療につながる．

　またTAVI後血栓症の検出にもCTが有用である．TAVI後に造影CTを用いて人工弁を解析すると，10～15％程度で弁葉の上に低吸収域を認める．この所見はHALT（hypo-attenuated leaflet thickening）（図12）とよばれ，抗凝固療法によって消失することが多いことから血栓と考えられている．これまでの報告では臨床上問題とならないことが多く，抗凝固療法などの介入を行わない自然経過による臨床上の有害事象発生率に関しては2年のフォロー期間で死亡，脳卒中，心不全による再入院の割合に影響を与えないという報告もされている[14]．HALTのさらなる長期的な臨床転帰，弁機能や耐久性への影響はまだ不明であり，またTAVI後の抗血栓薬やHALTに対する適切な治療法，治療介入が必要と判断するべき所見に関しても確立さ

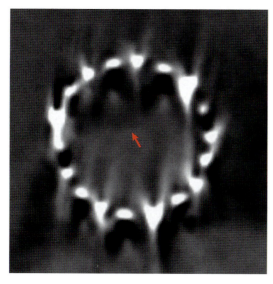

図 12　HALT

れた知見はなく，今後の重要な研究課題である．

　TAVI 施行に際しての CT での術前・術後の評価に関して述べた．CT を適切に評価することは，適切な種類とサイズの TAVI 弁を選択することにつながる．合併症を減らすうえでも綿密なスクリーニングを行い，ハートチームで協議することが非常に重要である．また，術後の合併症評価や長期フォローにおいても CT 検査は非常に重要な役割を担っている．

（今枝昇平，林田健太郎）

文献

1) Nishimura RA, et al：2020 ACC/AHA Guideline for the Management of Patients With Valvular Heart Disease. J Am Coll Cardiol 77：e25-e197, 2021
2) Vahanian A, et al：2021 ESC/EACTS Guidelines for the management of valvular heart disease. Eur Heart J ehab395, 2021
3) 日本循環器学会，他：2020 年改訂版　弁膜症治療のガイドライン．2020
   https://www.j-circ.or.jp/cms/wp-content/uploads/2020/04/JCS2020_Izumi_Eishi.pdf
4) Achenbach S, et al：SCCT expert consensus document on computed tomography imaging before transcatheter aortic valve implantation(TAVI)/transcatheter aortic valve replacement(TAVR). J Cardiovasc Comput Tomogr 6：366-380, 2012
5) Blanke P, et al：Computed tomography imaging in the context of transcatheter aortic valve implantation (TAVI)/transcatheter aortic valve replacement(TAVR)：An expert consensus document of the Society of Cardiovascular Computed Tomography. J Cardiovasc Comput Tomogr 13：1-20, 2019
6) Ng ACT, et al：Comparison of aortic root dimensions and geometries before and after transcatheter aortic valve implantation by 2-and 3-dimensional transesophageal echocardiography and multislice computed tomography. Circ Cardiovasc Imaging 3：94-102, 2010
7) Piazza N, et al：Anatomy of the aortic valvar complex and its implications for transcatheter implantation of the aortic valve. Circ Cardiovasc Interv 1：74-81, 2008
8) Yashima F, et al：Delivery balloon-induced ascending aortic dissection：an unusual complication during

transcatheter aortic valve implantation. Catheter Cardiovasc Interv 87：1338-1341, 2016

9) Hayashida K, et al：Successful management of annulus rupture in transcatheter aortic valve implantation. JACC Cardiovasc Interv 6：90-91, 2013

10) Ribeiro HB, et al：Predictive factors, management, and clinical outcomes of coronary obstruction following transcatheter aortic valve implantation insights from a large multicenter registry. J Am Coll Cardiol 62：1552-1562, 2013

11) Yamamoto M, et al：Renal function-based contrast dosing predicts acute kidney injury following transcatheter aortic valve implantation. JACC Cardiovasc Interv 6：479-486, 2013

12) Hayashida K, et al：Transfemoral aortic valve implantation new criteria to predict vascular complications. JACC Cardiovasc Interv 4：851-858, 2011

13) Staab W, et al：Prevalence of noncardiac findings in computed tomography angiography before transcatheter aortic valve replacement. J Cardiovasc Comput Tomogr 8：222-229, 2014

14) Yanagisawa R, et al：Early and late leaflet thrombosis after transcatheter aortic valve replacement：A multicenter initiative from the OCEAN-TAVI registry. Circ Cardiovasc Interv 12：1-9, 2019

Ⓒ 経カテーテル僧帽弁置換術(TMVR)

　MR は僧帽弁の器質的異常による変性性 MR(degenerative mitral regurgitation；DMR)とさまざまな要因による二次性の機能的 MR(functional mitral regurgitation；FMR)に大別される．標準的治療は外科的な僧帽弁形成術もしくは僧帽弁置換術であるが，高齢や併存合併症，低左室機能，僧帽弁輪高度石灰化(mitral annulus calcification；MAC)といった外科手術ハイリスクもしくは手術不能と思われる症例に対する治療はいまだ課題である．近年のカテーテル治療デバイスの進歩により登場した，手術不可能もしくは手術ハイリスクの患者に対する低侵襲な代替療法としての経カテーテル僧帽弁修復システム(transcatheter edge to edge repair；TEER)は，COAPT 試験にて FMR 患者に対する MitraClip®群で心不全抑制，死亡率低下効果を示した[1]．

　TMVR(transcatheter mitral valve replacement)は人工弁置換であることから，高度石灰化僧帽弁，広範な僧帽弁逸脱，僧帽弁 cleft といった TEER に適さない複雑病変においても MR を制御できる可能性が高いことが期待されている．広義の TMVR には僧帽弁専用デバイスを用いるもののほかに，TAVI で用いられるエドワーズサピエン 3 を外科生体弁の人工弁機能不全に対する mitral valve-in-valve(MViV)や僧帽弁リングによる形成術後の弁機能不全に対してサピエン 3 を留置する mitral valve-in-ring(MViR)，石灰化の強い僧帽弁に留置する valve-in-mitral annular calcification(ViMAC)，などがある．

　本項ではそれらの心臓 CT 解析についての総論と詳細な手順を中心に解説する．

❶僧帽弁疾患における心臓 CT の役割

　TMVR におけるエコーや CT のおおまかな役割と強みについて述べる．僧帽弁疾患の生理的機能評価，病的質的診断，重症度評価を行い治療方針決定に最も有用なモダリティは TTE および TEE である．またエコーは，術中のリアルタイムな評価および安全な経中隔アプローチのナビゲーションツールとして重要である．心臓 CT において可能なことは，①任意の断面において再構成し僧帽弁の弁尖・弁輪・弁下部構造を視覚的評価・定量的に評価，②ヴァーチャルシミュレーションによる TMVR 後の新左室流出路(neo-left ventricular outflow tract；

346 ● 5 構造的心疾患

neo-LVOT)閉塞の予測，③冠動脈や冠静脈洞なども含む心外構造の評価，④経心尖アプローチにおける胸壁の刺入部位評価，などである．さらに心臓 CT は心臓全体および僧帽弁の構造的評価を補助的に行うことも可能である．具体的には DMR の逸脱範囲や程度，tethering の有無などが観察可能である．それぞれのモダリティに求められる役割は異なっており，それぞれの長所短所を活かしながら診断と治療ストラテジーを選択していくこととなる．

　画像解析に必要な高画質を得るために，心臓 CT の撮影は少なくとも 64 列多検出 CT（multi-detector-row CT；MDCT）が必要である．TAVI の術前 CT を撮影している施設であればおおむね同様の撮影プロトコールを使用することで事足りる．画像解析のワークステーションとしては，本項では 3mensio Structural Heart version 10.2 の Mitral workflow（Pie Medical Imaging 社）を用いて述べていく．

❷僧帽弁輪計測解析

　CT による僧帽弁輪の計測は TMVR デバイスのサイズ決定に最も重要な役割をはたしている．3mensio では僧帽弁解析に特化したソフトウェアが組み込まれており，簡便かつ再現性の高い解析が可能である．まず解析する心位相を決定し，僧帽弁後尖の付着部と線維輪の大動脈弁付着部ピークに沿って 16 点のドットを手動で打ち込む（図 13a）[2]．時に画質が十分でなく左室筋と僧帽弁の境が不明瞭になることがあるが，その際には図左下の Hockey Puck view で弁を動かし立体的に弁輪のラインを観察することで，より正確で再現性の高いラインを引くことが可能である．ラインを引くと正常であれば僧帽弁輪は鞍馬型の立体構造をしている（図 13b）．しかし，FMR の患者においては鞍馬構造が平坦化し，弁輪周囲長（mitral annulus perimeter）が大きくなり，弁輪面積が拡大する傾向がある．得られた類円形の弁輪のラインを，線維三角を結ぶラインでカットし D-shape を作成し，僧帽弁輪サイズとして評価する（図 13c）．ここで得られた弁輪のマークを前後の心位相にプロパゲーションすることができるが，必ず手動で補正する必要がある．弁輪サイズは拡張中期から末期で最大径となる頻度が高い．僧帽弁輪は左室駆出率が保たれていることの多い DMR の症例においてはダイナミックに弁輪サイズが変化するものがあり，multi-phase での慎重な評価が必要である[3]．

❸新左室流出路評価

　TMVR の人工弁を留置すると LVOT に人工弁や僧帽弁前尖が突出することで術後に LVOT 狭窄を引き起こす可能性がある．人工弁留置後に新たに形成される LVOT を新左室流出路（neo-LVOT）とよび，その面積を評価することで術後の LVOT 狭窄の可能性を推測できる．TMVR 後に完全な急性 LVOT 閉塞を起こした場合には致命的な転帰をたどる可能性が高い．また慢性 LVOT 狭窄となった場合には，左室の後負荷が増大し，しばしば前負荷依存性が強まり至適体液量のレンジが狭くなる．さらに左室肥大のリモデリングも誘発し心不全イベントを起こしやすくなるため，予測可能な LVOT 狭窄は避けなければならない．

　流出路面積は収縮中期から後期で最小となることから，通常 30～40％の位相で評価されてきた．Yoon ら[4]は MViV，ViR，ViMAC の 194 名の術前心臓 CT の検討を行い，neo-LVOT ≦1.7 cm^2 を cut-off とした場合に術後の LVOT 閉塞リスクは感度 96.2％，特異度 92.3％で予測可能であったことを報告している．一方で，Meduri ら[5]は収縮中期から後期の面積のみでは狭窄のリスクを過大評価している可能性があるとし，収縮早期の面積＜1.6 cm^2，multi-

C　経カテーテル僧帽弁置換術（TMVR）　●　347

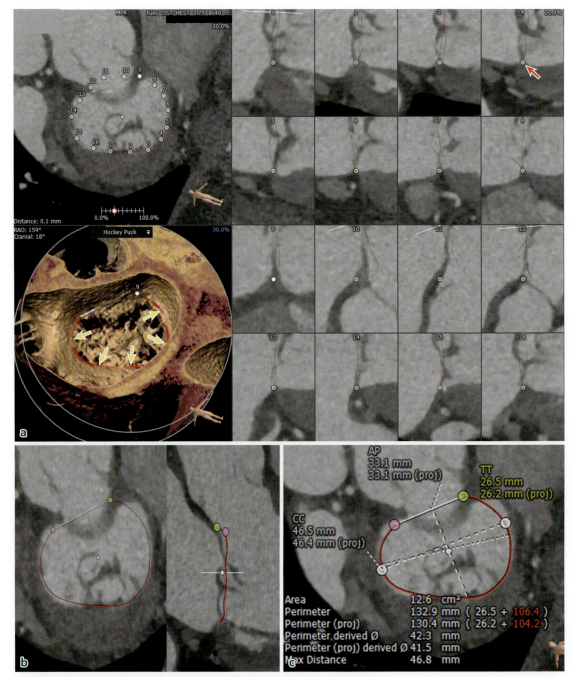

図 13　3mensio Structural Heart version 10.2 の Mitral workflow

a. 赤矢印で示すように僧帽弁付着部位へマーキングする．16 点のポイントは必要に応じて増減できるが，多すぎるとびつな形となってしまうため 12 点程度でもよい．続いて黄矢印の hockey puck 画像を前後左右に回転させることで，僧帽弁付着部に引いたラインの立体構造を把握することができるため，これを確認しながらマーキングポイントを修正する．
b. 正しいラインが引けたならば，弁輪構造が保たれているケースではラインが鞍馬構造を示す．桃と緑のドットを線維三角の両端に置き，D-shape 構造にカットし弁輪サイズを計測する．
c. 計測結果から弁輪周囲径は 130.4 mm であり Intrepid の 48 mm サイズを選択した．

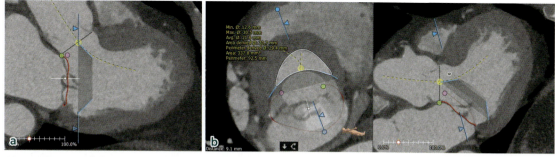

図14 図13の症例におけるTMVRのシミュレーション
a. 適切なサイズのバーチャル人工弁をそれぞれのデバイスの留置シミュレーションに従って適切な位置に置く．Intrepid 48 mmの場合は僧帽弁輪から左室側に9 mmの位置に弁のinflowを配置する（あくまでシミュレーション用の弁のinflowであり実際の人工弁のinflowではない）．
b. 大動脈から心尖部に向かうLVOTのライン（黄破線）を設定し，目視にて最も狭い部位の面積を計測する．本症例はneo-LVOTはおよそ3.4 cm^{2}となり，48 mm弁は留置可能と考えられる．

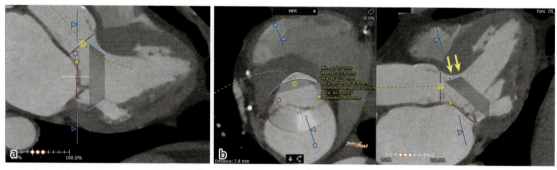

図15 Intrepid 42 mmによるTMVRのシミュレーション
a. Intrepid 42 mmでは僧帽弁輪から左室側に8 mmの位置に弁のinflowを配置する．
b. 図14の症例と比較すると心室中隔がせり出しており，LVOT狭窄が懸念される（黄矢印）．最も狭いエリアを計測したところneo-LVOTは0.6 cm^{2}であり，TMVR候補から除外となった．

phase＜1.5 cm^{2}をcut-offとすることで術後のpeak LVOT圧較差≧20 mmHgを予測することができたとして，収縮早期の計測を提唱している．いずれの位相を用いるかは症例の蓄積が必要であるが，現在までの報告からneo-LVOTの適切なcut-offは1.5〜1.9 cm^{2}に収まるであろうと考えられている．

サピエン3のようなオープンセルデザインの人工弁の留置に際し，閉塞ハイリスクと思われる症例に対して，術中に前尖をワイヤーで裂断するLAMPOON（intentional laceration of the anterior mitral leaflet to prevent LVOT obstruction）テクニック[6]を行うことでLVOT閉塞リスクを減らす試みもなされている．経皮的アルコール中隔心筋焼灼術は中隔基部心筋を退縮させることで圧較差を減じることができるため，術前予防的に行うことも検討される．術後，予期せぬLVOT閉塞が起こり血行動態を保てない場合に保存的加療での経過は不良であり，経皮的アルコール中隔心筋焼灼術が救命の選択肢となる可能性がある[7]．

実際のneo-LVOTの計測手順を図14〜17に示す．バーチャル人工弁は手動で任意のサイズに設定しシミュレーションすることができる．至適な留置位置と思われる部位にバーチャル人工弁を置いたのちLVOT viewにてcross sectionで観察し，neo-LVOTが最小となる部位

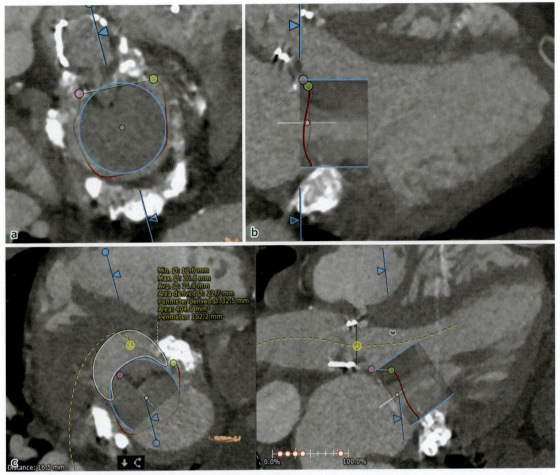

図16 高度 MAC 症例に対するサピエン 3 29 mm を用いた ViMAC の検討
a. ViMAC を成功させるためには人工弁をアンカーするための十分な弁輪の全周性石灰化が必要である.
b. サピエン 3 のスカートでも MR を制御する必要があるため,弁輪のラインに対して左房:左室の割合が 1:9〜3:7 程度となるようにバーチャル人工弁を設定する.本症例は左房側に 2.3 mm の位置(左房:左室=1:9)の位置に置いた. neo-LVOT は 4.0 cm^2 と十分に広いが,前尖側の石灰化がやや乏しく弁輪面積が 900 cm^2 と大きすぎるため除外となった.

で面積を計測する.

　現在(2023 年 2 月原稿執筆時),米国食品医薬品局(Food and Drug Administration;FDA)の認可を受けている TMVR デバイスは Abbott 社製の Tendyne^{TM} であり,高度石灰化僧帽弁に対しても使用可能である.サピエン 3 による MViV も同様に認可されている.一方で ViMAC はいまだ臨床成績がよいとはいえず,院内死亡率も高い.MAC の症例において Tendyne^{TM} は 95% 以上の手技成功を示しており,その他の新規デバイスも含め TMVR 専用デバイスに優位性がある可能性が高い.TMVR は今後ますますの発展が期待される分野であり,心臓 CT はその診断と治療成績向上のために欠かせない評価ツールである.

〈中島　真,渡邊雄介〉

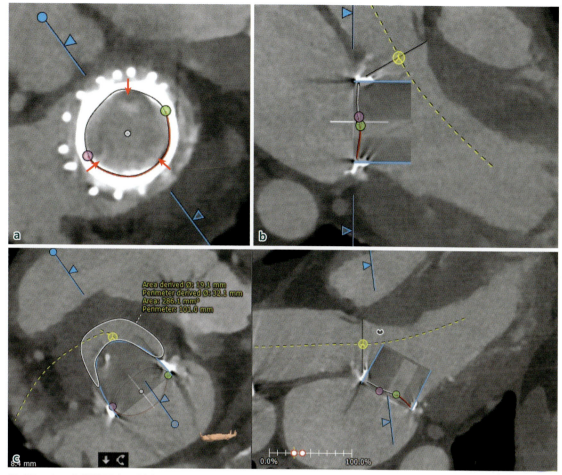

図17 人工弁機能不全に対するTMViV(transcatheter MViV)

a. Edwards社製bovine pericardial弁の機能不全．人工弁をトレースする際には左房側のベース部分の金属部分を計測する．CTとValve in Valve Mitral appを参考にし，人工弁サイズを決定する．本症例の僧帽弁の短軸像では人工弁に石灰化変性が観察される（赤矢印）．

b. サピエン3 26 mmのバーチャル人工弁を外科人工弁内に配置する．本症例ではaで設定した外科人工弁のラインを基準として，バーチャル人工弁を左房：左室が1：9の位置になるように配置してシミュレートした．

c. neo-LVOTは2.9 cm² と十分に大きく，サピエン3 26 mmによるMViVは選択肢となりうる．

文献

1) Stone GW, et al：Transcatheter mitral-valve repair in patients with heart failure. N Engl J Med 379：2307-2318, 2018

2) Blanke P, et al：A simplified D-shaped model of the mitral annulus to facilitate CT-based sizing before transcatheter mitral valve implantation. J Cardiovasc Comput Tomogr 8：459-467, 2014

3) Nakashima M, et al：Multiphase assessment of mitral annular dynamics in consecutive patients with significant mitral valve disease. JACC Cardiovasc Interv 14：2215-2227, 2021

4) Yoon SH, et al：Predictors of left ventricular outflow tract obstruction after transcatheter mitral valve replacement. JACC Cardiovasc Interv 12：182-193, 2019

5) Meduri CU, et al：Novel multiphase assessment for predicting left ventricular outflow tract obstruction before transcatheter mitral valve replacement. JACC Cardiovasc Interv 12：2402-2412, 2019

6) Lisko JC, et al：Tip-to-base LAMPOON for transcatheter mitral valve replacement with a protected mitral annulus. JACC Cardiovasc Interv 14：541-550, 2021
7) Guerrero M, et al：1-year outcomes of transcatheter mitral valve replacement in patients with severe mitral annular calcification. J Am Coll Cardiol 71：1841-1853, 2018

D 経皮的左心耳閉鎖術（LAAO）

　心房細動患者に対する心原性脳塞栓症予防の新たな治療選択肢としてLAAO（left atrial appendage occlusion）が登場し，これまでより患者個人のニーズに合わせた治療選択が可能となった．心原性脳塞栓症予防として，心内血栓の90％以上が形成される左心耳[1]を閉鎖するこの治療は，理にかなった"局所療法"である．しかし，LAAOはあくまで予防的手技であり，安全性には細心の注意を払い，左心耳や関連する解剖学的構造の特徴を十分理解し，治療計画を立案することが必要である．左心耳を評価するうえで，現在ではTEE（transesophageal echocariography）がゴールドスタンダードであるが，CTによる評価を加えることでさらに多くの情報を得ることができ，デバイス選択や治療時間の短縮などにつながるとされている[2]．
　本項では主にLAAOにおけるCTを利用した術前評価を概説する．

❶ 左心耳の形態と特徴

　左心耳は心臓の最背面に位置し左房から垂れ下がる構造物で，その形態は多種多様である（図18）．左心耳内部はlobeとよばれる袋状の構造を複数もち，その内腔は楔状筋が発達した類洞のような形態である．この複雑な解剖学的構造が，血行力学的に血流うっ滞をきたしやすく，特に心房細動など左房機能が低下した患者ではその傾向が顕著であることから，心内血栓が形成されやすいといえる．左心耳は1層の内膜細胞からなり，僧帽弁近位の前側壁ではその厚さは0.5 mmと非常に薄い．LAAOが開始された当初は，手技に伴い心タンポナーデや心嚢液貯留などの合併症が多く報告され，予防的治療介入であることから，安全性の確立が重要視された．

❷ LAAOに対するCT評価時の留意点

　複雑な構造を特徴とする左心耳の形態把握は，LAAOの治療計画を立てるうえで欠かせな

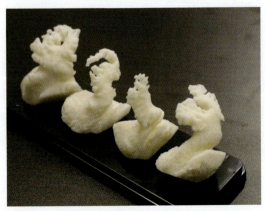

図18　CT画像をもとに3Dプリンタで作製した左心耳モデル

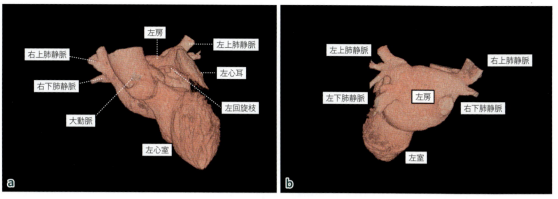

図19　VRを使用して三次元画像化した左心耳および周囲組織

い．その点でTEEよりも空間分解能に優れるCTを利用することは非常に有用である．さらに，volume rendering(VR)機能を活用することで，LAAOの際にメルクマールとして重要な肺静脈や左回旋枝(left circumflex artery；LCX)など周囲組織との立体的な位置関係を把握しやすい(図19)．左心耳は屈曲の程度やlobeの分岐によってその形態は多種多様であり，左心耳形態と心原性脳塞栓症発症リスクの相関も示されることから[3]，CTからさまざまな情報を得ることができる．TEEでは評価困難な部分を補い，より詳細な評価とシミュレーションが可能であることがCTの利点といえる．ただし，CTによる評価を行う際は以下に挙げる左心耳の特徴を理解する必要がある．

a● 左心耳容量は水分負荷に依存する

左心耳容量は体格により幅があり，洞調律でも性別に関係なく加齢とともにその容量が増す傾向にある[4]．また心房細動継続時間の長期化に従い，左心耳容積は有意に大きくなる傾向がある[5,6]．左心耳は左房負荷ないし水分負荷の影響を受けやすく，そのコンプライアンスは左房のそれと比較して大きい[7,8]．左心耳容量変化に伴い左心耳入口部も変化し，これはデバイスサイズ選択にかかわるため評価時には留意が必要である．造影CT撮影時は通常，絶飲食下で検査を行うため，上記を考慮すると計測時に過小評価する可能性がある．そのため，造影CT検査前の飲水に関しては制限をかけず，検査来院時に少量の飲水を促す，または5〜10 mL/kgの点滴静注を考慮するといった報告もある[9]．また，透析患者においては体液量を考慮し，造影CTは透析前が至適であるとされる[9]．左室機能低下などに伴い水分負荷に懸念がある場合はその限りではなく，各症例に対し適宜検討が必要である．

b● 心周期に合わせて左心耳も収縮する

左心耳は左房と同様に心周期に合わせて収縮し，その容積を変える．左室収縮期にはリザーバー機能として血液を貯め込み，心房収縮期には左心耳も収縮し左心耳内に貯留した血液を左房へ送り出す．左心耳収縮は心房細動累積時間の長期化に従い，その機能は低下する[10]．前述のように左心耳容量の変化は左心耳入口部と関連するため，CT撮影は左心耳容量が最大となる左室収縮末期(R-R interval 30〜50%)を至適とする報告が多い[11-13]．

表1 撮影条件および画像再構成条件，造影方法の例

撮影範囲・呼吸制御など	
撮影範囲	気管分岐部～横隔膜，または心尖部/心房中隔
体位	仰臥位，腕下げにて撮影
呼吸制御	呼気にて撮影
撮影条件	
管電圧(kV)	120 kV
線量(mAs)	最小スライス厚でSD25 程度
スキャンスライス厚	最小スライス厚
スキャン(回転)時間	装置の時間分解能を優先
総スキャン時間	撮影範囲に依存
スキャン方法	心電図同期ヘリカルスキャン 心房細動症例では心電図編集によるデータ欠損を考慮したピッチファクタを使用
再構成条件	
再構成スライス厚	1 mm
再構成スライス間隔	1 mm
再構成心位相	心周期に伴う左心耳容量の変化を考慮し，左室収縮末期を中心に検索する
造影法	
総ヨード使用量 (mgl/kg/sec)	総ヨード使用量 22～24 mgl/kg/sec 生理食塩水による後押しを行う(30～40 mL)
注入時間(sec)	15 sec
早期相	Bolus Tracking 法で上行大動脈または左房に関心領域を設定し，その領域の CT 値が事前に設定した閾値に達したことを確認し撮影を開始する
遅延相	左心耳血栓評価のため，造影開始から 60～120 sec 後に撮影する[14]

❸ CT 画像を使用した LAAO 術前評価

a・撮影プロトコール

　冠動脈 CT 撮影が可能な CT 装置を備える施設を想定した撮影プロトコールの1例を示す(**表1**)．心房細動に対するカテーテルアブレーション計画のための造影 CT 撮影プロトコールが既存の施設では，同様のプロトコールを踏襲する形で問題ない．前述の通り，左心耳容量は水分負荷に依存するため，適宜検査前の点滴静注を考慮したり[9]，施設で統一した基準を設けることが望ましい．

b・LAAO 術前 CT 評価項目

　LAAO 術前における CT 評価項目を，筆者らが実際に行う順序に沿って解説する．適宜 VR 機能を活用し詳細な術前シミュレーションも行うことでイメージしやすい．VR 表示は CT 値

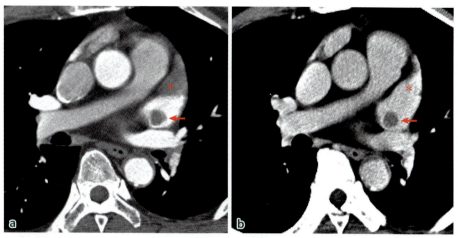

図20　造影早期相と遅延相の左心耳造影効果の比較
a. 造影早期相，**b.** 造影遅延相．＊は血流うっ滞を示す所見である．造影早期相では，左心耳末端の造影剤充填が不十分だが，造影遅延相では同部位に遅延造影効果を認める．それに対し矢印は左心耳内血栓を示す所見である．造影早期相および遅延相いずれも造影欠損像として示される．

に対し不透明度を設定し，伝達関数を調整することで三次元画像の可視化を行う．したがって，その設定により形状に影響を与える可能性があり，各施設でCT撮影条件や不透明度を一定にしたり，必要に応じ調整を加えるほか，多断面再構成表示（multiplanar reconstruction；MPR）なども活用して評価を行う．

左心耳内血栓

　左心耳内血栓の有無は治療適応を判断するうえで非常に重要であり，造影早期相と遅延相それぞれで評価することが望ましい．LAAOを考慮する症例では，左心耳容量拡大や左心耳収縮低下による血流うっ滞が強く，造影早期相で造影欠損像として見えることがある．これはTEEではモヤモヤエコーとして観察できる所見とほぼ等しい．早期相と遅延相にて評価することは左心耳内血栓検出の特異度を上げ[14, 15]，血流うっ滞と左心耳内血栓の判別に有効である（図20）．加えて，撮影時の体位を腹臥位にすることで，左心耳先端まで造影剤の充填をより効率的に行うことができるという報告もある[16]．

手技に関連する解剖学的構造

▶ **肺静脈**　特に左上肺静脈は手術時にワイヤーなどを一時的に留置する．肺静脈の解剖や数，肺静脈狭窄の有無のほか，左上肺静脈が左房に折り返す部分（pulmonary vein ridge；PV ridge）の観察は，左心耳入口部評価の際にも重要となる（図21）．

▶ **心房中隔**　手術時は，Brockenbrough手技（trans septal puncture；TSP）により右房から左房，左心耳へアプローチするため，心房中隔瘤や心房中隔欠損，卵円孔開存などを確認しておく必要がある．また，左心耳は心臓の最背面から前方へ垂れ下がるように位置し，TSPの際は心房中隔の背側かつ尾側からの経路をとると左心耳へ効率よく到達できることが多い．VRにて三次元画像をもとにTSPのイメージを構築しておくことも有用である．

▶ **冠動脈**　WATCHMAN™留置時，LCXが1つのメルクマールとなることから，位置関係を把握しておく．

▶ **心囊液**　LAAOの合併症として心タンポナーデがあり，LAAO術前の心囊液貯留は確認が

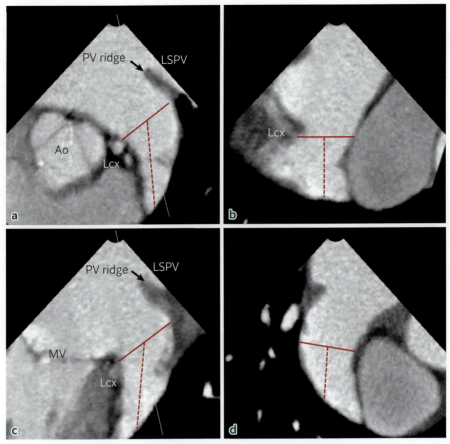

図21 VE-TEE®を使用しLAAO手術時に用いるTEE表示断面を描出した画像
TEE 45°断面(a), TEE 135°断面(b), TEE 90°断面(c), TEE 0°断面(d)
Ao：Aorta, PV ridge：pulmonary vein ridge, LSPV：left superior pulmonary vein, Lcx：left circumflex artery, 実線：Os, 点線：depth

必要である.

左心耳形態

　水平断, 矢状断, 冠状断でおおよその左心耳形態を評価する(図22). 全体像の把握においてはVR画像が有効であるが, 早期相で造影剤充填が不十分な左心耳モヤモヤエコーを疑う症例では, 過小評価することがあり留意する. また, 適宜MPR表示を併用することが有用であり, 特に実際のLAAO手術時に用いるTEE表示断面をMPR表示で描出することで, より詳細で有用な評価を行うことが可能である. LAAO手術時にはTEE 0°, 45°, 90°, 135°を目安に計測・評価を行うことが推奨されており[17], 図22は各断面をVE-TEE®(i-Plants Systems社)というソフトウェアを利用しそれぞれに相応する断面を描出した画像である. VE-TEE®はVR画像とMPR表示を応用し, 各症例において食道を軸にTEE表示と同様の画像を描出し, 容易かつ円滑な評価が可能である. 左心耳形態の詳細評価を以下に示す.

▶ **lobe** 数や実際にデバイスを留置するlobe, 向きを評価する.
▶ **左心耳入口部** デバイスのlanding zoneを評価する. 各デバイスによりlanding zoneとなる位置は異なり, それぞれに合った位置での計測が必要となる. 図22はWATCHMAN™

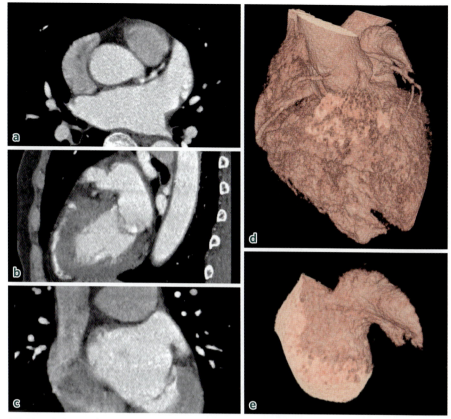

図22 左心耳の水平断・矢状断・冠状断およびVR画像表示
水平断(a), 矢状断(b), 冠状断(c)の造影CT画像. 同様の症例でVR表示を行った左心耳および周囲組織の3D画像(d)と左心耳のみを抽出した画像(e).

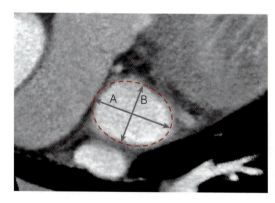

図23 左心耳入口部の断面像
A：長径, B：短径, 点線は左心耳入口部の断面を示し, 多くは楕円形である.

に準じた計測である[16]. 主にTEEでは45°, 135°でそれぞれ左心耳の長軸像, 短軸像を描出し評価することが多く, CTでも同様の断面で計測を行う. 特に135°では入口部(ostium；Os)最大径を評価することができる. また, Os断面は楕円形であることが多く, その長径・短径ともに計測する(図23).

▶ **深さ(depth)** Osから左心耳屈曲ないしデバイス留置が予想されるlobe先端までの長さの

D 経皮的左心耳閉鎖術(LAAO) • 357

ことをいう（図22）．特に，WATCHMAN™ の場合は Os 径と depth を比較したとき，Os 径＞depth である症例は留置が非常に困難となり，治療適応を判断するにも重要な項目である．depth は 135° で最短値となることが多く，特にこの断面にて depth＞Os 径であることを確認する．

　左心耳の特徴を踏まえ，LAAO 術前における CT 画像評価を概説した．LAAO 評価のゴールドスタンダードである TEE に加え，CT 画像評価を用いることでより綿密な治療計画を立案することが可能であり，LAAO 評価の新たなゴールドスタンダードとなる可能性も高い．

（朴澤麻衣子）

文 献

1) Blackshear JL, et al：Appendage obliteration to reduce stroke in cardiac surgical patients with atrial fibrillation. Ann Thorac Surg 61：755-759, 1996

2) Eng MH, et al：Prospective, randomized comparison of 3-dimensional computed tomography guidance versus TEE data for left atrial appendage occlusion(PRO3DLAAO). Catheter Cardiovasc Interv 123：417, 2018

3) Di Biase L, et al：Does the left atrial appendage morphology correlate with the risk of stroke in patients with atrial fibrillation? Results from a multicenter study. J Am Coll Cardiol 60：531-538, 2012

4) Veinot JP, et al：Anatomy of the normal left atrial appendage：quantitative study of age-related changes in 500 autopsy hearts：implications for echocardiographic examination. Circulation 96：3112-3115, 1997

5) Hozawa M, et al：3D-computed tomography to compare the dimensions of the left atrial appendage in patients with normal sinus rhythm and those with paroxysmal atrial fibrillation. Heart and Vessels 33：777-785, 2018

6) Burrell LD, et al：Usefulness of left atrial appendage volume as a predictor of embolic stroke in patients with atrial fibrillation. Am J Cardiol 112：1148-1152, 2013

7) Ito T, et al：Influence of altered loading conditions on left atrial appendage function in vivo. Am J Cardiol 81：1056-1059, 1998

8) Spencer RJ, et al：Changes in left atrial appendage dimensions following volume loading during percutaneous left atrial appendage closure. JACC Cardiovasc Interv 8：1935-1941, 2015

9) Korsholm K, et al：Expert recommendations on cardiac computed tomography for planning transcatheter left atrial appendage occlusion. JACC Cardiovasc Interv 13：277-292, 2020

10) Matsumoto Y, et al：Characteristics of anatomy and function of the left atrial appendage and their relationships in patients with cardioembolic stroke：A 3-dimensional transesophageal echocardiography study. J Stroke Cerebrovasc Dis 26：470-479, 2017

11) Staab W, et al：Comparison of end-diastolic versus end-systolic cardiac computed tomography reconstruction interval in patient's prior to pulmonary vein isolation. Springerplus 3：218, 2014

12) Erol B, et al：Analysis of left atrial appendix by dual-source CT coronary angiography：morphologic classification and imaging by volume rendered CT images. Eur J Radiol 80：e346-350, 2011

13) Patel AR, et al：Cardiac cycle-dependent left atrial dynamics：implications for catheter ablation of atrial fibrillation. Heart Rhythm 5：787-793, 2008

14) Romero J, et al：Detection of left atrial appendage thrombus by cardiac computed tomography in patients with atrial fibrillation. Circ Cardiovasc Imaging 6：185-194, 2013

15) Romero J, et al：Cardiac Imaging for assessment of left atrial appendage stasis and thrombosis. Nat Rev Cardiol 11：470-480, 2014

16) Kantarci M, et al：Circulatory stasis or thrombus in left atrial appendage, an easy diagnostic solution. J Comput Assist Tomogr 43：406-409, 2019

17) Masoudi FA, et al：2015 ACC/HRS/SCAI left atrial appendage occlusion device societal overview. J Am Coll Cardiol 66：1497-1513, 2015

6 心不全

A 概念と治療法の変遷

「心不全とは，心臓が悪いために，息切れやむくみが起こり，だんだん悪くなり，生命を縮める病気です」

これは 2018 年に日本循環器学会が一般向けに発表した心不全の定義である．心不全は心筋梗塞，心筋疾患，心臓弁膜症，心膜疾患，不整脈などさまざまな原因で引き起こされ，臨床徴候が現れる．この段階で適切に対処しないと悪化して致命的にもなる疾患であることを簡潔に述べている．このような一般向けの心不全の定義が作成されたのも，そして 2018 年 12 月に「脳卒中・循環器病対策基本法」が策定されたのも，今後社会的に深刻な問題となる心不全への対応を医療関係者だけではなく，国民全体で取り組むべきだと考えているからである．

本項では心不全の疫学，分類，治療とその変遷に関して述べる．

❶ 心不全患者は増加している，そしてこれからも

図 1 はわが国の心不全入院患者の年次推移を示した循環器疾患診療実態調査(The Japanese Registry Of All cardiac and vascular Disease；JROAD)データである[1]．入院患者は毎年 1 万人以上増加しており，2018 年度には 30 万人を超えた．心不全の深刻な問題は，患者数の増加とともにその中身である．人口減少のわが国においても心不全患者は今後さらに増加することが予測されており，増加する患者の多くは超高齢者である．

図 2 はわが国の心不全入院患者数の予測であり[2]，2040 年まで増加する．注目されるのは，認知機能の低下した心不全患者数も同様に増加したのちプラトーに達し，最終的には心不全入院患者の 3 人に 1 人が認知症という事態になることである．社会的にも医療経済的にも大きな課題であることがわかる．

心不全患者が増加する最も大きな要因は高齢化である．それ以外にも高血圧，糖尿病，肥満，動脈硬化，慢性腎臓病，慢性閉塞性肺疾患(chronic obstructive pulmonary disease；COPD)などの疾患が心不全発症に関与する．すなわち，これらの疾患の最終像が心不全ということであり，まさしく"All roads lead to HF(heart failure)"といえる．

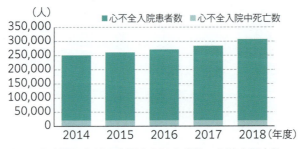

図 1 わが国における心不全入院患者数・入院中死亡数

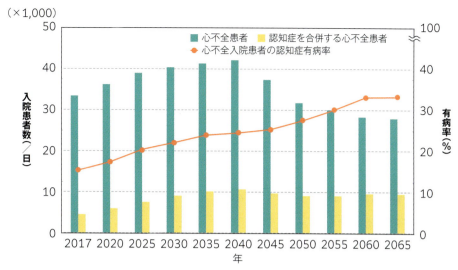

図2 わが国における心不全入院患者数と認知症を合併する入院患者数の予測
〔Ejiri K, et al : Unprecedented crisis—Heart failure hospitalizations in current or future Japan. J Cardiol 74 : 426-427, 2019 より改変〕

❷ 心不全の分類

　心不全の分類には左室駆出率(left ventricular ejection fraction；LVEF)に基づく分類を用いるのが一般的である．LVEFが40％未満をHFrEF(HF with reduced EF)，50％以上をHFpEF(HF with preserved EF)，その中間のLVEFを示すHFmrEF(HF with mid-range EF)の3つに分類する．この分類は病態を反映しており，治療方針の決定などに欠かすことができない．HFrEFの原因疾患は心筋梗塞と拡張型心筋症(dilated cardiomyopathy；DCM)にほぼ限られ，ガイドラインで治療法も推奨されており，生命予後も改善してきている．最近増加が著しいのがHFpEFであり，最前線の急性期病院では心不全患者の半数以上が超高齢HFpEF患者で占められている．HFpEF患者に対しては明確な治療戦略が確立しておらず，多くの非心血管疾患系合併症を有しており，その合併症が患者の予後を決めることも珍しくない．

❸ 心不全患者の予後を考える：生命予後の改善と再入院予防

　HFrEF患者に対してはガイドラインに準拠した治療が推奨されている．β遮断薬，アンジオテンシン変換酵素(angiotensin converting enzyme；ACE)阻害薬(angiotensin Ⅱ receptor blocker；ARB)，ミネラルコルチコイド受容体(mineralocorticoid receptor；MR)拮抗薬によるtriple therapyである．さらに最大目的用量まで増量することが推奨され，このおかげでHFrEF患者の生命予後は大幅に改善した．しかしながら，全体を俯瞰すると心不全患者数の増加と相まって心不全死亡者数は全く減少していないどころか，むしろ増加してきている．その要因として，近年増加が著しい高齢HFpEF患者の生命予後が不良で，それに対する有効な治療が確立していないことが大きい．スコットランドの疫学調査では，さまざまな治療の進歩があったにもかかわらず心不全患者の生命予後は担がん患者並みに不良であることが報告されている[3]．

心不全患者のもう 1 つの問題は QOL の低下と心不全再入院である．心不全患者は退院後 30 日以内に 5％程度，1 年以内に 25％以上が再入院する[4]．再入院を繰り返すほど心予備力が低下し，QOL の低下と生命予後の悪化をきたすことになる．心不全再入院は，患者本人はもとより患者を介助する家族にとって大きな心理的・経済的負担となる．これまで心不全治療のゴールは生命予後の改善に置かれていた．心不全再入院を繰り返す超高齢患者あるいは重症心不全患者にとって生命予後の改善はどのような意味をもつのであろうか．そのような患者にとって再入院を予防する治療は平穏な日常生活を送ることができるという意味で現実的な治療目標である．

❹ 新規心不全治療で変わる心不全治療

a ● HFrEF における動向

2019 年から新規心不全治療薬としてイバブラジン，アンジオテンシン受容体ネプリライシン阻害薬(angiotensin receptor neprilysin inhibitor；ARNI)，ナトリウム・グルコース共輸送体 2 (sodium glucose cotransporter 2；SGLT2)阻害薬(ダパグリフロジン，エンパグリフロジン)，そして可溶性グアニル酸シクラーゼ(soluble guanylate cyclase；sGC)刺激薬(ベルイシグアト)が相次いで発売され，HFrEF の治療は大きな変革を迎えようとしている．HFrEF 患者を対象とした多施設共同臨床試験の結果をもとに β 遮断薬，MR 拮抗薬，ARNI そして SGLT2 阻害薬の 4 剤併用が quadruple therapy として推奨されるようになった[5]．そのなかでも ACE 阻害薬から ARNI が推奨されるようになった理由として，ARNI が心臓突然死を減少させたことが挙げられる．心臓突然死は HFrEF 患者の重要な死因であるが，その予測は困難であった．最近，心臓突然死のリスク層別化における造影 MRI の有効性が報告されている．DCM 患者を対象とした検討において，心筋の遅延造影は LVEF が 35％未満でもそれ以上でも心臓突然死の独立した強力な予測因子であることが報告され，心筋造影遅延の有無が心臓突然死のリスク層別化の新たな指標になることが期待されている[6]．

b ● HFpEF における動向

HFpEF に関しては HFrEF のようにガイドラインで推奨される確立した治療法はないが，心不全再入院を減少させることができる薬剤として MR 拮抗薬と ARNI が推奨されている．

HFpEF で注目されているのはその多様性である．HFpEF にはいくつかのフェノタイプが存在し，タイプに応じた治療が必要なのではないかと指摘されている．さらに，①比較的若年で高血圧が主原因の HFpEF，②肥満，2 型糖尿病を基盤とし睡眠時呼吸障害の合併が多い HFpEF，③高齢で慢性腎臓病，心房細動，肺高血圧の合併が多い HFpEF の 3 タイプに分類し，予後が最も不良なのは③であるとの報告がある[7]．

最近，治療が進展したのが心筋疾患あるいは蓄積疾患による HFpEF で，いくつかの疾患で原因への治療介入が可能になったことによる．家族型あるいは野生型 ATTR(amyloid transthyretin)型心アミロイドーシスにはタファミジスが疾患の進行を抑制し，予後を改善することが報告され[8]，認定施設に限定されているが投与が行われている．心アミロイドーシスの確定診断に用いられるのがピロリン酸心筋シンチグラフィである．心肥大が特徴的な Fabry 病はリソソームに存在する加水分解酵素の 1 つである α-ガラクトシダーゼ活性の低下による疾患であり，酵素補充療法が有効な治療である．

左室流出路閉塞性肥大型心筋症（hypertrophic obstructive cardiomyopathy；HOCM）は心不全や突然死の合併が多く，予後不良なケースもあったが，EXPLORER-HCM 試験でアクチン・ミオシンの過剰な結合状態を解除する mavacamten を投与することにより HOCM 患者の流出路閉塞が軽快したことが報告された[9]．今後，疾患特異的な異常が解明されれば，そこにターゲットを絞った治療の開発につながることが期待される．

（伊藤　浩）

文　献

1) 日本循環器学会：（2017 年度実施・公表）循環器疾患診療実態調査報告書．（http://www.j-circ.or.jp/jittai_chosa/#rep）．（2019 年 12 月 3 日閲覧）

2) Ejiri K, et al：Unprecedented crisis—Heart failure hospitalizations in current or future Japan. J Cardiol 74：426-427, 2019

3) Mamas MA, et al：Do patients have worse outcomes in heart failure than in cancer? A primary care-based cohort study with 10-year follow-up in Scotland. Eur J Heart Fail 19：1095-1104, 2017

4) Shiraishi Y, et al：9-year trend in the management of acute heart failure in Japan：a report from the National Consortium of Acute Heart Failure Registries. J Am Heart Assoc 7：e008687, 2018

5) Greene SJ, et al：Quadruple medical therapy for heart failure：medications working together to provide the best care. J Am Coll Cardiol 77：1408-1411, 2021

6) Di Marco A, et al：Improved risk stratification for ventricular arrhythmias and sudden death in patients with nonischemic dilated cardiomyopathy. J Am Coll Cardiol 77：2890-2905, 2021

7) Shah SJ, et al：Phenomapping for novel classification of heart failure with preserved ejection fraction. Circulation 131：269-279, 2015

8) Maurer MS, et al：Tafamidis Treatment for Patients with Transthyretin Amyloid Cardiomyopathy. N Engl J Med 379：1007-1016, 2018

9) Olivotto I, et al：Mavacamten for treatment of symptomatic obstructive hypertrophic cardiomyopathy （EXPLORER-HCM）：a randomised, double-blind, placebo-controlled, phase 3 trial. Lancet 396：759-769, 2020

Ⓑ MRI の役割（HFrEF，HFpEF）

高齢化や生活習慣病の増加，さらに虚血性心疾患に対する治療成績の向上に伴い，心不全患者は増加の一途をたどっている．過去 20 年，LVEF が 40％未満の心臓収縮性が低下した心不全（HFrEF）の予後は治療法の進歩により改善したが，残念ながらそれらの治療法は原因療法ではない．さらに LVEF が 50％以上の心臓収縮性の保たれた心不全（HFpEF），および LVEF が 40％以上 50％未満の心不全（HFmrEF）に対しては，HFrEF の基本薬のうち SGLT2 阻害薬以外は有効性が示されておらず，標準治療が確立していないのが現状である．

本項では，心不全診療における心臓 MRI の役割について，先行研究結果を提示しながら概説する．

❶ HFrEF 診療における MRI の役割

HFrEF の特徴は左室収縮能障害と左室拡大が認められることや，多くの症例で拡張障害も

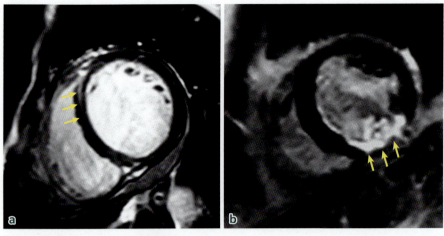

図3　遅延造影MRIによる鑑別診断
a. 拡張型心筋症．心室中隔に遅延造影がみられる（**a**矢印）．**b.** 虚血性心筋症．虚血性心筋症では，左室下壁内腔下に右冠動脈領域と一致して遅延造影が認められる（**b**矢印）．

伴うことである．しかし，形態学的，および機能学的な分類に基づくものであり，実臨床的には「左室拡大」と「左室収縮能障害」をきたす類似疾患は数多く存在し，しばしば鑑別診断が困難である．欧米では，HFrEFの主要な原因は冠動脈疾患である一方で，わが国ではその割合は欧米に比較すると低く，拡張型心筋症（DCM）など心筋症が主たる原因疾患である．McCrohonら[1]の報告によると，虚血性心筋症（ischemic cardiomyopathy；ICM）では100％に内膜下または貫壁性の遅延造影が認められたのに対して，DCMの約60％では遅延造影を認めず，約30％にICMにみられる遅延造影分布とは異なる左室心筋中層の斑状ないし縦の分布の遅延造影（mid-wall fibrosis）がみられた．このように，遅延造影MRIによる心筋の造影パターンから冠動脈疾患によるICMとDCMを高い精度で鑑別できることは，原因疾患の診断・治療方針決定において非常に重要と位置づけられている（図3）．さらに，遅延造影MRIにおける心筋中層の線維化所見は，不整脈死などの心血管イベントの発生率とも関連し，左室リバースリモデリングや患者予後予測にも有用である．T1マッピングは，従来の遅延造影MRIでは評価できないびまん性の心筋組織性状変化（線維化や浮腫など）を評価できる特性がある．造影前後における左室心筋，左室内腔血液のT1値を測定し，血液検査でのヘマトクリット値を用いて補正することで，細胞外容積分画（extra cellular volume fraction；ECV）を算出したり，水分増加を反映する心筋T2緩和時間を定量的に表示するT2マッピングも可能である．心筋の非造影T1やECVは，DCM，肥大型心筋症（hypertrophic cardiomyopathy；HCM），心サルコイドーシスなどの非虚血性心疾患，高血圧性心疾患や糖尿病などに伴うびまん性心筋線維化などさまざまな原因で増加し，密接に心不全入院や生命予後と関連することが報告されている[2,3]．病理標本と対比した研究では，非造影T1値がECV同様に非虚血性DCMの軽微な心筋線維化・心筋組織性状を反映することが明らかにされた（図4）[4]．また，至適薬物治療前の心筋組織性状変化が，その後の左室リバースリモデリングの重要な予測因子であるとされている[5]．また，feature tracking法での左室長軸方向ストレイン（global longitudinal strain；GLS）が，左室駆出率や遅延造影の有無といった従来の指標に付加的な予後予測能を有することが報告されている[6]．したがって，シネMRI画像からストレイン解析を追加することは，左室駆出率の低下

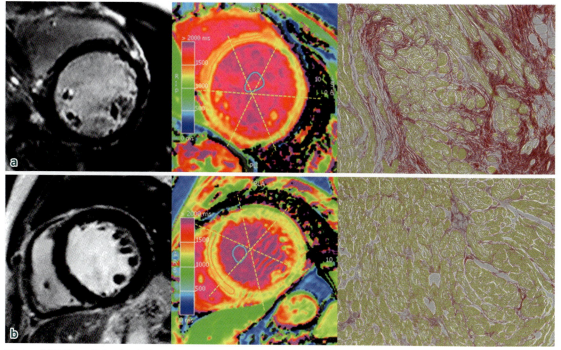

図4　非造影T1値とびまん性心筋線維化の関連
a. 遅延造影なしT1高値．b. 遅延造影なしT1正常高値．遅延造影MRI（左），T1マッピング（中央），病理組織学的心筋線維化（右）．
拡張型心筋症2例において，いずれも遅延造影MRIでは線維化が認められないが，測定された非造影T1値は，いずれも上昇しており，その程度は，生検によって得られた心筋組織でのcollagen volume fractionと相関した．

した心不全のリスクの層別化や病態解明に有用であると考えられる．

❷ HFpEF 診療における MRI の役割

　HFpEFは冠動脈疾患に対するカテーテル治療の進歩や人口の高齢化により増加しており，心不全の主たる病態はすでにHFrEFからHFpEFへと移行している．しかし，HFpEFでは予後を改善する治療が十分には確立しておらず，有効な治療法の開発は循環器領域における重要な課題である．高血圧が多数を占め，合併疾患として心房細動や貧血の割合が多いとされているが，HFpEFの原因疾患としては，肥大心（高血圧性心疾患，HCM，その他の二次性心筋症など）や虚血性心疾患の頻度が高く，臨床的に鑑別診断を行うことが最も重要である．また，これまで難治性とされてきた病態においても，疾患特異的な新たな治療法が確立されつつあり，原因疾患の同定，テーラーメイド医療が望まれる領域である．HCMは，左室ないし右室心筋の肥大を特徴とする疾患で，心室中隔の非対称性肥厚や心尖部肥大を呈することが多く，シネMRIで正確に描出・評価可能である．約6〜8割の患者において，心筋線維化を反映する遅延造影を認め，これらは心室中隔と右室自由壁接合部や，肥厚した心筋中層に認められることが多く，接合部以外に存在する遅延造影は将来の心室頻拍の発生と密接な相関を有すると報告されている[7]．さらに，遅延造影の広がりと心事故との関連も指摘されており，左室心筋の15％以上の遅延造影所見は，突然死のリスクが約2倍になることが報告されている[8]．パラメト

リックマッピングによる ECV 上昇が，サルコメア変異を有する不顕性 HCM 患者では観察されることや，非造影 T1 値が健常心筋との鑑別に有用であるとされている[9]．また，feature tracking 法による GLS が，HCM においては高血圧性心疾患よりも有意に低下しており，両者の鑑別に有用であると報告されている．造影剤を使用せず鑑別診断ができることもある．

心サルコイドーシスも，壁肥厚をきたす点で HCM と酷似し，右室自由壁の壁肥厚を呈するため，肥大心の鑑別疾患として重要である．心サルコイドーシスは多彩な遅延造影所見をとりうるとしており，他の心筋疾患との鑑別には注意を要するが，遅延造影の有無が将来の左室機能低下，心事故予測に有用である．したがって，心筋の遅延造影所見は，心サルコイドーシスの組織障害や線維化の指標として，わが国の新しいガイドラインでも副徴候から主徴候に格上げされている[10]．一方で，心サルコイドーシス疑い症例における心臓 MRI は，除外診断や病理組織学的診断のための生検部位決定の役割も担っている．

希少疾患である心 Fabry 病では，酵素補充療法による治療法が確立しているため，鑑別・確定診断を行う価値が高い．多くは対称性左室肥大を呈するが，1〜4％の割合で HCM 様の非対称性心室中隔肥厚の所見を認めることがある．遅延造影 MRI 所見では，本疾患の約 50％に心基部下側壁の中層から外膜側に遅延造影を認めることがあり，HCM との鑑別診断の一助となる．T1 マッピングでは，スフィンゴ糖脂質の蓄積を反映して心筋 T1 緩和時間が短縮することが心 Fabry 病診断に有用である[11]．これらの T1 短縮は左室肥大より先行することが報告されており[12]，早期診断・治療介入により心 Fabry 病の予後改善に寄与すると思われる．心アミロイドーシスも形態だけでは高血圧性心疾患や HCM などの肥大心との鑑別が困難なことが多い．近年，AL アミロイドーシスや ATTR アミロイドーシスについて有効な新規薬剤が開発され，それらを鑑別することの重要性は増している．シネ MRI では，心筋重量増加，心筋・心房中隔の肥厚，拡張機能不全，心嚢液貯留を認める．遅延造影 MRI は左室・右室の心筋内膜側に広範な遅延造影を示し，心房壁や心房中隔にも遅延造影を認めることがある．心筋 T1 緩和時間が顕著に延長するため，T1 マッピングが有用とされている[13]．心 Fabry 病や心アミロイドーシスの診断に関しては，前者が T1 値短縮，後者が T1 値延長を示し，正常心筋と明瞭に区別できるため，これらの疾患が疑われる場合や原因がはっきりしない HFpEF もしくは肥大心患者では，パラメトリックマッピングはきわめて有用である（図 5）．

心筋虚血評価については，薬物負荷心筋パーフュージョン MRI 検査を追加することが望ましい．最近の血流予備量比（fraction flow reserve；FFR）をゴールドスタンダードとした，3 T 装置負荷心筋血流 MRI による機能的狭窄（FFR<0.75）診断能に関する研究では，MRI は感度 82％，特異度 94％と報告されている[14]．このように，負荷心筋血流 MRI は血行再建が必要な冠動脈病変を予測できる点において，非常に重要な意義をもつと思われる．負荷心筋血流 MRI において血行再建の適応とすべき虚血心筋量の閾値は 9％であり，虚血心筋量が 9％未満の場合は血行再建を行わなくても，虚血のない症例と同様の予後が得られることが明らかになっている[15]．最近の MR-INFORM 試験では，FFR と比較して負荷心筋血流 MRI ガイド下血行再建術の非劣性が証明されている[16]．今後，虚血性心疾患の頻度の高い HFpEF 診療において，負荷心筋血流 MRI が重要な位置を占めると考えられる．冠動脈の形態診断であれば，冠動脈 MRA が冠動脈病変のスクリーニングに適した検査法と考えられる．1.5T 装置では非造影検査も可能であり，冠動脈壁に高度石灰化があっても狭窄診断が妨げられない．将来，冠動脈遠位部や分岐の描出能が改善するものと期待されており，冠動脈プラークの検出や不安定

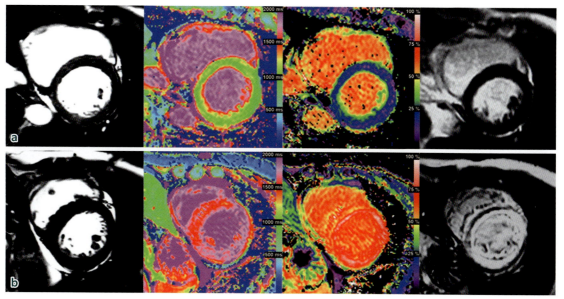

図5 肥大心鑑別におけるT1マッピングの有用性
a. 心Fabry病，b. 心アミロイドーシス．左から順にシネMRI，T1マッピング，ECVマッピング，遅延造影MRI．

性評価が可能となり，HFpEF診療に寄与すると思われる．

(中森史朗)

文献

1) McCrohon J, et al：Differentiation of heart failure related to dilated cardiomyopathy and coronary artery disease using gadolinium-enhanced cardiovascular magnetic resonance. Circulation 108：54-59, 2003
2) Puntmann VO, et al：International T1 multicentre CMR outcome study. T1-mapping and outcome in nonischemic cardiomyopathy：all-cause mortality and heart failure. JACC Cardiovasc Imaging 9：40-50, 2016
3) Wong TC, et al：Myocardial extracellular volume fraction quantified by cardiovascular magnetic resonance is increased in diabetes and associated with mortality and incident heart failure admission. Eur Heart J 35：657-664, 2014
4) Nakamori S, et al：Native T1 mapping and extracellular volume mapping for the assessment of diffuse myocardial fibrosis in dilated cardiomyopathy. JACC Cardiovasc Imaging 11：48-59, 2018
5) Ishiura J, et al：Serial native T1 assessment for LV functional recovery in recent-onset DCM：a comparison with histology. JACC Cardiovasc Imaging 15：369-372, 2022
6) Romano S, et al：Feature-tracking global longitudinal strain predicts death in a multicenter population of patients with ischemic and nonischemic dilated cardiomyopathy incremental to ejection fraction and late gadolinium enhancement. JACC Cardiovasc Imaging 11：1419-1429, 2018
7) Adabag AS, et al：Occurrence and frequency of arrhythmias in hypertrophic cardiomyopathy in relation to delayed enhancement on cardiovascular magnetic resonance. J Am Coll Cardiol 51：1369-1374, 2008
8) Chan RH, et al：Prognostic value of quantitative contrast-enhanced cardiovascular magnetic resonance for the evaluation of sudden death risk in patients with hypertrophic cardiomyopathy. Circulation 130：484-495, 2014

9) Ho CY, et al：T1 measurements identify extracellular volume expansion in hypertrophic cardiomyopathy sarcomere mutation carriers with and without left ventricular hypertrophy. Circ Cardiovasc Imaging 6：415-422, 2013

10) 日本循環器学会，他：2016年版　心臓サルコイドーシスの診療ガイドライン．2016

11) Sado DM, et al：Identification and assessment of Anderson-Fabry disease by cardiovascular magnetic resonance noncontrast myocardial T1 mapping. Circ Cardiovasc Imaging 6：392-398, 2013

12) Nordin S, et al：Proposed stages of myocardial phenotype development in Fabry disease. JACC Cardiovasc Imaging. 12：1673-1683, 2019

13) Karamitsos TD, et al：Noncontrast T1 mapping for the diagnosis of cardiac amyloidosis. JACC Cardiovasc Imaging 6：488-497, 2013

14) Lockie T, et al：High-resolution magnetic resonance myocardial perfusion imaging at 3.0-Tesla to detect hemodynamically significant coronary stenoses as determined by fractional flow reserve. J Am Coll Cardiol 57：70-75, 2011

15) Vincenti G, et al：Stress perfusion CMR in patients with known and suspected CAD：prognostic value and optimal ischemic threshold for revascularization. JACC Cardiovasc Imaging 10：526-537, 2017

16) Nagel E, et al：Magnetic resonance perfusion or fractional flow reserve in coronary disease. N Engl J Med 380：2418-2428, 2019

C CT の役割

　心不全患者においても，心臓画像検査は予後や治療方針を決定するうえで基本的な役割をはたしている．心エコーは，その汎用性・携帯性から，心不全検査の第1選択であり，心室の機能や心筋性状のより詳細な情報が必要となれば，心臓MRIがゴールドスタンダードの検査として確立されている．CT技術の進歩により心臓CTは，短い検査時間で高解像度の三次元画像をより低侵襲に提供可能[1]になり，心不全患者を管理する臨床医にとっても貴重な補助手段となっている．

　本項では，心不全患者におけるCT検査の役割として，心臓CTを中心に概説する．

❶ 心不全患者における CT 検査の役割とその可能性

　現在のガイドラインでは，心不全患者のファーストラインの非侵襲的画像検査は心エコーであり，次いで心臓MRIが心筋性状の把握のために推奨されている．一方，心臓CTが推奨される臨床シナリオは少ない．事実，わが国のガイドライン[2]には心臓CTは，虚血性心疾患に対する低～中等度の検査前確率を有する心不全患者に対する冠動脈疾患を除外する目的の推奨（Class Ⅱb）のほかに記載はない．つまり，心不全患者に対する心臓CTは，放射線被曝と造影剤投与によるリスクを伴う検査であり，そのリスクを超える利益が得られることや，また他の非侵襲的画像検査では評価できないなどの検査施行に関しての正当化がされる理由があることを，患者へ十分に説明のうえ，同意を得られた場合のみに行われる検査であると再認識する必要がある．

　通常臨床においては，体幹部のCT検査は，心不全の原因や合併症の検索のために多数行われているのが現実であろう．時に大動脈疾患，肺塞栓症や合併する感染症，出血，そして高心拍出性心不全の原因となりうる動静脈瘻などのシャントをとらえることもある．また，経過観察にもCTが選択されることを経験するが現状はこれらの定性的評価を行うものの臨床的価値

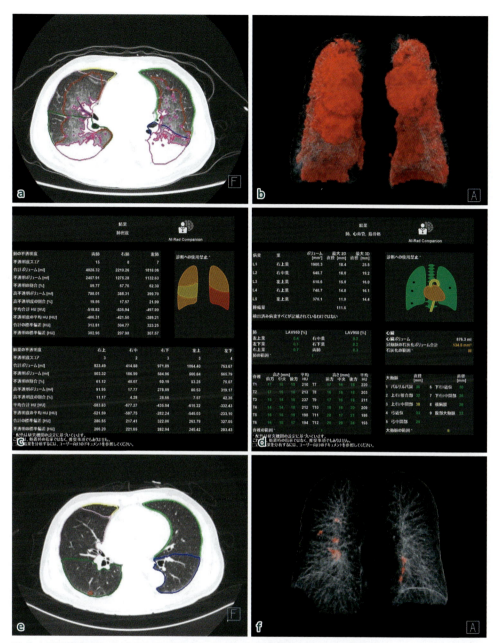

図6 心不全患者における入院時検査に対する人工知能を用いた定量評価
入院時の広範囲の肺水腫による変化と思われるすりガラス影や浸潤影の各肺葉の定量的な容積計測が行われ，セグメンテーションの結果（**a**）の提示とボリュームレンダリング像（**b**）での表示が行われる．ピクトグラムに加え，肺の定量評価の結果（**c**）のほか，冠動脈石灰化容積，心臓容積，大動脈径なども計測（**d**）される．なお，10日後の経過観察時のCTでは，定性的にも明らか（**e**, **f**）ではあるが，定量的な改善を認めた．

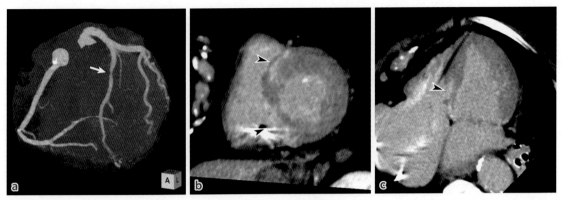

図7 デバイスのある心不全患者に対する冠動脈CTと心筋遅延造影CT
冠動脈CT(a)では，左前下行枝の心筋架橋(矢印)のほかに有意狭窄はなく，心筋遅延造影CT(b. 短軸像，c. 四腔長軸像)では左室心筋基部側で外膜側優位の遅延造影(矢頭)を認めたため，心筋サルコイドーシスを含めた二次性心筋症の精査へ進んだ．

を示すに至っていない．現在，人工知能を用いた各種臓器の容積や異常領域の分布・体積などの定量評価が可能になっており，今後は心不全患者においても画像を用いた定性的な重症度の把握のみならず，経過観察時にも画像を用いた定量的な治療効果判定が可能になることが期待される(図6)．

心不全患者における虚血性心疾患に対する冠動脈CTは，冠動脈狭窄の除外診断として推奨される．近年では，中等度以上の検査前確率の患者においては，負荷心筋パーフュージョンCTへの期待は高い．弁膜症も心不全の原因となるが，経カテーテル治療や低侵襲心臓手術における術前の治療計画において，心臓CTを用いる領域が広がっている．高度な治療を完遂するハートチームのなかで，心臓CTは精緻な四次元画像による解剖把握・計測という重要な役割を担っている．それに加え，大動脈弁狭窄症(aortic stenosis；AS)におけるCTでは，重症度と関連する弁の石灰化評価，二尖弁の診断[3]，心筋性状からの予後評価[4]への臨床応用が期待される．心不全患者における心筋性状把握も，心筋生検の代替手段として非侵襲的心臓画像検査が期待される領域である．心臓MRIで用いるガドリニウム造影剤と同様の細胞外液性造影剤であるヨード造影剤を用いて，投与後5分以上の心筋遅延造影CTにて心筋性状の推定が可能である．CTでも心不全患者における心筋遅延造影の有無および分布の診断能は92％の感度，98％の特異度であることが示されている[5]．

心筋遅延造影CTの大きな利点は，冠動脈疾患除外のための冠動脈CTに加えることで，簡便に検査できる点[6]である(図7)．また，心臓MRIによる心筋細胞外液量計測と同様に，心筋遅延造影CTでも計測可能である．近年，この手法を応用した診断[7]のみならず，重症度評価[8]や予後予測[4]も可能であることが相次いで示されている．

❷ 機械的循環補助を使用した心不全患者への心臓CTの役割

難治性心不全患者には，左室補助人工心臓(left ventricular assist device；LVAD)を用いた機械的循環補助が有効な治療法となる．LVAD挿入後にはドレッシング，アーチファクトの存在により，心エコーの施行が制限され，またMRIは禁忌となる．そのためCTがデバイス関連の合併症の非侵襲的な評価に使用される．具体的には，①心臓CTによりLVADの流入・

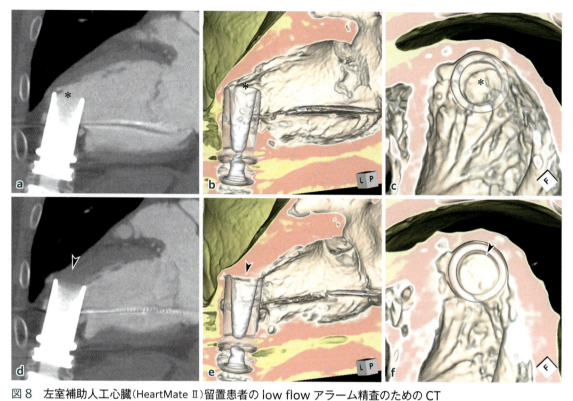

図8 左室補助人工心臓(HeartMate Ⅱ)留置患者の low flow アラーム精査のための CT
拡張期(**a.** 二腔長軸像, **b.** 左室側壁側から見たボリュームレンダリング像, **c.** 脱血管から「のぞいた」ボリュームレンダリング像)には脱血管と左室前壁に距離(*)があるが, 収縮期(**d.** 二腔長軸像, **e.** 左室側壁側から見たボリュームレンダリング像, **f.** 脱血管から「のぞいた」ボリュームレンダリング像)には前壁が接して(矢頭)おり,「サッキング」と診断した.

流出部分の状態, ②カニューレが適切に配置されているかどうかを確認, ③留置部血腫や感染の有無に加え, ④体幹部 CT ではドライブライン感染や他部位の出血などの合併症評価が行われる. 機械的循環補助のある患者においては, 目的臓器に対する造影剤を到達させて撮影するために, 検査前に血行動態を把握し造影剤の投与法を決定する必要がある. 静脈投与された造影剤が肺動脈や大動脈弁部には到達しない症例もあるため, 主治医団との検査前の検討が必須であるが, 一刻を争う緊急事態であることが多く, 操作室でのディスカッションおよび臨機応変な対応が必要であり, 日頃からの準備が肝要となる.

　ポンプの"low flow"アラーム時には, 流量やポンプのログによる検討に加えて, 心臓 CT では脱血管および送血管の評価[9], 体幹部 CT では出血や感染の評価を行う. 脱血管側の評価として, 脱血管の心筋壁や筋束の「サッキング」(図8)や血栓の有無の確認が重要である. 送血管側では, 血栓やねじれの有無を評価するが, 特にねじれは三次元的な評価として多断面再構成 (multiplanar reconstruction;MPR)やボリュームレンダリング(volume rendering;VR)画像などが有用である(図9). ポンプ本体などの金属アーチファクトに留意しながらの総合的な判断が望まれる. 右心不全の評価は, VAD 装着患者の予後を規定するための因子であり, MRI の代替手段として非侵襲的に右室機能の評価が可能である心臓 CT への期待は高いが, CT の時間分解能の限界もあり議論の余地がある.

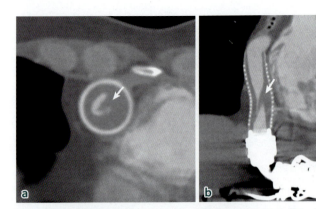
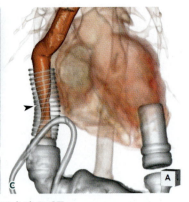

図9 左室補助人工心臓(HeartMate II)留置患者のlow flowアラーム精査のためのCT
水平断(a)や冠状断(b)でも，送血管の異常(矢印)はとらえられるが，ボリュームレンダリング像(c)では，明瞭にねじれ(矢頭)としてとらえられる．

❸ 心臓再同期療法における心臓CTの役割

　心臓再同期療法(cardiac resynchronization therapy；CRT)は，両室ペーシングにより同期不全を是正し，予後の改善をもたらす．しかしながら，心不全改善効果が得られない症例が約3〜4割あり，その原因は，梗塞巣が多いこと，心室内同期がないこと，不適切な左室リード留置部位などが報告されている．CRTの効果を最大化するために，心臓CTは，冠静脈の解剖学的構造を明らかにすると同時に，左室リードの最適な留置場所を特定するという目的で行われる．さらに，梗塞巣を避けた最遅延運動部位に左室リードを設置するため，心エコーや心筋シンチグラフィ，心臓MRIと心臓CTの画像を融合[10, 11]する画像ガイド下の留置の有用性[12]が報告されている(図10)．

　一方で，電気生理学的に得た心腔内電位の三次元マッピングのみで行う手法でも，上述の画像ガイド下に対する非劣性を示したランダム化比較試験の報告[13]もあるが，この報告ではいずれの群でも心臓CTによる冠静脈撮影を行っており，省略可能な術前画像検査ということではない．なお，冠静脈へ造影剤が灌流してくるタイミングで撮影を行うが，心機能が低下した症例が対象であり，症例ごとの最適化が必要である．

❹ 植込み型心臓電気デバイス装着患者におけるCTの考え方

　植込み型心臓電気デバイス(cardiac implantable electronic devices；CIEDs)装着患者であっても，臨床的に適応のあるCT検査は，検査による利益がCIEDsへの放射線照射によるリスクを上回るため，行うべきであるとされている．実際の検査の流れとしては，通常のスカウト画像でCIEDsを確認したうえで，放射線科医が撮影範囲に含めるか含めないかの決定を行う．その後は，各指針に基づき検査を行う．なお，米国食品医薬品局(Food and Drug Administration；FDA)の2018年の指針では，516例の後方視的研究でCIEDs装着患者へのCTは予後に影響しなかったとの結果[14]に基づき，撮影範囲に含まれる場合は診断可能な最低限の被曝線量で時間あたりの被曝線量を少なくする撮影を勧めている．ただし，CT灌流画像やCT透視など，数秒以上，本体に直接照射される場合はデバイスのモニタリングが必要とされている．

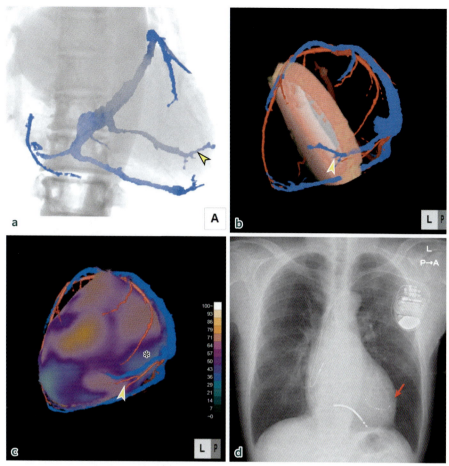

図10 心臓再同期療法前の冠動脈疾患除外および冠静脈解剖把握のための心臓CT
スプリットボーラス法による冠動静脈分離で冠静脈をセグメンテーションし(**a**),左辺縁静脈との解剖学的メルクマールとなりうる乳頭筋レベルの左室心筋との融合画像(**b**)を作成した.また梗塞巣領域(＊)との関連を示すために,安静心筋シンチグラフィとの融合画像(**c**)により左辺縁静脈遠位の留置候補(矢頭)を明確化し,同部位への留置(**d.** 治療後の胸部X線,矢印)を行った.

なお,CT検査後の次の定期的な予約時に装置をチェックするように,モニタリング担当医とのコミュニケーションが重要であると付記されている.

一方で,わが国では2005年の厚生労働省からの通達により,ペースメーカへ5秒以上のX線照射を行わないこと,植込み型除細動器(implantable cardioverter defibrillator;ICD)は撮影範囲にデバイスが入る場合は,頻拍検出をオフにするか,または除細動器や一時ペーシングの準備をして検査を行うことが推奨されている.

（西井達矢）

文献

1) Mori S, et al：Revisiting the anatomy of the living heart. Circ J 80：24-33, 2015
2) Tsutsui H, et al：JCS 2017/JHFS 2017 guideline on diagnosis and treatment of acute and chronic heart

failure-digest version. Circ J 83：2084-2184, 2019

3) Takagi H, et al：Additive value of CT to age, aortic diameter, and echocardiography in diagnosis and classification of bicuspid aortic valve in patients with severe aortic stenosis. Radiol Cardiothorac imaging 3：e200423, 2021

4) Suzuki M, et al：Prognostic impact of myocardial extracellular volume fraction assessment using dual-energy computed tomography in patients treated with aortic valve replacement for severe aortic stenosis. J Am Heart Assoc 10：e020655, 2021

5) Ohta Y, et al：Myocardial delayed enhancement CT for the evaluation of heart failure：Comparison to MRI. Radiology 288：682-691, 2018

6) Nishii T, et al：Deep learning-based post hoc CT denoising for myocardial delayed enhancement. Radiology. 305：82-91, 2022

7) Scully PR, et al：Identifying cardiac amyloid in aortic stenosis：ECV Quantification by CT in TAVR Patients. JACC Cardiovasc Imaging 13：2177-2189, 2020

8) Yamasaki Y, et al：Right ventricular extracellular volume with dual-layer spectral detector CT：value in chronic thromboembolic pulmonary hypertension. Radiology 298：589-596, 2021

9) Scandroglio AM, et al：Diagnosis and treatment algorithm for blood flow obstructions in patients with left ventricular assist device. J Am Coll Cardiol 67：2758-2768, 2016

10) Izawa Y, et al：Optimal image reconstruction using multidetector-row computed tomography to facilitate cardiac resynchronization therapy. Echocardiography 34：1073-1076, 2017

11) Tada T, et al：A novel approach to the selection of an appropriate pacing position for optimal cardiac resynchronization therapy using CT coronary venography and myocardial perfusion imaging：FIVE STaR method（fusion image using CT coronary venography and perfusion SPECT applied for cardiac resynchronization therapy）. J Nucl Cardiol 28：1438-1445, 2021

12) Kheiri B, et al：Imaging-guided cardiac resynchronization therapy：A meta-analysis of randomized controlled trials. Pacing Clin Electrophysiol 44：1570-1576, 2021

13) Stephansen C, et al：Electrically vs. imaging-guided left ventricular lead placement in cardiac resynchronization therapy：A randomized controlled trial. Europace 21：1369-1377, 2019

14) Hussein AA, et al：Safety of computed tomography in patients with cardiac rhythm management devices：Assessment of the U. S. food and drug administration advisory in clinical practice. J Am Coll Cardiol 63：1769-1775, 2014

7 右心系・肺循環

A 概念と治療法の変遷

❶肺循環および右室の特性

　肺血管床は高いコンプライアンスと低い血管抵抗を有しており，低い右室圧で豊富な血流を受け入れることができる．そのような肺血管床の特性により，肺動脈圧は低圧で，圧変化が少ない状態を保持できている[1]．

　右室は，発生学的に流入部(inlet)，肉柱部(apical trabecular)，流出部(outlet)に分けられ，外観は漏斗様の形態を呈し，左室と隣接している[2,3]．低圧で，圧変化が少ない環境に順応しているため，右室の壁厚は2〜3 mm程度と薄く柔軟性に富んでおり，左室の1/6程度のエネルギーで，右室は左室と同様の心拍出量を拍出している[3-5]．そのような環境に適応した右室であるため，軽微な肺動脈圧の上昇でさえ，1回心拍出量は大きく減少する[6]（図1）．

　さらに右室の特性を考えるうえで，心外膜，心房，左室との相互作用は重要である．右室は伸展性の乏しい心外膜の内側で，そのスペースを両心房，左室と共有している．さらに両心室は中隔を共有し，収縮期・拡張期のいずれも相互に作用している[4]．左室は右室の約半分の仕事量に影響を与えており，左室の収縮機能が低下し拡大すると，心外膜の影響もあり，中隔は右室側へ圧排され，右室の心拍出量も低下する[7,8]．また実験動物モデルの報告であるが，右

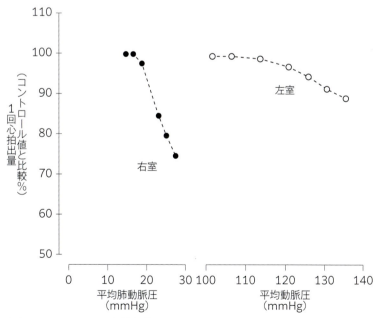

図1　右室と左室における圧−1回心拍出量の関係
〔Haddad F, et al：Right ventricular function in cardiovascular disease, part I：Anatomy, physiology, aging, and functional assessment of the right ventricle. Circulation 117：1436-1448, 2008 より〕

表1 右心不全の基礎疾患

	右室収縮の低下	右室容量負荷	右室圧負荷
急性右心不全	敗血症		アシドーシス
	LVAD サポート		低酸素血症
	心筋炎		肺塞栓症
	虚血/手術心筋障害		陽圧換気
慢性右心不全	心筋症	左室疾患	
	不整脈原性右室心筋症	単心室	
	Ebstein 奇形		心膜疾患
		肺動脈弁閉鎖不全症	肺動脈性肺高血圧症
		大血管転位症	慢性血栓塞栓性肺高血圧症
		三尖弁閉鎖不全症	肺動脈弁狭窄症
			左室系弁膜疾患
			拘束性心筋症

LVAD：左室補助人工心臓，left ventricular assist device.
〔Konstam MA, et al：Evaluation and Management of Right-Sided Heart Failure：A Scientific Statement From the American Heart Association. Circulation 137：e578-e622, 2018 より〕

室自由壁の収縮機能が広範に消失した状態においてさえも，中隔を介した左室の収縮力により，正常に近い肺循環圧を保持することができるとされる[9]．一方で，右室の心拍出量が低下すると左室の前負荷も低下し，左室の心拍出量が低下する．さらに右室が拡大すると，心外膜の影響により中隔が拡張期に左室側へ圧排される．その結果，左室の伸展性および前負荷は低下することになり，左室の心拍出量はいっそう低下する[7, 9, 10]．この際，両心室内の拡張期圧は等圧となって上昇する[3]．

❷右心不全とその治療 overview

　右室機能不全とは，三尖弁を含む右室の構造異常ないし，機能異常を呈した状態と定義され，基礎心疾患とは独立した生命予後の規定因子と報告されている．右心不全は，右室機能不全により心不全症状や徴候を呈した状態と定義される．右室に十分な前負荷があるにもかかわらず，肺循環が正常に保持できなくなった状態であり，その結果，中心静脈圧は高くなり，全身症状を発症する．広義には心外膜や右心房の異常により右心不全症状を呈した状態も含まれる[11]．

　このような右心不全をきたす基礎疾患（表1）は，左心系心疾患，心臓手術後，心筋梗塞，心膜疾患，先天性心疾患や肺高血圧症（pulmonary hypertension；PH）と，多岐にわたる[11]．先に述べた右室の特性により，急性広範型肺血栓塞栓症などの急激で高度な後負荷をきたす病態では，右室は順応できず（図1），その結果，右室心拍出量の低下，右室拡大をきたし，心原性ショックに至る[11, 12]．一方で，肺動脈性肺高血圧症（pulmonary arterial hypertension；PAH）のような慢性経過で次第に後負荷が増加する病態では様相が異なり，慢性的な後負荷の増加に対して，右室はある程度順応し，収縮性が増加し心拍出量を保持することができる[4, 13]．しか

376 ● 7 右心系・肺循環

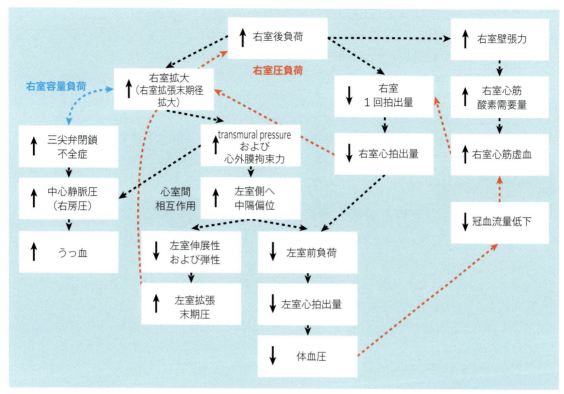

図2 右心不全の病態
↑：上昇，↓：低下．
〔Konstam MA, et al：Evaluation and Management of Right-Sided Heart Failure：A Scientific Statement From the American Heart Association. Circulation 137：e578-e622, 2018 より〕

し，次第に右室は壁厚が増加するとともに拡大傾向となり，最終的には収縮機能が低下し，心拍出量は低下する[4, 11]．さらに右室の拡大に伴って三尖弁輪も拡大し，弁尖は tethering し，機能性三尖弁閉鎖不全症を発症する．その結果，右房・右室への容量負荷は大きくなり，中心静脈圧の増加とともに，右心房は拡大する．右心房の拡大は，三尖弁閉鎖不全症をいっそう悪化させるといった悪循環を引き起こす(図2)．また右心房の拡大に伴い心房細動が発症し，心房拡大をさらに加速させる[14]．

左心系心疾患に続発するPH(後述の2群PH)は，慢性右室機能不全の最も頻度の高い原因である．左房圧の上昇に伴って肺動脈コンプライアンスは受動的に低下する．さらに肺動脈の攣縮と慢性的な経過による肺血管のリモデリングにより，肺動脈圧および肺血管抵抗はいっそう上昇する[11, 15]．その影響が長期間に及ぶと，右室機能不全の発症頻度は高くなる[14]．このような右室機能不全を併発した場合，心不全の生命予後はいっそう不良となる[16, 17]．

右心不全では，先述したように，左心機能不全も併発し，体心拍出量は低下している．そのため，神経体液性因子は活性化しており，水・ナトリウム貯留が亢進している[18]．そのことは，中心静脈圧をさらに上昇させ，組織静水圧の上昇を招き，リンパによるドレナージ力を低下させる．その結果，皮下浮腫や腹水のみでなく，腸管，肝や腎臓などの全身臓器でうっ血性障害をもたらし，機能不全を引き起こす(図2)[19, 20]．また肺の間質および肺胞内に水分貯留をきたし，肺水腫に至る場合もある[21]．

A 概念と治療法の変遷 ● 377

右心不全の治療は，右室の前負荷の適正化と後負荷の軽減，十分な組織灌流に必要な心拍出量の維持，および続発した不整脈のコントロールが目標とされる[11]．また低酸素血症を伴う場合，肺血管の攣縮が誘発され，右室後負荷の悪化を引き起こすため，酸素投与を行う[22]．前負荷の適正化とは，右室容量負荷の病態であれば，利尿薬を用いるか，時に体外限外濾過法などにより除水をはかる．逆に，右室梗塞や肺血栓塞栓症などのように，急性に右室機能が低下しショックを呈している病態であれば，補液により容量負荷を行うこともある．後負荷の軽減には，PAHなどの基礎疾患に対する特異的な治療を行う．組織灌流を保持するために心拍出量を増加せざるを得ない病態であれば，ドブタミンやミルリノンなどの強心薬の導入を行い，低血圧であれば，ノルアドレナリンやバソプレシンなどの昇圧薬を用いる[11]．

❸ 肺高血圧症の定義と分類，その治療

PHは，わが国のガイドラインでは，安静時の平均肺動脈圧が25 mmHg以上の状態と定義されている[22]．ところが近年，平均肺動脈圧が20 mmHg超（21〜24 mmHg）の症例でも予後不良であるとの報告もあり[23, 24]，より低い肺動脈圧の段階での医学的管理の必要性があると考えられるようになった．それを受けて2018年の国際シンポジウムでは，PHの定義（慢性血栓塞栓性を除く）を20 mmHg超とすべきと提唱され，2022年の欧州心臓病学会のガイドラインでは正式に改訂された[25]．今後，国内のガイドラインにも反映されていくものと思われる．

PHはその原因別に1群〜5群に大別される（表2）[26, 27]．2群PHは肺動脈楔入圧15 mmHg超を呈し，肺毛細血管床より後の左心側に病因を有することから，後毛細血管性PH（post-capillary PH）と分類される．一方で，その他の1群，3群，4群のPHは前毛細血管性PH（pre-capillary PH）とよばれる（表3）．さらに，1群PH（PAH）では肺血管抵抗（pulmonary vascular resistance；PVR）が2 Wood unit（WU）以上であることと定義されている．ただし2群PHでもPVRが2 WU以上となるものがあり，この場合，前・後毛細血管混合性PH（combined post-and pre-capillary PH；CpcPH）に分類される．これは，長期にわたりpost-capillary PHにさらされた結果，肺血管にリモデリングが生じ，肺血管抵抗が上昇した病態を反映している．5群PHは多因子による複合的なメカニズムに伴って発症するものと定義されており，個々のケースによって，pre-capillary PHなのか，post-capillary PHの要素が強いのか異なる．

これらの分類法はPHを理解するのに有用であり，この分類に基づき治療方針が立てられる．一般に1群PH（PAH）には肺血管拡張薬が使用され，4群PH〔慢性血栓塞栓性肺高血圧症（chronic thromboembolic pulmonary hypertension；CTEPH）〕には，肺血管拡張薬，肺動脈血栓内膜摘除術（pulmonary endarterectomy；PEA），バルーン肺動脈形成術（balloon pulmonary angioplasty；BPA）が選択される．一方で，post-capillary PHや肺静脈閉塞症/肺毛細血管腫症が主病態である症例に対して肺血管拡張薬を投薬すると，肺毛細血管床における静水圧が亢進し，肺うっ血を引き起こす可能性が高いため，その鑑別は大変重要である．

❹ 肺動脈性肺高血圧症とその治療

PAHとは，一般に500 μm以下の肺の筋性動脈から細動脈にかけて，進行性の中膜および内膜のリモデリングが生じ，その結果，これらの肺血管が狭窄または閉塞し，PHを呈する病態である．生命予後はきわめて不良な難治性疾患として考えられてきたが，近年，多くの肺血管拡張薬の開発，発症早期からの肺血管拡張薬の併用療法が導入されたことにより，その予後

表2 肺高血圧症の臨床分類（2022年ESCガイドライン）

第1群 肺動脈性肺高血圧症（PAH）	第3群. 肺疾患および/または低酸素血症による肺高血圧症
1.1 特発性PAH 　1.1.1 Non-responders at vasoreactivity testing 　　　（急性肺血管反応試験ノンレスポンダー） 　1.1.2 Acute responders at vasoreactivity testing 　　　（急性肺血管反応試験レスポンダー） 1.2 遺伝性PAH 1.3 薬物・毒物誘発性PAH 1.4 各種疾患に伴うPAH 　1.4.1 組織結合病 　1.4.2 HIV感染症 　1.4.3 門脈圧亢進症 　1.4.4 先天性心疾患 　1.4.5 住血吸虫症 1.5 肺静脈閉塞性疾患/肺毛細血管腫症の所見を有すPAH 1.6 新生児遷延性肺高血圧症	3.1 閉塞性肺疾患または肺気腫 3.2 拘束性肺疾患 3.3 拘束性と閉塞性の混合障害を伴う肺疾患 3.4 低換気症候群 3.5 肺疾患のない低酸素血症 3.6 肺の発生異常
	第4群. 肺動脈閉塞による肺高血圧症
	4.1 慢性血栓塞栓性肺高血圧症 4.2 他の肺動脈閉塞性疾患
第2群 左心性心疾患に伴う肺高血圧症	**第5群. 詳細不明および/または多因子のメカニズムによる肺高血圧症**
2.1 心不全 　2.1.1 駆出率が保持された 　2.1.2 駆出率が低下した，または軽度低下した 2.3 弁膜心疾患 2.4 先天性/後天性の心血管疾患	5.1 血液疾患 5.2 全身性疾患 5.3 代謝性疾患 5.4 慢性腎不全（透析の有無とわず） 5.5 腫瘍塞栓性肺微小血管障害 5.6 線維性縦隔炎

ESC（the European Society of Cardiology）：欧州心臓病学会.
〔Humbert M, et al：2022 ESC/ERS Guidelines for the diagnosis and treatment of pulmonary hypertension. Eur Heart J 43：3618-3731, 2022 より〕

表3 肺高血圧症の各病態における血行動態の定義（2022年ESCガイドライン）

分類	
肺高血圧症（pulmonary hypertension；PH）	mPAP＞20 mmHg
前毛細血管性肺高血圧症（pre-capillary PH）	mPAP＞20 mmHg PAWP≦15 mmHg PVR＞2WU
後毛細血管性肺高血圧症 （isolated post-capillary PH；IpcPH）	mPAP＞20 mmHg PAWP＞15 mmHg PVR≦2 WU
前・後毛細血管性肺高血圧症 （combined post-and pre-capillary PH；CpcPH）	mPAP＞20 mmHg PAWP＞15 mmHg PVR＞2 WU
運動誘発性肺高血圧症（exercise PH）	mPAP/CO slope between rest and exercise ＞3 mmHg/L/min

ESC（the European Society of Cardiology）：欧州心臓病学会，mPAP（mean pulmonary arterial pressure）：平均肺動脈圧，PAWP（pulmonary arterial wedge pressure）：肺動脈楔入圧，PVR（pulmonary arterial resistance）：肺血管抵抗，CO（cardiac output）：心拍出量，mPAP/CO slope between rest and exercise：運動負荷中のCOの上昇に対するmPAPの上昇率.
〔Humbert M, et al：2022 ESC/ERS Guidelines for the diagnosis and treatment of pulmonary hypertension. Eur Heart J 43：3618-3731, 2022 より〕

は大幅に改善した[22]．2012〜2016年に登録されたPHを対象とした国内のレジストリ報告においても，PAHの5年生存率は74%と生存率の改善が示されており[28]，今後さらに予後の改善が示された報告が期待される．

PAHの発症初期では，肺血管のリモデリングが軽度であり，肺血管拡張薬を介した肺動脈圧低下により，肺血管病変のリバースリモデリングが期待できる．よって発症早期から適切な治療介入ができた症例では，肺血行動態が正常近くまで改善する例もあり，数十年にわたる生命予後が期待できる．使用可能な肺血管拡張薬には3系統あり，それぞれNO-可溶性グアニル酸シクラーゼ-cGMP経路，エンドセリン経路，プロスタサイクリン-cAMP経路の3経路に作用する薬剤で，複数種類ずつ存在する．典型的なPAHに対しては，治療開始時から2系統以上の経口薬を併用し導入していく．さらに短期予後の高リスクに該当する症例であれば，そのうちの1剤は非経口薬のプロスタグランジン製剤が選択される[22, 29]．

❺慢性血栓塞栓性肺高血圧症とその治療

CTEPHは，急性肺血栓塞栓症に合併するまれな病態である．急性期に完全に溶解せず残存した血栓は，器質化して肺動脈の狭窄・閉塞をきたし，PHを引き起こす．さらに肺動脈・細動脈には，二次性の肺血管リモデリングが出現し，その病態を悪化させる[22]．治療は，外科処置であるPEAと，内科治療によるBPAおよび肺血管拡張療法が行われる．さらに抗凝固療法は血栓二次予防目的で永続的に使用される．PEAは1990〜2010年頃まで，CTEPHに対する唯一の根治的治療であったが，肺動脈中枢側の病変でのみ適応であった．そのため，末梢側優位の病変症例には治療法はなく，生命予後は不良であった．しかし，2004年頃より末梢側病変に対して治療可能なBPAがわが国で革新的発展を遂げ[30]，現在ではPEAとほぼ同様の効果を得られるようになった．その結果，CTEPHの5年生存率は95.5%にまで大幅に予後が改善した[22, 31]．肺血管拡張薬は，二次性に肺血管リモデリングを呈した病変に対して有効と考えられており，PEAやBPAと併用される．

（荻原義人，土肥　薫）

文献

1) Guazzi M, et al：Pulmonary hypertension due to left heart disease. Circulation 126：975-990, 2012

2) Wang JMH, et al：An anatomical review of the right ventricle. Translational Research in Anatomy 2019

3) Sheehan F, Redington A. The right ventricle：anatomy, physiology and clinical imaging. Heart 94：1510-1515, 2008

4) Friedberg MK, et al：Right versus left ventricular failure：differences, similarities, and interactions. Circulation 129：1033-1044, 2014

5) Haddad F, et al：Right ventricular function in cardiovascular disease, part I：Anatomy, physiology, aging, and functional assessment of the right ventricle. Circulation 117：1436-1448, 2008

6) MacNee W：Pathophysiology of cor pulmonale in chronic obstructive pulmonary disease. Part One. Am J Respir Crit Care Med 150：833-852, 1994

7) Friedberg MK：Imaging Right-Left Ventricular Interactions. JACC Cardiovascular imaging 11：755-771, 2018

8) Santamore WP, et al：Left ventricular effects on right ventricular developed pressure. J Appl Physiol 41：925-930, 1976

9) Hoffman D, et al：Left-to-right ventricular interaction with a noncontracting right ventricle. J Thorac Cardiovasc Surg 107：1496-1502, 1994

10) Danton MH, et al：Modified Glenn connection for acutely ischemic right ventricular failure reverses secondary left ventricular dysfunction. J Thorac Cardiovasc Surg 122：80-91, 2001

11) Konstam MA, et al：Evaluation and Management of Right-Sided Heart Failure：A Scientific Statement From the American Heart Association. Circulation 137：e578-e622, 2018

12) Santamore WP, et al：Ventricular interdependence：significant left ventricular contributions to right ventricular systolic function. Prog Cardiovasc Dis 40：289-308, 1998

13) Gaynor SL, et al：Right atrial and ventricular adaptation to chronic right ventricular pressure overload. Circulation 112：I212-218, 2005

14) Obokata M, et al：Deterioration in right ventricular structure and function over time in patients with heart failure and preserved ejection fraction. Eur Heart J 40：689-697, 2019

15) Tedford RJ：Determinants of right ventricular afterload（2013 Grover Conference series）. Pulm Circ 4：211-219, 2014

16) Melenovsky V, et al：Right heart dysfunction in heart failure with preserved ejection fraction. Eur Heart J 35：3452-3462, 2014

17) Iglesias-Garriz I, et al：Contribution of right ventricular dysfunction to heart failure mortality：a meta-analysis. Rev Cardiovasc Med 13：e62-69, 2012

18) Schrier RW, et al：Hormones and hemodynamics in heart failure. N Engl J Med 341：577-585, 1999

19) Sundaram V, et al：Gastrointestinal and Liver Issues in Heart Failure. Circulation 133：1696-1703, 2016

20) Damman K, et al：Increased central venous pressure is associated with impaired renal function and mortality in a broad spectrum of patients with cardiovascular disease. J Am Coll Cardiol 53：582-588, 2009

21) Reddy YNV, et al：The haemodynamic basis of lung congestion during exercise in heart failure with preserved ejection fraction. Eur Heart J 40：3721-3730, 2019

22) 日本循環器学会，他：肺高血圧治療ガイドライン（2017 年改訂版）．2018

23) Coghlan JG, et al：Incidence of pulmonary hypertension and determining factors in patients with systemic sclerosis. Eur Respir J 51：1701197, 2018

24) Douschan P, et al：Mild Elevation of Pulmonary Arterial Pressure as a Predictor of Mortality. Am J Respir Crit Care Med 197：509-516, 2018

25) Humbert M, et al：2022 ESC/ERS Guidelines for the diagnosis and treatment of pulmonary hypertension. Eur Heart J 43：3618-3731, 2022

26) Rosenzweig EB, et al：Paediatric pulmonary arterial hypertension：updates on definition, classification, diagnostics and management. Eur Respir J 53：1801916, 2019

27) Simonneau G, et al：Haemodynamic definitions and updated clinical classification of pulmonary hypertension. Eur Respir J 53：1801913, 2019

28) Kozu K, et al：Current status of long-term prognosis among all subtypes of pulmonary hypertension in Japan. Int J Cardiol 300：228-235, 2020

29) Galiè N, et al：Risk stratification and medical therapy of pulmonary arterial hypertension. Eur Respir J 53：1801889, 2019

30) Mizoguchi H, et al：Refined balloon pulmonary angioplasty for inoperable patients with chronic thromboembolic pulmonary hypertension. Circ Cardiovasc Interv 5：748-755, 2012

31) Inami T, et al：Long-Term Outcomes After Percutaneous Transluminal Pulmonary Angioplasty for Chronic Thromboembolic Pulmonary Hypertension. Circulation 134：2030-2032, 2016

B 右室負荷と右室不全の評価

❶右室負荷と右室リモデリング，右心不全の関係

慢性的な右室負荷に対する代償性反応として，心臓に起こる変化をリモデリングとよぶ．このリモデリングは異常な血行動態に対応するために起こる心臓の適応反応（adaptation）であるが，長期間続くとその状態を保てなくなったり，逆に悪影響を及ぼすようになったりして，最終的に血行動態が破綻し，右心不全を発症する（maladaptation）．つまり，右室の画像診断とは，①右室負荷の程度をみることに加え，②右室のリモデリングの状態を評価して，右室が負荷に適応できているかを判断し，右心不全のリスクや重症度を推定することである．

右室の負荷を考える際には，圧負荷と容量負荷という2つのパターンに分けて考えるのが，わかりやすい．圧負荷をきたす主たる疾患はPH〔特に特発性肺動脈性肺高血圧症（idiopathic pulmonary arterial hypertension：IPAH）やCTEPH〕，容量負荷をきたす疾患は心房中隔欠損症（atrial septal defect：ASD）やFallot四徴症修復術後遠隔期の肺動脈逆流症などの先天性心疾患があたる．両者は合併することがあるが，どちらが基本として存在しているのかを考えながら診療にあたることが肝要である．

❷右室圧負荷

a●右室圧と肺血管抵抗の関係

右室圧負荷とは，正常範囲を超えた右室圧の上昇のことである．圧の正常範囲は，右室は収縮末期圧が15〜25 mmHg，拡張末期圧が0〜8 mmHg，肺動脈は収縮末期圧が15〜25 mmHg，拡張末期圧が8〜15 mmHg，平均圧10〜20 mmHgである．平均肺動脈圧が20 mmHgを超えた状態がPHと定義されている[1]．

PHにおける右室圧を考えるためには，Ohmの法則（V＝I×R）の式を思い出す必要がある．この式を肺循環に当てはめると，（肺動脈圧−左房圧）＝心拍出量×肺血管抵抗となり，これを理解することがPHの最初のステップである．心不全とは全身が必要とする循環血液量を保てなくなった状態，つまり心拍出量が保てなくなった状態である．PHは，何らかの理由で肺血管抵抗が上昇した状態であり，心拍出量を保つためには，肺動脈圧−左房圧を上昇させるしかない．よって，PHでは肺動脈圧が上昇し，それと連続する右室の圧が上昇することになるのである．

b●右室圧の画像評価法（図3）

右室圧を予測する方法として，エコーでは三尖弁逆流速度を使用する方法が広く用いられており，MRIでも位相コントラスト法を用いて同様に可能である．PHでは，収縮期に右室から右房への逆流が発生し，その逆流速度とBernoulliの式を用いて，右房と右室の圧較差を予測することができる．pressure gradient（PG）＝$4 \times V_{max}^2$で計算可能である．これに推定右房圧を足すことで推定右室収縮期圧の予測が可能であるが，実際には右房圧を省き，三尖弁PG 40 mmHgが平均肺動脈圧25 mmHg，三尖弁PG 60 mmHgが平均肺動脈圧40 mmHgにおおよそ匹敵するとされている[2]．位相コントラスト法に関する詳細は他項（→80頁）を参照されたい．

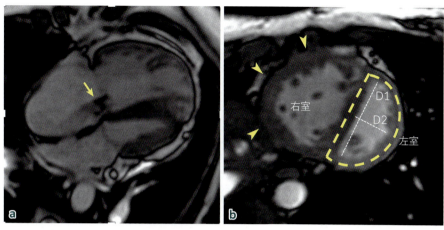

図3 肺高血圧症を示唆する画像所見
a. 四腔像．収縮中期．**b.** 左室短軸像．収縮末期．
三尖弁逆流(矢印)，左室のD shape(黄点線)，eccentricity index(D1/D2)の増大(白点線)，右室壁肥厚(矢頭)など，肺高血圧症を示唆する所見がある．

　右室と左室の間に位置する心室中隔の形態も右室圧負荷を予測するのに有用である．MRIやCTの左室短軸像において，心室中隔は常に右室側へ膨隆しており，左室は円形である．しかし，右室圧が上昇してくると，心室中隔は徐々に左室側へ偏位するようになり，徐々にアルファベットのDのような形態になっていく．中隔の偏位に伴う左室の変形をeccentricity index(左室前壁−下壁距離/中隔−左室側壁距離)という定量値にすることで，高い精度で右室圧の上昇が予測できる[3,4]．

c●右室圧負荷で起こるリモデリングと圧負荷への適応

　右室圧負荷に対する形態的な代償反応(リモデリング)は，右室肥大(壁肥厚)と右室拡大である[5]．可視的な変化として，右室心筋重量増加と右室容積増加が起こる．右室容積増加に対して，拍出量は一定もしくは低下するため，右室駆出率(right ventricular ejection fraction；RVEF)は低下する．つまり圧負荷に対する右室の形態的リモデリングとは，①右室心筋重量(RV mass)の増加，②RVEFの低下のことである．これらはいずれもMRIで観察可能であり，疾患重症度や治療効果判定に用いられる．

　右室肥大は圧負荷の増大に対して初期に起こる反応であり，拍出量を保つために，右室の収縮力を増加させるための代償反応である[5]．RVEFの低下のないRV massの増加は右室が圧負荷に適応していることを意味する(図4)．そのうちに壁肥厚だけで対応できなくなると，右室は拡張末期容積を増大させて，拍出量を保とうとする．拍出量の低下を伴わずに右室容積が増加するため，RVEFは軽度低下する．この時点でもまだ右室は圧負荷に適応できている．さらに疾患が進行すると，最終的には拍出量も低下してしまい，RVEFは高度に低下する(図5)．これは右室が圧負荷の増大に適応できなくなったことを意味し(RV maladaptation)，右心不全の発症と直結する．

　このようにRVEFは圧負荷に対する右室の適応状態をよく反映しており，非侵襲的な疾患重症度の指標となる．そのため，RVEFは，時に肺血管抵抗よりも予後を反映する[6]．なお，

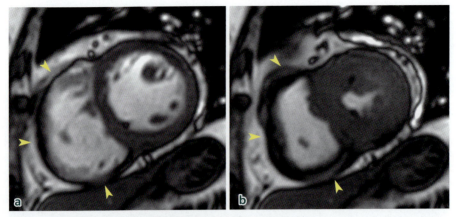

図4　71歳男性，慢性血栓塞栓性肺高血圧症(平均肺動脈圧 32 mmHg)
a. 左室短軸像．拡張末期．**b.** 左室短軸像．収縮末期．
右室拡張末期容積(right ventricular end-diastolic volume；RVEDV) 90.9 mL/m^2，右室収縮末期容積(right ventricular end-systolic volume；RVESV) 43.5 mL/m^2，RVEF 52%と右室機能は保たれており，右室は圧負荷の増大に適応できている．右室壁には全周性に軽度の肥厚がみられる(矢頭)．

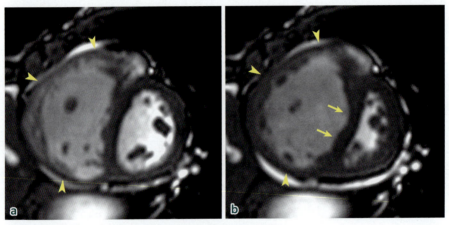

図5　52歳女性，慢性血栓塞栓性肺高血圧症(平均肺動脈圧 58 mmHg)
a. 左室短軸像．拡張末期．**b.** 左室短軸像．収縮末期．
RVEDV 145.1 mL/m^2，RVESV 114.9 mL/m^2，RVEF 20.8%と駆出率は高度に低下しており，右室は圧負荷の増大に適応できていない．右室壁には全周性の肥厚がみられる(矢頭)．収縮末期に心室中隔が左室側に偏位している点にも注目(矢印)．

RVEFは，前負荷や後負荷に影響されるため，厳密に右室固有の収縮性を示すものではない．純粋な右室固有の収縮性を評価するには，CT，MRIに加え，侵襲的なカテーテル検査が必要で，圧容積曲線から算出する必要がある．

一方，組織学的な変化として，右室肥大で起こっているのは，心筋の肥大と間質の線維化である．この反応は，初期には心筋の収縮力の増加，心筋のstiffnessの増加による形態保持(右室拡大の抑制)といった好影響を与える(adaptive リモデリング)が，長期に続くと，徐々に拡張能の低下や心室収縮の不均一性による悪影響が目立つようになり，最終的には収縮障害，心不

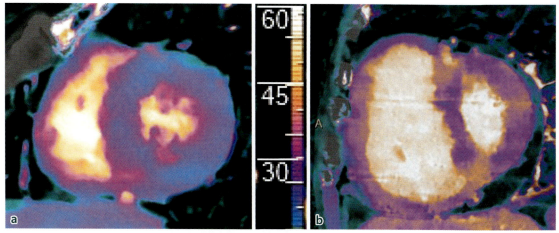

図6 2層検出器CT dual energy imagingを用いたECV評価
a. 60歳，健常男性：右室ECV 22.6%．b. 80歳女性，CTEPH：右室ECV 33.2%．

全を呈して予後不良となる[7]．この右室のリモデリングには心室の線維化が深くかかわっていると報告されており，PHの剖検例や心移植症例，PHモデルでのラットによる研究でも右室心筋の線維化の亢進が報告されている．そのため，右室壁の線維化を評価することが右室の組織学的リモデリングを評価することにつながる．右室壁の線維化の評価法としては，MRIのT1マッピングは空間分解能や位置ズレの問題から限界があり，2層検出器CTによるdual energy imagingを用いた細胞外容積分画(extra cellar volume；ECV)評価法が，現在のところ，最も正確な手法と考えられているが[8]，今後のさらなる研究が期待されている分野である(図6)．

d●まとめ

右室圧負荷の疾患では，三尖弁逆流速度やeccentricity indexから右室圧負荷の程度を予測し，RVEF，RV massから右室が負荷に適応できているかを評価する．特にRVEFは圧負荷に対する右室の適応状態をよく反映しており，非侵襲的な疾患重症度の指標である．

❸右室容量負荷

a●右室容量負荷

右室容量負荷は，何らかの原因によって右室が拍出する血液量が増加することで生じる．右室拍出量＞左室拍出量となっていることが原則で，拍出量の増加に対応するため，正常範囲を超えて右室が拡大する．右室容積の正常範囲は拡張末期53〜123 mL/m^2，収縮末期17〜59 mL/m^{2}と報告されている(表4)．

原因として，①左-右シャントを呈する疾患によって，右心系に左心系の血液が流入し，右室内の血液が増加する状況と，②肺動脈弁や三尖弁が逆流を起こし，全身へ血液を送るためには従来よりも多くの血液を拍出しないといけなくなる状況の2つがある．原疾患が不明な場合は，これらの疾患を中心に責任病変の検索を行う．

表4　MRIによる右室計測の正常値（乳頭筋は内腔に含む）

	成人男性 平均	成人男性 基準範囲	成人女性 平均	成人女性 基準範囲
EDV/BSA(mL/m^2)	88	53〜123	76	48〜104
ESV/BSA(mL/m^2)	38	17〜59	30	13〜48
SV/BSA(mL/m^2)	52	28〜75	48	29〜66
EF(%)	57	42〜72	60	46〜74
Mass/BSA(g/m^2)	19	10〜28	17	7〜28
RVCI(L/min/m^2)	3.0	1.5〜4.5	2.8	1.6〜4.0

EDV(end-diastolic volume)：拡張末期容積，ESV(end-systolic volume)：収縮末期容積，SV(stroke volume)：1回拍出量，EF(ejection fraction)：駆出率，CI(cardiac index)：心係数，BSA(body surface area)：体表面積
〔Kawel-Boehm N, et al：Reference ranges("normal values")for cardiovascular magnetic resonance(CMR)in adults and children：2020 update. J Cardiovasc Magn Reson 22：87, 2020 より作成〕

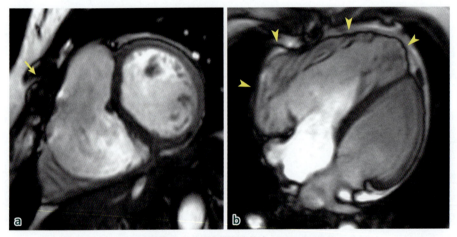

図7　44歳女性，Fallot 四徴症修復術後肺動脈逆流（肺動脈逆流率 36％）
a. 左室短軸像，拡張末期．**b.** 四腔像，拡張末期．
RVEDV 173 mL/m^2，RVESV 89 mL/m^2，RVEF 49％と，右室容積の増加を認めるが，駆出率は保たれている．右室の壁肥厚も肺高血圧症と比較して目立たない（矢頭）．矢印：胸骨正中切開後の金属アーチファクト．症状は軽度であったが，MRI所見をもとに肺動脈弁置換術の適応と判断された．

b・右室容量負荷で起こるリモデリング

　右室は左室と比較して心筋が薄く，伸縮性に富むため，容量負荷には対応しやすい構造になっている．シャント疾患によって，右室へ流入してくる血液量が増加するとそれに合わせるように右室は拡張末期容積を増大させ，拍出量を増やす．つまり，容量負荷に対応する右室のリモデリングは，右室容積の増加である（図7）．容量負荷の場合は圧負荷と異なり，拡張末期容積のみでなく拍出量も増加するため，駆出率はあまり低下しないことが多い．肺血管へ流入する血液量が増加した状態が長期間続くと，肺血管の壁肥厚，内腔狭小化（肺血管のリモデリン

グ)が起き，肺高血圧を呈し，予後不良となっていく．従来，右室は容量負荷に強く，肺高血圧をきたさない限りは予後は良好と考えられていたが，徐々に不整脈リスクなどによる予後の悪化がみられることが明らかとなり，近年では右室の拡大が進行しないうちに修復手術を行い，予後を改善させようと考えるのがスタンダードである．そのため，心不全症状がなくても，MRI/CTでの右室容積などを指標にして，修復手術の適応が検討されうる[9].

c ● 右室容量負荷の画像評価法

現状，右室容積の計測においては，MRIがゴールドスタンダードである．欧州心臓病学会（European Society of Cardiology；ESC）ガイドラインでも右室容積の評価にはMRIが最も推奨されている[10].理由としては，MRIには死角がなく，複雑な形態の右室の全貌を正確に評価できる点，CTと比較して被曝がない点などが挙げられる．そのため，先天性心疾患の診療における第1選択はMRIである．ペースメーカなどMRIが使用できない状況では，同様に三次元的な評価が可能なCTでの評価が行われる．近年では被曝低減技術によって低被曝での撮影が可能となっている．

d ● まとめ

右室容量負荷の疾患では，シャント疾患や弁膜症などの原因疾患を検索し，症状にかかわらず，右室容積を指標の1つとして修復手術の適応を検討する．

❹右室計測の正常値(表4)

MRIによる右室計測の正常値を表4[11]に示す．CTでの計測値もこれに準ずるが，造影CTはMRIより空間分解能が高く，造影剤が急速静注される影響で，右室のサイズがMRIよりも大きめに計測される可能性があることが報告されており，その点を念頭に置く必要がある[12].

(山崎誘三，阿部弘太郎)

文献

1) Simonneau G, et al：Haemodynamic definitions and updated clinical classification of pulmonary hypertension. Eur Respir J 53：1801913, 2019

2) Fukuda K, et al：Guidelines for the Treatment of Pulmonary Hypertension(JCS 2017/JPCPHS 2017). Circ J 83：842-945, 2019

3) López-Candales A, et al：Systolic eccentricity index identifies right ventricular dysfunction in pulmonary hypertension. Int J Cardiol 129：424-426, 2008

4) Yamasaki Y, et al：Clinical impact of left ventricular eccentricity index using cardiac MRI in assessment of right ventricular hemodynamics and myocardial fibrosis in congenital heart disease. Euro Radiol 26：3617-3625, 2016

5) Vonk Noordegraaf A, et al：The relationship between the right ventricle and its load in pulmonary hypertension. J Am Coll Cardiol 69：236-243, 2017

6) van de Veerdonk MC, et al：Progressive right ventricular dysfunction in patients with pulmonary arterial hypertension responding to therapy. J Am Coll Cardiol 58：2511-2519, 2011

7) Andersen S, et al：Right Ventricular Fibrosis. Circulation 139：269-285, 2019

8) Yamasaki Y, et al：Right ventricular extracellular volume with dual-layer spectral detector CT：value in

chronic thromboembolic pulmonary hypertension. Radiology 298：589-596, 2021

9) Stout KK, et al：2018 AHA/ACC Guideline for the Management of Adults With Congenital Heart Disease：Executive Summary：A Report of the American College of Cardiology/American Heart Association Task Force on Clinical Practice Guidelines. Circulation 139：e637-e697, 2019

10) Ponikowski P, et al：2016 ESC Guidelines for the diagnosis and treatment of acute and chronic heart failure：The Task Force for the diagnosis and treatment of acute and chronic heart failure of the European Society of Cardiology（ESC）Developed with the special contribution of the Heart Failure Association（HFA）of the ESC. Eur Heart J 37：2129-2200, 2016

11) Kawel-Boehm N, et al：Reference ranges（"normal values"）for cardiovascular magnetic resonance（CMR）in adults and children：2020 update. J Cardiovasc Magn Reson 22：87, 2020

12) Yamasaki Y, et al：Quantitative assessment of right ventricular function and pulmonary regurgitation in surgically repaired tetralogy of Fallot using 256-slice CT：comparison with 3-Tesla MRI. Eur Radiol 24：3289-3299, 2014

Ⓒ 慢性血栓塞栓性肺高血圧症（CTEPH）

❶ 慢性血栓塞栓性肺高血圧症の臨床的特徴と治療

　CTEPH は，抗凝固療法を 6 か月以上継続したあとでも器質化血栓が肺動脈内に残存し，平均肺動脈圧が 25 mmHg 以上の肺高血圧症を呈した状態である[1]．CTEPH は急性肺血栓塞栓症のあとの約 2～4％にみられるとされ[1]，約半数は急性肺動脈血栓塞栓症の既往を認めずに労作時の息切れのみを症状として受診し診断される．適切な介入がなされなければ予後不良な疾患であり，平均肺動脈圧が 30 mmHg，40 mmHg，50 mmHg と上昇するにつれて，5 年生存率は 50％，30％，10％へと低下すると報告されている[2]．CTEPH に対する治療には，①肺動脈内膜摘除術（PEA），②バルーン肺動脈形成術（BPA），③薬物療法の 3 つの方法がある．PEA はガイドライン上，第 1 選択とされ，その可否によりその後の治療法が決定される治療アルゴリズムになっている[3, 4]．BPA は 2001 年に Feinstein ら[5]によって初めて有用性が報告され，繰り返し施行できること，PEA に適応がないとされる区域枝末梢，亜区域枝レベルの末梢肺動脈病変に対してもアプローチできることから急速に普及し，近年ではわが国を中心に良好な治療成績が報告されている[6]．

❷ CTEPH の CT 所見

　CT は，CTEPH の診断のみでなく，治療適応の判断においても，従来から施行されてきた肺動脈造影検査に代わる低侵襲検査として重要な役割を担っている．CTEPH の基本的な CT 所見には，①肺高血圧による肺動脈本幹の拡張，②肺動脈変化，③側副血行路の発達，および④肺実質変化がある．以下にそれぞれを説明する．

a● 肺動脈本幹の拡張
　血管床の閉塞に伴って血管抵抗が増大し，中枢肺動脈には拡張が認められる（図 8）．肺動脈本幹径が 29 mm 以上であれば成因にかかわらず肺高血圧症を疑い，50 歳以下の患者で肺動脈と大動脈の直径の比が 1：1 以上の場合は肺高血圧症と強く関連があると報告されている[7, 8]．

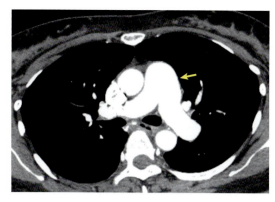

図8　CTEPHにおける肺動脈本幹の拡張
肺動脈本幹は著明に拡張している(矢印)．すなわち肺動脈径は，大動脈径より明らかに太くなっている．

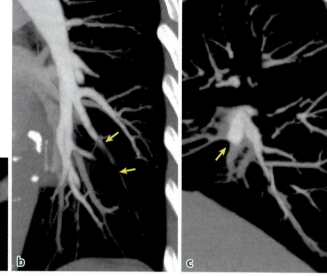

図9　CTEPHの肺動脈変化(すべてMIP像)
a. band/web．造影剤に囲まれた薄い線状構造物として認められる(矢印)(肺動脈の一部を拡大した像)．
b. abrupt narrowing．急峻な肺動脈の狭小化を認める(矢印)．
c. 完全閉塞．pouch defectに合致する血管の鈍な途絶像を認める(矢印)．

肺動脈の蛇行や非対称性もしばしば認められる．右室の拡大や軽度の心膜肥厚，少量の心嚢液貯留，縦隔リンパ節腫大もみられることがある．

b●肺動脈変化

　肺動脈の所見には器質化血栓を基礎としたband/web(図9a)，急峻な狭小化(abrupt narrowing，図9b)，部分閉塞，完全閉塞(図9c)の形成が挙げられる．bandやwebは器質化血栓の直接所見であり，CTEPHに特徴的な所見である(図9a)．bandは線状の構造物で両側が血管壁に固定されている．一般的に0.3～2 cmの長さで，しばしば血管の長軸方向に認められる[9]．webは多数のbandから構成され篩状の構造をなす．CT angiography(CTA)上，band，webともに肺動脈の造影剤内の薄い線状構造として認められる．器質化血栓の中に石灰化がみられ

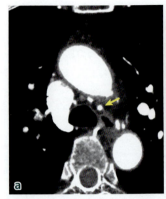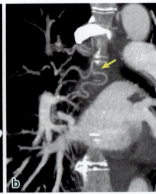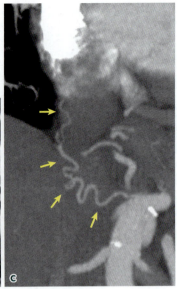

図10　CTEPHにおける側副血行路の発達
a. axial像, b. partial MIP coronal像, c. partial MIP coronal像.
a, b. 拡張した気管支動脈を認める(矢印).
c. 拡張した右下横隔動脈が縦隔内に進展している(矢印).

ることもある．完全閉塞病変は pouch defect とよばれる血管の鈍な途絶像(図9c)を示す[10]．

c ● 側副血行路の発達

　肺動脈閉塞に対する代償性変化として体循環系の発達，拡張が認められる．気管支動脈をはじめ(図10a, b)，横隔膜近傍に分布する肋間動脈，下横隔動脈(図10c)，内胸動脈にも拡張をきたす．CTEPH の73%に気管支動脈などの体循環系分枝の異常拡張が認められ(図10a, b)，それは特発性肺高血圧症患者より有意に高頻度であったとする報告がある[11]．急性肺血栓塞栓症においては気管支動脈の拡張は認められないことから，急性肺血栓塞栓症が疑われる症例で気管支動脈の拡張所見が認められれば，CTEPH の急性増悪か肺動脈塞栓の再発が疑われる[12]．

d ● 肺実質変化

　CTEPH の肺実質のCT所見としてモザイク灌流(mosaic perfusion)が認められ，特徴的で鑑別に役立つ．mosaic perfusion は肺野の不均一な灌流を示す所見であり，肺血流減少領域を示唆する内部の血管陰影の狭小化を伴った区域性の低濃度領域，およびそれに隣接した肺血流非減少領域を示唆する正常もしくは高濃度領域である．mosaic perfusion は，特発性肺高血圧症患者よりも CTEPH に高頻度に認められる[13]．また，過去の肺梗塞に伴う収縮性陰影もしばしば認められる(図11)．楔状の浸潤影，結節影，線状影として認められ，下葉に多く，しばしば胸膜肥厚を合併する．ただし，陳旧性炎症性変化や慢性間質性変化との鑑別に苦慮する病変も存在する．また，前述した肺動脈の急峻な狭小化や途絶も肺野条件でも十分に観察可能である．

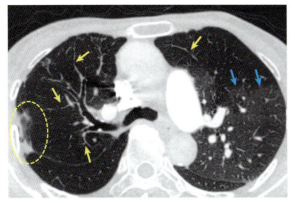

図 11　CTEPH の肺実質変化
肺梗塞に伴う収縮性陰影(点線)，隣接した気管支と比較して著明に狭小化した肺血管陰影(黄矢印)，mosaic perfusion (青矢印)を認める．

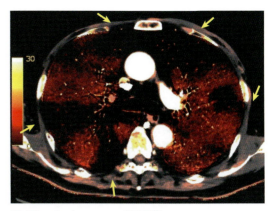

図 12　dual-energy CT 画像
肺血流低下部位(矢印)がわかりやすい．

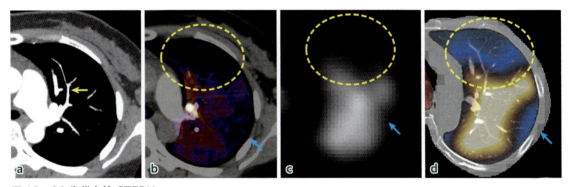

図 13　30 歳代女性 CTEPH
a. CTA partial MIP 像，**b.** lung subtraction iodine マッピング，**c.** 肺血流 SPECT，**d.** 肺血流 SPECT/CT．
CTA では左 A3b には明らかな狭窄所見はみられないが(**a** 矢印)，lung subtraction iodine マッピング像(**b**)では該当する S3b 領域の血流低下が明瞭に認められ，肺血流 SPECT(**c**)および SPECT/CT(**d**)とよく一致している(点線楕円で囲まれた領域，および矢印の領域)．

❸ CTEPH の肺血流評価

　CTEPH の治療において肺血流評価は大変重要であり，特に PEA では到達できない区域枝および亜区域枝を治療対象とすることができる BPA においては，術前に区域ごとの血流評価を行うことが肝要となる．従来は，CTA による肺血管評価と肺換気・血流シンチグラムによる肺血流評価を組み合わせて CTEPH の診断および治療計画が行われてきた．しかし，CTA は形態的な情報しか提供できず，肺換気-血流シンチグラムは空間分解能が低いという問題があり，特に BPA のような血管情報と血流情報を解剖学的に正確に一致させることが術前計画に肝要な手技においては限界もあった．そこで，昨今では dual-energy CT(図 12)や lung subtraction iodine マッピング(図 13)を用いた肺血流評価も行われるようになった．肺血流 SPECT/CT をゴールドスタンダードとした領域別肺血流評価についての lung subtraction

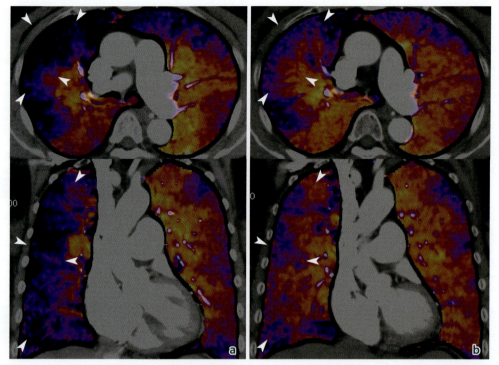

図 14 CTEPH に対する BPA 治療前後の比較
a. BPA 前 lung subtraction iodine マッピング像(上段：axial 像，下段：coronal 像)．**b.** BPA 後 lung subtraction iodine マッピング像(上段：axial 像，下段：coronal 像)．BPA 治療後に，矢頭で囲まれた部位の血流上昇が得られていることがわかる．

iodine マッピングの診断能は，感度 95％，特異度 84％，正診率 93％，陽性適中率 97％，陰性適中率 73％と報告されている[14]．dual-energy CT や lung subtraction iodine マッピングでは，一度の検査で肺血管の形態と末梢肺血流の両方の情報を得ることが可能であり，BPA 術前のガイドとして有用であることに加えて，治療効果判定として治療前後の区域の血流変化を評価することも可能である（図 14）．

（山田祥岳，田村　全，陣崎雅弘）

文献

1) Piazza G, et al：Chronic thromboembolic pulmonary hypertension. N Engl J Med 364：351-360, 2011
2) Riedel M, et al：Longterm follow-up of patients with pulmonary thromboembolism. Late prognosis and evolution of hemodynamic and respiratory data. Chest 81：151-158, 1982
3) Fukuda K, et al：Guidelines for the Treatment of Pulmonary Hypertension (JCS 2017/JPCPHS 2017). Circ J 83：842-945, 2019
4) Kim NH, et al：Chronic thromboembolic pulmonary hypertension. Eur Respir J 53：1801915, 2019
5) Feinstein JA, et al：Balloon pulmonary angioplasty for treatment of chronic thromboembolic pulmonary hypertension. Circulation 103：10-13, 2001
6) Mizoguchi H, et al：Refined balloon pulmonary angioplasty for inoperable patients with chronic thromboembolic pulmonary hypertension. Circ Cardiovasc Interv 5：748-755, 2012

7) Tan RT, et al：Utility of CT scan evaluation for predicting pulmonary hypertension in patients with parenchymal lung disease. Medical College of Wisconsin Lung Transplant Group. Chest 113：1250-1256, 1998

8) Ng CS, et al：A CT sign of chronic pulmonary arterial hypertension：the ratio of main pulmonary artery to aortic diameter. J Thorac Imaging 14：270-278, 1999

9) Korn D, et al：Pulmonary arterial bands and webs：an unrecognized manifestation of organized pulmonary emboli. Am J Pathol 40：129-151, 1962

10) Auger WR, et al：Chronic major-vessel thromboembolic pulmonary artery obstruction：appearance at angiography. Radiology 182：393-398, 1992

11) Remy-Jardin M, et al：Systemic collateral supply in patients with chronic thromboembolic and primary pulmonary hypertension：assessment with multi-detector row helical CT angiography. Radiology 235：274-281, 2005

12) Hasegawa I, et al：Bronchial artery dilatation on MDCT scans of patients with acute pulmonary embolism：comparison with chronic or recurrent pulmonary embolism. AJR Am J Roentgenol 182：67-72, 2004

13) Sherrick AD, et al：Mosaic pattern of lung attenuation on CT scans：frequency among patients with pulmonary artery hypertension of different causes. AJR Am J Roentgenol 169：79-82, 1997

14) Tamura M, et al：Diagnostic accuracy of lung subtraction iodine mapping CT for the evaluation of pulmonary perfusion in patients with chronic thromboembolic pulmonary hypertension：Correlation with perfusion SPECT/CT. Int J Cardiol 243：538-543, 2017

Ⓓ 右心系の血流動態評価

❶右心系血行動態における 4D flow MRI の役割

　従来の二次元の位相コントラスト法は，血管を直行する 1 断面の血流しか測定できなかった．三次元位相コントラストデータを可視化する 4D flow MRI では血管内の仮想粒子とその軌跡＝流線により，血流の動態を三次元プラス時間軸の四次元で観察することができる．複数の色の仮想粒子を設定することにより，血管内で渦巻く vortex flow なども観察できる（図15）．近年，ターボフィールドエコー（turbo field echo；TFE）とエコープラナーイメージング（echo planar imaging；EPI）を組み合わせたシーケンスが，血流信号の増加，ノイズの低減，撮影時間の短縮をもたらすことが報告されている[1]．4D flow MRI では，心周期を通して狭窄・拡張した血管の渦流やうっ血が観察され，レトロスペクティブに任意の血流を定量化することができる．右心系の血行動態として，①肺動脈閉鎖不全・三尖弁閉鎖不全による右心容量負荷，②肺動脈閉鎖・狭窄による体循環肺側副路や左右肺血流比，③心房中隔欠損・心室中隔欠損（ventricular septal defect；VSD）のシャント量測定に有用なツールとして期待される．

❷肺動脈弁逆流

　肺動脈弁逆流は，Fallot 四徴症を代表とする conotruncal anomaly の修復術後遠隔期に最も多い合併症である．肺動脈逆流は右室の容積増大を誘発し，最終的に右心不全に至る[2]．二次元位相コントラスト法で測定される肺動脈逆流率は，肺動脈弁置換の時期を決定する重要な指標である[2]．しかし，患者の症状や右心機能障害の重症度と必ずしも一致するものではない．修復された肺動脈には拡張や狭窄が残存して複雑な三次元構造となっている．さらに，右室流

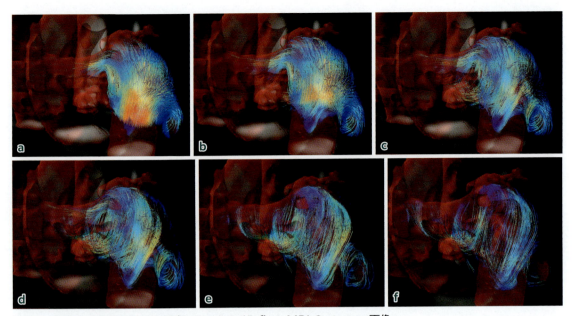

図15 慢性血栓塞栓性肺高血圧症(CTEPH)の4D flow MRIのstream画像
aからfにかけて収縮早期～収縮末期～拡張期を並べている．主肺動脈から左右肺動脈近位部は拡張し，層流はなく内腔辺縁主体に螺旋流が形成されている．血流うっ滞，末梢血管抵抗の上昇や血管壁の弾性低下が反映された変化で，右室の前負荷増大が示唆される．

出路パッチ術や右室と肺動脈間を導管で連結するRastelli術など，術式により再建肺動脈のデバイスは異なる．これらのさまざまな因子に影響され，肺動脈は一様な層流ではなく，症例ごとに多様で複雑な流れをもっている．このため右室流出路フローの病態を，二次元位相コントラスト法の肺動脈弁逆流率だけで規定するのは限界がある．4D flow MRIでは，心時相により変化する螺旋流や渦流形成を視覚化することに加え(図16)，血流速度や渦度として定量化できる．これにより弁形態や再建様式によって血管壁への物理的ストレスが異なること[3]や，渦度の大きさが右心負荷に相関すること[4]が報告されている．

❸ 体循環肺側副路形成とシャント量

　VSDを伴う肺動脈閉鎖あるいは極型Fallot四徴症では，右室流出路から肺動脈基部の間が閉塞するため，肺血流は開存する動脈管もしくは胸部大動脈から起始する主要大動脈肺動脈側副血行路(major aortopulmonary collateral artery；MAPCA)によって供給される．4D flow MRIでは，大動脈から起始するMAPCAとそれらの灌流域と肺静脈還流を視覚化し，左右肺血流比を推定できる(図17)．4D flow MRIでは解析対象となる血管の流速に合わせたvelocity encode(VENC)の設定が重要で，VENCが小さすぎると折り返しアーチファクトの原因となる．通常，心室や大血管のフローを対象とする場合，VENCは150～200 cm/secが適当である．TFE-EPIなど撮影時間が短縮された4D flow MRIでは，大血管と小血管の側副路から2重の血流供給がある先天性心疾患では，マルチVENCの4D flowを活用できる．片側肺動脈弁狭窄とarterial-pulmonary collateralsを有するFallot四徴症では，VENC 200 cm/secで肺動脈弁狭窄を評価し，VENC 30 cm/secで鎖骨下動脈からの側副血管の低速流が描出される[5]．マルチVENCでは，肺動脈形成や側副血行路の塞栓の治療戦略に有用な情報を提供する．

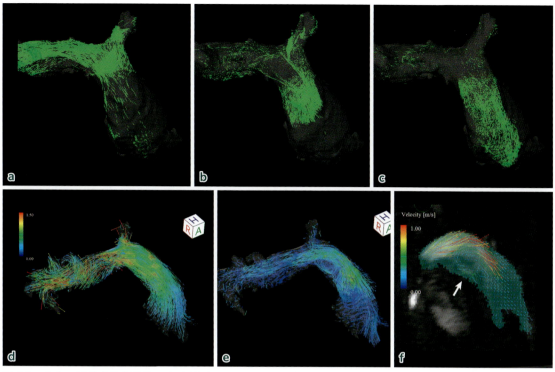

図 16 Fallot 四徴症修復術後の主肺動脈の 4D flow MRI
左から収縮早期, 収縮末期, 拡張期を並べている. 左肺動脈起始部に狭窄があり, 左肺血流は低下している. particle 画像(**a～c**)では, 収縮末期から拡張期にかけて中等度の肺動脈弁逆流が描出されている. stream 画像(**d～f**)では, 右肺動脈の収縮時の螺旋流, 収縮末期から拡張時の主肺動脈の逆流には, 長軸方向の渦流が形成されている(矢印).

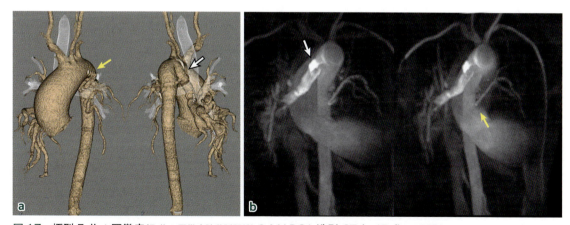

図 17 極型 Fallot 四徴症(Fallot 四徴症肺動脈閉鎖)の MAPCA 造影 CT と 4D flow MRI
右室流出路から肺動脈基部の間が閉塞するために, 肺血流は開存する動脈管もしくは胸部大動脈から起始する MAPCA によって供給される. 大動脈弓部から起始する MAPCA(白矢印)は, 最大径 2 cm 程度に拡張し, 右肺全域を供血する. 下行大動脈から 5 mm 程度の MAPCA が起始し, 左肺上葉を供血している(黄矢印). 中心肺動脈は未発達で描出されない. 肺動脈圧の上昇と左右不均等な肺血流分布が推測される.

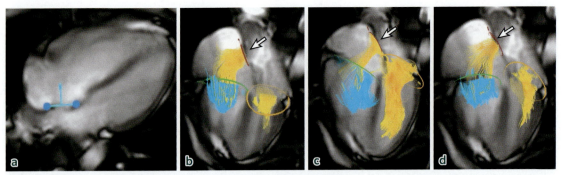

図18 ASDのシネ画像ガイドによる4D flowのシャントフロー計測
通常の2Dシネ画像でASDをマークすると(左端), 欠損孔を通過するフローが自動計測可能となる(矢印). 左右シャント量は1.91 L/min, Qp/Qs 1.8と心臓カテーテル検査の結果と一致した. また三尖弁(青), 僧帽弁(黄)の弁口2か所を設定すると弁を通過するフローも同時に計測できる. 弁狭窄・逆流の評価にも有用となる.

肺体血流比(pulmonary blood flow/systemic blood flow ratio; Qp/Qs)は, ASDを代表とする短絡性心疾患の重症度指標として用いられ, 二次元位相コントラストMRIによる肺動脈と大動脈拍出量の比で代用される. シネ画像と組み合わせた4D flow MRIでは, 面で規定した欠損孔を交通するシャントの視覚化とシャント量を直接算出可能である(図18).

Fontan循環

▶**Fontan術式の改良と変遷** 先天性の単心室, 三尖弁閉鎖, 左心低形成などがFontan手術の対象となる. Fontan手術では, 右心ポンプを介さず, 上大静脈と下大静脈の血流が直接肺動脈に流れるように吻合される. 体循環・肺循環が直列になることで, 体静脈圧が常に高くなる. Fontan手術は, 初期の心房肺動脈吻合(atrio-pulmonary connection; APC)法, その後の心内導管法(lateral tunnel; LT), 心外導管法(total cavopulmonary connection; TCPC)に分けられる. 術式の改良と周術期管理法の進歩で術後多くの患者が成人期に達している. しかし, 他の先天性心疾患に比べ予期しない入院や死亡の頻度が高く, 40歳のFontan術後患者の5年死亡率は20%弱である[6]. 体心室機能不全[7], 不整脈, 房室弁逆流の増悪とともに, Fontan循環特有のうっ血肝・肝硬変, 蛋白漏出性胃腸症, 鋳型気管支炎(plastic bronchitis)などの遠隔期合併症の発生が, 患者のQOLを低下させる.

▶**4D flow MRIの役割** 血液凝固線溶系異常のあるFontan術後患者では, 血栓塞栓症の発生が多い. 4D flow MRIでは, Fontan経路から肺動脈の狭窄や血栓を検出し, 流速や血流量による左右肺血流分布や体肺側副路を定量化する(図19). Fontan手術では, 上大静脈あるいは下大静脈が一側肺動脈のみに吻合されるため, 造影CTでは左右上肢や上下肢の両方から造影する必要があるが, 4D flow MRIでは非造影でFontan循環の全体を把握できる.

▶**Fontan術後肝合併症** 中心静脈圧上昇と低心拍による肝構造異常と機能異常は, うっ血肝や肝線維症から肝硬変へ進行しFontan術後肝合併症(Fontan associated liver disease; FALD)とよばれ, 肝細胞癌発生もあり予後不良因子となる[8]. 病理学的には類洞拡張・血栓, 小葉中心壊死, 門脈線維化を認める. 成人期に達した患者の約1/3が肝硬変といわれている. 高頻度に発生する多血性肝腫瘍は, 静脈圧・門脈圧亢進による血流異常が原因といわれている. APC-Fontanでは, 上流となる右房内うっ滞がFALD発生に関連する(図20)[9].

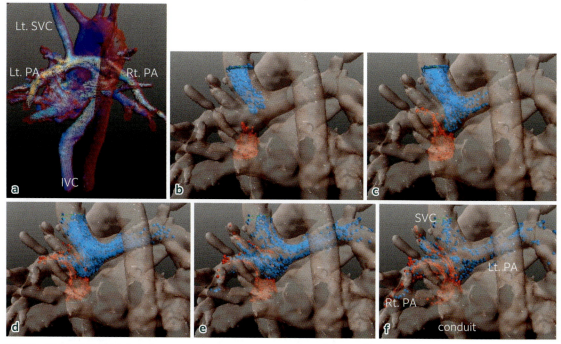

図 19 単心室に対する total cava-pulmonary connection 後の 4D flow MRI
下大静脈～導管～肺動脈，上大静脈～肺動脈が連結して Fontan 循環を形成する．4D flow MRI では Fontan 循環の開存性，上大静脈や下大静脈からの還流が左右肺動脈に均等に分布しているか確認できる．下大静脈からの肝因子の欠乏は，肺動静脈瘻をきたすことが報告されている．
SVC：superior vena cava, PA：pulmonary artery, IVC：inferior vena cava

❹ 4D flow MRI の課題

　4D flow MRI は，術後遠隔期を含む先天性心疾患における血行動態の非侵襲的評価として重要な役割を担っている．4D flow MRI に基づく新しい血行動態指標がいくつか提案されているが，まだ広く一般には使用されていない．これらの指標の臨床的意義を明らかにするためには，再現性があり安定した血流信号を得るスキャン方法の確立が重要なポイントになる．また，各種ソフトウェア指標の統一や操作方法の簡便化・自動化も必要となる．

〔長尾充展〕

文　献

1) Shiina Y, et al：Non-physiological aortic flow and aortopathy in adult patients with transposition of the great arteries after the Jatene procedure：a pilot study using echo planar 4D flow MRI. Magn Reson Med Sci 20：439-449, 2021
2) Tatewaki H, et al：Pulmonary valve replacement after repaired tetralogy of Fallot. Gen Thorac Cardiovasc Surg 66：509-515, 2018
3) Hattori K, et al：Bicuspid aortic valve morphology and aortic valvular outflow jets：an experimental analysis using an MRI-compatible pulsatile flow circulation system. Sci Rep 11：2066, 2021
4) Tsuchiya N, et al：Circulation derived from 4D flow MRI correlates with right ventricular dysfunction in

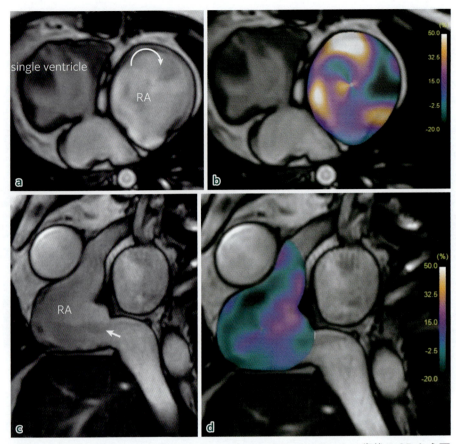

図20 単心室に対するatrio-pulmonary connection（APC）Fontan術後の2Dシネ画像（左）とvortex flowマップ（右）

2Dシネ画像では，うっ滞する心房内に下大静脈から流入するフローが磁場不均一を惹起させ，dark flow phenomenon（矢印）が出現する．vortex flowマップは，このdark flow phenomenonを可視化したもので，拡張する心房や心室内のうっ滞の程度や渦流を評価する．APC-Fontan術後のFALD発症例では，vortex flowマップによる心房内渦流は小さく，うっ滞が高度となる．
RA：right atrium

patients with tetralogy of Fallot. Sci Rep 11：11623, 2021
5) Shiina Y, et al：Dual VENC 4D flow magnetic resonance imaging demonstrates arterial-pulmonary collaterals in an adult with tetralogy of Fallot. Eur Heart J Cardiovasc Imaging 22：e95, 2021
6) Diller GP, et al：Survival prospects and circumstances of death in contemporary adult congenital heart disease patients under follow-up at a large tertiary centre. Circulation 132：2118-2125, 2015
7) Ishizaki U, et al：Global strain and dyssynchrony of the single ventricle predict adverse cardiac events after the Fontan procedure：analysis using feature-tracking cine magnetic resonance imaging. J Cardiol 73：163-170, 2019
8) Nii M, et al：Incidence and expected probability of liver cirrhosis and hepatocellular carcinoma after Fontan operation. Circulation 144：2043-2045, 2021
9) Ishizaki U, et al：Prediction of Fontan-associated liver disease using a novel cine magnetic resonance imaging "Vortex Flow Map" in the right atrium. Circ J 82：2143-2151, 2018

8 先天性心疾患

A 概念と治療法の変遷

　先天性心疾患の治療は，1953 年に Gibbon により世界で最初に人工心肺を用いた開心術が行われ，1956 年には大阪大学にてわが国初の手術が行われた．根治術とされる血液の流れを正常にするための心内修復術は，心房中隔欠損(atrial septal defect；ASD)や心室中隔欠損(ventricular septal defect；VSD)などの比較的単純な先天性心疾患から始まり，Fallot 四徴をはじめとする複雑な心疾患に対して適応が拡大されてきた．現在では生来の解剖学的構造を大きく変化させることなく血流の修復を行う心内修復術のみならず，CT や MRI の空間・時間分解能に対する精度が上がったことにより aortic translocation[1] に代表される心室大血管の解剖学的連続性をも修復する手術が行われるようになった．また近年，手術の精度をより向上させるために，心内構造や大血管の位置関係を詳細な 3D 構造として正確に把握することが有用であるといわれている．さらに，外科的治療の発展のみならず，動脈管開存，ASD に対してはカテーテル治療が積極的に行われており，hybrid 治療も含めて治療方法の選択肢が大きく増えている．

　また治療成績の向上により，長期生存する患者数が増加し，20 歳以上の先天性心疾患の患者数は 20 歳未満の患者数を超えて，成人先天性心疾患という新しい治療領域の患者が増加している．これらの患者に対しては，従来の心エコー検査に加えて，経年的な形態機能変化の観察や再手術に対する縦隔構造の確認のために CT や MRI の位置づけが重要となってきており，ガイドラインにおいてもすでに提唱されている[2-4]．

　単心室に代表される心室内で静脈血と動脈血が混合しチアノーゼを生ずる病態には，1970年代に三尖弁閉鎖に対して心房肺動脈吻合を行う Fontan 手術が開発され，成績向上のためにさまざまな改良が加えられた．現在では心臓を介さずに大静脈と肺動脈を吻合する total cavopulmonary connection(TCPC)が標準術式である[5]．心室を介さずに肺循環が確立される Fontan 循環の病態理解が進み，成績向上のために，肺動脈絞扼術や Blalock-Taussig(BT)シャントなどの姑息術とよばれる初回手術ののち，上大静脈と肺動脈を吻合する両方向性 Glenn 手術を第 2 段階として行い，最後に人工血管で下大静脈と肺動脈をつなぐ TCPC を行う段階的治療戦略が確立された．これにより単心室に対する治療成績は著しく改善し，成人期に達する Fontan 循環の患者が増加している．これらの成人患者は慢性的な静脈圧の上昇による新たな病態を呈することがわかってきており，対応が必要となっている．

　本項では，代表的な先天性心疾患に対して，最近の治療に対する概念と方法の概略に関して，画像診断のかかわりに重点をおいて述べる．なお，それぞれの機器の特性や用途など，詳細な記載に関しては各項を参照していただきたい．

❶ 疾患ごとの最近の動向

a ● 動脈管開存

　従来，外科的な結紮，切断を行っていたが，カテーテルによるデバイス閉鎖が行えるようになっており，CT を含めた形態評価が重要である．

b ● 心房中隔欠損

　ASD もカテーテルによるデバイス閉鎖が可能であり，形態によって治療方法が選択される．また卵円孔開存など欠損孔の小さなものであっても，奇異性脳梗塞の一因と考えられ，カテーテルで閉鎖されるようになってきた．標準的な欠損孔の形態評価は，経食道エコーを含めた心エコーで行われる．CT は，欠損孔の評価のみならず，部分肺静脈還流異常の有無など心臓大血管の全体像の把握により有用である．さらに MRI は短絡量を含めた病態の評価にも使用される．成人期の本疾患の外科的治療においては，一般的な胸骨正中切開ではなく，低侵襲手術として側開胸アプローチの内視鏡下またはロボット手術が行われる[6]．この場合，心臓へのアプローチの確認として画像診断による患者の体型と心臓の位置関係の把握が重要な要素となっている．

c ● 心室中隔欠損

　VSD は先天性心疾患のなかで最も治療頻度の高い疾患である．心臓カテーテル検査による侵襲を避けて，小児では心エコーでの評価で十分な場合が多い．心エコーでの評価が難しい病変部位として，頻度としては高くないが，筋性部 VSD がある．特に心室中隔の形成が不十分なものを Swiss cheese 型とよび，この病変の描出に造影 CT 画像が有用である．現在，乳児期に外科的閉鎖を行うが，今後は短絡量が少なく体格が大きくなると，症例によりカテーテルでの閉鎖が選択肢となってくる．

d ● Fallot 四徴症

　治療戦略は，疾患の病態，施設によってさまざまである．新生児，乳児期早期の高度チアノーゼに対しては，体肺動脈短絡術を行う．体肺動脈短絡術は従来，側開胸で行われていたが，現在は正中切開でのアプローチが一般的である．また動脈管依存の場合，今後ステント留置が新たな治療方法として展開される可能性がある[7]．肺動脈狭窄の Fallot 四徴症の心内修復術は，一般的に乳児期後半に行われる．将来の肺動脈弁逆流による右室機能不全に対する懸念から，積極的な肺動脈弁温存術式[8]か弁付きパッチによる右室流出路（right ventricular outflow tract；RVOT）形成が広く行われており，長期遠隔成績により治療の妥当性を検証するようになってきた[9]．肺動脈閉鎖症例では，弁付き導管による RVOT 再建術が行われる．わが国においてはゴアテックス® 3 弁付き導管が広く使用されている[10]．弁付き導管に関しては成人に達するまでに導管交換の再手術が必須となる．

　長期生存の成人症例が増えて，低形成肺動脈弁を含めた右室流出路再建に起因する肺動脈弁逆流による右室拡大，不整脈などの症状は治療の対象となっている．右心系の評価においては，MRI を標準評価方法として肺動脈弁逆流や右室容積が定量評価され，肺動脈弁置換術の介入時期が決定される[2-4]．また，肺動脈弁置換術に関しては経皮的肺動脈弁置換術がわが国でも承認され，今後，症例数の増加が見込まれる．本来 Fallot 四徴症は，大動脈弁が大きく，幼少期の開心術を回避するために体肺動脈短絡術が行われた症例では，大動脈基部を通過する血流量が増加し，遠隔期に大動脈基部が拡大する．大動脈弁逆流を併発する場合は，大動脈基部再建ないしは基部置換術の適応となるが，基部拡大に対する破裂予防への治療適応はいまだ定まっていない．

　肺動脈再建に対しては，流体力学的なシミュレーションにより手術術式が構築されようとし

ている.

e ● 完全大血管転位

完全大血管転位のⅠ型，Ⅱ型に対しては，歴史的には Senning 法や Mustard 法など(心房内血流転換術)が行われたが，現在では Jatene 手術(大血管転換手術)が基本術式である．心房内血流転換術を耐術した患者のほとんどが成人期に達しており，右室が体心室であること，心房内での縫合線が多いこと，また Mustard 手術では異物による baffle を作製していることなどから，遠隔期に心室機能不全，三尖弁逆流，不整脈，baffle 狭窄やそれに起因する右心不全などを発症することが知られており，形態・機能評価が重要となる．

また大血管転換手術の遠隔期の合併症として，肺動脈狭窄，冠動脈閉塞，大動脈基部拡大がある．肺動脈狭窄に関しては，Lecompte 法により前方偏位させた肺動脈が，伸展し狭窄病変を有することになる．右室圧が上昇するようであれば，治療介入を要する．また，発生学的には肺動脈であった大動脈基部が高圧にさらされることにより，経年的に基部が拡大する．症例によっては大動脈弁逆流をきたす場合もあり，大動脈弁置換，基部再建の適応となる．冠動脈閉塞は，冠動脈移植に起因するが，生存例では緩徐に発生することが多く，無症状のことが多い．

肺動脈狭窄を合併した完全大血管転位Ⅲ型に対しては，弁付き導管による RVOT 再建を行う Rastelli 手術が主たる術式であったが，左室流出路(left ventricular outflow tract；LVOT)狭窄の発生を回避し，より解剖学的な連続性を構築する truncal switch 手術が行われるようになってきた[1]．わが国では山岸ら[11]が half-turn truncal switch 手術を変法として報告している．この手術の成否に 3DCT による三次元的な解剖学情報量が大変有用である．完全大血管転位や両大血管右室起始(double outlet right ventricle；DORV)を含めた複雑な心室大血管関係を有した症例の治療に対しては，3DCT やそのデータによって構築されたモデルでの術前検討が有用である．

f ● 総肺静脈還流異常

肺静脈に対する解剖学的な位置・形態の診断はエコーで行うが，肺静脈と心房を吻合する外科治療においては，肺静脈の形態のみならず，心房との位置関係の把握が重要であり，複雑な症例では CT が有用である．特に下心臓型や混合型では，その共通肺静脈の形態や心房との重なりが一様でなく，術後肺静脈狭窄をきたしやすい．この術後肺静脈狭窄を回避すべく，従来の心房と肺静脈の直接吻合に対して，心房と肺静脈を直接縫合せず，心房と切開した肺静脈周囲の心膜を吻合する suture less 法とよばれる手技が確立された[12, 13]．

g ● 単心室・Fontan 循環

左心低形成症候群や三尖弁閉鎖，無脾症候群に代表される単心室に対する Fontan 手術は，心内での動静脈血の分割が困難な症例が適応となる．左心低形成症候群では，大動脈と肺動脈を吻合し体血流路を作成し，BT シャントないしは右室肺動脈シャントにより肺血流路を作成する Norwood 手術が第 1 段階として行われる[14, 15]．Norwood 手術を行うにあたって，大動脈弓を再建する必要があるが，この形態によっては心機能に影響する血流エネルギーの変化をきたす可能性が示唆されている．わが国ではこの手術に先行して，新生児期の開心術を回避す

A　概念と治療法の変遷 ● 401

るために両側肺動脈絞扼術が行われることが多い。第2段階の手術として，上大静脈を肺動脈に吻合する両方向性 Glenn 手術が行われ，最終の第3段階として，ゴアテックス®人工血管を介在させて下大静脈を肺動脈に吻合する Fontan 手術が行われる。いずれの手術も心臓と静脈を含む大血管の形態，他の縦隔構造物との位置関係の把握が重要となる。特に，上大静脈と下大静脈の肺動脈への吻合位置の形態は左右肺への血流分布に影響することが知られており，血管吻合の際のデザインが重要であるとされる[16]。

またこれらの症例は，Fontan 手術が終了するまではチアノーゼを呈することから，生体の反応として，肺血流量を増加させるために側副血行路が発達する。側副血行路の血流量は，Fontan 手術の成否に大きく関係する肺血管抵抗に影響するため，この側副血行の血流量を測定し，場合によってはあらかじめカテーテルにより塞栓する場合がある。この場合，MRI により得られる側副血行路の血流量と心臓カテーテル検査による圧データから算出される肺血管抵抗値が有用な場合がある。また，心拡大により大動脈や椎体によって肺静脈が圧迫され，肺静脈狭窄をきたすことも報告されており，診断として CT が有用である。

Fontan 手術の術後合併症である蛋白漏出性胃腸症や乳糜胸は，静脈圧上昇がリンパ還流へ影響し発症していることがわかってきており，リンパ流が dynamic contrast enhanced magnetic resonance lymphangiography（DCMRL）により可視化されるようになり，積極的な治療対象となってきた[17]。

現在，先天性心疾患の治療領域においては，CT，MRI などから得られる三次元構造の心臓血管の形態情報，MRI による血流動体情報が治療方針に大きくかかわるようになってきた。侵襲的な心臓カテーテル検査にとって変わる時代がやってきたといっても過言ではない。今後，この分野は被曝線量を考慮したうえで，低侵襲でより正確な情報が得られるものと確信する。

（猪飼秋夫）

文 献

1) Nikaidoh H：Aortic translocation and biventricular outflow tract reconstruction. A new surgical repair for transposition of the great arteries associated with ventricular septal defect and pulmonary stenosis. J Thorac Cardiovasc Surg 88：365-372, 1984

2) 日本循環器学会，他：成人先天性心疾患診療ガイドライン（2017年改訂版）．2018
https://www.j-circ.or.jp/cms/wp-content/uploads/2020/02/JCS2017_ichida_h.pdf

3) Warnes CA, et al：ACC/AHA 2008 Guidelines for the Management of Adults with Congenital Heart Disease：a report of the American College of Cardiology/American Heart Association Task Force on Practice Guidelines（writing committee to develop guidelines on the management of adults with congenital heart disease）. Circulation 118：e714-833, 2008

4) Stout KK, et al：2018 AHA/ACC Guideline for the Management of Adults With Congenital Heart Disease：Executive Summary：A Report of the American College of Cardiology/American Heart Association Task Force on Clinical Practice Guidelines. J Am Coll Cardiol 73：1494-1563, 2019

5) de Leval MR, et al：Total cavopulmonary connection：a logical alternative to atriopulmonary connection for complex Fontan operations. Experimental studies and early clinical experience. J Thorac Cardiovasc Surg 96：682-695, 1988

6) Torracca L, et al：Totally endoscopic computer-enhanced atrial septal defect closure in six patients. Ann

Thorac Surg 72：1354-1357, 2001

7) Alwi M, et al：Initial results and medium-term follow-up of stent implantation of patent ductus arteriosus in duct-dependent pulmonary circulation. J Am Coll Cardiol 44：438-445, 2004

8) Stewart RD, et al：Tetralogy of Fallot：results of a pulmonary valve-sparing strategy. Ann Thorac Surg 80：1431-1438, discussion 1438-1439, 2005

9) Blais S, et al：Comparison of long-term outcomes of valve-sparing and transannular patch procedures for correction of tetralogy of Fallot. JAMA Netw Open 4：e2118141, 2021

10) Miyazaki T, et al：Expanded polytetrafluoroethylene valved conduit and patch with bulging sinuses in right ventricular outflow tract reconstruction. J Thorac Cardiovasc Surg 134：327-332, 2007

11) Yamagishi M, et al：Half-turned truncal switch operation for complete transposition of the great arteries with ventricular septal defect and pulmonary stenosis. J Thorac Cardiovasc Surg 125：966-968, 2003

12) Lacour-Gayet F, et al：［Pulmonary vein stenosis. Description of a sutureless surgical procedure using the pericardium in situ］. Arch Mal Coeur Vaiss 89：633-636, 1996

13) Najm HK, et al：A sutureless technique for the relief of pulmonary vein stenosis with the use of in situ pericardium. J Thorac Cardiovasc Surg 115：468-470, 1998

14) Sano S, et al：Right ventricle-pulmonary artery shunt in first-stage palliation of hypoplastic left heart syndrome. J Thorac Cardiovasc Surg 126：504-509, discussion 509-510, 2003

15) Ohye RG, et al：Design and rationale of a randomized trial comparing the Blalock-Taussig and right ventricle-pulmonary artery shunts in the Norwood procedure. J Thorac Cardiovasc Surg 136：968-975, 2008

16) Hsia TY, et al：Computational modeling to support surgical decision making in single ventricle physiology. Semin Thorac Cardiovasc Surg Pediatr Card Surg Annu 23：2-10, 2020

17) Chick JFB, et al：Dynamic contrast-enhanced magnetic resonance lymphangiography and percutaneous lymphatic embolization for the diagnosis and treatment of recurrent chyloptysis. J Vasc Interv Radiol 30：1135-1139, 2019

Ⓑ 適応とプロトコール

❶背景

　先天性心疾患の診断および治療計画には，心血管形態や機能，血行動態の評価が不可欠である．CT，MRIは視野の制限がなく，再現性の高い検査が可能であり，心外血管の評価，心血管の空間的配置の把握，心筋組織性状の評価などの心エコーでは評価できない情報も得られる．一方で，その適応や撮影法を十分に理解せずに検査を行うと適切な情報が得られないばかりか，患者の不利益につながる．そのため，欧米のガイドラインでも推奨されているように[1]，必要時は専門施設で画像検査を行うことが理想であるが，増加する成人例に関しては一般病院でも日常臨床で直面することが想定される．

❷先天性心疾患における CT, MRI の適応

a・CT

　CT は高い空間分解能を有するため，先天性心疾患の心血管形態評価が可能であり，被曝低減を含む撮影技術の進歩により普及が進んでいる．高速スキャンにより息止めや深い鎮静の必要はなく，心電図同期撮影により，心拍動の影響を抑えた冠動脈などの小血管の評価も可能で

ある．先天性心疾患患者は基本的に心エコーで診断がついているため，CT は治療介入における臨床上の疑問を解決するために撮影される．その具体的な適応を表 1 に示す[2, 3]．CT 検査から得られる正確な形態情報は手術や血管内治療を適切にナビゲートし，合併症を減少させる（図 1, 2）．

一方で，検査に伴う放射線被曝は CT のデメリットの 1 つである．近年の低管電圧撮影，再構成技術の進歩により，高い診断精度を保ったまま放射線被曝を減少させることができるようになってきたが[4]，1 回の検査による被曝量は多く，小児心疾患患者における累積医療被曝の 1/5 以上を占めるとされている[5]．不必要な CT 検査は将来の発がん率を上げるリスクの 1 つであることを十分に認識する必要がある．また，ヨード造影剤の静脈内投与や β 遮断薬による心拍コントロール，ニトロ製剤の投与も症例によってはリスクとなりうる．CT 検査の適応を考える際は，検査の目的がこれらのリスクを正当化するものであるか，他のモダリティでは得られない重要な情報が得られるかを十分に検討する必要がある[3]．そのため，状態が安定している無症状の患者や，軽症の患者，治療後の血行動態の異常が少ない患者に対するフォローアップには CT よりも MRI が適している．

b●MRI

心臓 MRI では再現性の高い心血管形態的評価に加え，心機能評価や血流評価が可能である．心臓 MRI での心血管形態の描出には必ずしも造影剤投与の必要はなく，心機能評価では，シネ画像から心内容積や心拍出量，心筋重量，さらに心筋ストレインなどの壁運動の定量評価も可能である．特に先天性心疾患では右心系に負荷がかかる疾患が多く，成人例では心エコーでの評価が難しい右心機能評価に関してはゴールドスタンダードと考えられている（図 3a, b）[6]．血流評価に関しては，2D phase contrast 法を用いて各血管の血流量や速度，逆流率などを定量化できるため，肺体血流比の算出や弁の機能異常などの血流動態を評価することができる．4D flow MRI を用いることで先天性心疾患の特殊な血流動態を視覚的にとらえることもできる．先天性心疾患における心筋性状評価に関しては現時点で臨床的な有用性ははっきりしていないが，ガドリニウム造影剤を用いた遅延造影による心筋梗塞や手術瘢痕の評価，T1，T2マッピングによる心筋の組織性状の評価も可能である[7]．具体的な心臓 MRI の適応を表 2 に示す[2, 6, 8]．検査は被曝を伴わず，心血管構造，弁・心室機能の包括的評価が可能であるため，術前評価に加えて術後のフォローアップに適している（図 3）．

一方で，心臓 MRI は撮影に時間がかかる点がデメリットである．近年は圧縮センシングを用いた高速撮影により，検査時間の短縮が期待されているが[9]，大きな音がする狭い空間内で長時間の静止が必要であり，特に小児患者では深い鎮静が心臓 MRI のリスクとなる．また，呼吸のモーションアーチファクトによる画質低下や，心臓 MRI に対応する金属デバイスであっても撮影部位の強い金属アーチファクトによる信号欠損が生じうること，閉所恐怖症のために検査が困難となる症例も存在することを十分に認識しておく必要がある．

❸ プロトコール

a●CT

先天性心疾患における CT 撮影で最も留意すべき点は被曝と撮影タイミングである．

表1 先天性心疾患に対するCTの適応

- 複雑な先天性心疾患の術前の形態評価
- 血管内治療のための治療計画
- 術前の心外血管の評価(心房中隔欠損症に合併する肺静脈還流異常やデバイスのアクセスルートなど)
- 術前および術後の冠動脈の評価(動脈硬化や起始・走行異常など)
- 胸骨癒着など再開胸による血管損傷のリスクの評価
- 心血管に加えて肺,気道,骨格などの臓器評価
- 心臓MRIの撮影が困難な患者の形態評価(不適合デバイス,金属アーチファクト,鎮静に対する高リスク,閉所恐怖症など)
- 術後フォロー中に新たな症状や徴候の出現がみられる患者の評価

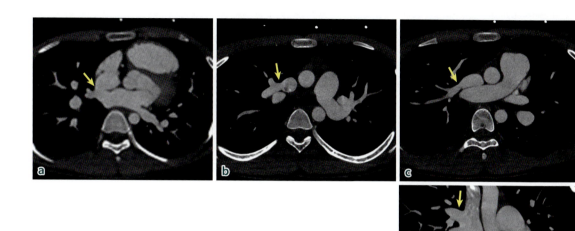

図1 静脈洞型心房中隔欠損症(上部欠損)の14歳の男性

心房中隔の上大静脈側が欠損し,左房との交通がみられる(a矢印).静脈洞型は心エコーでの描出が難しく,肺静脈還流異常症の合併頻度も30%と高いため,術前のCTが推奨される.V1は独立して上大静脈に合流している(b, d矢印).V2, 3は共通管を形成して上大静脈に合流している(c, d矢印).

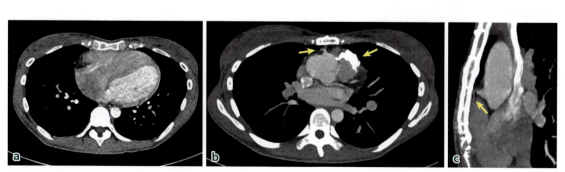

図2 Fallot四徴症術後の36歳女性

高度の肺動脈弁逆流と右室拡大により再手術を予定している.右室が拡大し胸骨に広く接しており,心膜の癒着が疑われる(a).右冠動脈の円錐枝が胸骨のすぐ背側を走行しており,再開胸の際に損傷しないように気をつける必要があることがわかる(b, c矢印).また,右室流出路には高度の石灰化があることも術前の重要な情報である(b).

表2 先天性心疾患に対する心臓MRIの適応

- 術前の心血管形態，心機能，血流動態の包括的評価
- 複雑心奇形術後の3〜5年ごとのフォローアップ
- Fallot四徴症術後の2〜3年ごとのフォローアップ
- シャント疾患術後のシャント遺残や，弁・心機能障害，不整脈や肺高血圧が残存する場合
- Ebstein奇形など右心負荷が問題となる疾患のフォローアップ
- 冠動脈起始異常や走行異常の術前・術後評価
- 術後フォロー中に新たな症状や徴候の出現がみられる患者の評価

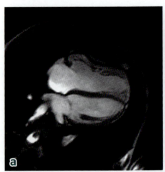
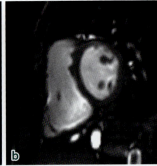
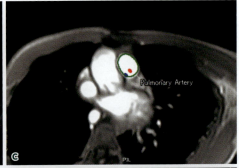
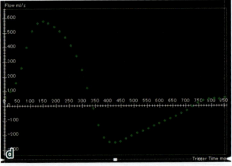

図3 Fallot四徴症術後の18歳男性
右室の拡大が目立ち，RVEDVI：153 mL/m², RVESVI：76 mL/m², RVEF：50％と計測される．このような右心系が拡大する疾患に関しては心エコーでの評価が難しいため，心臓MRIでのフォローアップが推奨される（a, b）．また，Fallot四徴症の術後は肺動脈弁逆流が問題となることが多く，phase contrast法による逆流率の定量化が有用である（c, d）．本症例では逆流率は43％と測定されている．

被曝

ALARA（as low as reasonably achievable）の原則にのっとり，診断に支障をきたすことのない範囲で可能な限り被曝量を減らすことが重要である．特に低管電圧撮影は被曝低減と造影コントラストの向上をもたらし，積極的な使用が勧められる．線量設定を下げることでノイズが増加するが，造影剤のコントラスト上昇と最新の再構成技術を利用して許容範囲内に収める必要がある．また，本スキャンの条件設定だけでなく，曝射線量はスカウト画像から算出されるため，両腕の下垂による線量増加を防ぐための体位固定や，患者をCTガントリのisocenterにポジショニングすることも重要である[3, 10]．

造影と撮影タイミング

造影剤の投与法および撮影タイミングは評価したい血管や患者の循環動態によって変更する必要がある．特に注意が必要なのは，Glenn術後やFontan術後の患者である．いずれの場合も上肢の静脈から投与した造影剤は直接肺動脈に流入し，左右いずれかの肺動脈優位に流れる．そのため，早期相の撮影では肺動脈の造影欠損が生じる（図4）．肺動脈やconduitを均一に造影するには造影剤の2段階注入などの工夫や撮影タイミングを遅らせる必要があり，Fontan

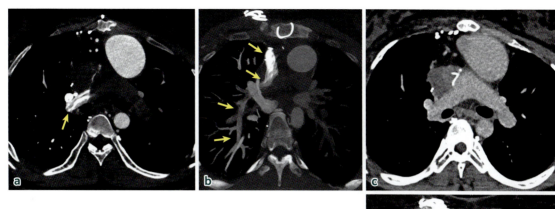
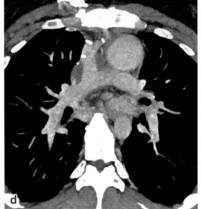

図4 単心室症に対するTCPC術後の34歳女性
右上肢から注入した造影剤は右肺動脈に流入しており，早期相では左肺動脈の造影効果が確認できない（**a, b**矢印）．遅延相（注入後70秒に撮影）では肺動脈は均一な造影効果がみられる（**c, d**）．

術後の撮影タイミングは造影剤投与後60〜120秒程度とされている[3, 10]．

b ● 心臓MRI

さまざまな撮影法を適応することで先天性心疾患の包括的評価が可能であるが，検査時間の延長は患者の負担や画質の劣化につながるため，撮影プロトコールには優先順位をつけて，確実に取得したい情報が得られるように工夫する必要がある．

機能評価

平衡化定常状態自由歳差運動（balanced steady state free precession；b-SSFP）を用いたシネ画像を撮影する．正確な心機能評価のために小児患者では体格や心拍数に合わせて，空間分解能および時間分解能を上げる必要がある．左室短軸，長軸，四腔断面像，三腔断面像の撮影が基本だが，複雑心奇形の症例は水平断，右室流出路，冠状断や矢状断像の追加も検討する[8, 11]．また，右心系の拡大がある患者は右室が十分に撮影範囲に入っていることを確認することが重要である．

血流評価

phase-contrast法を用いて，レトロスペクティブ心電図同期撮影で自由呼吸下に撮影するのが一般的である．正確な血流量の評価に重要なのは，目的とする血管に垂直な撮影断面を設定すること，適切な速度範囲（velocity encoding；VENC）を設定することである．撮影断面が血管に垂直でない場合や，不適切なVENCの設定では，計測される血流速度や血流量が不正確と

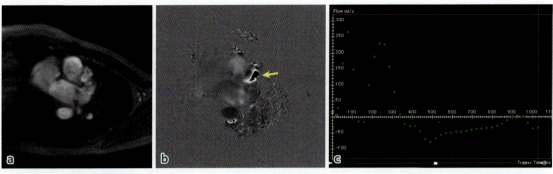

図5 Fallot 四徴症術後の 20 歳男性
肺動脈血流を計測するために VENC を 150 mL/sec にして撮影した．magnitude 画像（**a**）では明らかな異常はないが，位相画像（**b**）では肺動脈内で信号の反転がみられる（矢印）．右室流出路狭窄による加速血流があり，VENC の設定が低すぎたことによる信号の反転と考えられる．このような場合は peak の血流がとらえられず，血流量を過小評価してしまう（**c**）ため，注意が必要である．

なる（図5）．撮影断面は血管に直交する 2 つのプランニングビューから決定し，VENC は予想される最大速度の約 25％ 上に設定することが推奨される[8]．

形態評価

　fast spin echo 法や b-SSFP を用いた血管撮影は，造影剤を投与せずに血管の形態を評価することが可能である．息止めの撮影が理想だが，呼吸同期や加算回数を上げることで呼吸の影響を少なくすることができる．特に小児患者では空間分解能を上げる必要があるが，撮影時間，画質とのバランスを適切に判断することが重要である．さらに，造影剤を用いると高いコントラストにより複雑な心血管形態の三次元画像を短時間で得ることができる．time resolved MRA では投与した造影剤の動態を確認しながら血管形態全体を評価することができる．呼吸の影響も抑えながら，CT のように撮影時間を決める必要がないのも利点の 1 つである[8]．

　先天性心疾患は同じ疾患であっても多様性が高く，一概に判断するのが困難である場合も多い．各施設で実際にどのように撮影するかは多職種による十分な検討が必要である．

（樋口　慧）

文　献

1) Stout KK, et al：2018 AHA/ACC Guideline for the Management of Adults With Congenital Heart Disease：A Report of the American College of Cardiology/American Heart Association Task Force on Clinical Practice Guidelines. Circulation 139：e698-800, 2019

2) Sachdeva R, et al：ACC/AHA/ASE/HRS/ISACHD/SCAI/SCCT/SCMR/SOPE 2020 Appropriate Use Criteria for Multimodality Imaging During the Follow-Up Care of Patients With Congenital Heart Disease：A Report of the American College of Cardiology Solution Set Oversight Committee and Appropriate Use Criteria Task Force, American Heart Association, American Society of Echocardiography, Heart Rhythm Society, International Society for Adult Congenital Heart Disease, Society for Cardiovascular Angiography and Interventions, Society of Cardiovascular Computed Tomography, Society for Cardiovascular Magnetic Resonance, and Society of Pediatric Echocardiography. J Am Coll Cardiol 75：657-703, 2020

3) Han BK, et al：Computed Tomography Imaging in Patients with Congenital Heart Disease, Part 2：Tech-

nical Recommendations. An Expert Consensus Document of the Society of Cardiovascular Computed To-mography(SCCT)：Endorsed by the Society of Pediatric Radiology(SPR)and the North American Society of Cardiac Imaging(NASCI). J Cardiovasc Comput Tomogr 9：493-513, 2015

4) Han BK, et al：Computed Tomography Imaging in Patients with Congenital Heart Disease Part I：Ratio-nale and Utility. An Expert Consensus Document of the Society of Cardiovascular Computed Tomography (SCCT)：Endorsed by the Society of Pediatric Radiology(SPR)and the North American Society of Cardi-ac Imaging(NASCI). J Cardiovasc Comput Tomogr 9：475-492, 2015

5) Johnson JN, et al：Cumulative radiation exposure and cancer risk estimation in children with heart dis-ease. Circulation 130：161-167, 2014

6) Valsangiacomo Buechel ER, et al：Indications for cardiovascular magnetic resonance in children with con-genital and acquired heart disease：an expert consensus paper of the Imaging Working Group of the AEPC and the Cardiovascular Magnetic Resonance Section of the EACVI. Eur Heart J Cardiovasc Imag-ing 16：281-297, 2015

7) Rao S, et al：Myocardial Parametric Mapping by Cardiac Magnetic Resonance Imaging in Pediatric Car-diology and Congenital Heart Disease. Circ Cardiovasc Imaging 15：e012242, 2022

8) Fratz S, et al：Guidelines and protocols for cardiovascular magnetic resonance in children and adults with congenital heart disease：SCMR expert consensus group on congenital heart disease. J Cardiovasc Magn Reson 15：51, 2013

9) Longère B, et al：Right Ventricular Volume and Function Assessment in Congenital Heart Disease Using CMR Compressed-Sensing Real-Time Cine Imaging. J Clin Med 10：1930, 2021

10) Higuchi S, et al: Patient positioning during pediatric cardiothoracic computed tomography using a high-resilience pad system and pre-scan measurement of chest thickness. Sci Rep 12：16618, 2022

11) Kramer CM, et al：Standardized cardiovascular magnetic resonance imaging(CMR)protocols：2020 up-date. J Cardiovasc Magn Reson 22：17, 2020

Ⓒ 小児先天性心疾患

　小児の心臓は，新生児でその全体が5cm程度と小さく，心拍数も150bpm程度と速いため，エコー以外のモダリティで心内構造の解剖を正確に描出することは困難であった．また，2000年代後半には1回転・1心拍で胸部全体を描出できる面検出器CTや，2管球撮影＋高速寝台移動が可能なCTが出現したことで，乳幼児の心臓CT撮影は試みやすくなった．しかしながら，当時は撮影にはカテーテル検査やIVR(interventional radiology)並みに高い放射線量を用いる必要があるため，ルーチンには実施しにくい検査であったうえに，画質の限界からその目的も心外血管の解剖把握にとどまっていた．

　ところが，2010年代後半になると，時間分解能の向上や，逐次近似再構成法を中心とする画像再構成技術の進歩により，各メーカーの旗艦機種では1mSv未満の低線量で臨床的に十分な画質で心内構造を評価することができるようになった[1, 2]．また同じ頃，放射線被曝がないMRIは本来，成人に比べて放射線感受性が高い小児では使いやすいモダリティであるはずだったが，2つのリスクが知られるようになり，一気に使いにくくなった．1つは小児に対するMRI中の鎮静リスクとして，予期せぬ挿管などを起こすリスクがクローズアップされ，しかも心疾患児でそのリスクが高いとわかってきたことである[3, 4]．そしてもう1つは，わずかではあるが，鎮静が脳の高次機能にリスクを与える可能性が取り沙汰されたことである[5, 6]．これらにより，CTの被曝リスクとMRIの鎮静や知能低下のリスクが天秤にかけられるよう

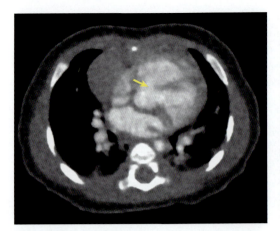

図6　膜性部心室中隔欠損
生後間もなく心雑音と頻呼吸から診断された膜性部心室中隔欠損の0か月児．心房中隔は右室寄りに存在し，5mm大の欠損孔を認める(矢印)．

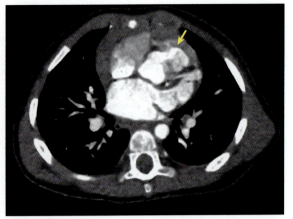

図7　心室中隔欠損
大動脈弁下に5mm大の心室中隔欠損(矢印)を認めた1歳児．

になり，心臓CTにおいては，低線量でも良好な画質が担保できるようになったことで，撮影時間が1秒未満と短いCTに軍配が上がったのである．

　現在の先天性心疾患診療では，構造把握はCTで，血流把握は小児期はエコー，思春期以降はMRIという形で分業がなされている．小児期に広く利用されるようになった心臓CTだが，前提に低線量で高画質を得ることが可能になったという経緯を忘れてはいけない．また，そのためにはハイエンドな撮影機器と低線量小児心臓CTの十分な経験が必要である．どちらかの条件を欠く施設では，経験豊富な施設に紹介することも考慮する必要がある．

　本項では，日常診療で特に遭遇頻度の高い先天異常について述べる．

❶心室中隔欠損(図6, 7)

　先天性心疾患の頻度は約1％といわれるが，先天性心疾患のなかで心室中隔欠損(VSD)の頻度は最多である．多くは出生時あるいは乳児期の検診をきっかけに心雑音で指摘される．

　VSDは，膜性部型，筋性部型，弁下型に大別され，最近のCTでは欠損孔の部位を正確に同定することが可能である．小児心臓CTの適応になることが多いのは，左右短絡量が多い乳幼児のVSDで，多呼吸，哺乳低下，体重増加遅延といった心不全症状で指摘され，手術適応となった際に術前評価として実施される．乳児の造影CTでは，造影剤を生理食塩水で希釈して用いることが多いが，液量が多くなると心不全症状を増悪させることがあるため，筆者は造影剤と生理食塩水を2：1程度で用いている．

　弁下型は大動脈弁下に欠損部があり，通常，欠損孔自体は小さい．短絡量が少ないため乳幼児期には心雑音が指摘されず，診断がついていないことも多いが，収縮期のたびに弁尖が欠損孔に向かって吸引されることで変形し，大動脈弁閉鎖不全(aortic regurgitation；AR)をきたすため学童期以降に心雑音が指摘される．大動脈弁の変形や逆流の程度によっては外科的治療が必要になる．

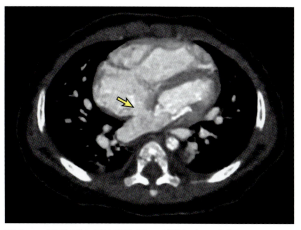

図8 二次孔型心房中隔欠損で受診した0歳児
右心系拡大が目立つ(矢印).

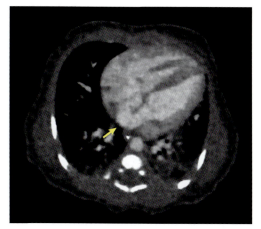

図9 Fallot 四徴症で紹介された0歳児
心房中隔下端に inferior sinus venosus type の心房中隔欠損を認め，左房から右房への造影剤の流入を認める(矢印).

❷心房中隔欠損(図8,9)

　心房中隔欠損(ASD)は，VSDに次いで多い先天性心疾患であり，先天性心疾患の7〜13%を占めるとされる[7]．心房中隔の二次孔部分はCTの空間分解能以下の厚みとなるため，最も多いタイプである二次孔欠損の欠損孔を見るために，CTを実施することはあまり適切ではない．
　それでもいくつかの理由により，ASDの診療において，造影CTは不可欠である．第1の理由は，ASDは10%前後に部分肺静脈還流異常を合併することである[8]．部分肺静脈還流異常は右上肺静脈が上大静脈に入るパターンが最も多く，CTの画像再構成領域を心臓の周囲に絞りすぎると見落としてしまう．また，無名静脈に還流する上心臓型の還流異常を合併することもあり，ASD精査目的のCT検査では，胸部全体を撮影する必要がある．
　ASDに対してCTを実施するもう1つの理由は，エコーでも死角になりやすい静脈洞型の欠損を見落とさないためである．二次孔型に合併することもあるため，読影の際には二次孔欠損を見つけて安心せず，上から下まで心房中隔全体の連続性を確認する．
　膜性部は，空間分解能の関係でCT評価が行いにくいことも多いが，最近ではAmplatzerデバイスによるカテーテル治療が普及しているため，landing zone の評価とデバイスサイズの選択のため，欠損孔自体のCT評価が必要となることも多くなった．心房内で濃厚な造影剤が不均一に分布すると欠損孔の輪郭が評価しづらくなるため，造影方法の工夫が必要となる．

❸ Fallot 四徴症(図10)

　Fallot 四徴症は，最多のチアノーゼ性の先天性心疾患である．中隔構造のアラインメント不良により，筋性中隔に対して膜性中隔の起点が右にずれて生じる一連の先天異常で，①VSD，②肺動脈狭窄・右室流出路狭窄，③大動脈騎乗という一連の異常が発生し，大動脈騎乗の結果としての④右室拡大の四徴で構成される．
　Fallot 四徴症自体の診断は乳児期にエコーでついており，1歳までにカテーテルによる心機

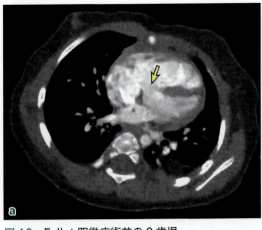
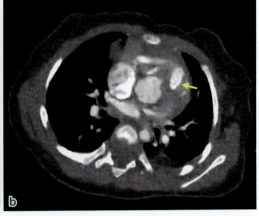

図 10 Fallot 四徴症術前の 0 歳児
a. 中隔構造のアラインメント不良に伴う VSD を認め(矢印), 右心系拡大が目立つ. **b.** 大動脈中隔のアラインメント不良による肺動脈狭窄を認める(矢印).

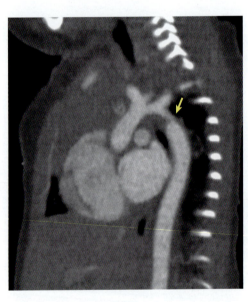

図 11 大動脈縮窄の 0 歳児
縮窄部(矢印)の形態は MPR を作成すると評価しやすい.

能検査の前後に CT で形態評価がされることが多い. CT は従来, 併存する血管奇形, 循環器外の奇形, 気管支の偏位・狭窄の評価を目的に実施されていたが, 心内構造の全体的なアラインメントの状態を俯瞰するには最適のモダリティであり, 広く実施されている[9].

Fallot 四徴症には, 中隔構造のアラインメント不良の程度により, 極型 Fallot とよばれる肺動脈閉鎖の状態になることがあり, VSD を伴うものと伴わないものがある. VSD を伴うタイプでは主要体肺側副動脈(major aorto-pulmonary collateral artery; MAPCA)の有無や形態により手術方針が異なる. VSD を伴わないタイプでは, 肺動脈閉鎖により行き場を失った右室の血液が, 拡張した原始冠動脈を介して逆行性に, 冠動脈から大動脈に灌流する類洞形成(sinusoid)がみられることがある. こうした心内外の細かく複雑な解剖学的構造の把握には, 各治療段階における CT が欠かせない.

❹大血管の先天異常(図11)

胎生期の左右短絡が生後も残存した先天異常には，卵円孔開存と動脈管開存がある．動脈管開存は，大動脈弓から肺動脈への短絡が残存したもので，単独でみられることも，他の先天性心疾患に合併することもある．動脈管の形態はまっすぐで短いものから，長く蛇行したものまで個人差が大きい．また，最近ではAmplatzer vascular plugによるインターベンションなど低侵襲な治療法の選択肢もあるため，大動脈弓の形態評価の際は再構成法を工夫して正確な径のサイズと形態を評価するとよい．

大動脈縮窄(および大動脈離断)も，遭遇頻度が高い先天異常である．縮窄部位は正円とは限らず，左鎖骨下動脈との関係など，他の大血管との位置関係の評価も欠かせないため，撮影後に容易に多方向から画像再構成することができるCTは必須のモダリティである．

小児心臓CTでは，大血管転位に対するスイッチング術前など，冠動脈起始部の評価も重要となる．ハイエンドなCTでは，1/4秒程度(あるいはそれ以下)で心臓全体を撮影できるため，息止めができない乳幼児でも，1心拍で冠動脈起始部が静止している，あるいは静止はできなくても評価はできる程度の画質を得ることは比較的容易である．

(前田恵理子)

文 献

1) Maeda E, et al：The feasibility of Forward-projected model-based Iterative Reconstruction SoluTion (FIRST) for coronary 320-row computed tomography angiography：A pilot study. J Cardiovasc Comput Tomogr 11：40-45, 2017

2) Maeda E, et al：Comparison of image quality between synthetic and patients' electrocardiogram-gated 320-row pediatric cardiac computed tomography. Pediatr Radiol 50：180-187, 2020

3) Kim D, et al：Incidence and risk factors of unplanned intubation during pediatric sedation for MRI. J Magn Reson Imaging 49：1053-1061, 2019

4) Lee J-R, et al：Independent risk factors for adverse events associated with propofol-based pediatric sedation performed by anesthesiologists in the radiology suite：a prospective observational study. Eur J Pediatr 180：1413-1422, 2021

5) Rengel KF, et al：Long-term Cognitive and Functional Impairments After Critical Illness. Anesth Analg 128：772-780, 2019

6) Kachmar AG, et al：A Systematic Review of Risk Factors Associated With Cognitive Impairment After Pediatric Critical Illness. Pediatr Crit Care Med 19：e164-e171, 2018

7) 小児慢性特定疾病情報センター：二次孔型心房中隔欠損症.
https://www.shouman.jp/disease/details/04_43_053/

8) Polsani V, et al：Prevalence of partial anomalous pulmonary venous connection in adult patients undergoing cardiac magnetic resonance for evaluation of atrial septal defect. J Cardiovasc Magn Reson 15(Suppl 1)：285, 2013

9) Goo HW, et al：Pediatric Cardiothoracic CT Guideline Provided by the Asian Society of Cardiovascular Imaging Congenital Heart Disease Study Group：Part 2. Contemporary Clinical Applications. Korean J Radiol 22：1397-1415, 2021

D 成人先天性心疾患

❶ 成人先天性心疾患における MRI の優位性

　先天性心疾患は成人期に到達すると，経胸壁心エコー（transthoracic echocardiography；TTE）での描出が不良になり，画像診断としては CT や MRI が主流となる．その理由としては①手術回数が多く，また導管の石灰化や人工弁の石灰化が強く，アーチファクトを引いてしまい描出できない，② mesocardia とよばれる，心臓が胸骨真裏に位置する疾患（修正大血管転位など）が多い，③右心系が著明に拡大しておりエコー画面に入りきらないなどが挙げられる．

　右室はおむすび状（三角錐）の形態をしており，通常の 2D 心エコーで駆出率（ejection fraction；EF）を計算できないこともあり，弁逆流の程度や右室容積・右室駆出率は心臓 MRI がゴールドスタンダードとされている[1]．例えば Fallot 四徴症の肺動脈弁逆流の手術適応を決定する際の右室容積や右室駆出率のカットオフ値に関しては，心エコーではなく心臓 MRI の数値がガイドラインに示されており[1-4]，弁膜症疾患にもかかわらず心エコーよりも心臓 MRI 検査が有用という珍しい分野の 1 つである．

　成人先天性心疾患の MRI に求められる検査項目としては，①心室・心房機能評価：容積，収縮力，②弁逆流・弁狭窄評価：位相画像を用いた逆流量・逆流率・血流速度評価，③心拍出量・肺体血流比（pulmonary blood flow/systemic blood flow ratio；Qp/Qs）計測，④心筋性状：遅延造影法や T1 マッピング法を用いた線維化・浮腫・心筋障害の評価，⑤心筋機能評価：心筋ストレインなど，⑥ MR angiography（MRA）による大血管評価，⑦ 4D flow MRI を用いた血流解析，エネルギー損失評価，などが挙げられる．

　MRI の利点は何といっても被曝がないことであり，小児・若年者が多く，繰り返し画像診断を行う必要のある先天性心疾患においては，非常に好まれる検査である．成人先天性心疾患のなかでも特に aortopathy とよばれる大動脈の組織脆弱性（中膜壊死）を有する疾患（円錐動脈幹異常，大動脈二尖弁や Marfan 症候群および Marfan 症候群類似疾患）においては，妊娠中に大動脈の解離を生じる危険性があり[1]，MRI で大動脈径の経時的変化を追うことは，リスク評価に非常に有用である．

　一方で，成人先天性心疾患において従来の MRI 非対応ペースメーカ植込み術後症例はまれでなく，また以前の手術時の心外ペースメーカリードが残存していることも珍しくない．そのため，心臓 MRI が禁忌の症例は多く，CT が活躍する機会も多い．近年では 4DCT の発達により右室容積・右室駆出率，心筋ストレインなどの機能評価にも CT が用いられるようになってきている．

　図 12 に成人先天性心疾患における MRI の一般的な撮影の手順を示す．

❷ シネ MRI を用いた右室評価

　成人先天性心疾患における右室の評価は MRI がゴールドスタンダードとされている一方で，心臓カテーテル検査の右室造影と容積データが合わないといったこともしばしば起こる．右室造影は計算式を用いて容積を算出しているため，各スライスの心内膜を直接トレースする MRI とは原理が異なり，データの乖離を生じることがあっても不思議ではない．一方で MRI の心内膜トレースに関しては，心筋肉柱をどのようにトレースするかなど計測法が各施設で異

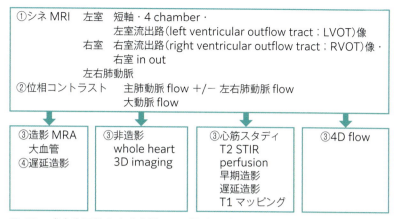

図12 成人先天性心疾患心臓 MRI 撮影の手順

なるため，各施設で統一した断面，トレース方法にすることを心掛けるとよいが，右室の解析に関してもある程度のラーニングカーブがあると言わざるをえない．

以下，Fallot 四徴症を例に挙げて解説する．症例は30歳女性の Fallot 四徴症，重症肺動脈弁逆流症例であり，最近心室期外収縮が増えてきており，なおかつ疲れやすさや軽度の息切れがあるとのことであった．Fallot 四徴症は無症状であってもある程度の容積の増加〔右室拡張末期容積係数(right ventricular end-diastolic volume index；RVEDVI)＞160 mL/m^2 程度，ガイドラインにより 150〜170 mL/m^2 の幅あり．右室収縮末期容積係数(right ventricular end-systolic volume index；RVESVI)＞85 mL/m^2 程度，ガイドラインにより 70〜90 の幅あり〕[1-4]と，EF の低下（RVEF＜45％程度）があれば，肺動脈弁置換術が推奨される[1-4]．成人先天性心疾患における適切な手術時期の決定は非常に重要な問題であり，遅すぎると右室のリバースリモデリングが期待できず術後も右心不全を生じうるが，早すぎると生涯手術回数が増えるため，次回，次々回の手術のリスクがますます高くなるおそれがある．

右室のシネ MRI は心エコーのような役割を果たすため，右室短軸像にて EF を計測するのみならず，右室流出路(RVOT)から主肺動脈(main pulmonary artery；MPA)にかけてのシネ画像での描出も非常に重要である(図13)．この部位は心エコーでは描出不良であるが，RVOT の弁下狭窄や瘤化の有無はその後の治療方針の決定に重要であり，外科医の知りたいことの1つである．

MRI の問題点は，レトロスペクティブに任意の断面像を切り出せる 3D/4DCT とは異なり，リアルタイムに必要な断面を描出する必要がある点である．そのため，良好な RVOT 画像の描出は，技師の技量や知識，解剖の把握といったスキルに大きく依存する．一般的には検査時間が長くなる傾向にあり（30分〜1時間），事前にどの view を撮影するかを決めておくとよい．各先天性心疾患における撮影推奨部位の一覧[5]を表3に呈示する．

❸ 位相コントラスト法

位相コントラスト法を用いて，実際の血流量や血流速弁，逆流量を測定できるところが，成人先天性心疾患領域における心臓 MRI の最大の魅力である．前述の通り成人症例の肺動脈弁は描出不良であり，jet の到達度や幅では逆流の程度を判断しがたい．位相コントラスト法に

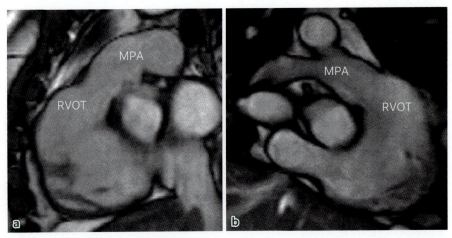

図 13 Fallot 四徴症の RVOT 像の 1 例
a. RVOT 矢状断，**b.** RVOT in out view.

表 3 推奨撮影像一覧

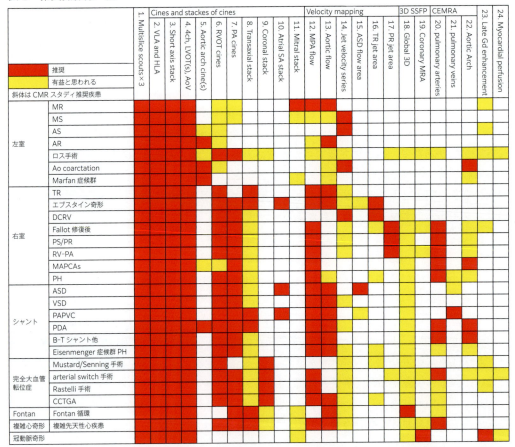

CEMRA：contrast enhanced magnetic resonance, 4ch：four-chamber (plane), VLA：vertical long-axis (plane), HLA：horizontal long-axis, LVOT：left ventricular outflow tract, SA：(ventricular) short-axis (plane), MPA：main pulmonary artery, ASD：atrial septal defect, TR：tricuspid regurgitation, PR：pulmonary regurgitation, MAPCAs：major aortopulmonary collateral arteries, PAPVC：partial anomalous pulmonary venous connection, CCTGA：congenitally corrected transposition of the great arteries.

(Kilner PJ, et al：Recommendations for cardiovascular magnetic resonance in adults with congenital heart disease from the respective working groups of the European Society of Cardiology. Eur Heart J 31：794-805, 2010 より)

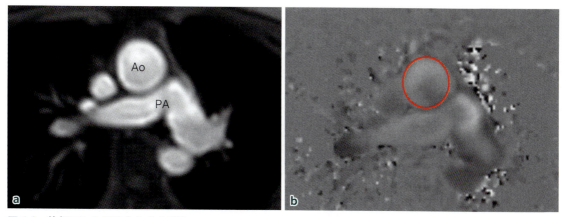

図 14 位相コントラストシネ MRI
a. マグニチュード画像，**b.** 同部位の位相画像．大動脈に ROI を置き血流計測をする(現在多くの解析ソフトで ROI を設定するだけで自動的に計測される)．

て逆流量を定量化できると，客観的に繰り返し重症度を評価することもできる．動脈のみならず血流速度の遅い静脈血流も測定できるが，VENC(velocity encoding)の設定を動脈よりもはるかに低くする(80〜100 cm/sec)必要があり，かつ正円でない楕円形の血管をトレースする必要がある．これにより Fontan の導管血流や左右肺動脈の血流比も測定可能である．VENC の設定は重要であり，低すぎる VENC に設定すると折り返し(aliasing)を生じて正確な測定ができない．海外の一部のソフトウェアにおいては，aliasing を生じていても解析の段階で修正できるが，国内で一般的に使用されているソフトウェアにそのような機能はないため，位相画像撮影後に aliasing がないことを必ず確認する必要がある(図 14)．

非侵襲的な心拍出量測定，Qp/Qs 計測もできるため，心房中隔欠損症(ASD)や心室中隔欠損症(VSD)に肺高血圧症を合併している症例において treat and repair(肺血管拡張薬にて肺高血圧の治療後に欠損孔閉鎖を行う)を試みる手術前後の検査としても有用である．

注意点としては，jet に対して水平断ではない位相画像の場合には血流速・逆流量を過大・過小評価する傾向にある．これは撮影技術の問題もあるが，肺動脈が瘤状に拡大し渦流を生じている場合などは正確な値が計測できないことも多い．また，一般的には心エコーよりも最高血流速が遅く測定される傾向にある．その理由としては，心エコーは $4 \times V_{max}^2$ cm/sec の仮定式を用いていること，MRI はフェーズ数が少なくピークを逃す傾向にあることなどが挙げられる．

さらに位相コントラスト法による狭窄の判断にて注意しなければならない点は，低形成な血管の狭窄の場合，血流速が必ずしも著明に上昇しないことであり，flow のパターンと末梢血管の pulsatility を確認する必要がある(図 15)．立ち上がりが緩やかでなだらかに減衰していく波形をみた場合には臨床的に有意な狭窄を疑いたい．

肺血流シンチグラフィはしばしば肺血流比の測定に用いられる．しかし，Fontan 循環のように上肢からのみの核種注入では左右肺動脈に均等に分配されないため，上肢のみならず下肢にもルートをとって同時に核種注入を行うことが推奨されているが，実臨床においてすべての成人症例にて上下肢注入を行うことは難しい．その場合，上大静脈(superior vena cava；SVC)

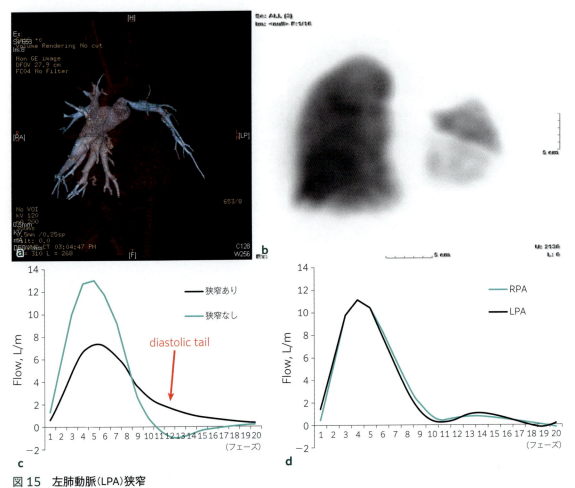

図15 左肺動脈(LPA)狭窄
a. 肺動脈CT，**b.** 肺血流シンチグラフィ，**c.** LPAに有意狭窄あり，**d.** 左右有意狭窄なし．

の血流は右肺動脈(right pulmonary artery；RPA)に流れやすく，下大静脈(inferior vena cava；IVC)の血流は左肺動脈(left pulmonary artery；LPA)に流れやすいということを知っておく必要がある．そのためMRIでも左右肺動脈の血流測定を行い，答え合わせをするとよい．

❹遅延造影法，T1マッピング法による心筋障害の検出

　成人Fallot四徴症や完全大血管転位心房転換術後などで，遅延造影陽性例における不整脈合併の報告があるが[6]，実臨床における成人先天性心疾患症例において左室遅延造影陽性例を経験することは非常に少ない．右室に関しても心室壁が薄いため，Fallot四徴症などで右室自由壁遅延造影陽性例を経験することは少ない．RVOTやVSDのパッチ部位に関してはしばしば遅延造影陽性になるが，パッチ周囲の心筋瘢痕をみているのか，人工物自体をみているのかいまだに結論が出ていないため，不整脈のリスク評価のゴールドスタンダードとはなりにくく，参考所見の1つとして考えるとよい．

　複雑先天性心疾患は生後チアノーゼの時期を経て修復術が施行されており，かつ複数回にわたり人工心肺を使用した手術を施行しているため心筋保護の影響もあり，低酸素血症＋再手術

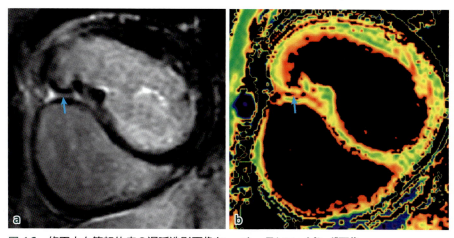

図16 修正大血管転位症の遅延造影画像とnative T1マッピング画像
a. 遅延造影画像，**b.** native T1画像．遅延造影陽性部位のT1値上昇を認め(矢印)，心筋障害が示唆される．

後に特有の慢性的なびまん性の心筋障害を呈している症例も少なくない(図16)．さらに遠隔期には弁逆流や弁狭窄を合併するため，潜在的な心筋障害が進行しやすい．しかし，このびまん性の心筋障害は遅延造影が陽性にはなりにくい．そのため，近年においてはT1マッピング法によるびまん性心筋障害の検出も行われつつある．小児複雑心奇形(Fallot四徴症やEbstein病など)においても健常児心筋と比べてnative T1値が上昇していることが知られており，小児期からの潜在的な心筋障害が示唆されている．近年はFallot四徴症やEbstein病の右室または左室のnative T1値または細胞外容積分画(extracellular volume；ECV)の上昇が心血管イベント(心不全や不整脈)を予測するという複数の報告がある[7,8]．右室の自由壁は左室と比較し薄いため，T1値が安定しない傾向にあり，心室中隔または左室自由壁も同時に測定している報告が多い．右心系の疾患であっても左室のT1値が上昇する理由としては，① ventricular interaction(左右心室相互連関)による物理的な左室機能障害を生じる，② myocardial crosstalk：RV fibrosis signalingが活性化されると左室側のfibrosis signalingも活性化するため左室の線維化も進み，最終的に両心不全を生じるなどが挙げられる．先天性心疾患のMRI撮影は時間がかかるため，まず単純MRIをオーダーし，native T1値が高い場合には次回MRIでガドリニウム造影も追加し，遅延造影やECVも評価し心筋障害を精査するというストラテジーをとる施設もある．

　成人先天性心疾患の心臓MRIはシネMRIを駆使して，心エコーで見えない肺動脈弁やRVOT形態などを鮮明に描出することが臨床医から切望されている．そのため，一般循環疾患の心臓MRIとは異なるviewを描出するための解剖学的な基礎知識が必要である．また，位相画像を用いた弁狭窄，弁逆流の定量が重要でありピットフォールも理解しつつ，臨床に役に立つレポート作成を心掛けたい．

〈椎名由美〉

文献

1) 日本循環器学会, 他：成人先天性心疾患診療ガイドライン（2017年改訂版）
https://www.j-circ.or.jp/cms/wp-content/uploads/2020/02/JCS2017_ichida_h.pdf

2) Warnes CA, et al：ACC/AHA 2008 Guidelines for the Management of Adults with Congenital Heart Disease：a report of the American College of Cardiology/American Heart Association Task Force on Practice Guidelines（writing committee to develop guidelines on the management of adults with congenital heart disease）. Circulation 118：e714-e833, 2008

3) Therrien J, et al：Pulmonary valve replacement in adults late after repair of tetralogy of fallot：are we operating too late? J Am Coll Cardiol 36：1670-1675, 2000

4) Geva T：Indications and timing of pulmonary valve replacement after tetralogy of Fallot repair. Semin Thorac Cardiovasc Surg Pediatr Card Surg Annu 11-22, 2006

5) Kilner PJ, et al：Recommendations for cardiovascular magnetic resonance in adults with congenital heart disease from the respective working groups of the European Society of Cardiology. Eur Heart J 31：794-805, 2010

6) Babu-Narayan SV, et al：Ventricular fibrosis suggested by cardiovascular magnetic resonance in adults with repaired tetralogy of fallot and its relationship to adverse markers of clinical outcome. Circulation 113：405-413, 2006

7) Shiina Y, et al：The relationship between extracellular volume fraction in symptomatic adults with tetralogy of Fallot and adverse cardiac events. J Cardiol 75：424-431, 2020

8) Chen CA, et al：Myocardial ECV fraction assessed by CMR is associated with type of hemodynamic load and arrhythmia in repaired tetralogy of Fallot. JACC Cardiovasc Imaging 9：1-10, 2016

Ⓔ 冠動脈奇形

　冠動脈の先天性異常は頻度は高くないが，若年者における胸痛や時に血行動態的な病的な異常をきたし，突然死の原因にもなりうるとされている[1]．かつては冠動脈造影による診断が行われていたが，侵襲性が高く，近年では心電図同期CTおよびMRIによる診断が中心となっている．CTやMRIでは冠動脈の起始部およびその走行を追うことが可能であり，冠動脈奇形の診断に有用である．

❶ 冠動脈の発生

　冠動脈奇形は発生と密接に関連している[2]．人間の心大血管系の形成は胎生20日前後から開始される．心臓発生の初期段階では心内腔の類洞とよばれる肉柱間の間隙から酸素供給がなされているが，心筋の厚みが増すにつれ，心外膜側からの供給が必要となる．冠動脈の発生はいまだ不明な点が多いが，胎生25日前後に血管様構造物が心外膜下に認められ，これらの断片的な構造が連続し，胎生40日前後に冠動脈と大動脈との連結が完成するとされている．純型肺動脈閉鎖における冠動脈の類洞交通は発生過程での肺動脈弁閉鎖により右室圧が高圧となったために，本来消失するはずであった類洞が残存し，冠動脈との交通が残存した状態と考えられている．一方で，心室の流出路である円錐動脈幹の発生も胎生25日頃より開始され，胎生35日頃には動脈幹中隔が形成され，大動脈と肺動脈が分離する．左冠動脈肺動脈起始は左冠動脈原基と肺動脈が交通することにより発生する異常と考えられる．

420 ● 8 先天性心疾患

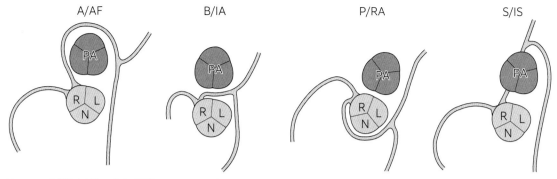

図17　円錐部近傍の走行異常の4つのパターン
A：anterior to the great vessels，AF：anterior free wall course，
B：between the aorta and pulmonary arteries，IA：interarterial course，P：posterior to the great arteries，
RA：retroaortic course，S：septal，IS：intraseptal

❷ 冠動脈の定義

　冠動脈は両心室，心臓の鋭縁部，鈍縁部および心臓の心室間溝，房室間溝との位置関係で定義される[2]．右冠動脈（right coronary artery；RCA）は解剖学的右室の基部における房室間溝表面を走行する動脈であり，鋭角枝（acute marginal branch）を分岐する．左冠動脈（left coronary artery；LCA）のうち，左冠動脈前下行枝（left coronary artery anterior descending branch；LAD）は前室間溝の心表面を走行する動脈であり，貫通枝（penetrating branch）を分岐する．左冠動脈回旋枝（left coronary artery circumflex branch；LCX）は解剖学的左室の基部における傍室間溝表面を走行する動脈であり，鈍角枝（obtuse marginal branch）を分岐する．先天性の心疾患では，大血管の流入路，流出路，心房や心室の位置関係や構築の異常を伴うため，定義するのがしばしば難しい．

　冠動脈の奇形は，主に①起始，②走行〔特に上行大動脈，肺動脈などの心室からの流出路周囲（円錐部）での走行異常〕，③還流部の3か所で評価される[2]．特に②の冠動脈の走行に関しては上行大動脈と肺動脈との関係が重要になる（図17）．冠動脈奇形の分類は複数あり，そのなかで走行に関して異なる用語が使用されている場合がある[2,3]．ここでは比較的頻度の高いものを併記する．冠動脈が肺動脈の前方を走行する場合にはA（anterior to the great vessels）やAF（anterior free wall course），肺動脈と大動脈の間を走行する場合はB（between the aorta and pulmonary arteries）やIA（interarterial course），大動脈の背側を走行する場合にはP（posterior to the great arteries）やRA（retroaortic course），心室中隔筋層内を貫通する場合にはS（septal）やIS（intraseptal）と略する場合が多い．特に肺動脈と大動脈の間を走行する場合はmalignant courseともよばれ，心筋虚血をきたす場合があるとされている．心筋虚血の原因としては心拍出量増加に伴って両大血管が拡大し，間を走行する冠動脈を圧排することや冠動脈のスリット状開口部が狭小化すること，壁内を走行する壁内走行部位での狭小化などが推定されている．心室中隔筋層内を貫通する場合の予後については議論があるが，malignant courseとして扱うべきとする報告もある[1]．

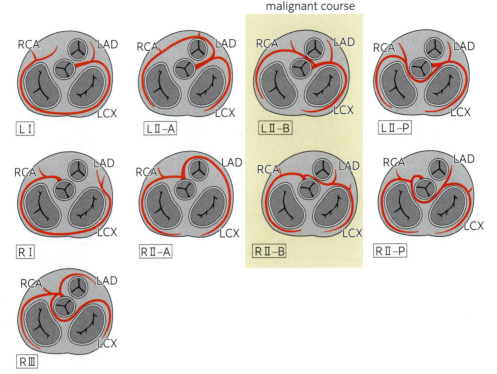

図18 Liptonらの提唱する分類
R：right sinus of Valsalva，L：left sinus of Valsalva
Ⅰ：the solitary dominant vessel follows the course of either a normal or left coronary artery
Ⅱ：one coronary artery arises from the proximal part of the normal located other coronary artery
Ⅲ：LAD and LCX arise separately from the common trunk originating from the right sinus of Valsalva

❸ 正常心内構造に合併する頻度の高い冠動脈異常

a ● 冠動脈は大動脈基部より起始

　開口部の位置が異常な場合としては上行大動脈接合部(sinotubular junction)よりも高い位置で起始する冠動脈高位起始や，開口部が複数存在する場合がある．また，冠動脈の走行が異常な場合としては心筋ブリッジ(myocardial bridging)や重複冠動脈がある．いずれも血行動態的には病的意義は少ない．

　以下に単一冠動脈と冠動脈対側冠動脈洞起始(anomalous aortic origin of coronary artery；AAOCA)について概説する．

単一冠動脈

　左右の冠動脈が単一の部位から起始する場合を指す[4]．冠動脈の本幹あるいはその分枝の一部が肺動脈と上行大動脈の間を走行することにより突然死の危険性がある．さらにその近位が閉塞した場合には，側副血行路の発達が容易でない．

　単一冠動脈の分類にはLiptonらの提唱した分類がある[3]（図18）．まず単一冠動脈の起始部によりLとRに分類する．冠動脈の円錐部レベルでの分岐がなく，本来の走行に沿って走行する場合はⅠ，2本に分岐しそのうち1本が正常の走行に沿って走行する場合にはⅡ，右冠動

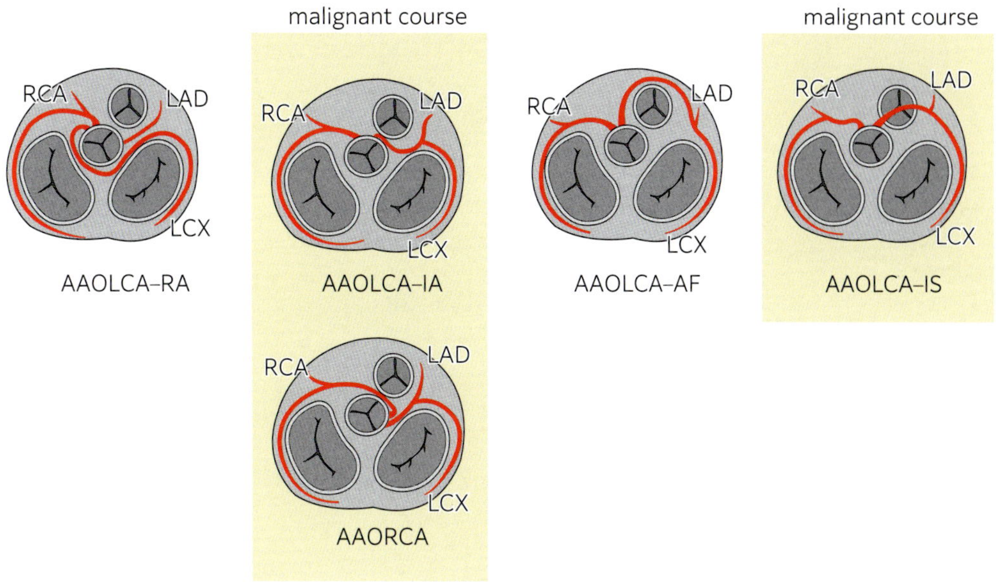

図 19　冠動脈対側冠動脈洞起始

脈洞から起始し RCA と LAD，LCX の 3 本に分岐する場合Ⅲとする．Ⅱに分類される場合には最後に，異常に走行する冠動脈の走行に関して A，B，P などを追記する．LⅡ-B，RⅡ-B などがいわゆる malignant course とされる．

冠動脈対側冠動脈洞起始（AAOCA）

　LCA が右冠動脈洞より起始する場合，RCA が左冠動脈洞から起始する場合が多く，まれに無冠動脈洞から起始する場合もある（図 19）．

　左冠動脈右冠動脈洞起始（anomalous aortic origin of left main coronary artery；AAOLCA）では LCA が右冠動脈洞から分岐する場合，さらに異常な冠動脈の走行部位を RA，IA，AF，IS などを追記する[2, 5]．AAOLCA-IA および AAOLCA-IS は malignant course とされる．LCX が右冠動脈洞あるいは RCA から起始し大動脈の背側を走行する頻度は高い．単独で存在する場合には病的意義は少ないが，二次孔型心房中隔欠損（ostium secundum type ASD）に対してカテーテル治療を行う場合や大動脈基部の治療を行う際にリスクが高くなる．

　右冠動脈左冠動脈洞起始（anomalous aortic origin of right coronary artery；AAORCA）では RCA が左冠動脈洞から起始する場合，大血管の間を走行することが多いため，しばしば malignant course に分類される．

b ● 冠動脈が肺動脈から起始

　冠動脈肺動脈起始（anomalous origin of the coronary artery from the pulmonary artery）は最も重症な先天性の冠動脈奇形の 1 つである[6]．大部分は幼少期に発症し，未治療の患児の多くは 1 歳以下で死亡する．比較的多いパターンとしては LCA が肺動脈より起始し，RCA が大動脈から分岐するパターンである（左冠動脈肺動脈起始：Bland-White-Garland 症候群[7]）．成人例では LCA の肺動脈還流部に狭窄が存在し，肺動脈への coronary steal が起こりにくく，かつ RCA からの側副血行路の発達が著明である場合や左右シャントや末梢性肺動脈狭窄などの背景疾患

E　冠動脈奇形 ● 423

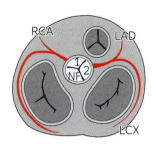 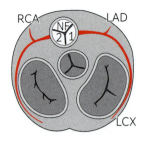 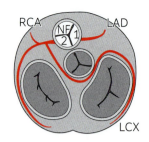

図20 ライデン大学の表記法

に伴い，肺高血圧が維持されている場合が少なくない．右冠動脈肺動脈起始は相対的に頻度が低く，症状も軽症である．

c● 冠動脈の終止端の異常
冠動脈瘻

冠動脈瘻(coronary artery fistula)は1つあるいは複数の冠動脈が心室や心房，冠静脈，上大静脈，肺動脈などと交通する異常である[8]．頻度が比較的高いのはRCAであり，時にLCAとRCAの両者が瘻孔をつくる場合もある[9]．冠動脈の瘻孔においては血流が増加するために冠動脈自体が拡張し蛇行したような形態になる．この瘻孔の開口部として頻度が高いのは右心系で右室，右房，肺動脈などである[10]．この場合，心外の左右シャントと血行動態的には類似し，また心筋への血流の低下が問題となる．

心外の血管，例えば気管支動脈や内胸動脈，心膜動脈，前胸壁動脈，上あるいは下横隔動脈，大動脈の食道枝などと交通する場合もある．冠動脈の閉塞など，両者の動脈の間で圧勾配が発生したときに心外からの側副血行路として機能する．

❹ 先天性心疾患に合併する冠動脈異常

完全大血管転位，両大血管右室起始での分類としてはShaher分類[11]やライデン大学の表記法(Leiden convention)[12,13]がある．Leiden conventionでは大動脈弁のnon-facing sinus(肺動脈に近接しない大動脈洞)を定義し，右側にある大動脈洞をsinus-1，左側にある大動脈洞をsinus-2として各大動脈洞から起始する冠動脈(RCA：R，LAD：L，LCX：Cx)を記載する．正常冠動脈の表記は|1R；2LCx|となる．頻度の高いShaher 1型は|1LCx；2R|，Shaher 2A型は|1L；2RCx|となる(図20)．LADが右の冠動脈洞から起始する場合，時に肺動脈大動脈の間を走行する場合がある．

その他，Fallot四徴症や総動脈幹遺残でも冠動脈奇形を合併しやすい．

（田波　穣）

文献
1) Corrado D, et al：Non-atherosclerotic coronary artery disease and sudden death in the young. Br Heart J

68：601-607, 1992

2）新居正基：先天性冠動脈疾患. J Pediatr Cardiol Card Surg 32：95-113, 2016

3）Lipton MJ, et al：Isolated single coronary artery：Diagnosis, angiographic classification, and clinical significance. Radiology 130：39-47, 1979

4）Vlodaver Z, et al：Pathology of coronary disease. Semin Roentgenol 7：376-394, 1972

5）Kayalar N, et al：Congenital coronary anomalies and surgical treatment. Congenit Heart Dis 4：239-251, 2009

6）Desmet W, et al：Isolated single coronary artery：a review of 50, 000 consecutive coronary angiographies. Eur Heart J 13：1637-1640, 1992

7）Bland EF, et al：Congenital anomalies of the coronary arteries：Report of an unusual case associated with cardiac hypertrophy. Am Heart J 8：787-801, 1993

8）Said SA, et al：Coronary arteriovenous fistulas：collective review and management of six new cases—changing etiology, presentation, and treatment strategy. Clin Cardiol 20：748-752, 1997

9）Reagan K, et al：Introduction to coronary arteriography. Radiol Clin North Am 32：419-433, 1994

10）McNamara JJ, et al：Congenital coronary artery fistula. Surgery 65：59-69, 1969

11）Shaher RM, et al：Coronary arterial anatomy in complete transposition of the great vessels. Am J Cardiol 17：355-361, 1966

12）Gittenberger-de Groot AC, et al：Coronary arterial anatomy in transposition of the great arteries：A morphologic study. Pediatr Cardiol 4：15-24, 1983

13）Gittenberger-de Groot AC, et al：Coding of coronary arterial origin and branching in congenital heart disease：The modified Leiden Convention. J Thorac Cardiovasc Surg 156：2260-2269, 2018

9 川崎病冠動脈病変

A 概念と治療法の変遷

❶疫学

　川崎病は，乳幼児の急性熱性疾患であるが，冠動脈後遺症を合併した場合，長期予後が問題となる．1967年に川崎富作氏が本症を報告して以来，50年余りが経過した[1,2]．川崎病全国調査によれば，川崎病既往成人/総既往患者は，1998年の33,688/139,581人（24.1％）から2014年に136,960/298,103人（45.9％）へと増加し，現在の川崎病既往患者の半数近くは成人例であり，最近15年で既往成人は4倍に増加した[3]．一方，大量γグロブリン療法導入前の冠動脈後遺症の合併率が18.7％，導入初期の1982～84年が17.2％であり，要経過観察と考えられる冠動脈後遺症例は，現在15,000人以上存在すると推測されている[1,2]．

　実際，日本循環器学会の循環器疾患診療実態調査（The Japanese Registry Of All cardiac and vascular Diseases；JROAD）では，2012～16年の5年間で，川崎病既往患者の急性冠症候群（acute coronary syndrome；ACS）の発症数は92件/年，カテーテル治療ないしバイパス手術件数は約60件/年発症に及ぶ[4]．一方，40歳未満の若年成人の心筋梗塞例において川崎病冠動脈後遺症が関連する割合は，日米で5.0～9.1％と報告され，川崎病冠動脈後遺症は成人領域の臨床的課題といえる[1,2]．

❷病変の重症度分類と自然歴

　川崎病の急性期冠動脈瘤の重症度分類は，日本循環器学会より2020年に改訂されたガイドラインで報告されている（表1）[1]．心エコー検査の冠動脈内径のZスコアから，小瘤は2.5≦Zスコア<5.0，中等瘤は5.0≦Zスコア<10.0，巨大瘤は10.0≦Zスコアと定義されている．Zスコアによる評価が困難で，内径による絶対値で評価を行う場合，5歳未満においては，小瘤3mm≦内径<4mm，中等瘤4mm≦内径<8mm，巨大瘤8mm≦内径とする．経過中，瘤の定義を満たした場合も，発症1か月で瘤の定義を満たさない場合は，一過性拡大とする．また，5歳以上では絶対値で評価すると過大評価となるため，Zスコアによる評価が推奨される．遠隔期冠動脈病変の評価には，その経過より5群からなる重症度分類が用いられる（表1，図1）．冠動脈瘤は，造影上，瘤が消失し，内腔が正常化するいわゆる退縮（regression）とよばれる現象が32～50％に認められ，発症1～2年以内に小瘤から中等瘤で起こることが多く，巨大瘤ではまれとされた．75％以上の有意な局所性狭窄は，動脈瘤の流入部と流出部に発症し，求心性内膜肥厚による．左冠動脈，特に左主幹部（left main coronary trunk；LMT），左前下行枝（left anterior descending artery；LAD）近位部に多く，狭窄に進行することが多いとされ，6.0mm以上の中等瘤でも狭窄が出現する．また左冠動脈の局所性狭窄は，10年以上の長期経過観察後に出現する．動脈瘤の閉塞は中等瘤以上で16％に出現し，その多くは2年以内に出現した．これらは心筋梗塞，突然死につながることもあるが，無症状が2/3で認められたと報告される．また巨大瘤では，1年以内に20％に急性冠イベントが認められたと報告されてい

表1　心エコー法または血管造影による川崎病 CAL の重症度分類

a. 急性期〜発症 1 ヵ月までの CAL	Z スコアを用いた評価を原則とし， ・小瘤(sAN)＋2.5〜＋5 未満 ・中等瘤(mAN)＋5.0〜＋10.0 未満 ・巨大瘤(gAN)＋10.0 以上 と定義する. 注 1)Z スコアによる評価が困難で，内径の絶対値による評価を行う場合，5 歳未満においては 　　　・小瘤 3 mm≦内径＜4 mm 　　　・中等瘤 4 mm≦内径＜8 mm 　　　・巨大瘤 8 mm≦内径 　　とする. 5 歳以上においては Z スコアによる評価を推奨する(絶対値で定義すると過大評価となる). 　　　・巨大瘤の絶対値による定義は，5 歳以上でも内径 8 mm 以上とする. 注 2)経過中に瘤の定義を満たした場合でも，発症 1 ヵ月の時点で瘤の定義を満たさない場合は一過性拡大とする.
b. 1 ヵ月以降の経過による CAL の変化による重症度分類	心エコー検査，ならびに選択的冠動脈造影検査などで得られた所見に基づいて，以下の 5 群に分類する. Ⅰ. 拡大性変化がなかった群：急性期を含め，冠動脈の拡大性変化を認めない症例. Ⅱ. 急性期の一過性拡大群：発症 1 ヵ月までに正常化する軽度の一過性拡大を認めた症例. Ⅲ. 退縮群：発症 1 ヵ月においても拡大以上の瘤形成を残した症例で，その後経過観察中に両側冠動脈所見が完全に正常化し，かつ Ⅴ 群に該当しない症例. Ⅳ. 冠動脈瘤の残存群：冠動脈造影検査で，片側もしくは両側の冠動脈瘤を認めるが，Ⅴ群に該当しない症例. Ⅴ. 冠動脈狭窄性病変群：冠動脈造影検査で冠動脈に狭窄性病変を認める症例. 　(a)虚血所見のない群：諸検査において虚血所見を認めない症例. 　(b)虚血所見を有する群：諸検査において明らかな虚血所見を有する症例.
参考条項	・発症 1 ヵ月以降の冠動脈瘤の大きさの定義は，a 欄での急性期の定義に準じる. ・AHA ステートメントで，'dilation only'として分類される Z スコア＋2.0 以上＋2.5 未満については，長期経過における意義を認めないため，この表では取り上げなかった. ・中等度以上の弁膜障害，心不全，重症不整脈などを有する症例については，各重症度分類に付記する.

〔日本循環器学会/日本心臓血管外科学会. 2020 年改訂版川崎病心臓血管後遺症の診断と治療に関するガイドライン. https://www.j-circ.or.jp/cms/wp-content/uploads/2020/02/JCS2020_Fukazawa_Kobayashi.pdf.2024 年 9 月閲覧〕

る. 閉塞後再疎通(セグメント狭窄)像は，冠動脈障害例の 15％にみられ，その 90％は右冠動脈であり，右冠動脈は閉塞しやすく再疎通しやすいとされる[1].

　最近の報告では，北米のエコーによる検討で 75％の冠動脈瘤が 2 年以内に退縮し，急性期川崎病時の冠動脈の Z スコアが退縮に関連したとされる. 川崎病後 20 年以内の心血管イベントのない患者の生存における急性期の危険因子は，巨大冠動脈瘤(10≦Z スコア，8 mm≦内径)，男性，初回γグロブリン治療抵抗性とされた[5]. また，巨大冠動脈瘤の 10 年間の予後は，心血管イベントのない患者の生存率が 5 年で 72％，10 年で 68％と不良であり，心筋梗塞は 15.8％に認められ，その大部分(82％)が川崎病後 2 年以内の早期とされる[6].

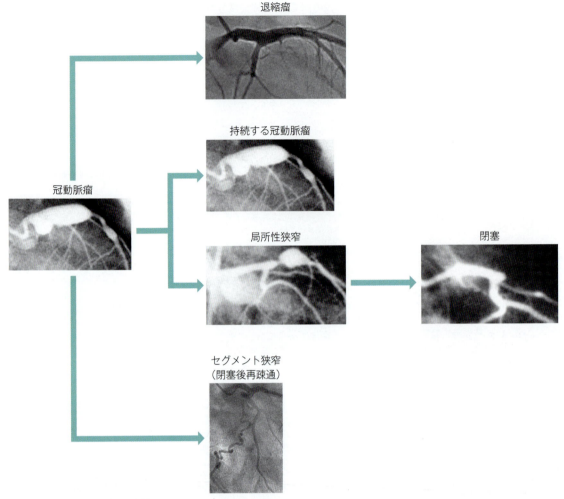

図1 川崎病冠動脈瘤の自然歴

❸成人期の急性冠症候群

　20歳以上の川崎病既往成人におけるACSの発生状況の全国調査（2000～2010年にACSを発症，n＝67）が報告されている[7]．対象の急性期診断例は32例で，そのなかで診療離脱が17例に及び，急性期診断がなされずに成人期の画像診断に至った症例が35例と約半数を占めた．また，急性期診断後の診療離脱例や，小児期未診断例が約3/4と多く，特に35歳以上の発症例の大部分が小児期未診断例であり，35歳未満例では約半数が診療離脱例であった．さらに生活習慣病の冠危険因子1つ以下が48/64例（75％），94％は成人期の初発例であり，生活習慣病の冠危険因子の低い初発例であることも特徴である．急性期診断例は，川崎病の最初の報告後があった1960年代後半であり，川崎病冠動脈後遺症の経過観察例は，Katoら（1975年）やYoshikawaら（1979年）の冠動脈造影（coronary angiography；CAG），心エコー検査所見の報告以降の1980年代の川崎病発症例からである．経過観察例は，診療離脱例との対比で，1980年以降発症は93％（vs 44％），ACS発症前内服率は87％（vs 0％），ACS発症時に巨大冠動脈瘤を

認めた例が69%（vs 29%）であった．小児期川崎病未診断例は，急性期診断例との対比で，ACS発症の平均年齢が40歳（vs 26.5歳）であり，生活習慣病の危険因子が2つ以上多く（35% vs 13%），発症前の内服率が6%（vs 41%）であった．以上から，小児期診断例のなかで経過観察例は1980年代以降の発症例で，成人期も巨大冠動脈瘤を伴う内服例が多く，小児期未診断例は年齢が高く，生活習慣病の危険因子が多い例であった．これらを踏まえ，成人期のACS例は3つに分類される．1つ目は，川崎病既往小児にみられる心筋梗塞類似例であり，巨大冠動脈瘤を伴い内服治療中の発症例（小児型），2つ目は，巨大冠動脈瘤が少なく内服のない診療離脱例（退縮瘤例を含む）（若年成人型），3つ目は，小児期診断がなく，年齢上昇と冠危険因子を伴い発症する例である（壮年型）．

　急性期診断のなされた32例におけるACSの責任病変の後方視的解析では，100%が急性期6 mm以上（6.0～7.9 mm 36%，8 mm以上64%），急性期川崎病後5年以上経過後の遠隔期で，巨大冠動脈瘤50%，狭窄（75%以上狭窄）が39%であり，巨大冠動脈瘤も狭窄も伴わない例が33%であった．発症時の血管内超音波（intravascular ultrasound；IVUS）例では，86%（6/7例）に石灰化を認めた．これらは，急性期，遠隔期，成人期の管理に示唆を与える．遠隔期の冠動脈病変評価では，虚血のみならず冠動脈後遺症の内腔病変に加えて，成人期には冠動脈壁病変も重要である．成人期のACS発症に関連しうる因子として，冠動脈内皮機能障害，慢性炎症，多列検出器CT（multidetector-row CT；MDCT）上の冠動脈石灰化，IVUSや光干渉断層法（optical coherence tomography；OCT）など侵襲的画像診断による内膜下石灰化，粥状硬化様病変などが挙げられ[1,2,7,8]，退縮瘤以上の病変に関しては生涯にわたる経過観察と必要に応じた治療介入が重要と考えられる．

❹治療法について

　成人期川崎病の管理治療方針の決定に際しては，川崎病の小児期の自然歴と成人の冠動脈疾患の標準的な薬物・非薬物療法が考慮される[1]．成人例では，川崎病未診断例・診療離脱例などの評価も含めて，循環器内科医と小児循環器医の連携が重要となり，特に心筋虚血を伴う重症例は，経験のある専門施設での診療が重要である．川崎病冠動脈後遺症は，成人の典型的な粥腫とは病理学的に異なること，若年成人以降の加齢，冠動脈危険因子の，冠動脈後遺症の病態への影響が不明であること，成人例の多くは川崎病未診断（疑診断）例と小児期診断後の診療離脱例であることが問題とされる．

a●川崎病の病初期から冠動脈瘤を伴わない例

　重症度分類のⅠ群，Ⅱ群に相当し，現在では治療の進歩により川崎病既往者の97%程度を占める．この群は，長期経過観察の適応外とされるが，定期通院終了後も冠危険因子の生活管理が推奨される．

b●川崎病発症1か月に冠動脈瘤を伴う，成人期に心筋虚血所見を伴わない例

　重症度分類Ⅲ群，Ⅳ群，Ⅴ群（a）が含まれ，長期経過観察が必要で，移行医療の対象の大部分を占め，Ⅳ群，Ⅴ群（a）は，薬物療法の適応となる．アスピリンを基盤に，成人例では抗炎症作用，狭窄出現予防を期待してスタチン，アンジオテンシンⅡ受容体拮抗薬（angiotensin Ⅱ receptor blocker；ARB）・アンジオテンシン変換酵素（angiotensin converting enzyme；ACE）阻

A 概念と治療法の変遷 ● 429

害薬の併用も検討される．Ⅲ群は症例数が多く，薬物療法は症例ごとに検討される．中動脈瘤以上の例では，症例により抗血小板薬の2剤併用，巨大冠動脈瘤や心筋梗塞の既往，瘤内の血栓傾向のある例ではワルファリンの併用がなされる．高齢者においては，出血性合併症を考慮した対応が重要である．直接阻害型経口抗凝固薬（direct oral anticoagulant；DOAC）の投与は今後の課題である．

c●成人期に虚血所見を伴う冠動脈狭窄例，心筋梗塞，心不全および重症不整脈を伴う例

　この群は，Ⅴ群（b）ないし心筋梗塞既往例であり，まれであるが，成人期に移行する例の最重症例である．成人の虚血性心疾患の適応に準じて，β遮断薬，カルシウム拮抗薬，硝酸薬は検討される．川崎病の自然歴と成人の虚血性心疾患の指針に準じて継続的に加療され，カテーテル治療，外科治療が可能な専門施設でのチーム医療が望ましい．

d●川崎病既往の不明な成人期冠動脈瘤症例

　川崎病冠動脈後遺症に関連する成人期ACSの約半数は，川崎病の既往が不明で，画像診断で推測された例である．また，若年成人で冠動脈瘤を伴う症例では，川崎病以外の疾患の除外が重要であるが，川崎病由来が疑われても既往が不明なことが多い．川崎病様疾患の既往症例で典型的な遠隔期冠動脈後遺症（巨大冠動脈瘤，リング状石灰化，閉塞後再疎通像，重度の内膜肥厚）を認める場合は川崎病冠動脈後遺症が強く疑われるが，冠動脈瘤を伴わない狭窄病変，退縮瘤症例では，小児循環器科医と循環器内科医の連携による総合的評価が重要となる[1,7]．

（三谷義英）

文　献

1) Fukazawa R, et al：JCS/JSCS 2020 Guideline on Diagnosis and Management of Cardiovascular Sequelae in Kawasaki Disease. Circ J 84：1348-1407, 2020

2) McCrindle BW, et al：Diagnosis, treatment, and long-term management of Kawasaki disease：a scientific statement for health professionals from the American Heart Association. Circulation 135：e927-e999, 2017

3) 中村好一：川崎病疫学とその変遷．日本臨牀 72：1536-1541, 2014

4) 日本循環器学会：循環器疾患診療実態調査報告書（2006〜2021年度実施・公表）
https://www.j-circ.or.jp/jittai_chosa/about/report/

5) Miura M, et al：Association of severity of coronary artery aneurysms in patients with Kawasaki disease and risk of later coronary events. JAMA Pediatr 172：e180030, 2018

6) Fukazawa R, et al：Nationwide survey of patients with giant coronary aneurysm secondary to Kawasaki disease 1999-2010 in Japan. Circ J 82：239-246, 2017

7) Mitani Y, et al：Emergence and characterization of acute coronary syndrome in adults after confirmed or missed history of Kawasaki disease in Japan：a Japanese nationwide survey. Front Pediatr 7：275, 2019

8) Mitani Y, et al：*In vivo* plaque composition and morphology in coronary artery lesions in adolescents and young adults long after Kawasaki disease：a virtual histology-intravascular ultrasound study. Circulation 119：2829-2836, 2009

B 適応とプロトコール

　遠隔期ないし成人期の川崎病冠動脈後遺症は，冠動脈瘤から局所性狭窄，閉塞，セグメント狭窄（閉塞後再疎通）などの変化があり，石灰化も伴うなど，一般に心エコー検査での正確な評価が困難とされる[1, 2]．心エコー検査は，描出が比較的容易な起始部の動脈瘤，明らかな冠動脈壁の輝度亢進を認めた場合は川崎病を疑わせる所見であるが，正確な病変診断には，発症早期からの CAG などによる経過が重要である．特に成人期では，造影上，一見正常にみえる退縮瘤の冠動脈壁性状は，石灰化も含めて多彩であり，MDCT（全体像，血栓形成，壁病変を含む形態診断，石灰化）や MRI（全体像，血栓形成，心筋梗塞，虚血）による評価，症例により IVUS 検査ないし OCT による評価も考慮される[1-3]．小児期未診断例，診療離脱例に関しては，Ⅰ，Ⅱ，Ⅲ群の区別が困難であり，Ⅰ，Ⅱ群は，発症 30 病日に冠動脈拡大を認めない後遺症なし例として一括して扱われるが，経過観察を要するⅢ群の抽出に関しては，MDCT による冠動脈壁評価の有用性が期待される[1, 2]．

❶ 冠動脈 MDCT（図 2）

　近年普及している 320 列 MDCT をはじめとして，機器・解析技術の進歩により空間分解能が向上している．狭窄性病変の評価精度は向上し，CAG の一部を置き換えることが可能になっている．MDCT は，CAG に比して低侵襲であり，MRA（MR angiography）に比して空間分解能が高い．撮影時間が短く，鎮静が必要な乳幼児には利点となる．一方，放射線被曝，造影剤の使用，心拍調節目的の β 遮断薬の使用といった問題もある[1]．

　近年は画質を担保しつつ被曝線量低減がなされている．320 列 MDCT を用いることで実効線量を従来の 1/5 に低減し，dual-source CT（DSCT）を用いて実効線量を 1 mSv 以下に抑えられることが報告されている．検査前 β 遮断薬は，半減期の短い静注薬が使用可能となっている．小児に施行する際は，施設での被曝線量低減のために低電圧撮影，心電図同期といった設

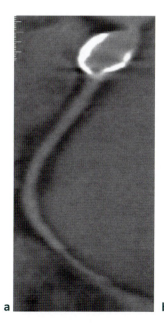 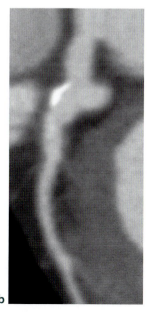

a　　　　　　　b

図 2　川崎病冠動脈後遺症における石灰化
a. リング状石灰化，b. 内膜下石灰化．

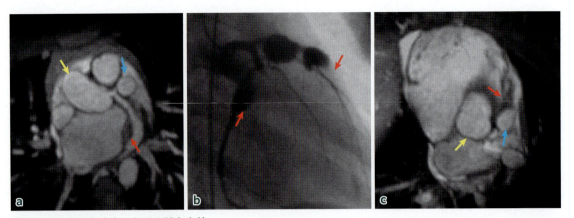

図3 川崎病冠後遺症における壁在血栓
大動脈(黄矢印)，LADの1つ目の動脈瘤(青矢印)，壁在血栓(赤矢印).

定が重要である．冠動脈壁のCT値から石灰化面積を計測して算出するCTカルシウムスコアが冠動脈予後の予測に用いられる．

❷ 心臓 MRI(図3)

　心臓MRIでは，冠動脈形態，心筋性状，心機能および壁運動の検査が可能である[1]．川崎病遠隔期においては石灰化が評価を困難にする冠動脈形態の評価に加えて，負荷パーフュージョンおよび遅延造影といった心筋造影による心筋性状評価，シネMRIによる心機能・壁運動評価が，本症の評価に応用される．画像分解能の限界で，90％以上の狭窄では途絶したように表示されることがあるので注意が必要である．血管内腔，血管壁，血栓が明瞭に描出されるSpiral black blood(2D black blood spiral k-space order TFE)撮影や，任意の方向で血管形態を観察可能なVISTA-black blood(volume isotropic TSE acquisition)撮影が形態評価に有用と報告されているが，撮影可能な施設は限られている．

　whole heart coronary MRAは放射線被曝がなく，造影剤を必ずしも使用せずに，壁性状の評価(壁在血栓と血管壁の性状)を描出でき，全周性石灰化があっても内腔の描出ができるなどが利点である．一方，検査時間が長く幼児・小児では鎮静が必要となる，高度狭窄程度の評価に画像分解能が不十分なことがあるなど，MDCTに比して条件設定に熟練が必要とされる．鎮静不要の8歳以上では，成人同等の撮影で十分な画質が得られるとされ，年長児以降で特に有用である．

(三谷義英)

文　献

1) Fukazawa R, et al：JCS/JSCS 2020 Guideline on Diagnosis and Management of Cardiovascular Sequelae in Kawasaki Disease. Circ J 84：1348-1407, 2020
2) McCrindle BW, et al：Diagnosis, treatment, and long-term management of Kawasaki disease：a scientific statement for health professionals from the American Heart Association. Circulation 135：e927-e999, 2017

3) Mitani Y, et al：In vivo plaque composition and morphology in coronary artery lesions in adolescents and young adults long after Kawasaki disease：a virtual histology-intravascular ultrasound study. Circulation 119：2829-2836, 2009

C 川崎病

❶川崎病冠動脈病変

　川崎病は冠動脈を高頻度に侵す中型血管炎であり，急性期には強い冠動脈全層性の炎症から内弾性板をはじめとする正常血管組織の破壊により拡張をきたし，冠動脈瘤を生じる．冠動脈の拡張は第11病日前後から生じ，まれに巨大瘤化から破裂をきたす．発症1か月以内に拡張した冠動脈が画像上正常化した場合を一過性冠動脈拡大，1か月以上冠動脈拡張が継続する場合を川崎病心臓血管後遺症と称する．

　発症1か月以降に破裂を起こすことはまれであるが，血管炎により活性化され分泌型に形質転換した中膜平滑筋細胞が，破壊された内弾性板を越えて内膜に移動し，増殖する（図4)[1]．このように拡張した瘤内で内膜増殖が生じ，後遺症症例の約90％で瘤は2年以内に退縮する

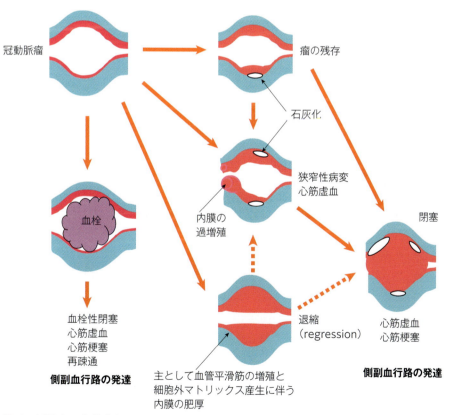

図4　川崎病の合併症としての冠動脈瘤の長期予後
〔日本循環器学会/日本心臓血管外科学会合同ガイドライン2020年改訂版：川崎病心臓血管後遺症の診断と治療に関するガイドライン https://www.j-circ.or.jp/cms/wp-content/uploads/2020/02/JCS2020_Fukazawa_Kobayashi.pdf（2024年8月閲覧）より〕

が，退縮後も組織は正常化しているものではなく，血管内皮機能異常やリモデリングは成人になっても継続しており[2]，遠隔期でも狭窄や閉塞，時に再拡大を生じうるため，生涯を通じて経過観察を要する．

なお心障害の出現頻度は治療技術の向上により近年減少しており，2019〜2020年の川崎病全国調査成績では初診時4.5％，急性期8.3％で，後遺症は2.5％（うち小瘤1.44％，中等瘤0.57％，巨大瘤0.13％，弁膜病変0.45％，心筋梗塞0.01％，狭窄は報告なし）と報告されている．

❷ 画像評価

a ● 急性期の川崎病 CAL の評価

川崎病患者の多くは発症数日で受診し，また急性期の川崎病冠動脈病変（coronary artery lesions；CAL）のチェックには繰り返し施行しやすいエコーが用いられるため，急性期の段階でCT，MRIが撮影されることは少ない．

川崎病のCALは左右冠動脈の主幹部や分岐部に好発するため経胸壁心エコー（transthoracic echocardiography；TTE）でも描出能が高く，2020年に全面改訂された「川崎病心臓血管後遺症の診断と治療に関するガイドライン」[1]では，発症1か月までのCALが絶対径に加えて心エコーまたは血管造影での内径を用いたZスコアにより定義された．体格に応じた瘤の大きさの評価が可能となり，特に5歳以上でZスコアを用いたサイズ評価が推奨されている．Miuraら[3]はわが国の44施設での多施設後方視的コホート研究より，Zスコアによる冠動脈瘤の分類が冠動脈イベントと主要心血管イベントの経時的な発生の評価に有用であったと報告している．

川崎病CALがCTで評価される機会も確実に増えているが，心エコーとの比較において24％の症例でZスコアでの分類が過小評価されたとの報告もあり[4]，CTで測定された内径を直接Zスコア算出に用いることは推奨されない．現時点では，CTおよびMRIレポート時は従来通り絶対径での記載が望ましい．

b ● 遠隔期の川崎病 CAL の評価

検査頻度

川崎病CALでは遠隔期にも冠動脈内皮障害が持続することが知られており，心電図や心エコー，冠動脈造影（coronary angiography；CAG），心筋血流イメージング，冠動脈CT angiography（CTA）やMR angiography（MRA）による経過観察が広く用いられている．1.5T装置における冠動脈MRAは，心電図同期と呼吸同期を併用して3D-SSFP（steady-state free precession）法で撮影される．MRAでの川崎病CALの診断能はCTAと比較して感度がやや低いと報告されているが[5]，被曝がなく，造影剤投与や呼吸停止も不要であることから遠隔期の評価に用いやすい．心拍数や呼吸の変動が大きいと良好な画像が得られないため，年長児以降で特に有効な検査である．前述のガイドライン[1]では，心臓血管後遺症の重症度別に各検査の推奨頻度が掲載されている．

遠隔期の川崎病CALでは冠動脈狭窄・閉塞によって心筋虚血が惹起され突然死のリスクとなりうるが，側副血行路の発達により無症状であることも多いため，症状の有無にかかわらず定期的なフォローアップが望まれる．冠動脈の狭窄，拡張，動脈瘤の有無，石灰化，血栓，内膜肥厚，側副血行路に加え，心筋に明らかな虚血・梗塞巣が認められないかを評価する．

冠動脈瘤の評価

川崎病 CAL における冠動脈狭窄は，血行動態的にずり応力の高い冠動脈瘤の流入部・流出部に好発する．特に巨大冠動脈瘤では高率に狭窄や心血管イベントを生じることが知られている．Tsuda ら[6]は 15 年の経過観察で狭窄を生じた率は 6 mm 未満の小瘤で 0%，6〜8 mm の中等度の瘤で 58%，8 mm 以上の巨大瘤では 74% と報告している．Suda ら[7]は巨大冠動脈瘤 76 症例の長期経過観察において，発症 25 年で心血管イベントは 59% に生じたと報告しており，より厳重な経過観察が求められる．

複数回の冠動脈 CTA で経過観察できた 18 症例 37 個の川崎病冠動脈瘤において，小さい瘤（＜5.6 mm），長い範囲での冠動脈拡張を呈する瘤（ectatic aneurysm）は高率に退縮することも示されている[8]．

なお，冠動脈瘤の有病率や治療戦略，長期予後を明らかにすることを目的に，The Coronary Artery Aneurysm Registry（CAAR）が立ち上げられ，欧米 9 か国 32 施設が参加している．2004〜2016 年に施行された 18 歳以上の CAG 連続 436,467 検査から冠動脈瘤と診断された 1,565 症例が登録されており，有病率は 0.35%，大半が男性であった（78.5%）．そのなかで川崎病，高安動脈炎など炎症が関連する疾患や Marfan 症候群，Ehlers-Danlos 症候群など結合組織の障害を有する疾患の有病率は低く，川崎病は 4 例（0.3%）だった．川崎病に伴う冠動脈瘤は小児期に診断，フォローされるケースが多いのに対し，本レジストリでの CAG は急性冠症候群（acute coronary syndrome；ACS）に対して施行されたものが半数以上で[9]，このようなシチュエーションで診断される冠動脈瘤のなかでは低率であることが推測される．

石灰化

機序はいまだ不明だが，冠動脈壁の高度な石灰化は川崎病 CAL の特徴であり，特に中等瘤および巨大瘤では遠隔期における石灰化の出現は必発とされる．病理学的には第 40 病日以降に生じるが，胸部 X 線写真では罹患後 1 年以降から顕在化する．

川崎病の既往が明らかでなかった症例でも，胸部 X 線写真において心陰影に重なる円形の石灰化から偶発的に発見されるケースも時に認められるため，心電図同期単純 CT での冠動脈カルシウムスコア測定が川崎病遠隔期の患者や川崎病既往が疑われる患者のスクリーニングに適しているとの報告がある[10]．

❸ 症例

症例 1（図 5）

30 歳代女性．特に既往のない症例であったが，胸部 X 線写真で心陰影に重なる結節状の石灰化を指摘され川崎病 CAL が疑われた．心電図同期単純 CT にて左冠動脈主幹部から前下行枝，回旋枝近位部にまたがる高度石灰化を認めた．その後，精査のため心臓 CT が施行されたが，冠動脈拡大は目立たず，また血栓や有意狭窄は認められなかったため，アスピリン内服と定期外来観察が継続されている．

症例 2（図 6）

30 歳代男性．突然の動悸を自覚し近医を受診したところ心室頻拍を認め，筆者らの施設 ER へ紹介された．洞調律に復帰後の CAG で LAD 近位部，対角枝分岐部の冠動脈瘤と 75% 狭窄を指摘された．冠動脈バイパス術（coronary artery bypass graft；CABG）が検討され撮影した胸部単純 CT では，対角枝領域に一致した陳旧性心筋梗塞（old myocardial infarction；OMI）が認め

C 川崎病 ● 435

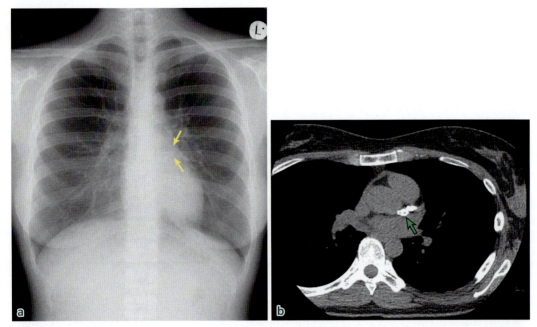

図5　症例1 川崎病 CAL 疑い
a. 胸部単純X線写真．心陰影に重なる結節状の石灰化を認める（矢印）．**b.** 心電図同期単純CT．左冠動脈主幹部に石灰化を認める（矢印）．

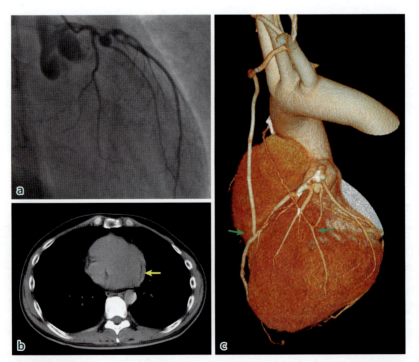

図6　症例2 川崎病 CAL
a. CAG，**b.** CABG 術前の胸部単純CT．**c.** CABG 術後フォローアップ目的の心臓CT．対角枝領域に一致して内膜下の層状低吸収域が認められ，陳旧性梗塞巣による脂肪沈着と考えられる（黄矢印）．冠動脈瘤部で LAD 近位部および対角枝に75%狭窄を認め，それぞれにバイパス枝が吻合された（緑矢印）．

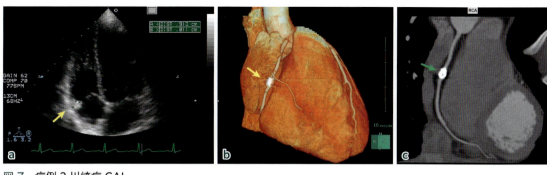

図7 症例3 川崎病 CAL
a. 心エコー4腔断面，**b.** 心臓CT VR像，**c.** 心臓CT RCAのCPR像．心エコーで三尖弁近傍に8mm径の石灰化による結節状高エコー域が認められ，心臓CTで観察される冠動脈瘤と一致する（黄矢印）．高度石灰化により瘤部分の狭窄率評価は困難である（緑矢印）．

られた．

10歳時に他院にて川崎病と診断されていたとのことで，学童期に対角枝領域の心筋梗塞を発症した可能性が高いと考えられた．心室頻拍に関しては，OMIに伴う心室頻拍回路の形成が疑われ，翌年CABGが施行された．

症例3（図7）

30歳代女性．生後半年で川崎病を発症し，前医で加療中に両側冠動脈瘤を生じた．その後RCA中央部に90％狭窄を伴う冠動脈瘤を残し，その他の瘤は退縮したため筆者の施設での経過観察に移行した．心エコー，CTでは#2に高度石灰化を伴う冠動脈瘤が確認され，現在まで著変はない．高度石灰化によりCTで瘤内の狭窄評価は困難であったが，無症状かつ運動負荷心電図などで異常はみられず経過している．

〔田所導子〕

文 献

1) Fukazawa R, et al：JCS/JSCS 2020 Guideline on Diagnosis and Management of Cardiovascular Sequelae in Kawasaki Disease. Circ J 84：1348-1407, 2020
2) Suzuki A, et al：Active remodeling of the coronary arterial lesions in the late phase of Kawasaki disease：immunohistochemical study. Circulation 101：2935-2941, 2000
3) Miura M, et al：Association of severity of coronary artery aneurysms in patients with Kawasaki disease and risk of later coronary events. JAMA Pediatr 172：e180030, 2018
4) Gellis L, et al：Comparison of coronary artery measurements between echocardiograms and cardiac CT in Kawasaki disease patients with aneurysms. J Cardiovasc Comput Tomogr 16：43-50, 2022
5) Kim JW, et al：Coronary artery abnormalities in Kawasaki disease：comparison between CT and MR coronary angiography. Acta Radiol 54：156-163, 2013
6) Tsuda E, et al：Incidence of stenotic lesions predicted by acute phase changes in coronary arterial diameter during Kawasaki disease. Pediatr Cardiol 26：73-79, 2005
7) Suda K, et al：Long-term prognosis of patients with Kawasaki disease complicated by giant coronary aneurysms：a single-institution experience. Circulation 123：1836-1842, 2011
8) Chen PT, et al：Computed tomography predict regression of coronary artery aneurysm in patients with

Kawasaki disease. J Formos Med Assoc 116：806-814, 2017
9) Núñez-Gil IJ, et al：Coronary artery aneurysms, insights from the international coronary artery aneurysm registry(CAAR). Int J Cardiol 299：49-55, 2020
10) Kahn AM, et al：Usefulness of calcium scoring as a screening examination in patients with a history of Kawasaki disease. Am J Cardiol 119：967-971, 2017

コラム　冠動脈周囲炎

　炎症の主座が動脈壁の外膜から外側にあり中膜は保たれる病態が冠動脈周囲炎と称され，動脈全層に炎症が及ぶ高安動脈炎や川崎病の冠動脈炎とは異なる．IgG4関連動脈周囲炎は腎動脈分岐下の腹部大動脈から腸骨動脈に好発するほか，胸部大動脈，弓部からの一次分枝，肺動脈，腸間膜動脈，脾動脈と冠動脈に報告されている．動脈壁の外膜および周囲組織への細胞浸潤と線維化を反映し，単純CTでは動脈壁から周囲へ，通常全周性の厚い軟部濃度域，MRIではT2強調画像および拡散強調画像での高信号域が認められる．

　冠動脈内腔は正常で壁肥厚のみ生じる例，瘤や狭窄を合併する例，これらが混在する例など多彩な像を呈する．Akiyamaら[1]はIgG4関連動脈周囲炎248例中冠動脈病変を認めた27例(10.9%)において，びまん性冠動脈壁肥厚は92%，冠動脈狭窄は67%，冠動脈瘤は42%，これら3所見すべては22%に認められたと報告しており，画像評価にはCAGよりも血管壁および壁外の情報を得られるCTが有用である．

　冠動脈拡大や瘤を認める場合，CTでは遅延相での造影効果が肥厚した壁と血栓の鑑別に役立つ[2]．また，上行大動脈の大動脈周囲炎病変は心拍動の影響を受けやすいため，心電図同期CTを撮影する際には胸部大動脈も含めて撮影するとよい(図8)．

　IgG4関連冠動脈周囲炎のほか，好酸球性冠動脈周囲炎も報告されている．これは好酸球性多発血管炎性肉芽腫症(eosinophilic granulomatosis with polyangiitis；EGPA)の好酸球性炎症が冠動脈にのみ孤発する病態で，冠動脈リスクファクターのない比較的若年者に心臓突然死をきたすことが報告されている．非常にまれで孤発例の報告を散見するのみだが，LAD病変が多く，特に女性では高率に病変部に冠動脈解離をきたすとのレビューがある[3]．

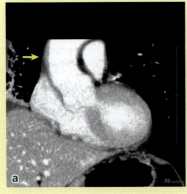 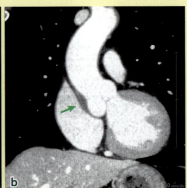

図8　IgG4関連疾患(大動脈周囲炎)
a. 造影CT(心電図非同期)，b. 心臓CT(心電図同期)．
同時期に撮影された画像だが，aは心拍動によるartifactが偽病変として認められ(黄矢印)，大動脈基部の病変(緑矢印)が不明瞭である．

文 献

1) Akiyama M, et al：Characteristics and prognosis of IgG4-related periaortitis/periarteritis：A systematic literature review. Autoimmun Rev 18：102354, 2019

2) Oyama-Manabe N, et al：IgG4-related cardiovascular disease from the aorta to the coronary arteries：multidetector CT and PET/CT. Radiographics 38：1934-1948, 2018

3) Kajihara H, et al：Eosinophilic coronary periarteritis（vasospastic angina and sudden death）, a new type of coronary arteritis：report of seven autopsy cases and a review of the literature. Virchows Archiv 462：239-248, 2013

（田所導子）

10 心臓腫瘍

A 頻度と分類

❶心臓腫瘍の頻度

　心臓腫瘍の頻度には施設間の差や時代による変遷があり，診断，治療の水準や剖検体制など
が影響する[1-3]．転移性心臓腫瘍は原発性の約 20〜30 倍の頻度で，進行癌剖検例の 9〜14％に
観察され，原発巣としては肺癌，乳癌などの胸腔内臓器が多く，その他，腎癌，黒色腫，肉
腫，リンパ腫，白血病，胚細胞性腫瘍，胸腺腫，中皮腫などもしばしば心臓に転移する[1, 2]．
がん性心外膜炎を多く生じるが，約 30％は心筋層内にも病変を形成する[3]．原発性心臓腫瘍の
頻度は剖検例中，0.33〜0.0017％と報告間で大きな差があるが，概してまれな疾患である[2]．
2009 年の日本循環器学会，日本胸部外科学会の認定施設を対象とした調査によると，1 年間に
経験された 489 例の原発性心臓腫瘍のうち，良性が 79.8％(粘液腫 68％，乳頭状線維弾性腫 9.4％，
横紋筋腫 1％)，悪性が 16％(悪性リンパ腫 8.9％，血管肉腫 3.5％，横紋筋肉腫 1.8％，悪性線維性組
織球腫 1.0％)であった[2]．成人例では良性の左房粘液腫が圧倒的多数を占めるとされてきたが，
近年は乳頭状線維弾性腫を最多とする記載も見受けられる[1]．年齢差も大きく，小児手術例の
なかでは横紋筋腫 39％，線維腫 22％，奇形腫 13％が多く，成人に多い粘液腫や乳頭状線維弾
性腫は少ない[4]．代表的な原発性心臓腫瘍の病理組織像を図 1 に示す．

❷心臓腫瘍の分類

　分類には以前より米軍病理学研究所(Armed Forces Institute of Pathology；AFIP)の腫瘍病理
アトラスがよく引用されてきたが[4]，近年，WHO 腫瘍分類が国際基準として重要性を増して
いる．WHO 腫瘍分類は，2019 年より各領域の第 5 版が順次刊行され，診断モダリティの進歩
を反映し，多くの放射線画像とマクロ病理写真が掲載され，同時に各腫瘍の遺伝子異常に関す
る記載も大幅に増加した．Tumours of the Heart は「胸部腫瘍(Thoracic Tumours)」の巻に含ま
れている[1]．

　心臓には狭義の新生物(neoplasia)に加え，小児では組織奇形の要素を含む過誤腫や胎生期遺
残組織由来の胚細胞系腫瘍が多く，結節硬化症に合併する横紋筋腫のように遺伝性素因を有し
先天性腫瘍としうるものもある．また，成人の粘液腫や乳頭状線維弾性腫も他臓器に類似病変
のない独特の疾患である[1-4]．WHO 腫瘍分類は，「軟部組織および骨腫瘍(Soft Tissue & Bone
Tumours)」の巻では各疾患を分化方向性による大分類ごとに良性，悪性，中間群(局所侵襲性，
低頻度転移性)に分類しているが[5]，心臓腫瘍では良性，悪性のものについて頻度を考慮した順
に解説され，リンパ造血系腫瘍は心臓に特徴的な疾患のみ記載されている(表 1)[1]．心膜嚢胞
や中皮腫，大血管の腫瘍は心臓腫瘍の章には含まれていない[1]．近年の改訂点としては，良性
腫瘍に含まれていた histiocytoid cardiomyopathy が，いわゆる心筋症とは異なる概念でもあ
り，伝導系過誤腫(conduction system hamartoma)とされた[1, 5]．悪性疾患については，免疫組
織染色の進歩により，かつて大きな比重であった悪性線維性組織球腫(malignant fibrous histio-

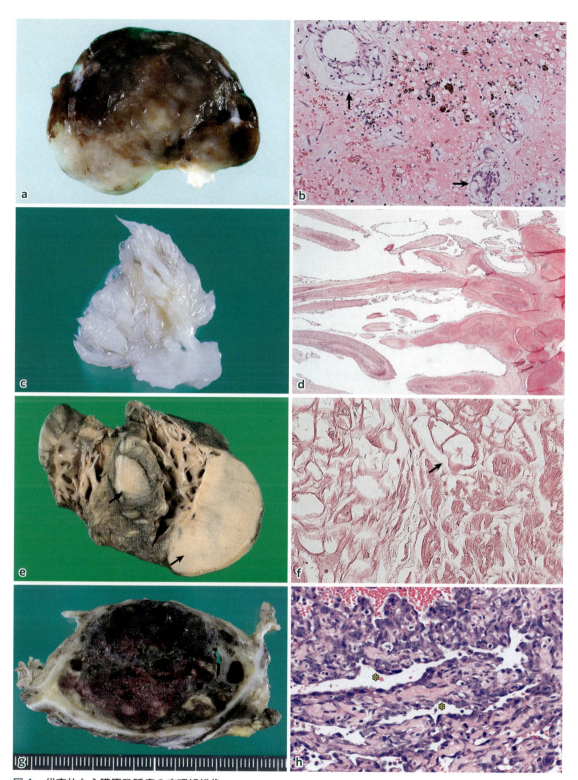

図1 代表的な心臓原発腫瘍の病理組織像

左房粘液腫（a. マクロ像，b. 組織像，矢印はチャネル構造を示す），乳頭状線維弾性腫（c. イソギンチャク状のマクロ像，d. 組織像），横紋筋腫（e. マクロ像，矢印が腫瘍部分，f. 組織像，矢印は spider cell を示す），血管肉腫（g. マクロ像，高度な出血を伴う暗赤色調の腫瘤，h. 組織像，腫瘍細胞によるスリット状の血管腔の形成（＊）がみられる）．

表1　WHO blue book（第5版）における原発性心臓腫瘍の分類

良性腫瘍（benign tumours）
乳頭状線維弾性腫（papillary fibroelastoma） 粘液腫（cardiac myxoma） 線維腫（cardiac fibroma） 横紋筋腫（cardiac rhabdomyoma） 成人細胞性横紋筋腫（adult cellular rhabdomyoma） 脂肪腫および心房中隔脂肪腫様過形成（cardiac lipoma and lipomatous hypertrophy of the atrial septum） 房室弁脂肪性過誤腫（lipomatous hamartoma of the arterioventricular valve） 過誤腫（成熟心筋細胞性）（hamartoma of mature cardiac myocytes） 過誤腫（間葉系）（mesenchymal cardiac hamartoma） 血管腫（cardiac hemangioma） 伝導系過誤腫（conduction system hamartoma） 房室結節嚢胞性腫瘍（cystic tumour of the arterioventricular node）
悪性腫瘍（malignant tumours）
血管肉腫（cardiac angiosarcoma） 平滑筋肉腫（cardiac leiomyosarcoma） 未分化多形肉腫（cardiac undifferentiated pleomorphic sarcoma） その他，心臓に発生しうる肉腫（other sarcomas that may involve the heart）
リンパ造血系腫瘍（haematolymphoid tumours）
びまん性大細胞型B細胞性リンパ腫（cardiac diffuse large B-cell lymphoma） フィブリン関連びまん性大細胞型B細胞性リンパ腫（cardiac fibrin-associated diffuse large B-cell lymphoma）

〔WHO Classification of Tumours Editorial Board：Thoracic Tumours. WHO Classification of Tumours, 5th ed, vol. 5. International agency for research on cancer, Lyon, 2021 より作成〕

cytoma；MFH）から他組織型に分類可能な症例が増加し，残るものに限り未分化多形肉腫（undifferentiated pleomorphic sarcoma）とされるようになって久しい[1-7]．また過去に心臓独特の腫瘍として粘液肉腫（myxoid sarcoma）とされていた症例の多くは粘液線維肉腫（myxofibrosarcoma；いわゆる粘液型MFH）に相当するものと思われるが，WHOの腫瘍分類第4版で独立した項目であったmyxofibrosarcomaは，第5版ではother tumorsの扱いとなり，詳細は他章を参照しなくてはならない[1,2,4]．ただし，やや予後の良い低悪性度線維粘液性肉腫（low-grade fibromyxoid sarcoma）との鑑別も含め，これらの心臓原発肉腫を一概にほかの軟部組織発生例になぞらえることについては懸念も指摘されている[7]．近年，大血管に生じる内膜肉腫（intimal sarcoma）に特徴的とされてきた*MDM2*遺伝子の増幅が多くの心臓肉腫でも確認されているが，現時点では大血管（内膜）と心臓（心内膜）原発の腫瘍は必ずしも同一視されていない[7]．国際対がん連合（Union for international cancer control；UICC）のTNM病期分類について心臓腫瘍に特化したものはないが，適宜，軟部腫瘍のものが参照されることがある[8]．

（加藤誠也）

文　献

1) WHO Classification of Tumours Editorial Board：Thoracic Tumours. WHO Classification of Tumours, 5th ed, vol. 5. International agency for research on cancer, Lyon, 2021

2) 天野　純, 他：心臓腫瘍の疫学・頻度. 天野　純（総編集）：心臓腫瘍学 第1版, pp8-18, 南山堂, 2011

3) Butany J, et al：A 30-year analysis of cardiac neoplasms at autopsy. Can J Cardiol 21：675-680, 2005

4) Bruke A, et al：Tumors of the heart and great vessels（AFIP atlas of tumor Pathology, Fourth series, Fascicle 22）. American registry of Pathology, Silver Spring（MD）, 2015

5) WHO Classification of Tumours Editorial Board：Soft Tissue and Bone Tumours. WHO Classification of Tumours, 5th ed, vol. 3. International agency for research on cancer, Lyon, 2020

6) Travis WD, et al（eds）：WHO Classification of Tumours of the Lung, Pleura, Thymus and Heart, 4th ed. International agency for research on cancer, Lyon, 2015

7) Burke A, et al：The 2015 WHO Classification of tumors of the heart and pericardium. J Thorac Oncol 11：441-452, 2016

8) Brierley JD, et al（eds）：TNM Classification of Malignant Tumours, 8th ed. Splinger-Verlag, New York, 2016

Ⓑ 適応とプロトコール

❶ CT と MRI の適応

　心臓腫瘍やその鑑別診断である心腔内血栓が, 腫瘍性病変の転移検索を目的とした検査や不整脈アブレーション前の CT で期せずして発見されることを経験する. しかし, 心臓腫瘍の全体像や質的診断が第1選択の画像診断法である心エコーで十分に得られる場合には, 追加の CT や MRI の必要性は低い.

　心臓腫瘍は比較的まれな疾患である. また, 臨床症状を欠くか, その症状がうっ血あるいは不整脈など非特異的であるため, 腫瘍の診断と治療法の選択に画像診断は必須である. 心エコーが患者の体格や肺気腫などの合併症により腫瘍を十分に描出できなかったり, 腫瘍が大きく全体像が把握できない, あるいは心外膜や大血管, 縦隔への浸潤を評価できなかったりした場合に, CT や MRI が用いられる[1]. また, 腫瘍の質的診断に CT や MRI が有用と考えられる場合, 特に薬物治療が優先される血栓や悪性リンパ腫の診断に有用と考えられる場合には, 心エコーに引き続き積極的に利用される[1, 2].

❷ CT と MRI のプロトコール

a ● CT

　CT を心臓腫瘍の診断に適用する目的は, 腫瘍の浸潤範囲の観察, 質的診断, および全身 CT を用いた転移検索である. 心臓 CT 検査は心拍動によるアーチファクトを防止するために心電図同期下で撮影する. 特に64列以上の多検出器型 CT を使用すれば, 多断面再構成法（multiplanar reconstruction；MPR）により病変を多方面から評価でき, 進展範囲の確定に有用である（図2）. CT は脂肪組織や石灰化の検出に優れており, 脂肪腫や骨肉腫などの質的診断に有用である[1]. さらに造影剤を用いることで, 血栓が明瞭に描出されたり, 腫瘍の多血性が評価できたりする.

b ● MRI

　MRI を心臓腫瘍の診断に適用する目的も, 腫瘍の浸潤範囲の観察および質的診断であ

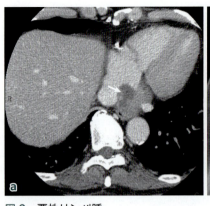
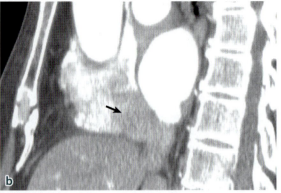

図2 悪性リンパ腫
多検出型CTを用いて心電図同期下で造影検査を施行することにより，腫瘍の造影効果が明瞭となる(**a**, 矢印)ほか，MPR画像により腫瘍の進展範囲も明らかとなる(**b**, 矢印).

る[1, 2]．心臓MRI検査も心拍動によるアーチファクトを防止するために，心電図同期下で撮影する．MRIは石灰化の検出には劣るが，脂肪，出血，血液プールや線維組織などの検出に優れており，CT以上に腫瘍の質的診断に寄与する可能性が高い[2]．またシネ画像を得ることができるため，腫瘍による心臓弁の機能異常や病変と心外膜との癒着などを評価できる[3]．放射線被曝がない点や造影剤の使用量が少ないこともMRIの利点である．以下に心臓腫瘍の診断で使用される代表的なMRI撮影法を述べる．

- **シネMRI** シネMRIは腫瘍と心臓弁との位置関係や心外膜との癒着の評価に有用である[3]．MRIは心エコーに比べて時間分解能は劣るが，安定した観察視野が得られるために，その有用性は高い．ただし多くの腫瘍が心筋より軽度の高信号強度を示すことから，腫瘍の質的診断には有用とはいえない．

- **T1, T2強調画像** 心臓腫瘍の質的診断には，他の臓器の腫瘍性疾患のMRI診断と同様に，T1強調画像とT2強調画像を撮影すべきである．例えば，嚢胞はT1強調画像で低信号，T2強調画像で高信号であり，壊死や浮腫も同様の信号強度を示す[4, 5]．腫瘍内出血はT1, T2強調画像で高信号を示すことが多い[4]．これらの内部性状と病変の局在を組み合わせることで，腫瘍の正確な診断に迫ることができる[1, 2]．心臓のT2強調画像などでは血流のアーチファクトを抑制するために，black blood法を使用する[5, 6]．また空間分解能を維持しながら，呼吸性のアーチファクトを抑制するために，SENSE(sensitivity encoding)などの高速撮影法を併用する[5]．

- **造影T1強調画像** 心臓の造影検査で通常使用される撮影法は後述する遅延造影MRIであるが，腫瘍が検査対象である場合には，他の臓器の腫瘍性疾患のMRI診断と同様に，turbo spin echo法を用いたT1強調画像が有用である(図3a)．その理由は，遅延造影は正常心筋と病的心筋を2値化して示すため，しばしば不均一な造影効果を示す腫瘍の境界を正確に評価できないためである(図3b)．したがって，腫瘍の血流の多寡や内部の壊死を評価するのには，造影T1強調画像が必要である．

- **遅延造影** 遅延造影MRIは一般的に最も有用な心臓MRI撮影法であるが，心臓腫瘍が対象疾患である場合には，上述のごとくその有用性は限定的である．しかし，心腔内血栓の診

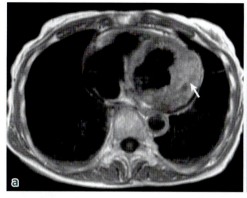
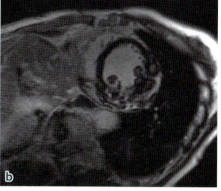

図3 悪性リンパ腫
心電図同期造影 T1 強調画像では，腫瘍の大きさや進展度，均一な造影効果が明瞭に描出されている（**a**，矢印）．しかし，遅延造影 MRI では腫瘍の描出は不良であり，これは腫瘍の造影後 T1 値が正常心筋の T1 値に近いためと考えられる（**b**）．

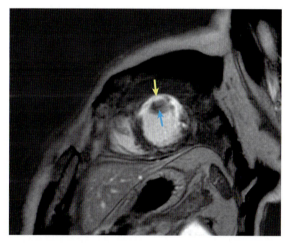

図4 心腔内血栓
遅延造影 MRI では菲薄化し強く造影される陳旧性の梗塞心筋（黄矢印）とこれに近接する低信号の血栓（青矢印）が明瞭に描出されている．

断や描出に遅延造影は有用であり，近傍の心筋線維化や梗塞なども描出する（図4）．さらに，遅延造影は腫瘍の鑑別疾患になりうる心筋の炎症性病変や心外膜炎の診断に有用であり，心臓腫瘍が示唆される MRI 検査においても，ルーチンに加えておくべきと考える．

（天野康雄，大森裕子）

文献

1) Araoz PA, et al：CT and MR imaging of primary cardiac malignancies. RadioGraphics 19：1421-1434, 1999
2) Li X, et al：Cardiac magnetic resonance imaging of primary cardiac tumors. Quant Imaging Med Surg 10：294-313, 2020
3) Grebenc ML, et al：Cardiac myxoma：imaging features in 83 patients. Radiographics 22：673-689, 2002
4) Beroukhim RS, et al：Characterization of cardiac tumors in children by cardiovascular magnetic resonance imaging：a multicenter experience. J Am Coll Cardiol 58：1044-1054, 2011

5) Amano Y, et al：T2-weighted cardiac magnetic resonance imaging of edema in myocardial diseases. ScientificWorldJournal 2012：194069, 2012
6) Simonetti OP, et al："Black blood" T2-weighted inversion-recovery MR imaging of the heart. Radiology 199：49-57, 1996

C 心臓腫瘍

1 心腔内血栓

　心腔内血栓は腫瘍性病変ではないが，心臓の"腫瘤性病変"としては最も多く，心エコーを含む画像診断法で心臓腫瘍が疑われた場合には，必ず念頭におくべき疾患である．血栓は心臓の動きが低下し，内腔が拡張した部位に生じる（図5,6）．そのため，血栓とともに機能が低下した要因を診断することが必要である．

　心腔内血栓が別の目的で施行されたCTやMRIで偶然発見されることも少なくない．CTでは心房細動例の拡張した左房内，特に左心耳に血栓を観察することが多い（図6）．不整脈アブレーション症例や末梢動脈血栓例ではもちろんのこと，通常の造影CTでも左房拡大例では左房内血栓の有無を評価しておく（図6,7）．また陳旧性の血栓は石灰化を示すことがあり，心筋虚血・壊死を示唆する脂肪濃度が血栓の近傍の心筋内に観察されることもある（図8a）．単純CTを丹念に評価することで，血栓および心筋障害を認識することができる．MRI検査のうち，遅延造影が心腔内血栓の描出に優れており，血栓は造影剤の貯留した心腔に囲まれた低信号域として描出される（図5,8b）[1]．その近傍には，原因となる心筋線維化や梗塞などの心筋遅延造影を認めることが多い（図5,8b）[1,2]．シネ画像では，血栓の周囲の内腔は拡大し，壁運動は著明に低下している．T1，T2強調画像では，血栓は出血の時期に応じてさまざまな信号強度を示す．したがって，心腔内血栓の診断は，その局在と造影効果の有無，基礎疾患をもとに下すべきである．

　心腔内血栓の治療法は抗凝固剤と基礎疾患の管理である．ただし，左房や左室の瘤化が顕著な場合には，瘤とともに血栓を摘除することもある．CTやMRIは治療効果の判定にも有用である．

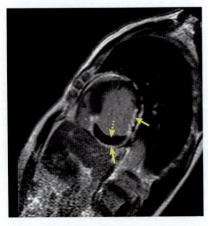

図5　陳旧性心筋梗塞に伴う心腔内血栓
遅延造影MRIでは菲薄化し強く造影される陳旧性の梗塞心筋を左心室の下壁中隔から下壁，側壁の一部に認める（矢印）．梗塞のために限局性に拡張した内腔には，低信号の血栓が明瞭に描出されている（点線矢印）．

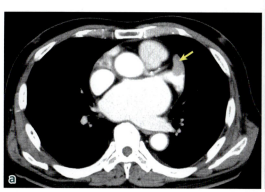
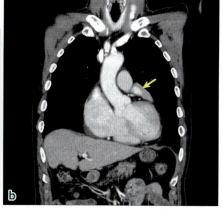

図6　不整脈アブレーション前の心臓 CT
左房が著明に拡張している．左心耳の血栓が明瞭に描出されている（矢印）．

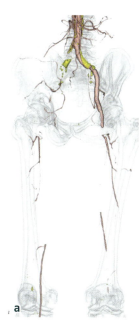
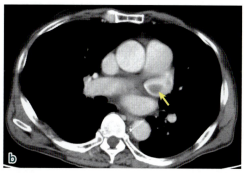

図7　左浅大腿動脈の急性血栓症
造影 CT 血管撮影では，両側性に高度な閉塞性動脈硬化症を認め，今回は左浅大腿動脈の急性閉塞により疼痛と腫脹が生じた（a）．造影 CT の胸部レベルでは，原因となった左房内血栓を認める（b，矢印）．

2　心膜嚢腫

　心膜嚢腫は先天性の嚢胞性病変であり，心嚢に生じる原始小腔が癒合せずに残存したものであるとされている．その中でも，心外膜腔と交通していない嚢胞を心膜嚢腫と定義している．
　心膜嚢腫は右房や右室の外側に生じることが多く，CT や MRI では水分と等濃度あるいは等信号を呈する（図9）[3]．造影効果は認めない．心膜嚢腫を冠状断面や矢状断面で観察すると，管状の構造を示していることが多い（図9b）．縦隔の嚢胞性病変がその鑑別診断となるが[4]，局在と水分内容を示す CT および MRI 所見から診断は容易であり，治療の適応にはならない．

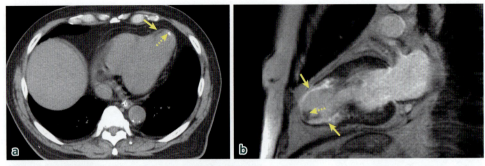

図8　中流部閉塞型の肥大型心筋症に伴う心腔内血栓
単純CT(a)では一部が石灰化した血栓(点線矢印)および中隔側の心筋への脂肪浸潤(矢印)を認める．遅延造影MRIの二腔長軸像(b)では，血栓は(点線矢印)を示し，拡張した心尖部の心筋は菲薄化して遅延造影を示している(矢印)．中流部の前・下壁は肥厚しており，これに合併した心尖部瘤の心筋線維化と心腔内血栓である．

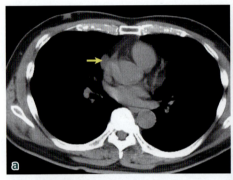
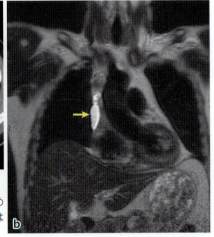

図9　心膜嚢腫
CTでは心臓の右側に境界明瞭な低濃度域を認める(a, 矢印)．T2強調画像の冠状断面で，病変は高信号強度の管状構造を呈する(b, 矢印)．

3 悪性リンパ腫

　心臓を侵す悪性リンパ腫には原発性と続発性があり，後者が圧倒的に多い．続発性の場合には，リンパ節病変や骨髄，脾臓などの節外病変のリンパ腫が組織学的に診断されており，その臨床診断は容易と考えられる．一方で，原発性の心臓悪性リンパ腫の画像診断は重要である．一般の悪性心臓腫瘍の治療が外科手術であるが，唯一，悪性リンパ腫の治療法が化学療法であるためである．

　原発性の悪性リンパ腫は右房や心外膜に発生することが多く，病変は浸潤性であり，心嚢液の貯留を合併することも多い(図10, 11a, b)[3, 5]．そのために，呼吸困難や心不全が初発症状となる場合がある．また腫瘍の浸潤部位によっては不整脈を合併する(図11)[6]．心臓の悪性リンパ腫は他臓器の悪性リンパ腫と同様に，単純CTで高濃度，T2強調画像で脂肪に近い信号強度，拡散強調画像で著明な高信号を示す(図10b)．悪性リンパ腫の変性の少ない密な細胞組織を反映して，これらの濃度や信号強度，造影効果は均一である(図10, 11)[6]．右房に発生

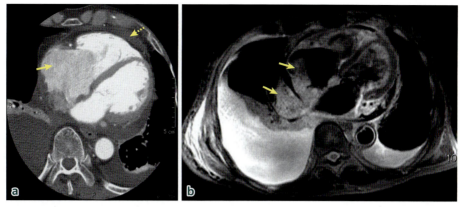

図 10 悪性リンパ腫
右房が原発であり，CT では腫瘍は均一に造影されている（a, 矢印）．また心嚢液の貯留を認める（a, 点線矢印）．black blood 法を用いた T2 強調画像で，腫瘍は中等度の均一な信号強度を呈しており，内腔とのコントラストは明瞭である（b, 矢印）．両側に比較的多量の胸水を認める．

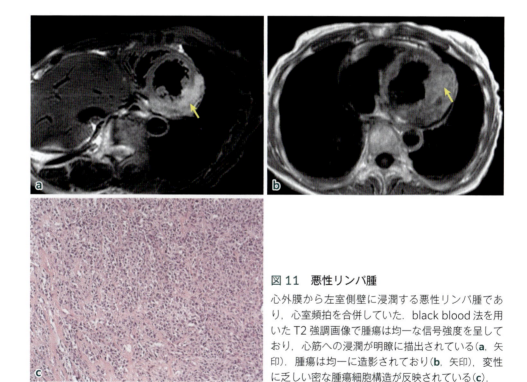

図 11 悪性リンパ腫
心外膜から左室側壁に浸潤する悪性リンパ腫であり，心室頻拍を合併していた．black blood 法を用いた T2 強調画像で腫瘍は均一な信号強度を呈しており，心筋への浸潤が明瞭に描出されている（a, 矢印）．腫瘍は均一に造影されており（b, 矢印），変性に乏しい密な腫瘍細胞構造が反映されている（c）．

する血管肉腫とは，T2 強調画像や造影 CT あるいは MRI を用いることで鑑別が可能である．その他の肉腫は変性を伴うことが多く，この点も悪性リンパ腫の診断に画像診断は有用である．さらに悪性リンパ腫は，FDG PET やガリウムシンチグラムで著明な高集積を示すことが多い．これらの画像診断法は，化学療法の効果判定にも必須であり，経時的に施行される[6]．ただし，リンパ腫の確定診断やサブタイプ，遺伝子解析には組織学的な検査は必須である．

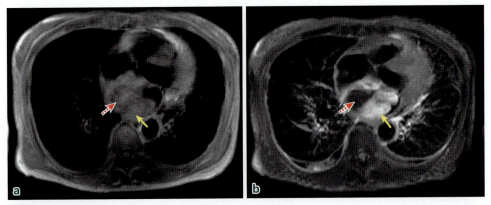

図12 未分化肉腫
左房が原発であり，T1強調画像で筋肉とほぼ等信号（a，黄矢印），T2強調画像では高信号強度を示す（b，黄矢印）．非特異的な信号強度である．また腫瘍内の右寄りには，T1強調画像で高信号（a，赤矢印），T2強調画像で著明な低信号を示す領域があり（b，赤矢印），腫瘍内出血と考える．

4 未分化肉腫

　未分化肉腫は未熟な紡錘形細胞からなる間質系の悪性腫瘍である．左心房に好発し浸潤性であり，内部に壊死を伴うことが多い（図12）[6]．腫瘍が左房から肺静脈や三尖弁などに浸潤すると，肺うっ血を生じる．その他の肉腫，たとえば線維肉腫，平滑筋肉腫および骨肉腫も左房に好発する．したがって，未分化肉腫は出血傾向を示し（図12），骨肉腫は石灰化を伴う傾向にあるが，多くの間質系腫瘍の鑑別診断は難しい．しかし，いずれの肉腫も手術が第一選択の治療法であるため，これらの鑑別診断の意義は低く，CTやMRIの役割は病変の広がり診断といえる．

（天野康雄，大森裕子）

5 粘液腫[7-14]

　粘液腫はほとんどが単発性で成人に好発する．発生部位は左房が約8割，右房が約2割である．Carney complexとして知られる家族性（常染色体優性遺伝）の場合は多発性，若年・心室発生が多くなる．境界明瞭で類円形や分葉状の形態を示し，卵円窩付近の心房中隔に付着する有茎性が多い．シネMRIなどで心周期に伴い変形や可動性を示し，拡張期に房室弁に嵌頓しうる（図13）．単純CTで心内腔よりやや低吸収を呈し，石灰化を伴うことがある（図14）．粘液基質を反映して，T1強調画像で筋肉に比し低〜等信号，T2強調画像で強い高信号を示す．壊死，囊胞形成，さらには石灰化，線維化，出血を伴い不均一なことも多い（図15）．石灰化や線維化はT1，T2強調画像で低信号，出血は時期に応じてさまざまな信号（T1，T2強調画像でメトヘモグロビンは高信号，ヘモジデリンは低信号など）を示す．造影効果も不均一なことが多く，早期濃染は乏しく，漸増性造影効果を呈し，斑状の遅延濃染を示すが，石灰化，出血，壊死，囊胞形成は造影されない（図14，15）．

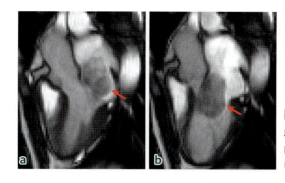

図13 粘液腫(シネMRI)
収縮期(a)で腫瘤(矢印)を左房内に認め，拡張期(b)で僧帽弁に嵌頓する．

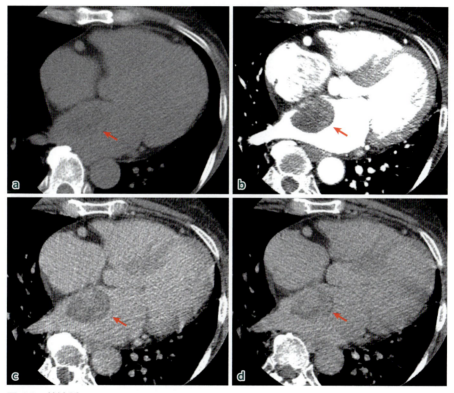

図14 粘液腫(CT)
心房中隔に付着し左房内に突出する腫瘤(矢印)を認め，単純CT(a)でやや低吸収を呈し，造影CT動脈相(b)で早期濃染は乏しく，静脈相(c)，遅延相(d)と斑状の漸増性造影効果を示す．

6 脂肪腫(図16)[7-13, 15]

　脂肪腫はほとんど単発性であるが，結節性硬化症合併例は多発性である．右房，左室，心房中隔に好発し，心内膜下に50％，心外膜下に25％，心筋内に25％が発生する．境界明瞭平滑な形態を示す．CTで均一に脂肪と等吸収(−50 HU未満)を示す．MRIでも均一に脂肪と等信号，つまりT1，T2強調画像で高信号(T1マッピングでnative T1短縮)を呈し，脂肪抑制画像で信号低下を示す．造影効果は認めない．
　鑑別に挙がる心房中隔脂肪腫様過形成(図17)では，脂肪の吸収値・信号が心房中隔を分け

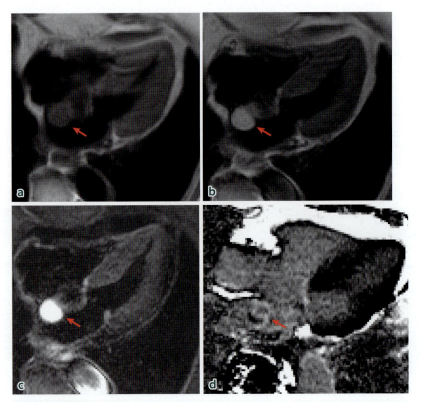

図15　粘液腫(MRI)
心房中隔に付着し左房内に突出する腫瘤(矢印)を認め，T1強調画像(**a**)で心筋と等信号，T2強調画像(**b**)やSTIR(**c**)で強い高信号を呈し，遅延造影MRI(**d**)で不均一な造影効果を示す．

入るように認められるが，卵円孔の部分は取り残されるため，特徴的なダンベル様形態を示す(dumbbell-shaped appearance)．

7　線維腫(図18)[7-13]

　線維腫は小児に好発し，Gorlin症候群の14％に合併する．心室中隔，左室自由壁，右室の心筋内に好発する．境界明瞭平滑な形態を示す．単純CTで均一に筋肉と等吸収を呈し，約半数までに石灰化(特に中心部)を伴う．MRIのT1強調画像で低〜等信号，T2強調画像で低信号(T2マッピングでT2短縮)を示す．造影CT，MRIで早期濃染は呈さず(hypovascular)，さまざまな程度に遅延濃染される．間質腔の増加を反映して，強い遅延濃染も示しうる．
　小児の心筋内腫瘍として鑑別に挙がる横紋筋腫は石灰化を伴わず，多くは多発性で結節性硬化症に合併する．

8　乳頭状線維弾性腫(図19)[7-13]

　乳頭状線維弾性腫は心内膜より発生し，有茎性で特徴的なイソギンチャク様形態を示す．約90％が心臓弁(大動脈弁44％，僧帽弁35％，三尖弁15％)から発生し，その下流側(大動脈弁の大動脈側，僧帽弁の左室側など)に同定される．CTで低吸収，T1強調画像で等信号，T2強調画

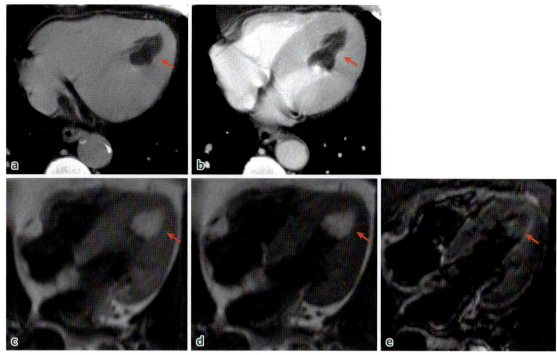

図 16 脂肪腫（心内膜下）
単純 CT(**a**)で左室内腔に脂肪と等吸収を示す腫瘤（矢印）を認める．造影 CT(**b**)で造影効果はない．MRI の T1 強調画像(**c**)と T2 強調画像(**d**)で縦隔内脂肪と同程度の高信号を呈し，STIR(**e**)で信号低下を示す．
〔町田治彦，他：脂肪腫．横山健一（編）：心臓・大血管画像診断の勘ドコロ NEO．p122，メジカルビュー社，2021 より〕

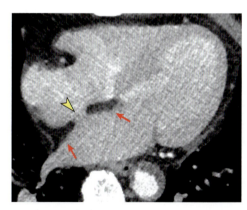

図 17 心房中隔脂肪腫様過形成
造影 CT で脂肪と等吸収の領域（赤矢印）が心房中隔を分け入るように認められるが，卵円孔（黄矢頭）の部分は取り残されており，特徴的なダンベル様形態を示す．

像で等〜高信号を呈し，均一な遅延濃染を示しうる．ただし，通常は 1.5 cm 未満とサイズが小さく，可動性も高いため，CT や MRI では描出すら困難なこともある．

9 血管腫（図20）[7-13]

　血管腫は主に心外膜より発生する．Kasabach-Merritt 症候群に合併しうる．境界明瞭平滑な形態を示す．単純 CT で不均一または均一に心内腔と等吸収を呈し，石灰化を認めることがある．MRI の T1 強調画像で低〜等信号，T2 強調画像で強い高信号を示す．不均一に強く，

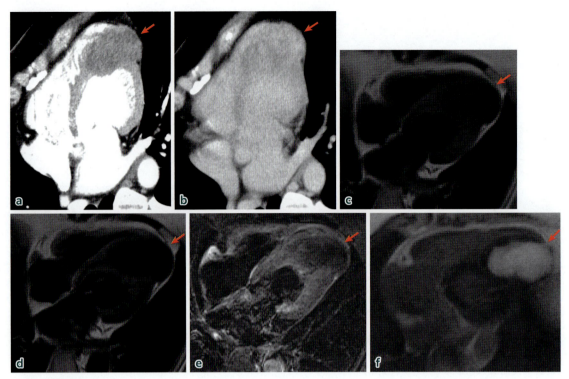

図 18 線維腫
造影 CT 動脈相(**a**)で左室〜心室中隔に軟部組織の吸収値を呈し早期濃染されない心筋内腫瘤(矢印)を認め，遅延相(**b**)で濃染を示す．この腫瘤は MRI の T1 強調画像(**c**)，T2 強調画像(**d**)や STIR(**e**)で低信号を呈し，遅延造影 MRI(**f**)で全体が遅延濃染を示す．

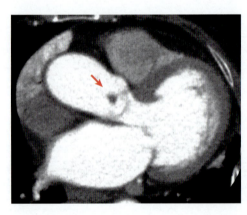

図 19 乳頭状線維弾性腫
造影 CT で大動脈弁に付着する有茎性小結節(矢印)を認める．

遷延性の造影効果を呈し，遅延相で全体が濃染しうる．肝血管腫に特徴的な辺縁から徐々に中心へ向かう造影パターンは診断に有用である．

10 血管肉腫(図21)[7, 9-13, 16]

　血管肉腫は 30〜40 歳代の男性に多く，右房と心膜に好発する．右房に大きな腫瘤を形成するが，心房中隔は保たれやすく，内部に出血や壊死を生じる．心膜浸潤，心嚢液貯留(時に血

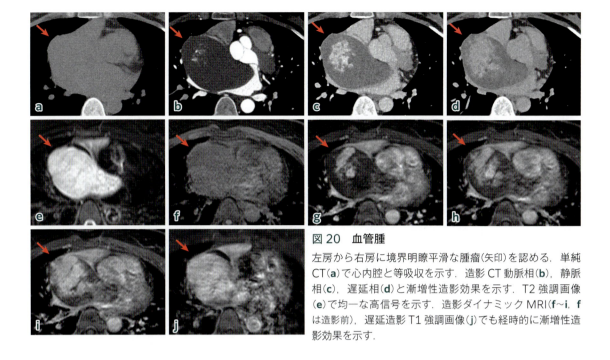

図20 血管腫
左房から右房に境界明瞭平滑な腫瘤(矢印)を認める．単純CT(**a**)で心内腔と等吸収を示す．造影CT動脈相(**b**)，静脈相(**c**)，遅延相(**d**)と漸増性造影効果を示す．T2強調画像(**e**)で均一な高信号を示す．造影ダイナミックMRI(**f~i**, **f**は造影前)，遅延造影T1強調画像(**j**)でも経時的に漸増性造影効果を示す．

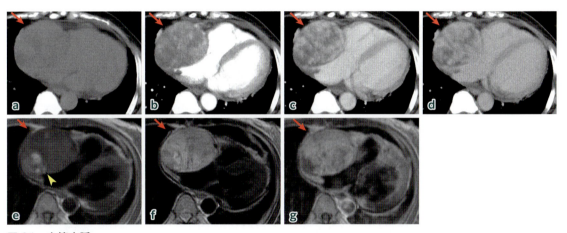

図21 血管肉腫
主に右房を外側から圧排するような腫瘤(赤矢印)を認める．単純CT(**a**)で内部不均一であり，心内腔と等～やや低吸収を示す．造影CT動脈相(**b**)，静脈相(**c**)，遅延相(**d**)で濃染される領域と造影されない領域が混在して不均一な造影効果を示す．少量の心嚢液貯留も認める．T1強調画像(**e**)でほぼ等信号を呈するが，一部で出血(黄矢頭)が高信号を示す．T2強調画像(**f**)で不均一な高信号を示す．造影T1強調画像(**g**)でも不均一な造影効果を示す．

性)，肺などへの転移を伴う．腫瘍は単純CTで不均一な低吸収を呈し，出血を示す高吸収域を伴う．MRIでも不均一な信号を呈し，主にT1強調画像で等信号，T2強調画像で高信号を示す．T1強調画像で壊死は低信号，出血(メトヘモグロビン)は高信号を示す．T1，T2強調画像で腫瘍内に血栓・出血や壊死と考えられる結節状の高信号域を複数認め，特徴的なカリフラワー状を示す(cauliflower appearance)[17]．腫瘍内の拡張血管がflow voidとして低信号を示すことがある．造影効果も不均一であり，血流が豊富(hypervascular)なため濃染を示すが，出血

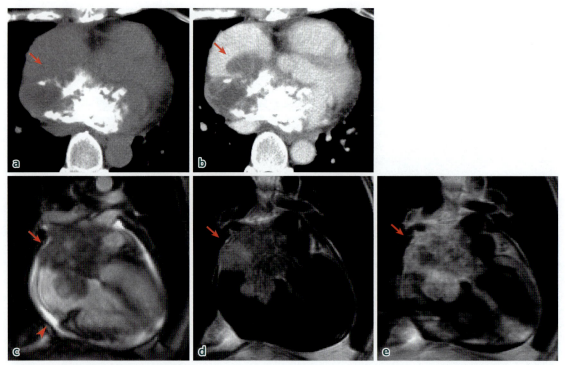

図22 転移性腫瘍(原発巣:滑膜肉腫)
左房から右房に分葉状腫瘤(矢印)を認める。単純CT(a)で軽度低〜等吸収を呈し、粗大な石灰化を伴う。造影CT(b)で石灰化以外は不均一な造影効果を示す。シネMRI(c)、T2強調画像(d)で不均一な信号、造影T1強調像(e)で不均一な造影効果を示す。少量の心嚢液貯留(矢頭)も認める。

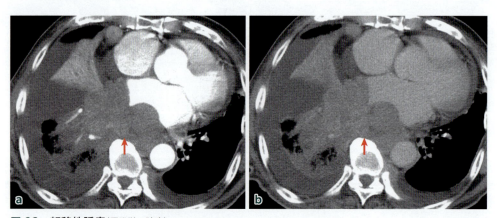

図23 転移性腫瘍(原発巣:肺癌)
造影CT(a, b)で右肺門部に軟部組織と等吸収を呈し不均一な造影効果を示す腫瘤(矢印)を認め、右肺静脈を閉塞させ左房へ直接浸潤する。

や壊死は造影されない。辺縁部の線維化が遅延濃染を呈しうる(peripheral rim enhancement)。びまん性に心膜浸潤を生じると、心外膜から心膜へ放射状に広がる多数の線状造影効果を示すこともある(sunray appearance)[18, 19]。これは造影されない器質化血腫や壊死に介在する血管・出血や線維組織(遅延相でより明瞭)に相当する。

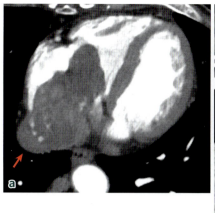
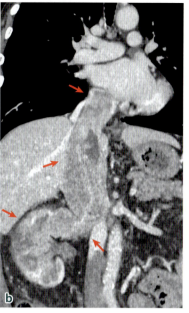

図24 転移性腫瘍(原発巣：腎細胞癌)
造影CT動脈相(a)で右房～右室内に腫瘤(矢印)を認め，内部に栄養血管が複数濃染される．静脈相(b)で右腎腫瘍が右腎静脈，下大静脈，右房へと経静脈性進展(矢印)を示す．

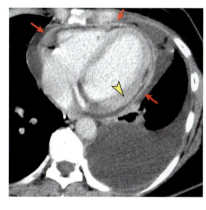

図25 転移性腫瘍(原発巣：乳癌)
造影CTで心膜に一部不整な肥厚，濃染(赤矢印)を認め，心嚢液貯留を伴う．左室心外膜に沿った濃染(黄矢頭)も認める．

11 転移性腫瘍[7, 9-13, 20, 21]

　原発巣として肺癌，乳癌，血液腫瘍などが多い．心臓への進展様式は①リンパ行性，②血行性，③直接浸潤，④経静脈性の4つに分類される．右心系に多く，心内膜への転移は少ない傾向がある．①リンパ行性が最多(肺癌，乳癌など)であり，心外膜や心膜への転移が多い．②血行性は黒色腫，リンパ腫，肉腫(図22)などが多く，さらに心筋や心内膜にも転移する．通常，肺などの他臓器転移を伴う．③直接浸潤は肺癌(図23)，食道癌，乳癌など，④経静脈性は肺癌，腎癌(図24)，肝癌などが多い．なお，最多である心膜への転移は肺癌や乳癌(図25)などが多い．

　CT，MRI所見はさまざまであるが，原発巣としばしば類似する．多発結節・腫瘤やびまん浸潤性の形態を示す．多くは単純CTで軟部組織と等吸収，T1強調画像で低信号，T2強調画像で高信号を呈し，造影効果は不均一である．原発巣が黒色腫の場合，メラニンのT1短縮効

果により T1 強調画像で高信号を示しうる．心囊液貯留を認め，心タンポナーデの所見も呈し
うる．

（町田治彦，苅安俊哉，井口信雄）

文 献

1) Weinsaft JW, et al：Detection of left ventricular thrombus by delayed-enhancement cardiovascular magnetic resonance：prevalence and markers in patients with systolic dysfunction. J Am Coll Cardiol 52：148-157, 2008

2) Hanneman K, et al：Cardiac magnetic resonance imaging findings predict major adverse events in apical hypertrophic cardiomyopathy. J Thorac Imaging 29：331-339, 2014

3) Li X, et al：Cardiac magnetic resonance imaging of primary cardiac tumors. Quant Imaging Med Surg 10：294-313, 2020, Cojan-Minzat BO, et al：Non-ischemic dilated cardiomyopathy and cardiac fibrosis. Heart Fail Rev；doi：10.1007/s10741-020-09940-0, 2020

4) Jeung M-Y, et al：Imaging of cystic masses of the mediastinum. Radiographics 22：579-593, 2002

5) Araoz PA, et al：CT and MR imaging of primary cardiac malignancies. Radiographics 19：1421-1434, 1999

6) Nagano M, et al：Successful treatment of a patient with cardiac lymphoma who presented with a complete atrioventricular block. Am J Hematol 59：171-174, 1998

7) Grebenc ML, et al：Primary cardiac and pericardial neoplasms：radiologic-pathologic correlation. Radiographics 20：1073-1103, 2000

8) Araoz PA, et al：CT and MR imaging of benign primary cardiac neoplasms with echocardiographic correlation. Radiographics 20：1303-1319, 2000

9) Kassop D, et al：Cardiac masses on cardiac CT：a review. Curr Cardiovasc Imaging Rep 7：9281, 2014

10) Sparrow PJ, et al：MR imaging of cardiac tumors. Radiographics 25：1255-76, 2005

11) Hoey ETD, et al：MRI and CT appearance of cardiac tumors in adults. Clin Radiol 64：1214-1230, 2009

12) Motwani M, et al：MR imaging of cardiac tumors and masses：a review of methods and clinical applications. Radiology 268：26-43, 2013

13) Tyebally S, et al：Cardiac Tumors：JACC CardioOncology State-of-the-Art Review. JACC Cardio Oncol 2：293-311, 2020

14) Grebenc ML, et al：From the archives of the AFIP：cardiac myxoma：imaging features in 83 patients. Radiographics 22：673-689, 2002

15) 町田治彦, 他：脂肪腫. 横山健一（編）：心臓・大血管画像診断の勘ドコロ NEO. pp121-123, メジカルビュー, 2021

16) Araoz PA, et al：CT and MR imaging of primary cardiac malignancies. Radiographics 19：1421-1434, 1999

17) Kim EE, et al：Malignant cardiac fibrous histiocytomas and angiosarcomas：MR features. J Comput Assist Tomogr 13：627-632, 1989

18) Yahata S, et al：Sunray appearance on enhanced magnetic resonance image of cardiac angiosarcoma with pericardial obliteration. Am Heart J 127：468-471, 1994

19) Tüdös Z, et al："Sun Ray" Appearance in a Case of Cardiac Angiosarcoma：A Comparison of MRI and PET/CT. Magn Reson Med Sci 16：176-180, 2017

20) Chiles C, et al：Metastatic involvement of the heart and pericardium：CT and MR imaging. Radiographics 21：439-449, 2001

21) Goldberg AD, et al：Tumors metastatic to the heart. Circulation 128：1790-1794, 2013

11 心外病変

A 心臓CT，MRIで遭遇する偶発所見

　心臓CTやMRI検査は，近年広く循環器領域の日常臨床で用いられるようになった．特にCTは近年の技術的革新による空間分解能，時間分解能の進歩は目覚ましく，検査目的に合わせて大量の画像を撮影可能になった．心臓CTの際に，頭頸部，腹部など別の領域を同時に撮影することも容易になっている．こうした進歩に伴い，偶発異常所見の見落としは，医療業界全体で撲滅すべき主要課題の1つとなっている．心臓CTやMRIでは約4割の症例で非心臓所見を有し[1-3]，特にCTのメタアナリシスでは致命的な異常所見は約2%，悪性腫瘍は0.3～0.7%ほどで認められることが知られる[1, 3, 4]．主だったものは表1にまとめるが，CTやMRIなどの循環器画像診断にかかわる人間が押さえておくべき心臓外所見について，出現頻度の高いものを中心に紹介する．

1　大動脈疾患

　急性胸痛の診断のために施行した心臓CTにおいて，約1.1%の症例が大動脈解離と診断される[5]．急性の大動脈解離が確認された際は緊急入院，特に上行大動脈に偽腔開存型の解離を

表1　心臓CTやMRIで認める偶発所見の一覧

臓器	異常所見	
肺	肺結節 肺実質病変 感染症 胸膜病変	悪性腫瘍（肺癌，肺転移），良性結節（肺内リンパ節，肉芽腫性疾患） 肺気腫，間質性肺炎，気管支拡張症 肺炎（結核を含む），慢性気管支炎，細気管支炎 胸水，胸膜プラーク，胸膜腫瘍
縦隔	リンパ節腫脹 縦隔腫瘍 胸部大動脈	転移，サルコイドーシス 胸腺腫，奇形腫，リンパ腫，胚細胞腫，縦隔嚢胞 動脈硬化，大動脈瘤，大動脈解離
頸部	甲状腺 リンパ節腫脹	嚢胞，甲状腺腫，甲状腺癌 転移，結核，リンパ節炎
腹部	肝臓 胆嚢 腎臓 膵臓 脾臓 胃/小腸/大腸 副腎 骨盤臓器	嚢胞，血管腫，悪性腫瘍，脂肪肝，肝硬変，腹水 結石，胆汁うっ滞，悪性腫瘍 嚢胞，悪性腫瘍，結石，瘢痕 膵炎，嚢胞性腫瘍，悪性腫瘍 脾腫，リンパ管奇形，悪性腫瘍 粘膜下腫瘍，悪性腫瘍，憩室炎，ヘルニア 皮質腺腫，褐色細胞腫，悪性腫瘍（転移含む） 子宮・卵巣・前立腺・精巣・膀胱の疾患
骨	良性病変 悪性病変 変性疾患	血管腫，骨島，良性骨腫瘍 骨転移，原発性悪性骨腫瘍 変形性関節症，脊椎圧迫骨折

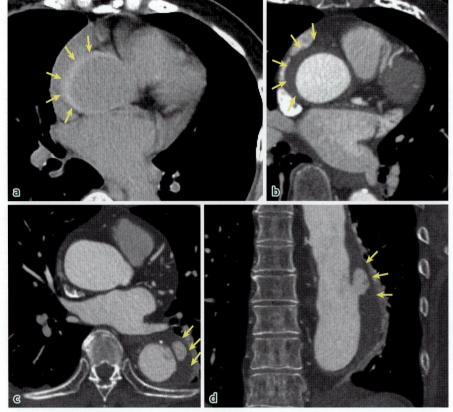

図1 上行大動脈解離(a, b)，下行大動脈解離(c, d)
単純CT画像で三日月状に高CT値を認め，急性の上行大動脈解離と考えられる(a, 矢印)．造影早期相を追加することで血栓閉塞した偽腔であることがわかる(b, 矢印)．軸位断像にて，血栓閉塞した偽腔内にulcer like projectionを認める(c, 矢印)．同一症例の冠状断像を示す(d, 矢印)．

認めた場合は緊急手術が必要となる．急性期には単純CTにて新鮮な解離腔血栓が三日月型高吸収域として描出されるため(図1a)，胸痛にてCTを施行する際は，単純CTで大動脈の所見にも注意すべきである．上行大動脈の偽腔閉塞型解離(図1b)では，大動脈弁閉鎖不全症や脳梗塞などの合併が少ないとされるが，やはり緊急手術が考慮される．特に大動脈径が50 mm以上あるいは閉鎖した偽腔径が11 mm以上では高危険群とされる[6]．心電図同期撮影では，非同期撮影に比べて上行大動脈のモーションアーチファクトが少なく，特に解離による偽腔が小さい場合などは有用である．また近年，偽腔にulcer like projection(ULP)が存在する場合には偽腔開存型と同様に対応すべきとされる(図1c, d)．ULPは，時に穿通性動脈硬化性潰瘍(penetrating atherosclerotic ulcer；PAU)と類似し，鑑別が必要である．後者は動脈硬化性変化の一環として生じ，内膜の粥状硬化が起点とされ，より限局性の変化であることが通常である．

　撮影範囲に大動脈瘤を認めることもあるが，紡錘状瘤については胸部瘤では原則として55 mm以上が血管内治療を含めた観血的治療適応(合併異常が外科治療適応の際や，結合組織疾患などの基礎疾患の存在により早期介入が推奨されることもある)とされる．急速増大傾向のもの(半年で5 mm以上の拡大)，嚢状瘤や仮性瘤ではより早期の外科的介入が必要となる[6]．また，感染

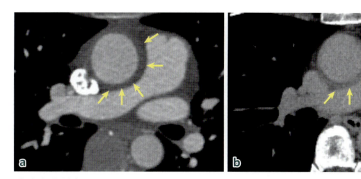

図2　高安大動脈炎
造影早期相の上行大動脈の壁肥厚(a, 矢印)と，造影遅延相における double ring sign を示す(b, 矢印).

性大動脈瘤はまれだが，急な拡大リスクが高い致死性疾患である．CT では，囊状，特に分葉状で急速に拡大する大動脈瘤と，それに近接する dirty fat sign などは感染性動脈瘤を強く疑う所見とされる[7]．造影 CT の後期相で動脈瘤壁およびその周囲が不均一に造影されるのも重要な特徴である[8]．近年は，大動脈の感染や炎症疾患の診断における FDG-PET(fluorodeoxy-glucose PET)検査の有用性も報告され[9]，特に人工血管感染に対する FDG-PET の感度は91％，特異度は95％と有用である[10]．

高安動脈炎では大動脈ならびに主要分枝の動脈壁肥厚(図2a)を認める．肥厚した壁は遅延相で外膜優位に造影されることで層構造を呈し，"double ring sign"とよばれる．造影効果を有する外層は外膜と中膜の血管新生を伴う炎症性変化を，造影効果が乏しい内層は内膜のムチン様，ゼラチン様浮腫をとらえたものと考えられている(図2b)[11]．大動脈の瘤化，主要分枝の狭窄や閉塞などを伴う．上行大動脈に著明な壁肥厚が起きると冠動脈起始部狭窄を合併するため，特に注意が必要である．また，肺動脈病変が大動脈病変に先行することがあり，その有無は他の大血管炎との鑑別に有用である．大動脈炎の活動性評価は CT や MRI では困難なことがあり，臨床症状に合わせて FDG-PET も有効である．

2 肺病変

❶肺血栓塞栓症

冠動脈 CT による狭心症症例の予後改善を示した SCOT-HEART 試験において，約1,700名の症例における心臓 CT の際に，約0.2％の症例で偶発的に肺塞栓を認めた[12]．肺塞栓では肺動脈内血栓や，肺梗塞に伴う肺底部を中心とした楔型・半円形陰影(Hampton's hump)を認める．図3a は胸痛症例への心臓 CT にて，右肺動脈上葉枝ならびに下葉枝に肺血栓塞栓を認めた．肺血栓塞栓症を認めた場合は，通常，原因検索のため下肢深部静脈血栓症(deep vein thrombosis；DVT)評価の追加撮影が必要となる．下肢静脈相の追加撮影の必要性を決定するため，心臓 CT の際は撮影直後に肺血栓塞栓を含めたおおまかな異常所見の確認が望ましい．

図3の症例では撮影直後に肺血栓塞栓を発見できたため(図3a)，造影剤投与約3分半後の下肢撮影を追加し，左膝窩静脈に深部静脈血栓を検出できた(図3b)．また，肺血栓塞栓症の原因に悪性疾患が隠れている可能性もあり，撮影範囲が広範囲になることからそちらにも注意

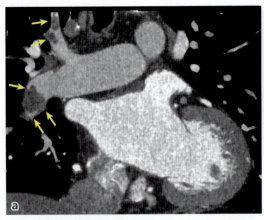
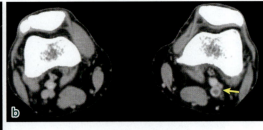

図3 急性肺動脈血栓塞栓症
心臓CTの際に認められた肺動脈塞栓（a. 冠状断，矢印）と，左膝窩静脈に認めた静脈血栓を示す（b. 軸位断，矢印）．

が必要である．腎障害症例などで造影剤を減量したケースなどでは，下肢静脈のコントラストが不良になることがあり，注意が必要である．造影剤減量症例では，低電圧撮影や dual energy 撮影が有効である．

❷ その他の肺病変

　肺は非心臓所見を最も多く認める臓器とされ，多くが結節性病変と気腫性病変とされる．特に前者は14％程度に認めるとされる[3, 13]．心臓CTの際には約0.7％の症例で悪性腫瘍が検出されるが，そのうち約7割は肺癌とされる[1, 3]．肺の異常所見を検出するために field of view（FOV）を広げた場合は全肺野の54％程度が確認可能となるが，FOV を心臓に絞ると14％程度にとどまるとされる．また，本来検出されるはずの肺結節影の約8割は，FOV を心臓周囲に絞ることで確認できなくなるとされる[3, 14]．

　偶発的に発見された肺結節の経過観察方法については，ガイドラインによってさまざまであるが，本項では Fleischner Society が2017年に改訂したガイドライン[15]と日本CT検診学会のガイドラインを紹介する（図4, 5）．Fleischner Society とは，胸部疾患の画像診断を専門とする国際学会である．その Pulmonary nodule via recent Fleischner criteria（2017年改訂）では，肺結節病変を（充実性の）結節ないし，すりガラス結節（ground-glass nodule；GGN）の2つに分類している．また，GGN は，内部の性状によって，すりガラス影のみ（pure GGN）ないしは，すりガラス影に充実成分が加わったもの（part-solid GGN）の2パターンに分類される．結節への対応は，サイズ（<6 mm，6～8 mm，>8 mm），リスク（喫煙歴の有無など），数（単発，多発）によって分類される．GGN は，サイズ（<6 mm，≧6 mm）と性状，数（単発，多発）によって分類される．リスク因子としては，喫煙歴，肺癌家族歴，部位，肺気腫，肺線維症，年齢や性別が挙げられる．こうした肺異常所見を認めた際は，図4を参考に対応を検討すべきだが，本基準は担癌症例や免疫抑制症例などの除外基準もあり，適用には注意を要す．図5に示す日本CT検診学会における肺結節の判定と経過観察についてのガイドライン[16]も前述の Fleischner Criteria を参考にしており，偶発発見の肺結節に対して日常臨床でよく参考にされていることから，こちらも紹介する．

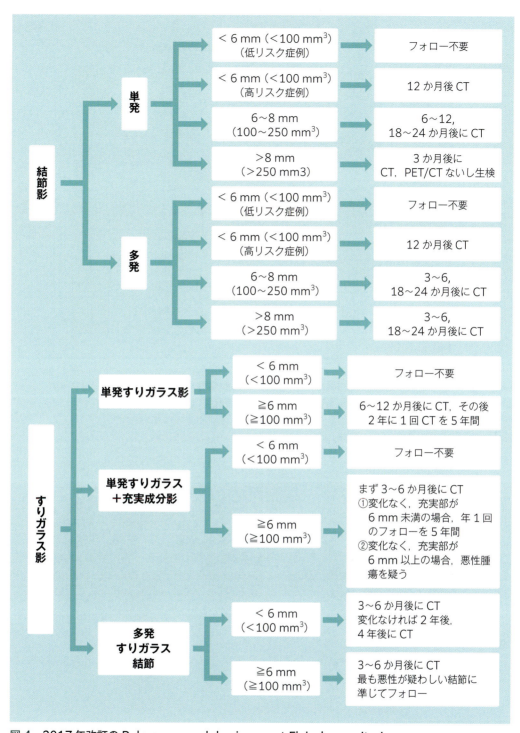

図4 2017年改訂のPulmonary nodule via recent Fleischner criteria

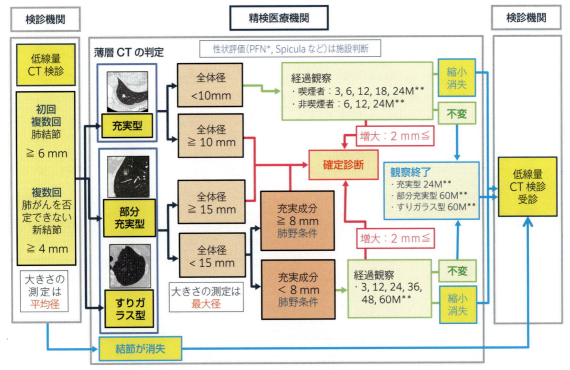

図5 低線量CTによる肺がん検診の肺結節の判定基準と経過観察の考え方第6版（日本CT検診学会）

*PFN：perifissural nodule（胸膜や小葉間隔壁に接する多角状結節），**M：薄層CTからの月数．
〔日本CT検診学会：低線量マルチスライスCTによる肺がん検診：肺結節の判定と経過観察図 2024年3月改訂より〕

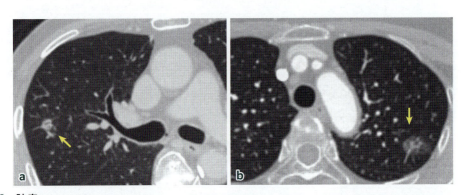

図6 肺癌

心臓CTの際に検出された肺扁平上皮癌（**a**）と肺腺癌（**b**）を示す．前者は比較的厚い壁をもつ不整形結節で，空洞を伴う．血管の収束像を伴っていた．後者は一部充実成分を伴うすりガラス結節を示す．

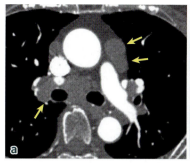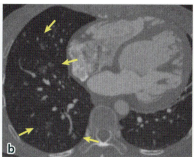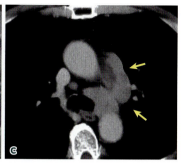

図7 縦隔リンパ節腫大
縦隔リンパ節腫脹(a)と右肺に粒状影の集簇(b)を認め，サルコイドーシスに特徴的な病変である．c(a, bとは別症例)では辺縁不整で融合傾向を伴う縦隔病変を認める．生検にて，リンパ腫と診断された．

図6aは肺扁平上皮癌，図6bは肺腺癌で，前者は比較的厚い壁をもつ空洞病変に血管の収束像を伴う不整形を呈し，後者では部分的に充実性領域を伴うすりガラス影を認める点が特徴的である．

冠動脈疾患とのリスク因子の重なりから，心臓CTでは肺に気腫性変化を認めることも多い[3]．本症では肺に多発する円形から多角形の小低吸収域を認め，その壁構造は不明瞭である．日本人では多くが喫煙との関連が深く，小葉中心性，上肺野優位に分布するとされる．肺気腫とともに慢性閉塞性肺疾患(chronic obstructive pulmonary disease；COPD)を構成する慢性気管支炎では，CTにて気管支壁の肥厚を，びまん性に認める[17]．

また，低心機能症例への冠動脈疾患鑑別のための心臓CTの際には，サルコイドーシスの肺病変・縦隔病変を認めることもある．両側肺門リンパ節腫脹(bilateral hilar lymphadenopathy；BHL)や縦隔リンパ節腫脹が有名である(図7a)．肺病変は上中肺野優位にリンパ路に沿った微細な粒状ないし結節影が集簇して認められる(図7b)．辺縁不整な大結節の周囲に微細な粒状影が散布，ないしは無数の微細粒状影が集合した大結節として認められることがあり，これはgalaxy signとよばれる．肺胞内に肉芽腫が充満すると偽性肺胞性サルコイドーシス(pseudoalveolar sarcoidosis)とよばれる浸潤影を認めるようになる．気管支壁やその周囲にも肉芽腫が形成され，気道内腔の狭窄や閉塞が起きる．末梢気道が狭窄することでair trappingが出現するようになる．さらに，慢性化することによって線維化が出現し，上中肺野・肺門側優位に線状・索状影や牽引性気管支拡張像などを伴うようになり，肺体積が縮小する[18]．

心不全の管理不良症例では時に胸水を認める．葉間胸水は腫瘍性病変との鑑別が必要な像を呈すことがある．経過で腫瘤影が消失するので，vanishing tumorと称される．また，慢性閉塞性肺疾患の症例では気胸が偶発的に検出されることがあり，注意が必要である．

3 縦隔病変

縦隔リンパ節腫脹は心臓MRIの2.4〜4.7％[19]，心臓CTの1.7％に認めるとされる[12]．低心機能症例における冠動脈疾患スクリーニングのCTでは，縦隔リンパ節腫脹からサルコイドーシスが疑われるケースが想定される．サルコイドーシスのリンパ節所見としては，腫大リンパ節は融合傾向に乏しく，周囲への浸潤所見に乏しい(図7a)．同疾患では，リンパ節腫脹に加えて，肺病変を含む全身に異常所見を認める可能性があることから，心臓撮影時に本症を疑っ

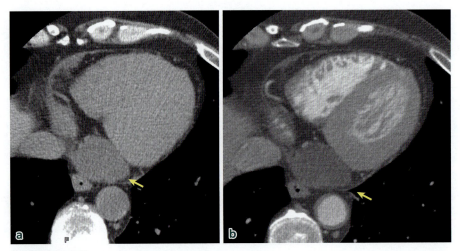

図8 気管支原性嚢胞
心臓下縁に非造影単純相(a), 造影早期相(b)の画像で造影効果を認めない, 境界明瞭, 辺縁整な腫瘤を認める. 中縦隔の嚢胞性病変と考えられ, 気管支原性嚢胞と考えられた.

た場合は, 速やかに胸腹部の撮影を追加できると診断に有用である. また, 縦隔などのリンパ節腫脹については, リンパ腫や肺癌などの悪性腫瘍のリンパ節転移も鑑別すべきである. 悪性リンパ腫は前・中・後縦隔のいずれにも生じ, 充実性腫瘤を呈し, ときに嚢胞構造を伴う(図7c).

また, 前述のリンパ節腫脹と鑑別が必要なものに嚢胞性病変がある. 心膜嚢胞は心膜腔の発生過程で形成される薄膜の嚢腫であり, 右側の心横隔膜角に好発するが, 左側や上縦隔にみることもある. 薄い被膜を有する単胞性の形状をしており, 内容物は一般的に漿液性で, 通常, 心膜腔との交通はみられない. 交通がみられた場合は, 心膜憩室とよばれる(心膜憩室は右肺門レベルに発生しやすい). CTで内部は低吸収, T1強調画像で低信号, T2強調画像で高信号の水信号を示す嚢胞性病変として認め, 造影効果がないのが特徴である[20]. 胸腺は発生過程で頸部から尾側方向へ移動し, 最終的に前縦隔に位置する. 胸腺嚢胞は, この経路沿いの頸部から前縦隔のいずれの部位にも生じる. まれに嚢胞壁に沿って石灰化を認めることもある. MRIでは, T1強調画像で低信号, T2強調画像にて高信号で, 造影効果はない. 出血や感染を合併した場合はT1強調画像で高信号やT2強調画像で低信号を示すこともある. この場合, 単純MRIでは充実性病変と鑑別が困難な場合があり, 造影が必要である[20].

そのほか, 心横隔膜角に発生しうる疾患として, 気管支原性嚢胞や強い嚢胞変性を伴った胸腺腫, Morgagni孔ヘルニアなどが挙げられる[21]. 気管支原性嚢胞は粘稠度の高い高蛋白の内容液を有することが多く, 単純CTにて水よりも高吸収値を呈し, T1強調画像にて高信号を呈する(図8a, b). Morgagni孔ヘルニアは腹腔との連続性を確認し, 内部に脂肪や腸管を確認することで鑑別できる.

前縦隔の腫瘤性病変としては, 胸腺腫, 奇形腫, 甲状腺腫などがある. 胸腺腫は石灰化を伴うことがあり, 30%に重症筋無力症を合併する. 奇形腫は高率に石灰化, 脂肪を含む特徴がある. 後縦隔の腫瘤性病変は神経原性腫瘍が多く, しばしば嚢胞変性を伴う充実腫瘤を呈し石灰化はまれとされる[20].

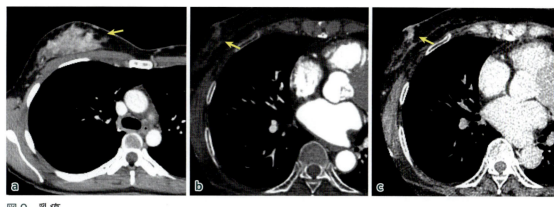

図9 乳癌
右乳腺の広範囲に造影効果を認め，浸潤性乳管癌であった(a)．乳頭直下に乳管に沿うような造影効果を認める(b, c)．心臓CTで使用される早期相では造影効果はわかりづらいが(b)，遅延相では明瞭であった(c)．非浸潤性乳管癌であった．

4 乳腺疾患

心臓CTやMRIの際は，症例の体格によるが，広く乳腺組織も描出されることがある．心臓のプロトコールでは正確な鑑別は難しいが，乳癌では腫瘤性病変が造影剤投与後早期に濃染し(図9a)，増強効果がwash outするのが特徴とされる．これに対し，良性腫瘍の多くは漸増性に造影される．辺縁評価も重要で，スピキュラや不整辺縁は悪性の可能性が高いといえる．ただし，早期に濃染しない，非浸潤性乳管癌なども存在する(図9bが造影早期相，図9cが後期相)．心臓CTにおける早期相は，乳癌描出に適さないほど早期で撮影されていること，造影剤量が少ない場合があることも影響していると思われる．乳癌が疑われる場合は，エコーや生検などによるさらなる精査が推奨される[22]．

5 胃・食道病変

胸痛などの胸部症状の鑑別として心臓CTを行う際は，まれだが食道癌などの食道病変が検出されることもある．図10aの症例では，胸痛にてCTを撮影し，食道壁の著明な肥厚が疑われ，最終的には上部消化管内視鏡の結果から食道癌の診断に至った．多くは，CTにて限局性もしくは全周性の壁肥厚所見として描出される．正常の食道壁の厚さは約3 mmとされ，5 mmを超えると異常と考えるのが一般的である[23]．ただし，虚脱している場合は評価困難なこともある．CTの縦隔浸潤の診断精度は，感度88〜100%，特異度85〜100%と高く[23-25]，外科的治療適応を決めるT4かどうかの判断に有用とされる．腫瘍と臓器の間の脂肪層が保たれていれば浸潤がないといえるが，消失のみで浸潤ありとは判定できない．

食道裂孔ヘルニアは頻度の高い疾患である．同疾患では逆流性食道炎による胸焼けなどの症状を有することがあり，非典型的な胸部症状を伴う症例で本所見を認めた際は，消化器症状である可能性を考慮すべきである(図10b)．

6 肝臓・胆嚢・膵臓病変

心臓CTでは，一般に肝臓上縁(体格により胆嚢・膵臓付近まで)が撮影範囲に含まれ，脂肪肝

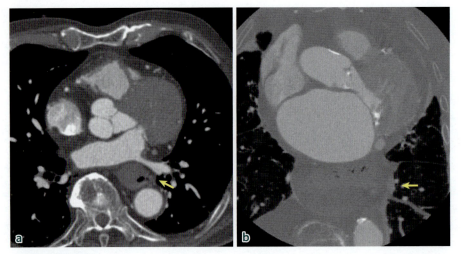

図10 食道病変
胸部中部食道に右側壁を主体とした壁肥厚を認め，食道癌であった(**a**)．胃が食道裂孔を介してヘルニアを呈している(**b**)．

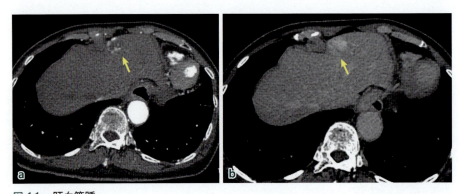

図11 肝血管腫
造影早期には辺縁が結節状に造影され(**a**)，遅延相では腫瘤全体が造影される(**b**)．肝血管腫に特徴的な造影パターンである．

や肝囊胞，肝血管腫などに遭遇することが多い．肝腫瘤の多くは肝囊胞であり，心臓外所見の5％を占める[12]．肝囊胞は，通常均一な液性成分の輝度をもち，造影効果はなく，壁構造は見えない．このような典型的所見が確認できれば，通常さらなる精査は不要である．頻度の高い良性所見は，肝血管腫か脂肪肝である．肝血管腫は肝の良性腫瘍のなかで最多とされ，一般に丸い形状の腫瘤性病変である．単純CTでは血液と同様の吸収値を示し，冠動脈評価のための造影開始後約30〜40秒前後の撮影では，緩やかな血流速度を反映して腫瘤辺縁のみが造影されるのが典型的である(図11a)．その後，周辺部から徐々に中心に向かって造影される求心性濃染像を呈し，平衡相から遅延相でも遷延する造影効果を認める(図11b)．MRIでは，T1強調画像では低信号，T2強調画像では高信号と囊胞と類似した所見を呈し，T2-shine throughによって拡散強調画像では高信号を呈する[26]．肝血管腫は良性病変だが，サイズが大きいと破裂のリスクがあり，定期フォローも必要となる．腫瘍が小さく，早期濃染の強い（全体が濃

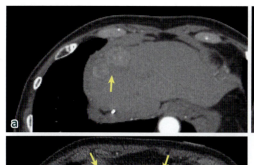
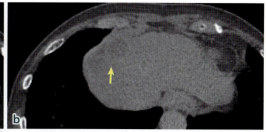
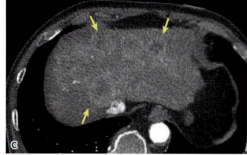

図12 肝悪性腫瘍
造影早期から腫瘍内に造影効果を認める(a). 遅延相では周囲よりも造影不良になっている(b). 早期濃染, wash out のパターンであり, 肝細胞癌に特徴的な造影パターンである. 早期相で, 塊状の腫瘤が多発しており, 一部リング状に造影されている. 転移性肝腫瘍であった(c).

染される)ものは動脈門脈シャント(A-P shunt)を伴うことがある(染まりの早い血管腫). Gd-EOB-DTPA を用いた造影 MRI では造影 CT とは異なり, 早期濃染ののち, 肝細胞相だけではなく平衡相でも抜けることがあり注意が必要となる(pseudo washout sign)[27]. その他に良性腫瘍として肝腺腫があるが, こちらは若年女性に多く遷延性の濃染像を認める.

これに対して肝細胞癌は, 相対的に速い血流速度を反映し, 冠動脈撮影のための動脈相でも腫瘤内部まで造影効果を認めうる(early wash-in)(図12a). 鑑別のために後期相の撮影が追加できれば, 速やかな造影低下を認める(early wash-out)(図12b). 腫瘍被膜がある場合は, 周囲を取り巻く造影効果を認める. MRI では T2 強調画像で軽度高信号, T1 強調画像で低信号となる. 造影 MRI では動脈相で高信号, 平衡相で低信号となるため, 心筋遅延造影評価の際などは低信号が予想される. また, 転移性肝腫瘍は周辺部ほど強く, 中心部では乏しいリング状造影効果を認める(図12c). 胆管細胞癌は不均一な造影効果を認め, 転移性肝癌に類似する. 肝膿瘍は単純 CT で低吸収であり, 造影で厚い壁をもつ液体貯留として描出される.

肝実質がびまん性に低吸収なのは脂肪肝のサインとされる. 一般に正常肝実質の CT 値は 50〜70 HU とされるが, 脂肪肝では -10〜30 HU に低下するとされる. 簡単な目安としては, CT 値は一般に肝≧脾とされるが, 逆に肝が脾より黒い場合は脂肪肝を疑うべきとされる(図13a)[28]. 逆に肝実質の CT 値がびまん性に上昇する疾患として, ヘモクロマトーシスや Wilson 病があり, 前者は鉄, 後者は銅の沈着による(図13b). ヘモクロマトーシス症例は低心機能が先行して心臓 MRI を撮る可能性があるが, 同疾患では T2 強調画像で肝臓が低信号を示すことが特徴である(図13c)[29].

7 心外病変評価のための費用対効果

心外所見を経過観察するための費用は, 保険制度の違いがあるが過去の海外の報告から1件あたり数千円程度かかるとされる[3,30,31]. さらには心外所見の評価から1人の患者を悪性腫瘍から救うための費用は, 約40,000ユーロであると欧州の検討から指摘されている[30]. ほかに

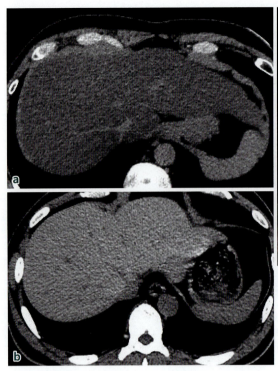
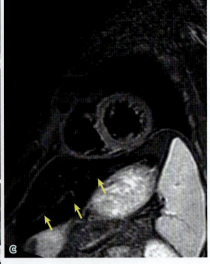

図13 肝沈着性疾患

肝実質は通常，脾と近い濃度を示す．肝実質濃度の低下が示唆され，脂肪肝である(**a**)．脾よりも明らかな濃度が高く，びまん性に物質が沈着していることが示唆される(**b**)．ヘモクロマトーシスであった．心臓MRIのT2強調画像では，肝が通常よりも低信号であり，鉄沈着による信号変化である(**c**)．

も同様の高額試算を示す報告があるが，これらは2017年にFleischner基準が改訂される前の評価で，同基準の改訂後は従来の半数以上の肺病変の経過観察が不要になり[12]，これらの試算も今後改訂される可能性が高い[12, 32]．

　本項では，心臓CT・MRI撮影の際に偶発的に見つかる可能性が高い疾患について，臨床医が知っておくべき代表的なものを取り上げて解説した．昨今では，大動脈瘤治療や経カテーテル的大動脈弁留置術(transcatheter aortic valve implantation；TAVI)の際などの術前に全身動脈相のCTとともに心臓CTを撮影することも多く，本項の内容のみならず頸部や腹部骨盤を含めた全身所見についても広く異常所見を念頭におく必要がある．加えて，心臓CTは時に造影後に多相撮影がなされるが，時相によって見つけやすい病変は異なるため，同じ部位が複数回撮影されている場合は，すべての相を評価する必要がある．また対象症例の高齢化なども相まって，悪性疾患の偶発心外病変の確認の重要性が高まっているため，可能な環境ならば，心臓外所見については放射線科に読影依頼をするべきである．その際は，昨今問題になっているような，読影レポートが未確認であるようなことはあってはならない．ただし，放射線科への読影依頼が困難，ないしは限定的にのみ可能な施設もあり，検査・撮影に携わる循環器内科医ならびに放射線技師も，こうした偶発所見についても十分な知識をもち，実臨床現場において心外病変の適切な検出・診断に活かしていく必要がある．

（髙岡浩之，横田　元）

文 献

1) Flor N, et al：Malignant incidental extracardiac findings on cardiac CT：systematic review and meta-analysis. AJR Am J Roentgenol 201：555-564, 2013

2) Dunet V, et al：Incidental extracardiac findings on cardiac MR：Systematic review and meta-analysis. J Magn Reson Imaging 43：929-939, 2016

3) Macmillan MT, et al：Incidental non-cardiac findings in cardiovascular imaging. Curr Treat Options Cardiovasc Med 20：93, 2018

4) Karius P, et al：Extracardiac findings on coronary CT angiography：a systematic review. J Cardiovasc Comput Tomogr 8：174-82. e826, 2014

5) Burris AC, et al：Triple rule out versus coronary CT angiography in patients with acute chest pain：results from the ACIC consortium. JACC Cardiovasc Imaging 8：817-825, 2015

6) 日本循環器学会, 他：2020 年改訂版 大動脈瘤・大動脈解離診療ガイドライン. 2020
https://www.j-circ.or.jp/cms/wp-content/uploads/2020/07/JCS2020_Ogino.pdf

7) Macedo TA, et al：Infected aortic aneurysms：imaging findings. Radiology 231：250-257, 2004

8) 坂本一郎, 他：大血管系炎症性疾患の画像診断. 臨床画像 25：746-756, 2009

9) 山下　修, 他：感染性腹部大動脈瘤の診断における PET-CT 検査の有用性について. 脈管学 51：473-479, 2011

10) van der Vaart MG, et al：Application of PET/SPECT imaging in vascular disease. Eur J Vasc Endovasc Surg 35：507-513, 2008

11) Matsunaga N, et al：Takayasu arteritis：protean radiologic manifestations and diagnosis. Radiographics 17：579-597, 1997

12) Williams MC, et al：Impact of noncardiac findings in patients undergoing CT coronary angiography：a substudy of the Scottish computed tomography of the heart(SCOT-HEART)trial. Eur Radiol 28：2639-2646, 2018

13) Robertson J, et al：Incidental Pulmonary Nodules Are Common on CT Coronary Angiogram and Have a Significant Cost Impact. Heart Lung Circ 28：295-301, 2019

14) Fantauzzi J, et al：Quantitative assessment of percentage of lung parenchyma visualized on cardiac computed tomographic angiography. J Comput Assist Tomogr 34：385-387, 2010

15) MacMahon H, et al：Guidelines for Management of Incidental Pulmonary Nodules Detected on CT Images：From the Fleischner Society 2017. Radiology 284：228-243, 2017

16) 日本 CT 検診学会：低線量 CT による肺がん検診の肺結節の判定基準と経過観察の考え方 第 5 版.
https://www.jscts.org/index.php?page=guideline_index(2022 年 10 月参照)

17) Lynch DA, et al：CT-Definable Subtypes of Chronic Obstructive Pulmonary Disease：A Statement of the Fleischner Society. Radiology 277：192-205, 2015

18) Criado E, et al：Pulmonary sarcoidosis：typical and atypical manifestations at high-resolution CT with pathologic correlation. Radiographics 30：1567-1586, 2010

19) Sokolowski FC, et al：Extracardiac findings at cardiac MR imaging：a single-centre retrospective study over 14 years. Eur Radiol 28：4102-4110, 2018

20) Jeung MY, et al：Imaging of cystic masses of the mediastinum. Radiographics 22 Spec S79-93, 2002

21) Pineda V, et al：Lesions of the cardiophrenic space：findings at cross-sectional imaging. Radiographics 27：19-32, 2007

22) Moyle P, et al：Incidental breast lesions detected on CT：what is their significance? Br J Radiol 83：233-240, 2010

23) 伊牟田真功：1. 食道, 食道癌. 山下康行, 編：わかる！役立つ！消化管の画像診断. pp16-21, 学研メディカル秀潤社. 2015(2020 年改訂版)

24) Picus D, et al：Computed tomography in the staging of esophageal carcinoma. Radiology 146：433-438, 1983

25) Daffner RH, et al：CT of the esophagus. II. Carcinoma. AJR Am J Roentgenol 133：1051-1055, 1979

26) 山下康行：1．肝臓(7)肝血管腫他．山下康行，編：肝胆膵の画像診断―CT・MRI を中心に．pp154-162, 学研メディカル秀潤社．2010(2019 年改訂版)

27) Doo KW, et al："Pseudo washout" sign in high-flow hepatic hemangioma on gadoxetic acid contrast-enhanced MRI mimicking hypervascular tumor. Am J Roentgenol 193：W490-496, 2009

28) Ma X, et al：Imaging-based quantification of hepatic fat：methods and clinical applications. Radiographics 29：1253-1277, 2009

29) Mergo PJ, et al：Diffuse disease of the liver：radiographic-pathologic correlation. Radiographics 14：1291-1307, 1994

30) Bendix K, et al：Coronary dual source multi detector computed tomography in patients suspected of coronary artery disease：prevalence of incidental extra-cardiac findings. Eur J Radiol 80：109-114, 2011

31) Lee CI, et al：Incidental extracardiac findings at coronary CT：clinical and economic impact. AJR Am J Roentgenol 194：1531-1538, 2010

32) Scholtz J-E, et al：Incidental pulmonary nodules in emergent coronary CT angiography for suspected acute coronary syndrome：impact of revised 2017 Fleischner Society Guidelines. J Cardiovasc Comput Tomogr 12：28-33, 2017

索引

数字

2D PC MRI 111
2D 位相コントラスト MRI 110
2 管球 CT 40
2 パスプロトコール 233
4D flow MRI 133, 393
5D(x-y-z-cardiac-respiratory) 119

欧 文

ギリシャ文字

β 遮断薬 30, 142

A

acute coronary syndrome(ACS)
.... 163, 229
acute myocardial infarction(AMI)
.... 229
adenosine triphosphate(ATP)
.... 48
advancement in perivascular fat
attenuation 185
Agatston スコア 56, 199
AHA 分類 15
AL アミロイドーシス 302
angiographic view 57
annulus plane 340
anomalous aortic origin of left
main coronary artery
(AAOLCA) 423
anomalous aortic origin of coro-
nary artery(AAOCA) 423
anomalous aortic origin of right
coronary artery(AAORCA) 423
anomalous origin of the coronary
artery from the pulmonary
artery 423
aortic stenosis(AS) 335
aortitis syndrome 321
apical hypertrophic cardiomyop-
athy(APH) 265
area at risk 236
arrhythmogenic cardiomyopathy
(ACM) 277
arrhythmogenic right ventricular
cardiomyopathy(ARVC) 276
arrhythmogenic right ventricular
dysplasia(ARVD) 276
athlete heart 271

atrial septal defect(ASD)
.... 338, 382, 400, 411

B

balanced-SSFP(b-SSFP)法 88
Becker 型筋ジストロフィー(BMD)
.... 311
bilateral hilar lymphadenopathy
(BHL) 465
black blood T2 強調 MRI 80

C

CAD-RADS 2.0 .... 58, 168
cancer therapy-related cardiac
dysfunction(CTRCD) 322
cardiac resynchronization thera-
py(CRT) 123
Carney complex 450
chronic coronary syndrome(CCS)
.... 158, 163
chronic obstructive pulmonary
disease(COPD) 465
chronic thromboembolic pulmo-
nary hypertension(CTEPH)
.... 380, 382, 388
computed tomography derived
fractional flow reserve
(FFR-CT) 68, 161, 210
computed tomography dose
index(CTDI) 145
congenital muscular dystrophy
(CMD) 313
contrast induced nephropathy
(CIN) 140
convolutional neural network
(CNN) 91
Coronary Artery Calcium Data
and Reporting System
(CAC-DRS) 200
Coronary Artery Disease Report-
ing and Data System(CAD-
RADS™) 58, 168
coronary artery bypass graft
(CABG) 193
coronary artery calcium score
(CACS) 56
coronary artery fistula 424
coronary atherosclerosis
T1-weighted characterization
with integrated anatomical
reference(CATCH)法 186

coronary microvascular disease
(CMD) 227
COVID-19 293
CT perfusion 49
CT 造影剤 139

D

dark blood pool 304
deep learning based reconstruc-
tion(DLR) 45
deep vein thrombosis(DVT) 461
dilated cardiomyopathy(DCM)
.... 259
dilated phase of HCM(D-HCM)
.... 265
dermatomyositis(DM) 319
dose length product(DLP) 146
double ring sign 461
dual-energy CT(DECT) 40, 56, 184
Duchenne 型筋ジストロフィー
(DMD) 311
dumbbell-shaped appearance
.... 452

E

ECG mA モジュレーション機能 24
effective dose 146
Emery-Dreifuss 型筋ジストロ
フィー(EDMD) 313
energy integrating detector(EID)
.... 41
eosinophilic granulomatosis with
polyangiitis(EGPA) 321
epicardial fat 328
extracellular volume(ECV) 74

F

Fabry 病 308
Fallot 四徴症 393, 400, 411
feature tracking 法 124, 223
FFR-CT 67, 161, 210
filtered back projection(FBP)
.... 32, 43
Fontan associated liver disease
(FALD) 124
Fontan 術後肝合併症 124
Fontan 循環 396, 401
fractional flow reserve(FFR)
.... 67, 161, 210
fully convolutional network(FCN)
.... 91

索引 ● 473

G

generalized autocalibrating partially parallel acquisitions (GRAPPA) ……130
Gorlin 症候群 ……452
granulomatosis with polyangiitis (GPA) ……321

H

half scan 再構成 ……31
HeartFlow® Planner ……213
helicity ……136
HFpEF ……362, 365
HFrEF ……362, 363
high lateral branch ……16
hybrid iterative reconstruction (HIR) ……43
hypertensive heart disease (HHD) ……317
hypertrophic cardiomyopathy (HCM) ……265
hypertrophic obstructive cardiomyopathy (HOCM) ……265, 338
hypo-attenuated leaflet thickening (HALT) ……344

I

ICIs 関連心筋炎 ……323
idiopathic pulmonary arterial hypertension (IPAH) ……382
IgG4 関連動脈周囲炎 ……438
immune checkpoint inhibitors (ICIs) ……322
index of microcirculatory resistance (IMR) ……227
intravascular ultrasound (IVUS) ……178
invasive coronary angiography (ICA) ……57
ischemia with non-obstructive coronary artery disease (INOCA) ……227
ISCHEMIA 試験 ……205
iterative reconstruction (IR) ……32

L

Lake Louise Criteria ……290
left anterior descending artery (LAD) ……15
left atrial appendage occlusion (LAAO) ……352
left circumflex artery (LCx) ……15

left coronary artery (LCA) ……15
left main trunk (LMT) ……15
left ventricular assist device (LVAD) ……370
left ventricular non compaction (LVNC) ……264
left ventricular outflow tract (LVOT) ……341
low attenuation plaque ……62
lung subtraction iodine マッピング ……391

M

major aortopulmonary collateral artery (MAPCA) ……394
mass スコア ……57
MBF マップ ……72
microscopic polyangiitis (MPA) ……321
microvascular obstruction ……238
midventricular obstruction (MVO) ……265
mitral regurgitation (MR) ……337
mitral valve-in-ring (MViR) ……346
mitral valve-in-valve (MViV) ……346
model-based iterative reconstruction (MBIR) ……45
modified look-locker inversion recovery (MOLLI) 法 ……83, 108
mosaic perfusion ……390
MRI 造影剤 ……140
multi-sector 再構成 ……31
multidetector CT (MDCT) ……38
myocardial blood flow (MBF) ……72
myocardial bridge/bridging ……173
myocardial infraction with non-obstructive coronary arteries (MINOCA) ……243
myocardial perfusion reserve (MPR) ……224
myotonic dystrophy (MD) ……314

N

napkin ring sign ……63
neo-left ventricular outflow tract (neo-LVOT) ……347
nephrogenic systemic fibrosis (NSF) ……141
non-dilated left ventricular cardiomyopathy (NDLVC) ……285
non-obstructive HCM ……264

non-ST elevation ACS (NSTE-ACS) ……229

O

onco-cardiology ……322
oscillatory shear index (OSI) ……136

P

paracardial fat ……329
pectus excavatum ……283
percutaneous coronary intervention (PCI) ……189, 230
—— 後の心臓 MRI ……235
percutaneous transluminal mitral commissurotomy (PTMC) ……337
pericardial fat ……329
perivascular fat attenuation index (FAI) ……185
perpendicular view ……342
phase sensitive inversion recovery (PSIR) 法 ……83
photon counting detector CT (PCD-CT) ……41
plaque burden sub-classification ……168
plaque characterization ……184
polymyositis (PM) ……319
polyarteritis nodosa (PN) ……321
positive remodeling ……63
post-contrast acute kidney injury (PC-AKI) ……140
prospective ECG gating 法 ……25
prospective gating ……24
pulmonary arterial hypertension (PAH) ……378
pulmonary hypertension (PH) ……378, 382

Q

quantitative coronary arteriography (QCA) ……57

R

radiation induced heart disease (RIHD) ……322
RAMUS ……16
reconstruction kernel ……32
retrospective ECG gating 法 ……24
retrospective gating ……24
right coronary artery (RCA) ……15

S

sensitivity encoding（SENSE）⋯⋯130
Simpson 法⋯⋯⋯⋯⋯⋯⋯⋯⋯⋯⋯90
size specific dose estimation
　（SSDE）⋯⋯⋯⋯⋯⋯⋯⋯⋯⋯146
sliding thin-slab maximum
　intensity projection（sliding
　thin-slab MIP）⋯⋯⋯⋯⋯⋯⋯174
splenic switch-off⋯⋯⋯⋯⋯⋯⋯99
spotty calcification⋯⋯⋯⋯⋯⋯63
ST elevation myocardial infarc-
　tion（STEMI）⋯⋯⋯⋯⋯⋯⋯⋯229
ST-junction⋯⋯⋯⋯⋯⋯⋯⋯⋯⋯340
steady-state free precession
　（SSFP）法⋯⋯⋯⋯⋯⋯117, 174
STICH トライアル⋯⋯⋯⋯⋯⋯⋯219
structural heart disease⋯⋯⋯335
ST 上昇型心筋梗塞⋯⋯⋯⋯⋯⋯229
super-resolution DLR（SR-DLR）
　⋯⋯⋯⋯⋯⋯⋯⋯⋯⋯⋯⋯⋯⋯⋯46
systemic lupus erythematous
　（SLE）⋯⋯⋯⋯⋯⋯⋯⋯⋯⋯⋯319

T

T1 マッピング⋯⋯⋯⋯⋯⋯83, 105
T2 強調画像⋯⋯⋯⋯⋯⋯⋯⋯⋯⋯92
T2 マッピング⋯⋯⋯⋯⋯⋯85, 107
T2*マッピング⋯⋯⋯⋯⋯⋯⋯⋯108
Takayasu arteritis（TA）⋯⋯⋯321
target volume 法⋯⋯⋯⋯⋯⋯114
targeted spatial frequency filtra-
　tion（TSFF）法⋯⋯⋯⋯⋯⋯⋯53
TPR マップ⋯⋯⋯⋯⋯⋯⋯⋯⋯⋯72
transcatheter aortic valve implan-
　tation（TAVI）⋯⋯⋯⋯⋯⋯⋯340
transcatheter mitral valve re-
　placement（TMVR）⋯⋯⋯⋯346
transmural perfusion ratio（TPR）
　⋯⋯⋯⋯⋯⋯⋯⋯⋯⋯⋯⋯⋯⋯⋯72

U

U-Net⋯⋯⋯⋯⋯⋯⋯⋯⋯⋯⋯⋯⋯91
ulcer like projection（ULP）⋯460
unstable angina（UA）⋯⋯⋯⋯229

V

Valsalva 洞⋯⋯⋯⋯⋯⋯⋯⋯⋯⋯340
valve-in-mitral annular calcifica-
　tion（ViMAC）⋯⋯⋯⋯⋯⋯⋯346
velocity encoding（VENC）⋯⋯112
ventricular septal defect（VSD）
　⋯⋯⋯⋯⋯⋯⋯⋯⋯⋯⋯400, 410

volume rendering（VR）画像⋯⋯57
Volume スコア⋯⋯⋯⋯⋯⋯⋯⋯57
vorticity⋯⋯⋯⋯⋯⋯⋯⋯⋯⋯136

W

wall shear stress（WSS）⋯⋯⋯136
wave-front 現象⋯⋯⋯⋯⋯⋯⋯122
whole-heart coronary MRA⋯114
workstation based computational
　fluid dynamics⋯⋯⋯⋯⋯⋯214

X

XD-GRASP（Extra-Dimensional
　Golden-angle Radial Sparse
　Parallel）法⋯⋯⋯⋯⋯⋯⋯⋯119

和　文

あ

アーチファクト⋯⋯⋯⋯⋯⋯⋯⋯32
悪性リンパ腫⋯⋯⋯⋯⋯⋯⋯⋯448
アコーディオン・サイン⋯⋯⋯279
圧縮センシング⋯⋯⋯⋯⋯⋯⋯130
アデノシン⋯⋯⋯⋯⋯⋯⋯⋯⋯⋯48
アデノシン三リン酸⋯⋯⋯⋯⋯⋯48

い

位相コントラストシネ MRI⋯80, 225
遺伝性トランスサイレチン型アミロイ
　ドーシス⋯⋯⋯⋯⋯⋯⋯⋯⋯303

う

右室⋯⋯⋯⋯⋯⋯⋯⋯⋯⋯⋯⋯375
右室圧負荷⋯⋯⋯⋯⋯⋯⋯⋯⋯382
右室容量負荷⋯⋯⋯⋯⋯⋯⋯⋯385
右心不全⋯⋯⋯⋯⋯⋯⋯⋯⋯⋯376

え

エネルギー積分型検出器⋯⋯⋯41

か

階段状アーチファクト⋯⋯⋯⋯32
拡張型心筋症⋯⋯⋯⋯⋯⋯⋯⋯259
拡張相肥大型心筋症⋯⋯⋯⋯265
下肢深部静脈血栓症⋯⋯⋯⋯461
渦度⋯⋯⋯⋯⋯⋯⋯⋯⋯⋯⋯⋯136
ガドリニウム造影剤⋯⋯⋯⋯⋯141
カルシウムスコア（石灰化スコア）
　⋯⋯⋯⋯⋯⋯⋯⋯⋯⋯⋯57, 199
川崎病冠動脈病変⋯⋯⋯426, 434

川崎病心臓血管後遺症⋯⋯⋯433
肝血管腫⋯⋯⋯⋯⋯⋯⋯⋯⋯⋯468
冠血流予備能⋯⋯⋯⋯⋯⋯⋯⋯224
冠血流予備量比⋯⋯⋯⋯67, 210
肝細胞癌⋯⋯⋯⋯⋯⋯⋯⋯⋯⋯469
冠状静脈洞レベル⋯⋯⋯⋯⋯⋯6
癌性心膜炎⋯⋯⋯⋯⋯⋯⋯⋯⋯331
完全型畳み込みネットワーク⋯91
完全大血管転位⋯⋯⋯⋯⋯⋯⋯401
がん治療関連心機能障害⋯⋯322
冠動脈⋯⋯⋯⋯⋯⋯⋯⋯⋯⋯⋯342
――　のセグメント分類⋯⋯⋯15
冠動脈 CT⋯⋯⋯⋯⋯⋯⋯24, 168
冠動脈 MRA⋯⋯⋯⋯85, 114, 174
冠動脈奇形⋯⋯⋯⋯⋯⋯⋯⋯⋯420
冠動脈サブトラクション CT⋯⋯192
冠動脈周囲炎⋯⋯⋯⋯⋯⋯⋯⋯438
冠動脈ステント評価⋯⋯⋯⋯⋯64
冠動脈石灰化スコア⋯⋯⋯⋯⋯56
冠動脈対側冠動脈洞起始⋯⋯423
冠動脈肺動脈起始⋯⋯⋯⋯⋯423
冠動脈バイパス術⋯⋯⋯⋯⋯193
冠動脈バイパス評価⋯⋯⋯⋯⋯65
冠動脈プラーク⋯⋯⋯⋯⋯60, 178
冠動脈瘻⋯⋯⋯⋯⋯⋯⋯⋯⋯⋯424
冠微小循環障害⋯⋯⋯⋯⋯⋯227

き

気管支原性嚢胞⋯⋯⋯⋯⋯⋯466
急性冠症候群⋯⋯⋯⋯⋯163, 229
急性虚血性心疾患⋯⋯⋯⋯⋯229
急性心筋梗塞⋯⋯⋯⋯⋯⋯⋯229
急性心膜炎⋯⋯⋯⋯⋯⋯⋯⋯330
極型 Fallot 四徴症⋯⋯⋯⋯⋯394
局所左室壁運動⋯⋯⋯⋯⋯⋯⋯78
局所壁運動⋯⋯⋯⋯⋯⋯⋯⋯220
虚血評価⋯⋯⋯⋯⋯⋯⋯⋯⋯⋯202
筋強直性ジストロフィー⋯⋯⋯314
筋ジストロフィー⋯⋯⋯⋯⋯⋯311

く

グラフト⋯⋯⋯⋯⋯⋯⋯⋯⋯⋯193
グローバル MPR⋯⋯⋯⋯⋯⋯⋯224

け

経カテーテル僧帽弁置換術⋯⋯346
経カテーテル大動脈弁留置術⋯340
経皮的冠動脈インターベンション 230
経皮的冠動脈形成術⋯⋯⋯⋯189
経皮的左心耳閉鎖術⋯⋯⋯⋯352
経皮的僧帽弁交連切開術⋯⋯337
血管炎⋯⋯⋯⋯⋯⋯⋯⋯⋯⋯321

索引　●　475

血管腫	453	
血管内超音波	178	
血管肉腫	454	
結節性動脈周囲炎	321	
顕微鏡的多発血管炎	321	

こ

高位側壁枝	16
高血圧症	316
高血圧心	271
高血圧性心疾患	317
抗血小板療法	231
膠原病	319
好酸球性多発血管炎性肉芽腫症	321
後室間溝レベル	7
高精細 CT	39
構造的心疾患	335
梗塞サイズ	238

さ

再灌流療法	230
サイノグラム	43
細胞外容積分画	74
左室緻密化障害	264
左室補助人工心臓	370
左室流出路	341
左室流出路レベル	4
左心耳	352
左心室下壁レベル	6
左心耳内血栓	355
左心耳閉鎖術	338
サッキング	371
三尖弁	19
三尖弁閉鎖不全症	337
三尖弁レベル	5

し

実効線量	146
シネ MRI	79, 87
脂肪肝	469
脂肪腫	451
縦隔リンパ節腫脹	465
収縮性心膜炎	331
主要大動脈肺動脈側副血行路	394
小児先天性心疾患	409
漿膜性心膜	328
食道癌	467
食道裂孔ヘルニア	467
心アミロイドーシス	302
心外病変	459
心外膜下脂肪	328
心筋 salvage	236

心筋炎	245, 286, 293
心筋血流予備能	224
心筋症	247
心筋ストレインイメージング	121
心筋ストレイン評価	86
心筋内出血	238
心筋のセグメント分類	17
心筋パーフュージョン CT	48, 71, 207
心筋パーフュージョン MRI	96, 214
心筋パーフュージョン撮影	49
心筋バイアビリティ	202, 217, 219, 238
心筋浮腫	236
心腔内血栓	446
新左室流出路	347
心室中隔欠損	400, 410
心室中部閉塞性心筋症	265
侵襲的冠動脈造影	57
浸潤性乳管癌	467
腎性全身性線維症	141
心尖部肥大型心筋症	265
深層学習応用画像再構成法	45
深層学習応用超解像再構成法	46
心臓再同期療法	123
心臓サルコイドーシス	294
心臓周囲脂肪	329
心臓腫瘍	440
心臓同期不全	123
心臓突然死	229
心臓弁	19
心タンポナーデ	329
心電図同期撮影法	24
振動せん断指数	136
心不全	360
心房中隔欠損	338, 382, 400, 411
心房中隔脂肪腫様過形成	451
心膜	328
心膜外脂肪	329
心膜憩室	329
心膜疾患	327
心膜腫瘍	333
心膜嚢腫	447
心膜嚢胞	329

す

スタティック CTP	48, 71
スポーツ心臓	271

せ

成人先天性心疾患	414
石灰化スコア	56, 199
絶対後戻り法	31
絶対遅延法	31

絶対法	31
線維腫	452
線維性心膜	328
線質硬化	37
全身性エリテマトーデス	319
先天性筋ジストロフィー	313
先天性心疾患	338, 399, 414
先天性心膜欠損	332

そ

造影後急性腎障害	140
造影剤腎症	140
相対法	31
総肺静脈還流異常	401
僧帽弁	20
僧帽弁狭窄症	337
僧帽弁閉鎖不全症	337
僧帽弁輪計測解析	347
僧帽弁レベル	5

た

ダークリムアーチファクト	99
大動脈炎症候群	321
大動脈解離	459
大動脈縮窄	413
大動脈弁	21
大動脈弁狭窄症	335
大動脈弁レベル	4
ダイナミック CTP	48, 71
ダイナミックパーフュージョン画像	71
高安動脈炎	461
タギング MRI	122, 223
たこつぼ心筋症	245, 273
畳み込みニューラルネットワーク	91
多発血管炎性肉芽腫症	321
多発性筋炎	319
多列検出器 CT	38
単一冠動脈	422
単心室	401

ち

遅延造影 CT	52, 73, 208
遅延造影 MRI	82, 101, 217
逐次近似応用再構成法	43
逐次近似画像再構成	32

て

定量的冠動脈造影	57
定量的心筋血流マップ	226
転移性肝腫瘍	469
転移性腫瘍	457

と

糖尿病	318
糖尿病性心筋症	319
動脈管開存	399, 413
動脈弁	20
特発性肺動脈性肺高血圧症	382
トリプル・ルールアウト CTA	233

な

ナビゲータエコー法	115

に

ニトログリセリン	142
乳癌	467
乳頭状線維弾性腫	452

ね

粘液腫	450

は

パーフュージョン CT	48, 70, 207
パーフュージョン MRI	82, 96, 214
肺癌	462
肺血栓塞栓症	461
肺高血圧症	378, 382
肺循環	375
肺腺癌	462
肺動脈性肺高血圧症	378
肺動脈弁	21
肺動脈弁逆流	393
肺動脈弁レベル	2
肺扁平上皮癌	462
パラメトリックマッピング	105
パラレルイメージング	130
バンディングアーチファクト	
	32, 38, 104

ひ

非 ST 上昇型急性冠症候群	229
非イオン性ヨード造影剤	139

ふ（右段）

ビームハードニング	34
微小血管抵抗指数	227
非浸潤性乳管癌	467
肥大型心筋症	265
左回旋枝	15
左冠動脈	15
左冠動脈起始部レベル	2
左冠動脈主幹部	15
左冠動脈右冠動脈洞起始	423
左前下行枝	15
皮膚筋炎	319
非閉塞性肥大型心筋症	265

ふ

不安定狭心症	229
フィルタ補正逆投影法	32, 43
フォトンカウンティング検出器 CT	
	41
負荷心筋パーフュージョン MRI	214
不整脈	37
不整脈原性右室異形成	276
不整脈原性右室心筋症	276
不整脈原性心筋症	277
ブリッジ	173
ブルーミングアーチファクト	37
ブルズアイマップ	72

へ

閉塞性肥大型心筋症	265, 338
ベーシックパルスシーケンス	79
壁せん断応力	136
ヘモクロマトーシス	469
弁膜疾患	335
弁輪	340

ほ

房室弁	19
房室弁レベル	5
放射線被曝	145
ボーラストラッキング法	29

ほ（右段）

ポストプロセッシング	56

ま

慢性冠症候群	158, 163
慢性虚血性心疾患	158
慢性血栓塞栓性肺高血圧症	
	380, 382, 388
慢性心筋炎	291
慢性閉塞性肺疾患	465

み

右冠動脈	15
右冠動脈入口部レベル	3
右冠動脈左冠動脈洞起始	423
未分化肉腫	450

め

免疫チェックポイント阻害薬	322
—— 関連心筋炎	323
面検出器 CT	38

も

モーションアーチファクト	32
モデルベース逐次近似再構成法	45

や

野生型トランスサイレチン型アミロイ	
ドーシス	303

ら

らせん度	136
卵円孔開存	413

り

リモデリング	382
両側肺門リンパ節腫脹	465

ろ

漏斗胸	283

索引 ● 477